BIBLIOTHÈQUE GÉNÉRALE DE MÉDECINE

L'HYPNOTISME

SCIENTIFIQUE

PAR

LE DOCTEUR CROCQ FILS

LAURÉAT DE L'ACADÉMIE DE MÉDECINE DE BELGIQUE, DE LA SOCIÉTÉ MÉDICALE
DES HÔPITAUX DE PARIS, DE L'ENSEIGNEMENT SUPÉRIEUR

Rapport à M. le Ministre de l'Intérieur et de l'Instruction publique

INTRODUCTION

DE M. LE PROFESSEUR PITRES

DOYEN DE LA FACULTÉ DE MÉDECINE DE BORDEAUX

AVEC 98 FIGURES HORS TEXTE

Restez Médecins, ne devenez pas
Hypnotiseurs.   PITRES.

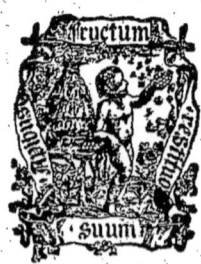

PARIS
SOCIÉTÉ D'ÉDITIONS SCIENTIFIQUES
PLACE DE L'ÉCOLE DE MÉDECINE
4, Rue Antoine-Dubois, 4
1896

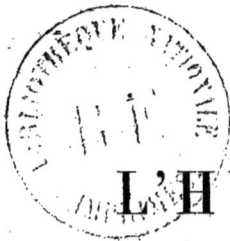

L'HYPNOTISME

SCIENTIFIQUE

BIBLIOTHÈQUE GÉNÉRALE DE MÉDECINE

L'HYPNOTISME

SCIENTIFIQUE

PAR

Le Docteur CROCQ Fils

LAURÉAT DE L'ACADÉMIE DE MÉDECINE DE BELGIQUE, DE LA SOCIÉTÉ MÉDICALE
DES HOPITAUX DE PARIS, DE L'ENSEIGNEMENT SUPÉRIEUR

Rapport à M. le Ministre de l'Intérieur et de l'Instruction publique

INTRODUCTION

De M. le Professeur PITRES

DOYEN DE LA FACULTÉ DE MÉDECINE DE BORDEAUX

AVEC 98 FIGURES HORS TEXTE

Restez Médecins, ne devenez pas
Hypnotiseurs.   PITRES.

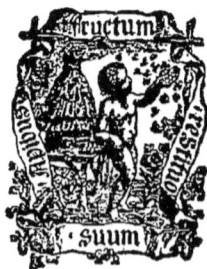

PARIS
SOCIÉTÉ D'ÉDITIONS SCIENTIFIQUES
PLACE DE L'ÉCOLE DE MÉDECINE
4, Rue Antoine-Dubois, 4

1896

INTRODUCTION

———

Le livre qu'on va lire est une œuvre de haute et sage critique scientifique. Son utilité ne saurait être contestée. Depuis une vingtaine d'années les travaux relatifs à l'hypnotisme se sont succédé avec une vertigineuse rapidité. Ils forment aujourd'hui une masse énorme de documents de très inégale valeur, au milieu desquels il est fort difficile de reconnaître le bon grain de l'ivraie. Il importait qu'un homme de science n'ayant pas pris directement parti dans les luttes de la première heure, n'étant engagé dans aucune école, consentît à se charger de la tâche fort délicate de dresser le bilan sincère et détaillé de l'état actuel de nos connaissances en matière d'hypnotisme.

M. le Docteur Crocq fils s'est imposé ce rude labeur et l'a mené à bonne fin. Le travail auquel il s'est livré présentait de très grandes difficultés d'exécution.

La plupart des auteurs qui ont fait des recherches originales sur les phénomènes hypnotiques se sont insuffisamment tenus en garde contre certaines causes d'erreurs inhérentes à ce genre d'études. Les uns n'ont pris aucune précaution pour s'assurer de la sincérité des sujets servant à leurs recherches, ou pour éviter les effets très réels de l'imitation, de ce qu'on a justement appelé *l'éducation hypnotique*. Les autres, et c'est peut-être le plus grand nombre, ne se sont pas assez défiés d'eux-mêmes. Au lieu d'observer froidement les phénomènes dont il s'agissait de fixer le déterminisme, ils se sont laissé entraîner à les diriger, voire même à les provoquer intégralement par voie de suggestion, sans se douter de la part prépondérante qu'ils prenaient inconsciemment à leur production. Ce n'est que petit à petit, à mesure que les effets de la suggestion ont été mieux connus et mieux appréciés, que les expérimentateurs sérieux en sont arrivés à éviter d'intervenir dans la manifestation des phénomènes. Mais pendant plusieurs années les meilleurs travaux ont été plus ou moins entachés par la grande cause d'erreurs dont il vient d'être question. C'est pour cela qu'une révision sérieuse s'imposait. En l'entreprenant et en la poursuivant avec une conscience parfaite, M. le Docteur Crocq a mérité les éloges et les remerciements de tous ceux qui s'intéressent au progrès de la science hypnologique.

A. PITRES.

Bordeaux, le 15 septembre 1895.

AVANT-PROPOS

Si l'hypnotisme a de tous temps préoccupé les esprits, il faut cependant reconnaître qu'il n'a été accepté par la science officielle que depuis une vingtaine d'années, depuis les recherches de Charcot.

Certes, bien avant 1875, des travaux ayant une réelle valeur scientifique, avaient été publiés sur cette question : sans parler des théories de Paracelse, de Glocenius, de Fludd, de Mesmer, auxquelles on pourrait reprocher un cachet surnaturel et enthousiaste, il ne faut pas oublier que Puységur, Faria, Braid, Grimes, Durand (de Gros), Azam, Liébault, Richet, etc., avaient prouvé, par de nombreuses recherches, l'importance indiscutable de la *science hypnologique*.

Cependant, malgré ces remarquables travaux, l'hypnotisme avait mauvais renom et ceux qui s'en occupaient étaient considérés comme des parias par le monde scientifique.

C'est à ce moment que Charcot, membre de l'Institut et de l'Académie de médecine, professeur à la Faculté de médecine de Paris, médecin à la Salpêtrière, osa se déclarer partisan des phénomènes merveilleux de l'hypnotisme.

Il se fit alors un revirement subit dans les opinions : une foule de savants, retenus précédemment par la crainte de compromettre leur situation, se mirent à étudier cette science que Charcot était parvenu à réhabiliter, grâce à son autorité scientifique.

Le nouveau mouvement suscité par l'éminent neurologue ne fit que s'accentuer jusqu'à l'époque actuelle, au point d'avoir réussi, en vingt années, à ériger à l'état de science bien fondée ce qui autrefois ne paraissait que mystère et charlatanisme.

Il existe bien encore aujourd'hui quelques esprits sceptiques qui ne veulent ni croire, ni expérimenter, se contentant de nier ce qui leur semble ne pouvoir être ; leur opinion est faite, on leur montrerait les expériences les plus démonstratives qu'ils n'y croiraient pas. A ces sceptiques exagérés et intransigeants, je répondrai avec Mesnet : « Nous vous laisserons, sur de telles affirmations, vieillir dans l'impénitence finale ! ! ! »

Est-ce à dire qu'il faille accepter, sans contrôle, toutes les affirmations qui ont été émises dans ces dernières années? Non, il ne faut pas plus se laisser entraîner à un enthousiasme inconsidéré qu'il ne faut se cantonner dans un scepticisme entêté : autant je crois qu'il est indispensable que l'on accepte les faits bien démontrés de l'hypnologie, autant on doit, à mon avis, se montrer réservé en ce qui concerne les questions épineuses de l'occultisme.

Il ne faut certes pas rejeter ces dernières comme étant en contradiction avec les données fondamentales de la science moderne, il ne faut pas les écarter sans les avoir étudiées avec soin, mais je crois qu'un enthousiasme trop hâtif pourrait nuire non seulement au crédit scientifique de celui qui l'exprimerait, ce qui ne pourrait être une raison suffisante pour les convaincus, mais pourrait encore retarder considérablement le moment où l'on pourra définitivement considérer les phénomènes occultes comme scientifiques ou fantaisistes.

Il faut donc éviter, avec autant de soin, l'enthousiasme que la négation de parti pris.

Il n'existe qu'un seul moyen de rester invulnérable à ces deux extrêmes qui sont innés à la nature humaine : c'est de ne croire que ce que l'on a cent fois contrôlé, et de ne rejeter aucune donnée, sans avoir des preuves suffisantes de son inanité.

Il est bien facile de tout admettre, il est aussi aisé de tout nier; la difficulté ne naît que lorsqu'on veut séparer l'ivraie du bon grain. C'est là le but idéal, le but que tout chercheur de la vérité doit s'efforcer d'atteindre, c'est aussi le mien.

Il serait téméraire de croire que l'on puisse arriver à ce résultat aujourd'hui; on ne parviendra à la connaissance de la vérité qu'en cherchant longtemps encore avec courage et persévérance.

Un édifice ne peut être construit avec une seule pierre, ni même avec quelques pierres; celles qui doivent constituer la base de l'édifice hypnotique nous sont acquises, mais le monument vient seulement de s'élever au-dessus du sol, il faudra encore beaucoup de matériaux et de travail pour le terminer.

Ma seule ambition est d'apporter à cet édifice une part de travail, qui, considérée isolément, sera peut-être bien faible, mais qui, jointe aux efforts d'autres travailleurs, aboutira sans doute à donner une forme réelle à ce qui n'était que grossièrement ébauché.

L'hypnologie n'est pas seulement une science médicale, elle est encore une science juridique, philosophique, morale et sociale; à ces différents titres, elle intéresse la presque totalité des hommes.

Aussi voit-on des savants de positions bien différentes entreprendre des études sur l'hypnotisme : en Belgique, dès 1884, Delbœuf, professeur de philosophie à l'Université de Liège, publiait le résultat de ses recherches hypnologiques; en 1888, Masoin, professeur à la Faculté de médecine de Louvain, provoquait une intéressante discussion sur l'hypnotisme au sein de notre Académie de médecine; en 1890, Bonjean, avocat à Verviers, éditait un ouvrage fort remarquable sur l'hypnotisme dans ses rapports avec le droit; en 1893, Nizet, publiciste à Bruxelles, livrait au public une bonne étude critique sur les phénomènes hypnotiques; en 1894, l'abbé de Baets, de Gand, donnait au jeune Barreau de cette ville une belle conférence sur l'Hypnotisme en justice; enfin, la même année, dans des conférences au jeune Barreau de Bruxelles et d'Anvers, j'exposais mes idées sur l'hypnotisme et le crime.

En France, l'étude de l'hypnotisme a également été entreprise par des savants étrangers à la médecine, tels que Liégeois, professeur à la Faculté de droit de Nancy; le colonel de Rochas, administrateur de l'École Polytechnique; Focachon, pharmacien à Charmes. Sur quatre-vingt-six membres titulaires de la Société d'Hypnologie, résidant en France, il y en a trente qui ne sont pas médecins : parmi eux, je remarque onze avocats à la Cour d'appel, neuf publicistes, deux juges, deux ingénieurs, deux professeurs de philosophie, un professeur de droit, un commissaire de police, un chef de bureau au ministère et un secrétaire de préfecture.

L'Hypnotisme intéresse donc un très grand nombre de personnes appartenant à des milieux tout différents. Mais, parmi tous, le médecin est certes le plus à même d'entreprendre des recherches sérieuses; l'avocat, le magistrat pourront peut-être déduire de leurs expériences des conséquences juridiques plus exactes; le graphologue arrivera sans doute à des conclusions plus précises en ce qui concerne les écrits des hypnotisés; le philosophe, le moraliste, le sociologue parviendront quelquefois à émettre des idées plus belles relativement au côté philosophique, moral et social de l'hypnotisme; mais aucun d'entre eux n'aura, comme le médecin, un aussi vaste champ d'expérience, aucun ne sera capable d'étudier les phénomènes hypnotiques avec autant de soin et de scepticisme que le médecin, qui, par l'observation journalière et continuelle de l'organisme, tant physique que moral, appréciera, mieux que tout autre, les phénomènes physiologiques de l'hypnose.

La connaissance de l'hypnotisme est intéressante pour tout le monde, mais elle est nécessaire aux médecins et aux avocats, pour l'exercice même de leurs fonctions. Elle est indispensable

aux médecins pour deux raisons : d'abord, parce qu'il faut
que tout praticien soit à même de soulager ses malades par
tous les moyens possibles; ensuite, parce qu'il doit pouvoir
répondre, en connaissance de cause, à toutes les questions
qu'on lui posera fatalement tôt ou tard sur les phénomènes
hypnotiques qui préoccupent, en ce moment, tant de monde.

Tout praticien doit être à même de soulager ses malades
par tous les moyens possibles, ai-je dit; il est bien certain
que l'hypnotisme peut, à ce point de vue, rendre d'éminents
services. Sans vouloir appliquer ce moyen à tort et à travers
chez tous les malades, il faut pourtant ne pas en restreindre
trop la portée; en ne l'appliquant même que dans certains
cas dans lesquels le résultat est presque assuré d'avance,
on arrive à guérir des malades dont la vie était devenue
un fardeau.

Pour ne tirer qu'un exemple de mon observation personnelle,
je mentionnerai le cas d'une jeune femme de trente ans,
mère de quatre beaux enfants, riche, adorée de son mari,
ayant enfin tout ce qu'il faut pour rendre une femme heureuse,
qui, depuis deux ans, traînait une existence misérable, voyant
tout en noir, se disant folle, n'osant paraître devant ses amis,
de crainte de voir sur leur physionomie l'expression de pitié
qu'elle devait inspirer. Triste du matin au soir, ne dormant
pas, mangeant à peine, cette malheureuse créature voulait
s'écarter du monde, vivre seule, pour ne pas être à charge
à sa famille. Elle avait consulté une foule de médecins des
plus renommés, aucun n'avait pu la soulager; elle avait été
à Lourdes sans succès, quoique très dévote.

Ayant entendu parler de Luys, cette malade alla consulter. cet éminent neurologue qui me l'adressa.

·Eh bien, cette jeune femme fut guérie de sa mélancolie en deux mois, par la suggestion hypnotique! Elle est actuellement heureuse, gaie, choyée par son mari et ses enfants.

N'était-il pas du devoir de tout médecin de prévoir, comme l'a fait Luys, que seule la suggestion pourrait la guérir?

Un praticien, il est vrai, lui avait conseillé ce moyen, mais, ne sachant l'appliquer lui-même, l'avait envoyée à un magnétiseur, qui ne parvint pas à l'endormir!

Est-il admissible qu'un médecin soit forcé, pour endormir un malade, de l'adresser à une personne étrangère à l'art de guérir? Et cependant, je connais plusieurs cas semblables dans lesquels des médecins durent avoir recours à des particuliers pour guérir leurs malades. De tels faits ne devraient plus se produire; tout étudiant, en obtenant son diplôme de docteur en médecine, devrait connaître l'hypnotisme, ses indications et ses contre-indications. Il ne suffit pas qu'un professeur ait effleuré ce sujet dans une de ses leçons pour que les jeunes médecins soient à même d'appliquer la suggestion dans leur pratique, il faut qu'on leur expose l'hypnologie tout entière, avec ses dangers et ses bienfaits.

Le seul moyen d'atteindre ce but, c'est d'enseigner l'hypnologie dans nos Universités; je me rallie en cela entièrement à l'avis de M. Semal, médecin de l'Asile d'aliénés de Mons, .membre de l'Académie de médecine, qui, déjà en 1888, dé-

clarait hautement au sein de cette assemblée que « l'hypnotisme devrait trouver accès dans le programme universitaire,
seule manifestation décente d'en vulgariser la connaissance.
Une prise de possession, bien légitime cette fois, empêchera
l'emploi empirique et banal d'un puissant agent thérapeutique,
et le maintiendra aux mains des médecins aussi longtemps
qu'il existera une loi sur l'art de guérir. »

Tel est l'avis, également, de la plupart des savants français :
le Congrès de l'Hypnotisme, tenu à Paris en 1889, vota, à
l'unanimité moins une voix, la conclusion suivante : « Il est
désirable que l'étude de l'hypnotisme et de ses applications soit introduit dans l'enseignement des sciences médicales. »

C'est en partant de ce principe que j'ai résolu, *le premier
en Belgique,* de donner aux étudiants des conférences cliniques
d'hypnologie, à l'hôpital de Moolenbeck ; c'était là une entreprise assez téméraire, eu égard à l'éloignement de cet hôpital,
mais je comptais sur la nécessité que sentaient les étudiants
d'assister à un tel enseignement. Mes prévisions se réalisèrent
et je fus bientôt forcé de changer la disposition de ma salle
de conférences, afin de permettre à tous d'y trouver place.
Ces cliniques, auxquelles j'ai, du reste, fait de nombreux
emprunts pour la confection de mon Rapport, attirèrent
l'attention de M. le professeur Spehl, de Bruxelles, qui,
remarquant, avec beaucoup de raison, une lacune dans notre
enseignement médical, résolut de donner cet hiver, à l'hôpital
Saint-Pierre, des leçons cliniques de psychothérapie.

Si j'ai été le premier, en Belgique, à donner une clinique

d'hypnologie *dans un hôpital*, je dois cependant faire remarquer que depuis longtemps déjà, un enseignement analogue a été entrepris dans d'autres pays.

Depuis 1878, Charcot parlait de l'hypnotisme dans ses leçons à la Salpêtrière; à partir de 1884, Bernheim et Pitres, professeurs aux Facultés de médecine de Nancy et de Bordeaux, consacraient un certain nombre de leçons cliniques à l'étude de l'hypnologie; dès 1886, Luys entreprenait de donner hebdomadairement une leçon clinique sur l'hypnotisme à l'hôpital de la Charité; la même année A. Voisin donnait, à la Salpêtrière, la démonstration des effets thérapeutiques de l'hypnotisme dans l'aliénation mentale; en 1887, Bérillon était autorisé à professer, à la Faculté de médecine de Paris, un cours sur les applications thérapeutiques de l'hypnotisme; en 1888, Preyer inaugurait son cours, à la Faculté de médecine de Berlin, par une conférence sur l'hypnotisme et les états analogues; en 1889, Grasset, professeur à la Faculté de médecine de Montpellier, donnait plusieurs leçons cliniques sur le grand et le petit hypnotisme; en 1890, Dumontpallier, dans ses leçons cliniques à l'Hôtel-Dieu, exposait ses idées sur les applications thérapeutiques de l'hypnotisme; la même année, Déjerine consacrait sa dernière leçon sur les maladies du système nerveux, à la Faculté de médecine de Paris, à l'étude de l'hypnotisme et de la suggestion, et Morselli, professeur à l'Université de Gênes, faisait une série de leçons sur le même sujet; en 1892, Forel, professeur à l'Université de Zurich, consacrait une partie de son enseignement à l'étude de l'hypnotisme et

Lugatto, professeur à l'Université de Palerme, donnait une leçon sur les applications de l'hypnotisme.

Indépendamment de ces leçons officielles, de nombreuses cliniques privées d'hypnothérapie se créèrent dans les principales villes de l'Europe.

Qu'arrive-t-il lorsqu'un étudiant veut se mettre au courant de la science hypnologique? Ou bien il est obligé de s'instruire par lui-même, de lire les nombreux ouvrages ayant trait à l'hypnotisme et de tâtonner très longtemps avant de parvenir à l'appliquer convenablement aux malades, ou bien il doit aller à l'étranger, principalement en France, à Paris ou à Nancy, pour y chercher l'enseignement qui n'existe pas dans son pays.

Il n'aura pas toujours l'occasion de trouver des sujets se prêtant à ses recherches ; s'il est interne dans un hôpital, son chef de service ne lui permettra peut-être pas d'endormir ses malades ! Il en sera donc presque toujours réduit à voyager pour acquérir les connaissances pratiques nécessaires à son instruction hypnologique, ce qui lui occasionnera des dépenses que toutes les bourses ne pourront pas se permettre.

Le seul moyen de remédier à cet état de choses serait d'introduire dans le programme universitaire l'étude de l'hypnologie.

Le Rapport que j'ai l'honneur de présenter à M. le Ministre de l'Intérieur et de l'Instruction publique a été fait en excluant, autant que possible, tout enthousiasme et tout scepticisme ; il est basé sur le principe, si précieux en hypnologie : ne croire que ce que l'on a pu vérifier par soi-même, douter de tout ce que les autres ont observé, ne rien nier de ce qu'on n'a pu exclure par l'expérimentation personnelle.

J'ai voulu, dans ce Rapport, exposer, aussi complètement que possible, l'état de la question et discuter ensuite les nombreux faits si controversés de l'hypnotisme.

A cet effet, j'ai divisé mon travail en six chapitres : le premier contient un court aperçu historique, le second est consacré à la description des doctrines émises par les partisans de l'École de Paris, le troisième comprend la description des doctrines de l'École de Nancy, le quatrième est l'exposé des théories de Durand (de Gros), le cinquième traite de la théorie de Baraduc sur la Force Vitale, enfin le sixième renferme la discussion de tous ces faits et les conclusions qu'on doit, à mon avis, en tirer.

Tel est le programme que je me suis tracé dans le but d'attirer l'attention du Gouvernement et des médecins Belges sur la question de l'hypnotisme, qui mérite d'être étudiée au même titre que les autres sciences.

Bruxelles, le 10 octobre 1894.

Dr CROCQ, fils.

CHAPITRE PREMIER

APERÇU HISTORIQUE

L'histoire de l'hypnotisme débute avec le monde : les peuplades barbares et civilisées de l'antiquité, bien qu'agissant inconsciemment, avaient déjà recours au magnétisme animal.

Depuis plus de vingt siècles, les Fakirs et les Djoguis de l'Inde font usage de cet agent merveilleux dans le but de s'unifier à Dieu : les Djoguis paraissent avoir possédé des notions approfondies sur le magnétisme bien avant les recherches des savants Européens. Les Pythies du temple de Delphes rendaient leurs oracles sous l'influence hypnotique ; en Italie les Sybilles procédaient de même.

Aucune religion n'échappa aux pratiques magnétiques : le christianisme, comme le paganisme, sut en tirer profit. Que le service divin se passe dans une Mosquée, une Synagogue, un Temple ou une Église, tout y est arrangé pour frapper l'imagination : les gestes des officiants sont des passes magnétiques, l'obscurité, l'éclat de l'or, le son de la musique, l'odeur des parfums, mettent les fidèles dans un véritable état extatique. Bientôt le culte du Diable naquit et fit, du XIIe au XVme siècle, de tels progrès, qu'en 1600, il y avait en France près de cent mille sorciers et sorcières ; on étudie le diable, on le connaît, on sait qu'il hante le corps des malades, on connaît les formules qu'il faut employer pour le chasser. Ces procédés agissant par suggestion, soulageaient et guérissaient comme aujourd'hui nous le faisons par l'hypnotisme.

Il faut arriver à Paracelse[1], en 1529, pour trouver les premières données scientifiques sur le magnétisme animal ; selon l'auteur, chaque individu possède son magnes, son fluide, émané des astres ; le magnes des personnes saines attire celui des personnes malades et est susceptible d'agir sur leur constitution. Ce système fut appelé système de la sympathie magnétique, il eut bientôt de nombreux adeptes.

Glocenius[2], en 1608, Burgraeve[3] et van Helmont[4], en 1626, se basant sur les données de Paracelse, publièrent des travaux sur la cure magnétique des plaies.

En 1640, Robert Fludd[5] rechercha la cause des vertus magnétiques : d'après lui, le fluide part de l'étoile polaire, il traverse la terre en s'attachant particulièrement aux aimants, l'homme s'en charge parce qu'il est un véritable aimant ayant ses pôles magnétiques. Lorsque les émanations fluidiques de deux personnes se repoussent, l'antipathie se produit, le magnétisme est négatif ; si les fluides s'attirent, le magnétisme est positif ; dans ce dernier cas les affections, tant organiques que morales, se communiquent. En 1841, le Père Kircher[6] combattit cette théorie, mais Sébastien Wirdig[7] Maxwell[8] et Santanelli reprirent les données de Fludd et les développèrent.

Ces études servirent de base à la grandeur de Mesmer, qui, en 1766, donnait comme sienne la théorie de Paracelse sur le

---

1. PARACELSE, *Practica Theophrasti Paracelsi*. Nuremberg, 1529.
2. GLOCENIUS, *Tractatus de magnetica curatione vulnerum*. Marburg, 1609.
3. BURGRAEVE, *De magnetica vulnerum naturali et legitima curatione*. 1621.
4. VAN HELMONT, *Disputatio de magnetica vulnerum curatione*. Paris, 1621.
5. FLUDD, *Philosophia mosaïca*. Amsterdam, 1640.
6. KIRCHER, *Magnes sive de arte magnetica*. Rome, 1641.
7. WIRDIG, *Nova medicina spirituum*. Hamburg, 1673.
8. MAXWELL, *Medicinæ magneticæ libri tres*, etc. Franckfort, 1679.

fluide sidéral. « Antoine Mesmer était entreprenant, audacieux, avide de renommée et de fortune, et peu scrupuleux sur le choix des moyens qui devaient le conduire à son but (PITRES). »

N'ayant obtenu à Vienne que du mépris, Mesmer se rendit à Paris, où il eut un succès considérable ; il y publia plusieurs travaux tendant à prouver qu'un fluide magnétique, émané des astres, pénètre tous les corps. Ce fluide se répartissant différemment suivant les individus, amène la santé ou la maladie. Appliquant ces données à l'art de guérir, Mesmer crut posséder le moyen de combattre toutes les maladies. « La nature, dit-il, offre dans le magnétisme un moyen universel de guérir et de préserver les hommes. » Les malades se présentèrent en foule, et Mesmer, ne possédant plus assez de fluide pour satisfaire tout le monde, s'adjoignit un *valet toucheur*.

Pour magnétiser ses malades, Mesmer s'asseyait, le dos vers le nord, en face des sujets, ses genoux contre ceux des patients, ses yeux dans leurs yeux, ses mains sur leurs hypocondres ; il n'employait que l'attouchement et le regard. Mais bientôt Mesmer et son valet toucheur ne suffirent plus à la tâche et le célèbre magnétiseur inventa le procédé du *baquet* magnétique.

« C'était, au milieu d'une grande salle, une caisse circulaire, faite de bois de chêne et élevée d'un pied ou d'un pied et demi : ce qui fait le dessus de cette caisse est percé d'un nombre de trous, d'où sortent des branches de fer coudées et mobiles. Les malades sont placés à plusieurs rangs autour de ce baquet et chacun a sa branche de fer, laquelle, au moyen d'un coude, peut être appliquée directement sur la partie malade : une corde passée autour de leur corps les unit les uns aux autres ; quelquefois on forme une seconde chaîne en se communiquant par les mains, c'est-à-dire en appliquant le pouce entre le pouce et le doigt index de son voisin ; alors on presse le pouce que l'on tient ainsi, l'impression reçue à la gauche se rend par la droite et elle circule à la ronde[1]. »

Pour compléter l'action magnétique du baquet, dans le silence de la salle s'élevait un air mélodieux, produit par un

1. *Rapport des commissaires chargés par le Roi de l'examen du magnétisme animal.* Paris, 1784.

piano forte ou un harmonica ; quelquefois, une voix humaine s'y joignait. Mesmer se promenait dans la salle en habit de soie lilas, il tenait à la main une longue baguette de fer, dont il touchait les parties malades des patients ; souvent aussi, il magnétisait en fixant le regard ou en appliquant ses mains sur les hypochondres des malades ; quelquefois encore, il employait les passes.

« Alors, rapporte Bailly dans son rapport à l'Académie des sciences, les malades offrent un tableau très varié. Quelques-uns sont calmes et n'éprouvent rien ; d'autres toussent, crachent, sentent quelques légères douleurs, une chaleur locale ou une chaleur universelle et ont des sueurs ; d'autres sont agités et tourmentés par des convulsions. »

Ces convulsions n'étaient que des attaques d'hystérie ; leur fréquente apparition sous l'influence des pratiques de Mesmer fit dénommer la salle où il opérait du nom d'*Enfer à convulsions*.

L'engouement produit par les guérisons indiscutables obtenues à l'aide de ce moyen fut tel que Mesmer s'installa dans un vaste hôtel de la place de la Bourse. Quatre baquets magnétiques y fonctionnaient continuellement ; un baquet était réservé aux indigents, mais l'affluence des malheureux y fut telle que Mesmer imagina l'*arbre magnétique* : il alla magnétiser un arbre au bout de la rue de Bondy, et bientôt des milliers de malades vinrent s'y attacher avec des cordes.

Mesmer voulait obtenir une récompense du gouvernement français ; grâce à Deslon, régent de la Faculté de médecine, le Roi nomma une commission, composée de Borie, Sallin, d'Arcet et Guillotin, de la Faculté de Paris, et de Franklin, Leroy, Bailly, de Borry et Lavoisier, de l'Académie des sciences. Les conclusions du rapport furent défavorables au magnétisme : le magnétisme animal n'existe pas, son utilité en thérapeutique est nulle, ses pratiques sont dangereuses et immorales.

Ce rapport porta un coup terrible à la renommée de Mesmer ; beaucoup de malades, parmi lesquels se trouvaient le prince Henri de Prusse et la princesse de Lamballe, n'étant nullement influencés par ses pratiques, commençaient à combattre les prétendues vertus curatives du magnétisme.

Voyant son étoile pâlir, Mesmer voulut vendre son secret au gouvernement, il ne réussit pas ; condamné par les sociétés savantes, délaissé par la clientèle, Mesmer quitta la France en 1785. Pendant les cinq années qu'il avait passées à Paris, il avait ramassé une fortune considérable, ce qui suffisait à son bonheur.

Mesmer n'avait fait faire aucun progrès à la science magnétique, sa théorie était celle de Paracelse, ses pratiques ne faisaient que reproduire celles de Glocenius, Burgraeve, van Helmont. La seule conséquence utile du Mesmérisme fut d'attirer l'attention du marquis de Puységur sur les phénomènes magnétiques.

Autant Mesmer avait été charlatan et intéressé, autant le marquis Chastenet de Puységur[1] fut scientifique et philanthrope : retiré dans sa terre de Busancy, il pratiquait le mesmérisme par amour de l'humanité souffrante.

« Un jour, par hasard, il vit se produire un phénomène entièrement nouveau. Un jeune paysan de vingt-trois ans, nommé Victor, atteint depuis quatre jours d'une fluxion de poitrine, tombe, pendant qu'on le magnétise, dans un sommeil paisible, sans convulsions ni douleurs. Il parlait, s'occupait tout haut de ses affaires. On pouvait changer sans effort le cours de ses idées, lui inspirer des sentiments gais ; alors, il était content, s'imaginant tirer à un prix, danser à une fête. Simple et niais pendant l'état de veille, il devint, pendant sa crise, d'une intelligence profonde ; on n'a pas besoin de lui parler, il suffit de penser devant lui pour qu'il comprenne et réponde. » (BINET et FÉRÉ.)

Le marquis, ayant vu pour la première fois un sujet en somnambulisme, renouvelle ses expériences ; il est émerveillé, les malades accourent de tous côtés. Ne pouvant suffire à la tâche, il renouvelle le procédé de Mesmer, il magnétise un orme planté sur la place du village ; les patients sont assis

---

1. PUYSÉGUR, *Mémoires pour servir à l'histoire du magnétisme animal*, 1784.

sur des bancs, des cordes partant de l'arbre merveilleux enla-
çant les parties malades.

Puységur fut frappé des conséquences qui peuvent résulter
de l'empire que possède le magnétiseur sur ses malades, il
reconnut l'automatisme des somnambules, les mettant à la
merci de leur hypnotiseur.

Malheureusement, Puységur ne put continuer ses recherches,
il fut rappelé à son régiment à Strasbourg : en six semaines,
il avait découvert deux faits importants, alors que Mesmer, en
six années, n'avait déduit aucune conséquence scientifique de
ses pratiques. Grâce à Puységur, on connaissait, en 1784, le
sommeil somnambulique, et l'on savait l'importance médico-
légale du pouvoir du magnétiseur sur ses malades.

L'influence du marquis fut grande en province : des sociétés
scientifiques se constituèrent à Strasbourg, Metz et Nancy,
dans le but d'étudier les phénomènes magnétiques. A Paris,
au contraire, cette influence fut presque nulle, la Révolution
approchait et les esprits, préoccupés, oublièrent bien vite
Mesmer et ses adeptes.

Pendant trente années, aucun travail ne parut sur le magnétisme animal, il faut arriver en 1815 pour voir Deleuze,
savant honorable et judicieux, affirmer l'existence du fluide
magnétique; cet expérimentateur reconnut, le premier, que le
sujet, une fois réveillé, n'a plus aucun souvenir de ce qui s'est
passé pendant le sommeil.

En parcourant, ainsi que nous l'avons fait, les théories relatives au magnétisme animal, on voit que tous les auteurs antérieurs à 1815 ont admis, pour expliquer les phénomènes merveilleux qu'ils provoquaient, un fluide spécial, différemment
réparti suivant les constitutions. Pour magnétiser une personne,
il fallait, pensait-on, que le magnétiseur charge le magnétisé
de son fluide. Ce fut l'ère du magnétisme animal, basé sur
l'inconnu et le merveilleux.

C'est en 1815 que commence l'ère de l'hypnotisme tel qu'on
le conçoit aujourd'hui; son fondateur fut l'abbé Faria[1], prêtre

---

1. FARIA, *De la cause du sommeil lucide.* Paris, 1819.

portugais, dont les théories diffèrent totalement de celles de Mesmer.

Faria, grand vieillard efflanqué, au teint cuivré, avait habité longtemps les Indes, où il avait étudié les mystères de Brahma.

Il donnait à Paris des séances publiques, dans lesquelles il s'efforçait de prouver que le fluide magnétique n'existe pas ; la cause du sommeil hypnotique résidant essentiellement dans le cerveau du sujet, le magnétiseur ne jouit d'aucune propriété spéciale. Pour provoquer le sommeil somnambulique, Faria faisait asseoir le sujet dans un fauteuil, il lui ordonnait de fermer les yeux et, tout à coup, d'une voix forte et impérative, il disait : « Dormez », répétant l'ordre si l'effet n'était pas suffisant. L'expérience réussissait souvent, s'il faut en croire le général Noizet.

Faria édifiait ainsi la base de la doctrine de l'École de Nancy ; ses adeptes étaient nombreux, mais le savant prêtre n'était pas assez charlatan pour résister à la critique et aux moqueries des incrédules. Un jour, un comédien simula le sommeil, au commandement de Faria, il feignit de s'endormir. Tout à coup il se leva et dit en riant : « Eh bien ! Monsieur l'abbé, si vous magnétisez les gens comme vous m'avez magnétisé moi, vous ne faites pas dormir grand monde. Je me suis moqué de vous. » L'affaire s'ébruita et l'abbé Faria, considéré comme un imposteur, fut oublié pour toujours.

Plusieurs auteurs, dont il ne faut citer les noms que pour mémoire, s'occupèrent alors du magnétisme, mais leurs idées, basées sur les anciennes théories fluidiques, ne firent progresser en rien la connaissance des phénomènes hypnotiques.

C'est en 1841, qu'un chirurgien de Manchester, James Braid[1], reprenant les idées émises en 1815 par l'abbé Faria, fonda la doctrine de l'hypnotisme, en renversant celle du magnétisme animal. Braid n'avait d'abord vu dans les pratiques des magnétiseurs que de la supercherie et du charlatanisme ; cependant, après avoir assisté à plusieurs séances données par Lafontaine, il eut un doute ; il se mit à étudier la question et il publia

1. BRAID, *Neurypnologie*. Trad. française Simon. Paris, 1883.

bientôt un ouvrage intitulé : *Neurypnologie, traité du sommeil nerveux ou hypnotisme* (1843). Je ne puis mieux caractériser l'œuvre de Braid qu'en reproduisant la préface que Brown-Séquard fit pour la traduction française de cet ouvrage, parue quarante ans après l'édition anglaise.

« Il a, dit le savant physiologiste, prouvé qu'aucune force spéciale n'est émise par l'individu qui agit comme hypnotiseur. Il a montré que la volonté ou les idées de cet individu, tant qu'elles ne sont pas exprimées par la parole ou par d'autres sons ; que son regard, s'il n'est pas vu ; que ses gestes, s'ils s'agitent dans l'air, ne produisent aucun effet chez l'hypnotisé ou chez le sujet à hypnotiser. Enfin, et comme complément nécessaire de ce qui précède, il a prouvé que l'état hypnotique et tous les phénomènes qu'il comporte ont leur source uniquement dans le système nerveux de l'individu hypnotisé, lui-même. »

Le Braidisme n'eut qu'un retentissement modéré en France et en Angleterre ; aux États-Unis, Grimes le propagea sous le nom d'électro-biologie. En 1850, la doctrine de Braid fut reprise en Angleterre par Darling, Bennett, Simpson, Carpenter et Hollander.

En France, ce n'est qu'en 1860 que l'on s'occupa de cette question : Durand[1] (de Gros) exposa le Braidisme, il chercha à en donner une explication physiologique et le professeur Azam[2] reproduisit à Paris les expériences de Braid : il insista surtout sur l'anesthésie des sujets hypnotisés, il pensa avoir trouvé une méthode pouvant remplacer la chloroformisation.

Les travaux de Azam furent le point de départ de nombreuses recherches : en 1866, Mesnet fit une curieuse étude sur le somnambulisme pathologique ; la même année, Liébault publiait l'ouvrage qui servit de base aux doctrines de l'école suggestive de Nancy.

Malgré ces importants travaux, il y avait encore des incrédules : en 1874, Dechambre, à l'article mesmérisme de son

---

1. DURAND (de Gros), *Cours théorique et pratique de Braidisme.* Paris, 1860.
2. AZAM, Travaux réunis dans : *Hypnotisme, double conscience, etc.* Paris, 1887.

dictionnaire de médecine, ne voyait dans les pratiques hypnotiques que mensonge, mauvaise foi et sotte crédulité.

Richet[1], en 1875, après une année d'expérimentation, fut
convaincu de la réalité des phénomènes hypnotiques, il
n'hésita pas à se déclarer partisan du Braidisme. Malgré cela,
l'hypnotisme fut encore considéré par de nombreux médecins
comme une science occulte n'ayant aucune base scientifique,
et, de peur de se compromettre, on n'osait se prononcer sur
la valeur de ces phénomènes.

Il fallait l'autorité et le savoir de Charcot pour trancher la
question : l'éminent professeur fut convaincu de la valeur
scientifique de l'hypnologie, cette science le captiva et bientôt
il eut édifié de toutes pièces une doctrine qui compte encore
actuellement de nombreux partisans.

Charcot[2] considérait le sommeil hypnotique comme une
névrose se développant exclusivement chez les sujets hystériques ; d'après lui, ce sommeil comprenait trois états différents :
l'état cataleptique, l'état léthargique et l'état somnambulique,
caractérisés chacun par des phénomènes spéciaux.

Pendant que Charcot vulgarisait en France la science hypnologique, Heidenhain[3] soutenait, en Allemagne, la réalité des
phénomènes hypnotiques : après avoir assisté aux représentations de Hansen, il fit des recherches personnelles et publia
un travail qui eut beaucoup de retentissement.

En Suisse, l'hypnotisme fut étudié par Ladame et Yung,
privat-docent à l'université de Genève.

En 1884, Bernheim[4], élève de Liébault, compléta la doctrine
émise par son maître : loin de considérer le sommeil hypnotique comme une névrose, apanage exclusif des hystériques,
Bernheim assura qu'il se produit aussi chez les sujets normaux,
il considéra les phénomènes hypnotiques comme purement
dus à la suggestion, il n'admit pas que les sujets présentent

1. RICHET, *Du somnambulisme provoqué* (*Journ. de l'an. et de la phys.*, 1875).
2. CHARCOT, *Note sur les divers états nerveux déterminés par l'hypnotisation
sur les hystéro-épileptiques* (*Académie des sciences*, 1882).
3. HEIDENHAIN, *Der sogenante thierische Magnetismus*. Leipzig, 1880.
4. BERNHEIM, *De la suggestion dans l'état hypnotique et dans l'état de veille*.
Paris, 1884.

spontanément les trois phases décrites par Charcot : lorsque ces états se produisent, c'est grâce à une suggestion, c'est qu'on les provoque en suggérant au sujet endormi de les présenter.

Ce fut la même année que Liégeois[1], de Nancy, commença son étude juridique de l'hypnotisme et que Pitres, de Bordeaux, publia les quatre premières leçons de son cours de clinique, leçons consacrées à l'étude des suggestions hypnotiques.

A partir de cette époque les travaux d'hypnologie furent nombreux, je ne puis faire l'étude de toutes ces publications, dont j'aurai du reste l'occasion de parler bientôt.

En résumé, l'histoire scientifique de l'hypnotisme se divise en deux périodes bien distinctes : l'ère du magnétisme animal et l'ère de l'hypnotisme : la première débute avec Paracelse, en 1529, et se termine en 1815 grâce à l'abbé Faria; la seconde débute avec l'abbé Faria et ne semble pas devoir se terminer de si tôt.

s

1. LIÉGEOIS, *La suggestion dans ses rapports avec le droit civil et le droit criminel.*

CHAPITRE II

DOCTRINES DE L'ÉCOLE DE PARIS

I

Les phases du sommeil hypnotique.

L'École de Paris fut fondée en 1878 par Charcot. Après avoir fait de nombreuses expériences sur les hystériques de la Salpêtrière, ce savant crut pouvoir conclure que le sommeil hypnotique se manifeste sous trois aspects distincts.

Voici le résumé de sa communication à l'Académie des sciences, en 1882 : « Les phénomènes si variés et si nombreux qui s'observent chez les sujets hypnotisés ne répondent pas à un seul et même état nerveux. En réalité, l'hypnotisme représente cliniquement un groupe naturel, comprenant une série d'états nerveux, différents les uns des autres, chacun d'eux s'accusant par une symptomatologie qui lui appartient en propre. On doit, par conséquent, suivant en cela l'exemple des nosographes, s'attacher à bien définir, d'après leurs caractères génériques, les divers états nerveux, avant d'entrer dans l'étude plus approfondie des phénomènes qui relèvent de chacun d'eux. C'est faute d'avoir spécifié, au préalable, l'état particulier du sujet chez lequel ils ont relevé une observation, que divers observateurs arrivent trop souvent à ne point s'entendre et à se contredire les uns les autres sans motifs suffisants.

« Ces différents états, dont l'ensemble représente toute la symptomatologie de l'hypnotisme, semblent pouvoir être ramenés à trois types fondamentaux, à savoir : 1° l'état cataleptique ; 2° l'état léthargique et 3° l'état de somnambulisme provoqué. Chacun de ces états, comprenant d'ailleurs un certain nombre de formes secondaires et laissant place pour les états mixtes, peut se présenter d'emblée, primitivement, isolément ; ils peuvent encore, dans le cours d'une même observation, chez un même sujet, se produire successivement, dans tel ou tel ordre, au gré de l'observateur, par la mise en œuvre de certaines pratiques. Dans ce dernier cas, les divers états signalés plus haut représentent en quelque sorte les phases ou périodes d'un même processus.

« Laissant de côté les variétés, les formes frustes, les états mixtes, on devra se borner, dans cet exposé, à indiquer d'une façon sommaire, les traits généraux de ces trois états fondamentaux qui dominent en quelque sorte la symptomatologie si complexe de l'hypnotisme.

« 1° ÉTAT CATALEPTIQUE. — Il peut se produire : a primitivement, sous l'influence d'un bruit intense et inattendu, d'une lumière vive, placée sous le regard, ou encore, chez quelques sujets, par la fixation plus ou moins prolongée des yeux sur un objet quelconque, etc ; — b consécutivement à l'état léthargique lorsque les yeux, clos jusque-là, sont, dans un lieu éclairé, découverts par l'élévation des paupières.

« Le sujet cataleptisé est immobile, il parait comme fasciné.
« Les yeux sont ouverts, le regard fixe ; pas de clignement des paupières ; les larmes s'accumulent bientôt et s'écoulent sur les

joues. Assez fréquemment anesthésie de la conjonctive et même de la cornée. Les membres et toutes les parties du corps gardent souvent, pendant un temps fort long, les positions, les attitudes, même les plus difficiles à maintenir, qu'on leur a communiquées. Ils paraissent d'une grande légèreté lorsqu'on les soulève ou les déplace, et l'on n'éprouve aucune résistance à les fléchir ou à les étendre. La « *flexibilitas cerea* » et ce que l'on a appelé « la raideur du mannequin des peintres » n'existent pas. Les réflexes tendineux sont abolis. L'hyperexcitabilité neuro-musculaire fait défaut. — Il y a analgésie complète, mais certains sens conservent, du moins en partie, leur activité (sens musculaire, vision, audition). — Cette persistance de l'activité sensorielle permet souvent d'impressionner de diverses façons le sujet cataleptique et de développer chez lui, par voie de suggestions, des impulsions automatiques et de provoquer des hallucinations. Lorsqu'il en est ainsi, les attitudes fixes artificiellement imprimées aux membres, ou, d'une façon plus générale, aux diverses parties du corps, font place à des mouvements plus ou moins complexes, parfaitement coordonnés, en rapport avec la nature des hallucinations et des impulsions provoquées. Abandonné à lui-même, le sujet retombe bientôt dans l'état où il était placé au moment où on l'a impressionné par suggestion.

« 2° ÉTAT LÉTHARGIQUE. — Il se manifeste : *a*) primitivement sous l'influence de la fixation du regard sur un objet placé à une certaine distance ; *b*) consécutivement à l'état cataleptique, par la simple occlusion des paupières, ou par le passage dans un lieu parfaitement obscur. Fréquemment, au moment où il tombe dans l'état léthargique le sujet fait entendre un bruit laryngé particulier, en même temps qu'un peu d'écume se montre aux lèvres. Aussitôt il s'affaisse dans la résolution, comme plongé dans un sommeil profond. Il y a analgésie complète de la peau et des membranes muqueuses accessibles. « Les appareils sensoriels conservent cependant parfois un certain degré d'activité ; mais les diverses tentatives qu'on peut faire pour impressionner le sujet par voie d'intimidation ou

de suggestion restent le plus souvent sans effet. Les membres
sont mous, flasques, pendants, et, soulevés, ils retombent
lourdement lorsqu'on les abandonne à eux-mêmes. Les globes
oculaires sont, au contraire, convulsés, les yeux clos ou demi-
clos, et l'on observe habituellement un frémissement presque
incessant des paupières. Les réflexes tendineux sont exagérés ;
l'hyperexcitabilité neuro-musculaire est toujours présente, bien
qu'à des degrés divers. Elle peut être générale, c'est-à-dire
s'étendre à tous les muscles de la vie animale, face, tronc,
membres, ou au contraire, partielle, c'est-à-dire occuper seulement les membres supérieurs, par exemple, à l'exclusion de
la face. Le phénomène en question est mis en évidence en
excitant mécaniquement par pression, à l'aide d'un bâton, d'un
manche de plume, par exemple, le *tronc* d'un nerf : alors les
muscles qui sont tributaires de ce nerf entrent en contraction.

« Les muscles eux-mêmes peuvent être directement excités
de la même façon sur les membres, le tronc ; au cou les excitations un peu intenses et prolongées déterminent la contracture des muscles mis en jeu ; à la face, au contraire, les
contractions sont passagères, elles ne s'établissent pas à l'état
de contracture durable. Les contractures se produisent encore
sur les membres, par le fait de la percussion exercée sur les
tendons, elles se résolvent rapidement sous l'influence de l'excitation des muscles antagonistes.

« Chez le sujet plongé dans l'état léthargique, on peut,
ainsi qu'on l'a dit plus haut, développer instantanément l'état
cataleptique, lorsqu'on met l'œil à découvert en soulevant les
paupières supérieures.

« 3° ÉTAT DE SOMNAMBULISME PROVOQUÉ. — Cet état peut être
déterminé directement, chez certains sujets, par la fixation du
regard, et aussi par diverses pratiques qu'il est inutile d'énumérer ici. On le produit à volonté chez les sujets plongés au
préalable, soit dans l'état léthargique, soit dans l'état cataleptique, en exerçant sur le vertex une simple pression ou
une friction légère. Cet état paraît correspondre plus particulièrement à ce qu'on a appelé le sommeil magnétique.

« Les phénomènes très complexes qu'on peut observer dans cette forme se soumettent difficilement à l'analyse. Ils ont été pour beaucoup d'entre eux provisoirement relégués sur le dernier plan dans les recherches faites à la Salpêtrière. On s'est attaché surtout à déterminer autant que possible les caractères qui séparent l'état de somnambulisme des états léthargique et cataleptique, et à mettre en évidence la relation qui existe entre ce troisième état et les deux autres.

« Les yeux sont clos ou demi-clos ; les paupières se montrent en général agitées de frémissements ; abandonné à lui-même, le sujet paraît endormi, mais même alors la résolution des membres n'est pas aussi prononcée que lorsqu'il s'agit de l'état léthargique. L'hyperexcitabilité neuro-musculaire, telle qu'elle a été définie plus haut, n'existe pas, ou, autrement dit, l'excitation des nerfs, des muscles et des tendons ne déterminent pas la contracture. Par contre, on peut, par diverses manœuvres, entre autres à l'aide de légers attouchements promenés à plusieurs reprises sur la surface d'un membre (passes), ou encore à l'aide d'un soufflet léger dirigé sur la peau, développer dans ce membre une rigidité qui diffère de la contracture liée à l'hyperexcitabilité musculaire, en ce qu'elle ne se résout pas, comme celle-ci, par l'excitation mécanique des antagonistes, et de l'immobilité cataleptique par la résistance même qu'on rencontre au niveau des jointures lorsque l'on essaie d'imprimer au membre raidi un changement d'attitude (*flexibilitas cerea*). Pour la distinguer de l'immobilité cataleptique proprement dite, l'on propose de désigner cette rigidité particulière à l'état somnambulique, sous le nom de *rigidité cataleptoïde ;* on pourrait encore l'appeler *pseudo-cataleptique.*

« Il y a analgésie cutanée, mais en même temps hyperacuité fort remarquable de certains modes de la sensibilité de la peau, du sens musculaire et de quelques-uns des sens spéciaux (vue, ouïe, odorat). Il est, en général, facile, par voie d'injonction ou de suggestion, de déterminer, chez le sujet, la mise en jeu d'actes automatiques très compliqués ; on assiste alors aux scènes du somnambulisme artificiel proprement dit.

« Lorsque, chez un sujet amené à l'état somnambulique, on exerce à l'aide des doigts appliqués sur les paupières une légère compression des globes oculaires, l'état léthargique avec hyperexcitabilité neuro-musculaire peut remplacer l'état somnambulique; si, au contraire, relevant les paupières, on maintient dans un lieu éclairé, les yeux ouverts, l'état cataleptique ne se produit pas. »

Pour Charcot, l'hypnotisme est un sommeil nerveux, pathologique, que les hystériques sont seuls capables de présenter.

Dans la catalepsie, le sens musculaire est souvent à ce point développé qu'il suffit de placer le sujet à genoux, les mains croisées, pour que son visage présente une expression extatique.

Si l'on électrise, dans cet état, les muscles expressifs du visage, toute la personne du sujet prend des attitudes en rapport avec les expressions de la physionomie : l'électrisation du muscle de la colère, le pyramidal du nez, amène la fermeture des poings; l'électrisation du triangulaire des lèvres, muscle de la tristesse, provoque l'abaissement de la tête, etc. C'est évidemment que le sens musculaire suggère une attitude au sujet; ce phénomène serait purement spinal.

L'immobilité cataleptique présente des caractères bien distincts de celle qu'un individu simulateur pourrait manifester : si l'on applique un tambour sur le bras étendu pour enregistrer les moindres mouvements, et un pneumographe sur la poitrine pour obtenir le tracé des mouvements respiratoires, on constate que le membre cataleptisé ne tremble pas, il descend lentement, sans secousses, le tracé respiratoire conserve son caractère calme, tandis que chez le simulateur le membre tremble, sa respiration se précipite (fig. 1).

Dans la léthargie, l'hyperexcitabilité neuro-musculaire se traduit souvent très nettement et l'on peut répéter les expériences de Duchesne (de Boulogne) : en excitant le biceps brachial, l'avant-bras se fléchit; si l'on opère sur le sterno-cleido-mastoïdien, la tête s'incline du côté correspondant et la face se tourne du côté opposé; l'excitation du nerf cubital, du nerf médian et du nerf radial donne lieu aux griffes cubitales (fig. 2 et 3), médianes (fig. 4 et 5) et radiale (fig. 6). On peut

encore obtenir dé cette façon l'expression que donne la contraction des différents muscles de la face : l'attention, la réfle-

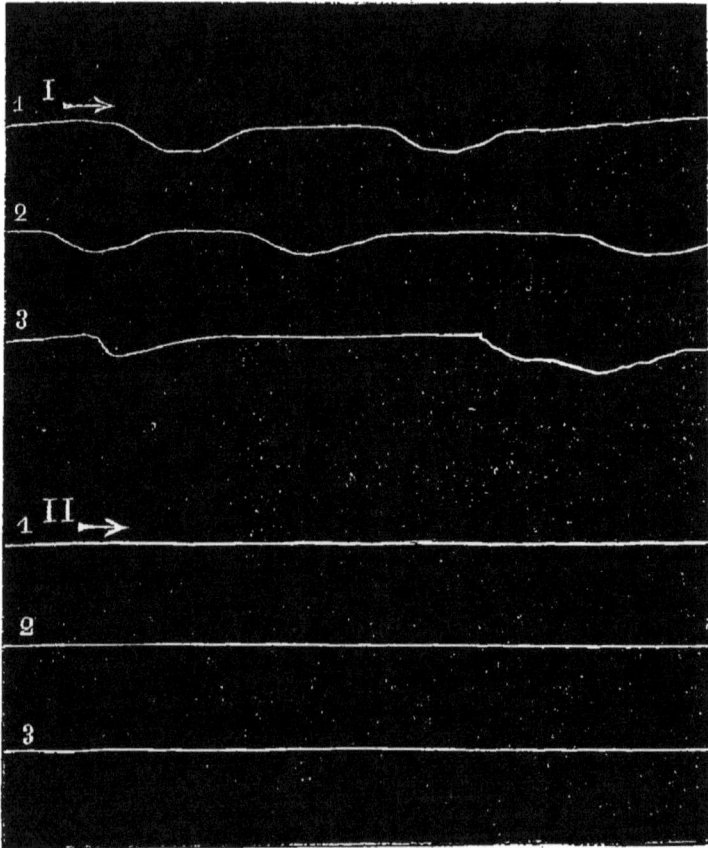

FIG. 1.

I. — Tracé de la respiration.
II. — Tracé des oscillations du membre,
d'après CHARCOT.

xion, la douleur, la joie, le rire, etc. En électrisant le nerf du
grand zygomatique, on obtient l'expression de la fig. 7 ; en
irritant celui des transverses du nez, on voit se produire l'ex-

pression de la fig. 8 ; en faradisant le nerf facial, on produit
l'expression de la fig. 9 ; enfin, en excitant le nerf de l'élévateur commun de la lèvre supérieure et de l'aile du nez, on
a l'expression représentée fig. 10.

La contraction léthargique diffère sensiblement des attitudes
semblables prises volontairement par un simulateur : les tracés
myographiques et cardiographiques montrent, chez le simulateur, le tremblement du membre et l'irrégularité de la respiration, alors que chez le léthargique l'effort musculaire ne
provoque aucune modification du rythme respiratoire et aucun
tremblement ; la chute du membre contracturé s'opère lentement, sans secousse.

Certains adeptes de l'École de Charcot ont modifié ces idées
premières. Tandis que cet auteur considère les trois états
hypnotiques comme pouvant se développer primitivement par
les moyens hypnogènes, Luys[1] pense qu'ils se succèdent toujours dans le même ordre : somnambulisme, catalepsie,
léthargie ; la léthargie serait ainsi l'état le plus profond de
l'hypnose. Certains sujets « brûlent les états somnambuliques
et cataleptiques », comme dit Luys, c'est-à-dire qu'ils tombent
tellement rapidement dans l'état léthargique qu'on ne peut
pour ainsi dire pas apercevoir les deux autres états par lesquels ils ont passé.

Nous avons entendu Luys développer ces idées dans ses
leçons cliniques à la Charité : il y montrait deux beaux sujets
qui tombaient au commandement en état léthargique, on pouvait facilement les faire revenir aux états précédents par
certaines manœuvres.

Richer[2] a appelé l'attention sur un état, qu'il appelle cataleptoïde et qu'il ne faut pas confondre avec la catalepsie
véritable : « A côté des cas que l'on pourrait appeler des cas
types et réguliers, dans lesquels tous les symptômes offrent le
caractère de précision sur lesquels nous venons d'insister, il
en est d'autres moins parfaits, dans lesquels le sommeil hyp-

---

1. LUYS, *Leçons orales à la Charité.* 1893.
2. RICHER, *Étude clinique sur la grande hystérie ou hystero-épilepsie.* Paris,
1885.

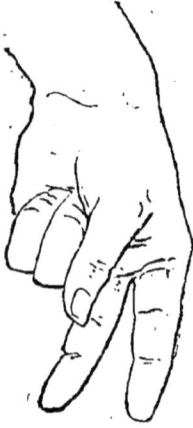

FIG. 2.

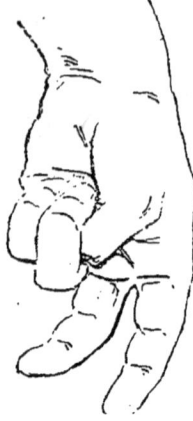

FIG. 3.

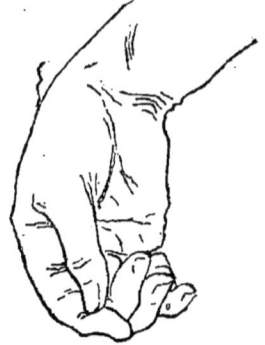

FIG. 4.

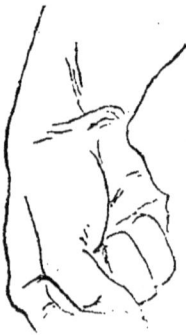

FIG. 5.

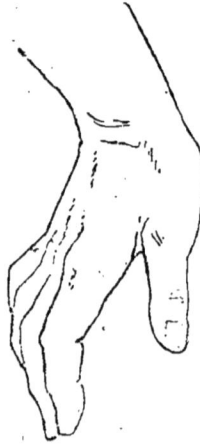

FIG. 6.

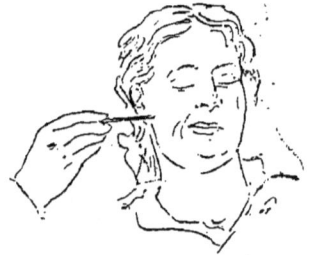

FIG. 7.

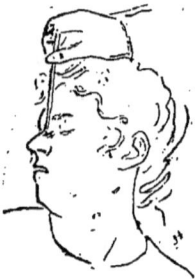

FIG. 8.

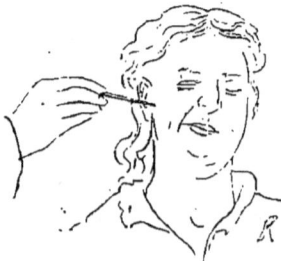

FIG. 9.

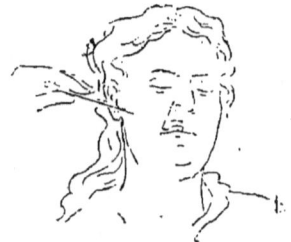

FIG. 10.

D'après PAUL RICHER,
Études cliniques sur la grande Hystérie.
(Delahaye et Legrosnier, Éditeurs, 1885.)

notique n'est plus susceptible d'être divisé en deux périodes distinctes : état léthargique avec hyperexcitabilité neuro-musculaire et état cataleptique. C'est une sorte d'état mixte qui paraît tenir des deux à la fois, et qui compte au nombre de ses manifestations les symptômes cataleptoïdes dont il est question. »

Dans cet état cataleptoïde, il n'y a généralement pas hyperexcitabilité neuro-musculaire, les paupières sont ouvertes ou fermées et les yeux ne se laissent pas ouvrir facilement ; la pupille fuit la lumière en se cachant, soit sous la paupière supérieure, soit sous la paupière inférieure ; lorsqu'on arrive à ouvrir les yeux, la convulsion des globes oculaires empêche toute fixité du regard. Pour que l'attitude persiste, il faut souvent maintenir le membre pendant quelque temps, et lorsqu'on le lâche, il retombe bientôt de lui-même.

Le sommeil hypnotique, s'accompagnant des trois phases classiques de Charcot, fut appelé par Richer *grand hypnotisme*, en opposition avec les états hypnotiques superficiels qu'il engloba sous le terme général de *petit hypnotisme*.

Pitres[1] a également apporté d'importantes modifications au croquis hypnologique dressé par Charcot : il étudie un grand nombre d'états hypnotiques mixtes et frustes, tels qu'on les rencontre habituellement : « Les trois grandes stades de l'hypnotisme, dit-il, la léthargie avec hyperexcitabilité neuro-musculaire, la catalepsie avec plasticité des membres et automatisme spinal, le somnambulisme avec excitabilité cutano-musculaire et automatisme cérébral, correspondent à des types bien tranchés qui se trouvent rarement réalisés dans la nature à l'état de pureté parfaite.

« On les rencontre de loin en loin chez quelques sujets, mais ils ne font pas partie de la clinique courante. Je n'ai pu en trouver un seul exemple parmi les malades qui sont en ce moment dans le service, et c'est pour cela que, contrairement à mes habitudes, je n'ai fait, dans la dernière leçon, aucune démonstration objective.

1. PITRES, *Leçons cliniques sur l'hystérie et l'hypnotisme*. Paris, 1891.

« En revanche on observe très souvent, chez les hystériques, des états hypnotiques mixtes et frustes ressemblant par quelques-uns de leurs symptômes aux états typiques décrits par Charcot, mais en différant par des particularités importantes. Il y a un sérieux intérêt à les connaître et à les classer. »

Leurs principales variétés sont indiquées dans le tableau ci-après :

Variétés des états hystéro-hypnotiques, d'après Pitres.

ÉTATS TYPIQUES	ÉTATS MIXTES OU FRUSTES
1° *État léthargique*.....	a. État léthargoïde les yeux ouverts.
	b. État léthargoïde les yeux fermés.
	c. Léthargie lucide.
2° *État cataleptique*	a. État cataleptoïde les yeux ouverts.
	b. État cataleptoïde les yeux fermés.
	c. État cataleptoïde avec hyperexcitabilité musculaire.
	d. État d'extase.
3° *État somnambulique* .	a. État de fascination.
	b. État de charme.
	c. État paraphronique.
	d. État onéirique.
	e. État de veille somnambulique.
4° *États frustes.*	

Dans l'état léthargoïde, il n'y a pas, comme dans la grande léthargie, hyperexcitabilité neuro-musculaire ; de plus, le malade a l'air de ne pas entendre, mais si on lui suggère un acte à exécuter après le réveil, il l'exécute ; la surdité n'était donc qu'apparente. Cet état léthargoïde peut exister les yeux étant fermés ou ouverts, d'où deux formes distinctes. L'état léthargoïde lucide est caractérisé par une stupeur générale avec conservation de la conscience et souvenir au réveil.

Les états cataleptoïdes diffèrent de la catalepsie véritable en ce que les sujets répondent aux questions et ils obéissent aux ordres qu'on leur donne ; malgré cela, les membres conservent les attitudes. Cet état cataleptoïde peut se produire les yeux étant ouverts ou fermés, d'où les deux premières variétés mentionnées dans le tableau de Pitres.

Le troisième ne diffère des deux précédents que par la présence de l'hyperexcitabilité musculaire au lieu de l'hyperexcitabilité neuro-musculaire ; c'est-à-dire que la pression des muscles provoque seule des contractures, la pression des nerfs ne produisant rien. Enfin l'état d'extase, que l'auteur considère encore comme appartenant à la catalepsie, se produit facilement en faisant de la musique devant les sujets en état cataleptique.

Les états hypnotiques dérivés du somnambulisme sont plus nombreux encore que ceux qui appartiennent aux deux états précédents. Dans l'état de fascination, le sujet imite servilement et automatiquement tous les gestes de l'hypnotiseur ; l'état paraphronique est caractérisé par une sorte de délire accompagné de mouvements, d'attitudes, de paroles en rapport avec les conceptions délirantes du sujet ; l'état onéirique diffère du précédent parce que le délire est purement et simplement un délire de paroles ; enfin l'état de veille somnambulique est celui dans lequel les sujets, paraissant éveillés, accomplissent les suggestions qu'on leur donne.

Les états frustes de l'hypnotisme diffèrent à peine de l'état normal, le sujet est engourdi, somnolent, mais non complètement endormi.

Le grand mérite des travaux de Pitres est d'avoir montré que les phénomènes hypnotiques, loin de présenter une constance absolue, sont, au contraire, fort variables. Les formes dérivées qu'il indique peuvent servir de point de repère, mais on ne peut, avec son tableau, caractériser tous les états qui peuvent se présenter.

Le professeur Grasset, de Montpellier, a consacré quelques leçons cliniques à l'étude des phénomènes somatiques de l'hypnose, voici ses conclusions :

« De l'analyse minutieuse des documents publiés, de l'interprétation rigoureuse des faits personnels que je vous ai cités, je suis en droit de conclure :

« 1° Avec Nancy et contre la Salpêtrière, qu'il y a de nombreux hypnotisés (non simulateurs) dépourvus de caractères somatiques fixes ;

« 2° Avec la Salpêtrière et contre Nancy, qu'il y a des hypnotisés possédant des caractères somatiques fixes indépendants de toute suggestion. »

En terminant, Grasset dit :

« 1° L'hypnotisme est un état nerveux *un* à manifestations variées ; le grand hypnotisme (ou hypnotisme de la Salpêtrière) et le petit hypnotisme (ou hypnotisme de Nancy) en sont des formes symptomatiques ;

« 2° Parmi les hypnotisés, les uns présentent des phénomènes somatiques fixes, antérieurs et supérieurs à toute suggestion ; les autres ont toutes leurs manifestations sous la dépendance de la suggestion. Le grand hypnotisme représente une partie du premier groupe, qui ne comprend que des hystériques, mais ne comprend pas tous les hystériques hypnotisables. Le petit hypnotisme représente le deuxième groupe. » -

Grasset ajoute que le grand hypnotisme a précédé chronologiquement le petit, que ce dernier est beaucoup plus fréquent, que c'est le véritable hypnotisme thérapeutique.

II

Procédés d'hypnotisation et de réveil.

Comme le dit fort bien P. Richer, tous les moyens d'hypnotisation sont bons lorsqu'ils s'adressent à un organisme prédisposé. A la Salpêtrière on a recours à tous les procédés connus pour produire le sommeil hypnotique ; telle méthode qui ne réussit pas chez l'un réussit souvent chez l'autre.

Le plus souvent cependant les procédés d'hypnotisation dont se servent les partisans de l'École de Paris reposent sur des influences physiques; ils sont constitués par des excitations sensorielles; on peut les résumer dans le tableau suivant :

    a. Procédé par excitation du sens de la vue.
      α. Excitations brusques et fortes.
      β. Excitations faibles et prolongées.
    b. Procédés par excitation du sens de l'ouïe.
      α. Excitations brusques et fortes.
      β. Excitations faibles et prolongées.
    c. Procédés par excitation du sens du goût et de l'odorat.
    d. Procédés par excitation du sens du toucher.
      α. Excitations brusques et fortes.
      β. Excitations faibles et prolongées.

C'est Charcot qui a attiré l'attention sur la production du sommeil hypnotique par des excitations brusques : l'apparition brusque de la lumière solaire ou de celle d'une lampe au magnésium, dans une chambre obscure; l'action de regarder le soleil, une lampe électrique, etc, sont autant d'impressions qui peuvent développer subitement le sommeil. L'excitation violente du sens de l'ouïe amène les mêmes phénomènes; le bruit d'un tamtam, d'un gong, un coup de sifflet, la vibration d'un diapason, produisent quelquefois une hypnotisation instantanée.

L'excitation brusque du sens du toucher peut aussi provoquer le sommeil : lorsque nous parlerons des zones hypnogènes, nous verrons que la compression brusque de certaines régions du corps peut, chez certains sujets, produire un état hypnotique subit.

On peut encore rattacher aux excitations brusques des organes des sens la compression des globes oculaires : en pratiquant cette manœuvre, on irrite le fond de l'œil, d'où résulte une sensation lumineuse subite.

Si l'excitation est faible et prolongée, on obtient des résultats semblables; on peut ainsi endormir un sujet, suivant le procédé de Braid, en lui faisant fixer un objet brillant, tenu à quelques centimètres de la racine du nez et un peu vers le front, de manière à déterminer un strabisme convergent supérieur. La musique monotone développe des phénomènes semblables, c'est pourquoi Mesmer faisait exécuter des sons mélodieux et lents dans les salles où se trouvaient ses fameux baquets magnétiques.

Ce n'est pas seulement l'excitation lente du sens de la vue et de l'ouïe qui est susceptible de provoquer le sommeil hypnotique, mais encore celle de l'odorat, du goût et du toucher : Binet et Féré[1] sont parvenus à hypnotiser une personne en fatiguant son odorat par l'impression prolongée du musc, ils en endormirent une autre par des titillations du pharynx. Quant à l'excitation du sens du toucher, elle était pratiquée par les anciens magnétiseurs : les passes, les attouchements prolongés, la compression lente des zones hypnogènes, réussissent assez fréquemment à endormir les sujets.

Parmi ces nombreux procédés, il en est un qu'emploient particulièrement les partisans de l'École de Paris, c'est la fixation d'un objet brillant, tel qu'un petit miroir.

Luys remarqua que si l'influence du miroir, tenu immobile devant les yeux du patient, n'est pas assez forte pour provoquer le sommeil, il suffit d'imprimer à l'appareil de petits mouvements d'oscillation, réguliers et assez rapides, pour voir bientôt se manifester les phénomènes hypnotiques; partant de ce principe, il imagina récemment le miroir rotatif. Cet appareil est d'une simplicité extrême, c'est un vulgaire miroir à alouettes, dont la partie mobile, au lieu d'être parsemée de petits points brillants, est recouverte complètement d'une feuille de métal nickelé.

De même que, à la Salpêtrière, on produit généralement l'hypnose par un procédé physique, de même on provoque le plus souvent le réveil par un procédé analogue : l'insufflation sur les yeux. Il suffit, en effet, de souffler une ou plusieurs fois sur les yeux pour obtenir instantanément le réveil.

1. BINET et FÉRÉ, *Le magnétisme animal*, p. 67.

L'École de Paris n'a certes pas ignoré le moyen de produire l'hypnose par suggestion, elle n'a pas non plus méconnu que l'on peut réveiller le sujet en affirmant le réveil; mais ces procédés *psychiques* ont été plutôt le propre de l'École de Nancy, c'est pourquoi nous en réservons la description pour plus tard.

Les partisans de l'École de Paris admettent parfaitement que l'on peut produire le sommeil par simple suggestion, mais ils soutiennent que l'hypnose peut encore être obtenue, en dehors de toute suggestion, par les procédés physiques décrits précédemment : pour eux, bien que la suggestion soit un des phénomènes principaux de l'hypnotisme, il peut cependant y avoir sommeil hypnotique sans suggestion. Nous verrons bientôt qu'à Nancy on pense tout autrement.

Tout le monde est-il hypnotisable? Pour Charcot, Richer, Gilles de la Tourette, Babinski, Pitres, etc., l'hypnotisme ne se développe que chez les hystériques et la proportion des individus hypnotisables serait d'environ 30 %; les femmes sont en général, pour les mêmes auteurs, plus sensibles que les hommes au sommeil hypnotique. Tous les hystériques ne sont cependant pas hypnotisables : Guinon, Grasset, Pitres, etc., ont souvent rencontré des malades, atteints de la grande névrose, chez lesquels il était impossible de produire l'hypnose.

Il en est, d'après Pitres, des aptitudes hypnotiques comme de tous les symptômes hystériques : aucun n'est constant. Les manœuvres hypnotiques ne font, en définitive, que mettre en évidence certaines prédispositions morbides, elles ne créent rien.

Le sommeil se manifeste plus ou moins vite chez les différents sujets, mais un fait constant, signalé par Richer, c'est la facilité de plus en plus grande de provoquer l'hypnose à mesure que les expériences sont plus souvent répétées : un sujet que l'on endort une première fois en vingt minutes, sera hypnotisé une seconde fois en dix minutes, puis en cinq, en deux minutes, puis instantanément; c'est une véritable éducation hypnotique.

III

Des zones hypnogènes.

Charcot et Richer ont observé que la pression du vertex est susceptible de transformer l'état léthargique en état somnambulique ; Dumontpallier a vu que cette pression est capable de provoquer d'emblée le sommeil hypnotique, mais c'est surtout Pitres qui, il y a peu de temps, s'est occupé de cette question : « Je désigne, dit Pitres[1], sous le nom générique de zones hypnogènes, des régions circonscrites du corps, dont la pression a pour effet, soit de provoquer instantanément le sommeil hypnotique, soit de modifier les phases du sommeil artificiel, soit de ramener brusquement à l'état de veille, les sujets préalablement hypnotisés. »

Les zones hypnogènes peuvent se rencontrer, d'après l'auteur, à toutes les régions du corps et en nombre plus ou moins grand ; la peau qui les recouvre est absolument normale ; elles sont souvent symétriques et ne sont nullement en rapport avec les anesthésies cutanées. Leur étendue est ordinairement restreinte, quelquefois, cependant, elle atteint plusieurs décimètres carrés ; leur action se manifeste quelquefois par simple frôlement, mais, la plupart du temps, il faut une compression assez forte pour provoquer les effets voulus.

D'après la nature des effets qu'elles provoquent, Pitres a divisé ces zones en hypnogènes proprement dites et en hypno-frénatrices : les unes provoquant le sommeil, les autres le faisant cesser brusquement. Dans le groupe des zones hypnogènes proprement dites, il distingue :

1º Les zones hypnogènes simples qui, comprimées à l'état de veille, déterminent invariablement une phase constante ;

---

1. PITRES, *loc. cit.*, p. 98.

2° Les zones hypnogènes à effets successifs, dont la compression donne successivement lieu à des phases de plus en plus profondes;

3° Les zones hypnogènes à effets incomplets, dont la compression ne produit rien à l'état de veille, mais peut modifier les phases du sommeil hypnotique.

Les zones hypno-frénatrices sont également divisées en trois variétés semblables.

IV

État de la sensibilité et des fonctions intellectuelles chez les hypnotisés.

Ce chapitre comprend quatre parties : état de la sensibilité, état de la mémoire, état intellectuel des hypnotisés, phénomènes de sensibilité élective.

a. L'état de la sensibilité générale ou spéciale est, d'après P. Richer[1], fort variable suivant les sujets et suivant les phases de l'hypnose : le seul phénomène constant qu'il ait observé, c'est l'abolition de la sensibilité cutanée à la douleur; la sensibilité au contact et à la chaleur n'ont rien offert de bien invariable.

Pendant la léthargie, la sensibilité, tant générale que spéciale, est le plus souvent complètement abolie, quelquefois cependant la sensibilité spéciale persiste. En parlant dans un cornet acoustique ou dans la paume de la main, on parvient à réveiller temporairement le sens de l'ouïe. La malade répond par signes, elle ne peut parler; si on lui ordonne de se lever, elle n'obéit qu'avec peine et est incapable de faire un pas.

---

1. P. RICHER, *loc. cit.*, p. 659.

Dans l'état cataleptique, la sensibilité générale est encore complètement abolie, mais la sensibilité spéciale varie considérablement suivant les sujets : certains d'entre eux présentent une impressionnabilité partielle des sens, chez d'autres les sens sont complètement abolis. Le sens musculaire, par contre, conserve toute son activité, c'est par son intermédiaire que l'on peut, le plus souvent, produire les états suggestifs remarquables dont nous avons parlé précédemment.

En parlant brusquement, à haute voix, on peut quelquefois produire des suggestions chez les cataleptiques ; par le toucher, on peut leur suggérer des mouvements automatiques ; en leur mettant une aiguille, un tricot dans les mains, ils se livrent automatiquement à l'ouvrage qui leur est familier. Par la vue, on produit parfois la fascination : on regarde fixement la malade, on lui fait fixer le bout des doigts, puis on se recule, le sujet vous suit[1] ; si on fait le geste de poursuivre un oiseau, le cataleptique se met à poursuivre l'oiseau et cherche à le saisir. On peut donc, dans cet état de fascination, déterminer des hallucinations en simulant certains actes, mais aussitôt qu'on cesse l'acte, le cataleptique redevient immobile ; si on veut le faire écrire, il faut dicter syllabe par syllabe[2].

Si l'on fait de la musique devant un sujet cataleptique, il prend aussitôt l'attitude en rapport avec le genre de musique, il danse ou se jette à genoux suivant que c'est un morceau gai ou religieux.

Pendant le somnambulisme, l'anesthésie à la piqûre persiste, dit P. Richer[3], mais l'état des sens varie ; certains d'entre eux sont abolis, d'autres sont exaltés. Le fait le plus remarquable a trait aux sens de la température et du toucher : le moindre courant d'air est ressenti à plusieurs mètres de distance.

Le champ visuel et l'acuité visuelle peuvent être doublés ; l'odorat peut être hyperesthésié à ce point que le sujet retrouve les morceaux d'une carte de visite qu'on lui a fait sentir ; l'ouïe

1. BOURNEVILLE et REGNARD, *Iconogr. photogr. de la Salpêtrière*, t. III.
2. FÉRÉ, *Les hypn. hystériques considérés comme sujets d'expériences en médecine mentale* (Arch. de neurol., 1883).
3. RICHER, *loc. cit.*, p. 662.

peut être si fine qu'une conversation peut être entendue à un étage inférieur.

b. La mémoire est souvent exaltée pendant le somnambulisme : « J'endors V, dit Richer, je lui récite quelques vers, puis je la réveille. Elle n'en a conservé aucun souvenir. Je la rendors de nouveau, elle se rappelle parfaitement les vers que je lui ai récités. Je la réveille, elle a oublié de nouveau. »

Une autre somnambule chante parfaitement l'air du deuxième acte de *l'Africaine,* elle ne peut en retrouver une seule note à l'état de veille.

L'hypnotisme exalte particulièrement la mémoire de *rappel,* la mémoire de *conservation* restant à peu près identique (BINET et FÉRÉ).

Si l'on compare la mémoire pendant le sommeil provoqué à celle de l'état de veille, on voit que :

1° Les personnes hypnotisées se rappellent, dans l'état de sommeil, tout ce qu'elles ont appris antérieurement, lorsqu'elles étaient à l'état de veille ;

2° Les personnes qui ont été hypnotisées ne conservent aucun souvenir de ce qu'elles ont fait ou appris pendant qu'elles étaient en état de sommeil hypnotique ;

3° Les personnes en état de somnambulisme spontané ou provoqué se souviennent de tout ce qu'elles ont appris, soit dans l'état de veille normale, soit dans les états hypnotiques antérieurs.

c. Binet et Féré ont entrepris l'étude de l'état intellectuel des hypnotisés ; ils croient que, d'une manière générale, l'intelligence se développe parallèlement à l'état de la sensibilité. La léthargie s'accompagne d'un état psychique presque nul, c'est à peine si l'on peut produire quelques suggestions élémentaires : « cependant il se pourrait que la léthargie suspendît seulement le pouvoir de réagir, et que derrière le masque inerte de la léthargique un reste de pensée veillât encore. »

Dans la catalepsie, l'esprit se laisse manier avec docilité, c'est l'automatisme ; les suggestions ont un caractère fatal, il n'existe pas de *moi cataleptique* (BINET et FÉRÉ).

Le somnambule n'est plus un automate, il a son caractère, il existe un *moi somnambulique*; il n'y a pas de différence bien tranchée entre la vie somnambulique et la vie normale, les fonctions intellectuelles s'accomplissent parfaitement et souvent le somnambule résiste aux suggestions.

A l'état mental des hypnotisés se rattache une question de la plus haute importance au point de vue juridique : les sujets endormis peuvent-ils mentir ? Pitres résoud cette question affirmativement : « Les sujets, dit-il, peuvent, pendant le sommeil hypnotique, mentir volontairement et sciemment. Interrogés sur des faits qu'ils connaissent, sur des actes dont ils ont le souvenir précis, ils peuvent faire des réponses contraires à la vérité. » L'auteur cite à l'appui de son opinion l'exemple d'une femme à laquelle il fit commettre un crime pendant son sommeil; interrogée dans un sommeil ultérieur, elle n'avoua son crime qu'après avoir été pressée de questions. »

d. Les phénomènes de sensibilité élective peuvent acquérir un grand développement pendant le somnambulisme : l'expérimentateur a seul dans ce cas le pouvoir de produire des contractures et de les détruire, lui seul peut suggérer. C'est l'état décrit par Binet et Féré sous le nom de *somnambulisme électif*; cet électisme manque souvent, le sujet présente alors le *somnambulisme indifférent*. Certains sujets présentent l'électivité, d'autres ne la présentent pas, sans qu'il soit possible d'en donner la raison.

Il est probable que cette électivité dépend d'une sensation de contact (Binet et Féré).

V

Cause du sommeil hypnotique.

Comment peut-on expliquer la production du sommeil hypnotique, à quelles modifications organiques ou fonctionnelles correspond-il ? Telle est la question que se sont posée de nombreux auteurs : pour Kumpf[1], il dépend de perturbations de la circulation cérébrale, d'hyperémies ou d'anémies cérébrales ; pour Preyer[2], l'hypnose résulte de la concentration de la pensée sur une seule idée, cette monoidéisation déterminant une hyperactivité des cellules cérébrales, amenant comme conséquence la formation anormale de produits oxydables qui, enlevant l'oxygène de la substance cérébrale, produiraient l'engourdissement des cellules. Carpenter[3] croit que la fatigue et la contention intellectuelle laisse le champ libre aux nerfs vaso-moteurs, qui déterminent une anémie cérébrale et un affaiblissement ou même la cessation de certaines fonctions cérébrales.

Hedenhain s'était d'abord rallié à la théorie de l'anémie cérébrale, mais, ayant constaté, à l'examen ophthalmoscopique que les vaisseaux rétiniens ne sont pas contractés pendant l'hypnose, il abandonna ses idées premières et adopta la théorie de Brown-Séquard[4], dite de l'inhilition : « l'inhilition est l'arrêt, dit l'auteur, la cessation, la suspension, ou, si l'on préfère, la disparition momentanée ou pour toujours d'une fonction, d'une propriété ou d'une activité (normale ou morbide) dans un centre nerveux, dans un nerf ou dans un muscle, arrêt ayant lieu sans altération organique visible (au moins dans l'état des vaisseaux sanguins), survenant immédiatement, ou à bien peu près, la production d'une irritation d'un point du système nerveux plus ou moins éloigné de l'endroit où l'effet s'observe. L'inhilition est donc un acte qui suspend temporairement ou anéantit définitivement une fonction, une activité... L'acte initial lui-même, à l'aide duquel un individu est jeté dans l'hypnotisme, n'est qu'une irritation périphérique (d'un sens ou de la peau) ou centrale (par influence d'une idée ou d'une émotion) qui produit une diminution ou une augmentation de puissance dans certains points de l'encéphale, de la moelle épinière ou d'autres parties, et le braidisme ou

1. KUMPF, *Deutsche med. Woch.* 1880.
2. PREYER, *Die Entd. des Hypnot.* 1881.
3. CARPENTER, *In Hack Tuke (Ann. méd. psych.* 1884, t. V).
4. BROWN-SEQUARD, *Gazette hebdomadaire.* 1883, p. 137.

l'hypnotisme n'est rien autre chose que l'état très complexe de
perte ou d'augmentation d'énergie dans laquelle le système
nerveux et d'autres organes sont jetés sous l'influence de
l'irritation première périphérique ou centrale. Essentiellement
donc, l'hypnotisme, n'est qu'un effet et un ensemble d'actes
d'inhilition et de dynamogénie. ».

Dans la léthargie il y a exagération des réflexes médullaires,
alors que le cerveau tout entier semble frappé d'inertie; dans
la catalepsie, les réflexes cérébro-spinaux sont très accentués,
d'où la contracture et la tonicité particulières à cet état. Dans
le somnambulisme les contractures cataleptiformes dénotent
l'irritabilité médullaire.

Lorsque cette exagération des réflexes se montre dans les
centres supérieurs, il y a automatisme d'autant plus complet
que l'inhilition atteint un plus grand nombre de zones cérébrales. Cette inhilition frappe les fonctions psychiques supérieures, la volonté, la conscience, elle explique la puissance
de la suggestion.

VI

Modifications de la respiration et de la circulation chez les hypnotisés.

Richer, Tamburini et Seppilli se sont occupés d'étudier les
modifications de la respiration et de la circulation dans les
différents états hypnotiques. Afin de se mettre à l'abri de toute
erreur d'interprétation, ils ont adopté la méthode graphique.
Lorsque l'on endort un sujet, la respiration s'accélère et
devient généralement de plus en plus profonde; quelquefois
cependant elle devient plus superficielle.

a. Pendant le somnambulisme, le type respiratoire n'offre
rien de constant, il diffère chez le même sujet d'une expérience
à l'autre.

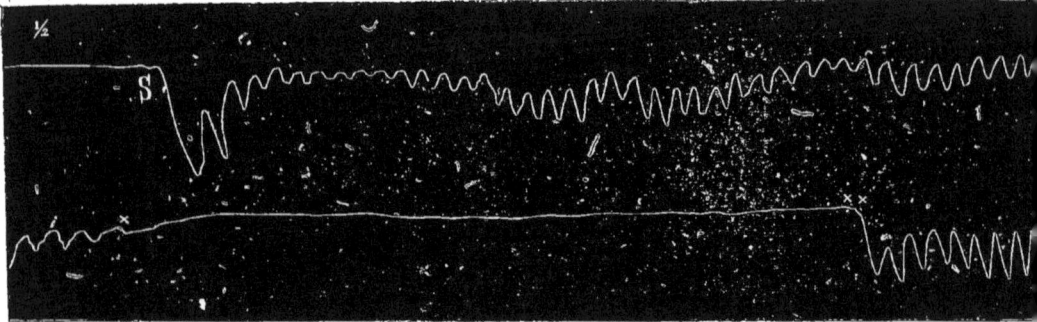

FIG. 11.

Tracé de la respiration thoracique : en S production du somnambulisme, en X production de la catalepsie, en XX retour au somnambulisme.

D'après P. RICHER, *Études cliniques sur la Grande Hystérie*.

b. La catalepsie est le plus souvent caractérisée par un arrêt complet de la respiration, cet arrêt peut durer jusqu'à une minute; la courbe respiratoire est tout à coup interrompue. La respiration se rétablit petit à petit, mais elle est lente; si l'on transforme l'état cataleptique en somnambulisme, la courbe respiratoire reprend le type décrit pour ce dernier état (Fig. 11.)

C. Pendant la léthargie, les mouvements respiratoires sont profonds, ils sont rapides au début, puis ils se ralentissent peu à peu.

En somme, la catalepsie seule s'accompagnerait de variations bien nettes de la respiration; pendant la léthargie et pendant le somnambulisme, le rythme respiratoire présenterait des caractères très différents suivant les sujets.

Pour ce qui concerne les variations de la circulation, Tamburini et Seppilli ont constaté que, pendant la léthargie, le tracé graphique, pris au moyen du plétismographe de Mosso, tend continuellement à monter, alors qu'il tend au contraire à descendre dans la catalepsie; ce qui veut dire que le volume du bras augmente pendant la léthargie et que par conséquent les vaisseaux se dilatent, tandis que le bras diminue de volume pendant la catalepsie, ce qui indique un rétrécissement des vaisseaux.

Quant à la fréquence du pouls, Richer n'a pu trouver aucune modification entre la léthargie, la catalepsie, le somnambulisme et l'état de veille.

VII

Des zones idéogènes.

Braid déjà avait signalé l'existence de certaines régions du crâne dont la compression donne lieu à l'apparition d'une idée; Braid vit dans ces faits la confirmation des théories phrénologiques de Gall et Spurzheim : « Par l'excitation de la région de l'idéation, dit-il, et de la *constructivité*, un jeune homme se mit à écrire, l'autre à dessiner. Une jeune fille, à la suite de l'excitation de la *conscienciosité*, restitua une gibecière qu'elle avait dérobée... »

Les auteurs n'attribuèrent pas une grande importance à ces données; cependant Chambard[1], en 1881, parle d'une malade qui présentait des points *érogènes* et Féré[2], en 1883, rapporte l'histoire d'une hystérique chez laquelle la compression de la partie supérieure du sternum provoquait une scène érotique avec sécrétion abondante de liquide vulvo-vaginal.

Tel était l'état de la question quand Pitres s'en occupa : cet auteur observa de nombreuses hystériques chez lesquelles la compression ou la friction de certaines régions provoquait des idées tristes ou gaies, il donna à ces régions le nom de *zones idéogènes* : « Je propose de donner le nom de zones idéogènes, dit-il, à des régions circonscrites du corps, dont l'excitation fait immédiatement surgir dans l'esprit de certains sujets hystériques, endormis ou éveillés, une pensée qui s'impose impérieusement à la conscience de ces sujets et ne peut être chassée tant que dure l'excitation[3]. » Une de ses malades avait une *zone d'extase* et des zones de *babillage* : la compression de la zone d'extase, située au sommet de la tête, provoquait une attitude extatique avec vision de la sainte Vierge; la compression des zones de babillage, siégeant aux apophyses mastoïdes, faisait parler la malade avec volubilité. Les zones idéogènes ne peuvent être supprimées par suggestion.

Une autre malade possédait une *zone de rire* au niveau de la protubérance occipitale externe; une autre, une *zone de mélancolie :* « J'ai bien de la peine, ma mère est bien malheureuse »; une *zone de contrariété :* « Je suis sûre que ma mère ne me laissera pas aller à Caulliac demain »; une *zone de rire :* « Non, c'est trop risible, est-il assez drôle ce capitaine

1. Chambard, *Thèse.* Paris, 1881.
2. Féré, *Les hypn. hystériques considérés comme sujets d'expériences en médecine mentale* (*Arch. de Neurol.*, 1883).
3. Pitres, *loc. cit.*, p. 305.

Ramollot »; une *zone de colère :* « Si j'avais un revolver, je le tuerais, le misérable! »

On peut encore rencontrer ces zones idéogènes sur d'autres parties du corps; ainsi Pitres cite l'exemple d'une femme en état cataleptoïde, dont le corps est pour ainsi dire couvert de zones idéogènes. Si l'on frictionne légèrement :

Les régions temporales, elle ne peut s'empêcher de parler;

Le sommet de la tête, elle se met à genoux : « C'est la sainte Vierge! »;

Le menton ou *la région sus-thyroïdienne,* elle fait des mouvements de déglutition et demande à manger;

La joue droite, elle devient triste et pleure ;

La joue gauche, elle voit des scènes lubriques : « Eh bien! ne vous gênez pas; c'est propre de faire ça devant tout le monde! oh! qu'ils sont cochons ces hommes! »;

Le côté droit du cou, elle est effrayée;

Le côté gauche, elle s'ennuie : « Oh! que je m'ennuie, bon Dieu! que je m'ennuie! »;

La région sous-claviculaire droite, elle s'évente et déboutonne son corsage;

La région sous-claviculaire gauche, elle grelotte;

La région sous-mammaire droite, elle est fatiguée;

La région sous-mammaire gauche, elle veut coudre : « Donnez-moi vite mon ouvrage »;

L'hypochondre droit, elle baille : « Quelle flemme je me tiens »;

L'hypochondre gauche : « Je veux aller me balader »;

La région inguinale droite, elle veut se friser;

La région inguinale gauche, elle veut écrire : « Vite, vite du papier, de l'encre, une plume. J'ai besoin d'écrire à Louis », etc., etc.

Pitres crut tout d'abord que la malade se moquait de lui; cependant, après avoir fait inscrire les phénomènes apparaissant à la suite de la compression de ces zones, il renouvela ses expériences, et toujours la compression d'une zone déterminée amena des phénomènes constants : « Si la malade, nous disions-nous, invente les réactions dont elle nous donne le spectacle, les manifestations simulées seront évidemment différentes d'une expérience à l'autre, car il serait tout à fait extraordinaire qu'elle se rappelât exactement, à plusieurs mois d'intervalle, ce qu'elle a fait et dit par caprice, quand on excitait tel ou tel point de son corps. Or, les résultats de nos trois expériences furent tellement concordants que nous dûmes éliminer l'hypothèse d'une simulation volontaire. »

Le plus souvent les zones idéogènes ne se manifestent que pendant le sommeil hypnotique, quelquefois cependant on les rencontre à l'état de veille ; une malade nommée Albertine possédait éveillée :

a. Des zones idéogènes *vulgaires* dont la compression provoquait l'apparition d'hallucinations;

b. Des zones *impulsives,* dont la compression évoquait le désir impérieux d'accomplir certains actes;

c. Des zones *idéo-ecmnésiques,* dont la compression provoquait un accès de délire ecmnésique.

Il n'y a aucun rapport constant entre le siège de la zone et la nature des idées provoquées. Comment s'est fait cette alliance entre certaines sensations et certaines formes d'activité psychique? « J'avoue, dit Pitres, qu'il me paraît bien difficile de résoudre cette question. La première idée qui vient à l'esprit, c'est qu'il s'agit de suggestions antérieures. L'hypothèse, a priori, n'a rien d'invraisemblable. Il est positif, en effet, qu'on peut créer, par suggestion, des zones idéogènes artificielles. Néanmoins, je vous ferai observer que dans toutes mes expériences, je me suis, autant que je l'ai pu, tenu en garde contre l'intervention des suggestions ; que j'ai trouvé des zones idéogènes chez des sujets qui étaient soumis pour la première fois à l'hypnotisation et qu'enfin si nous avions eu affaire à des suggestions involontairement données par l'expérimentateur, tous les phénomènes auraient cessé de se

PLANCHE III

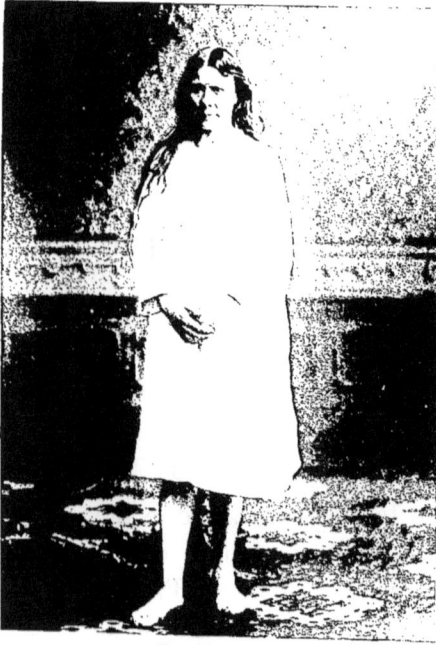

FIG. 12.

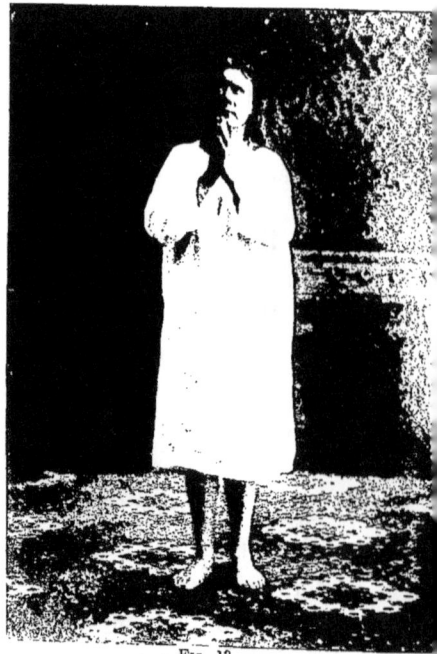

FIG. 13.

D'après les photographies originales de Pitres reproduites dans les *Leçons sur l'Hystérie et l'Hypnotisme.*
(1891. Oct. Doin. Éditeur),

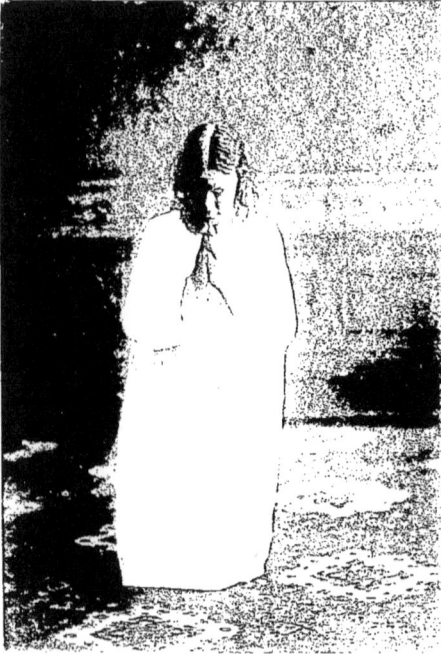

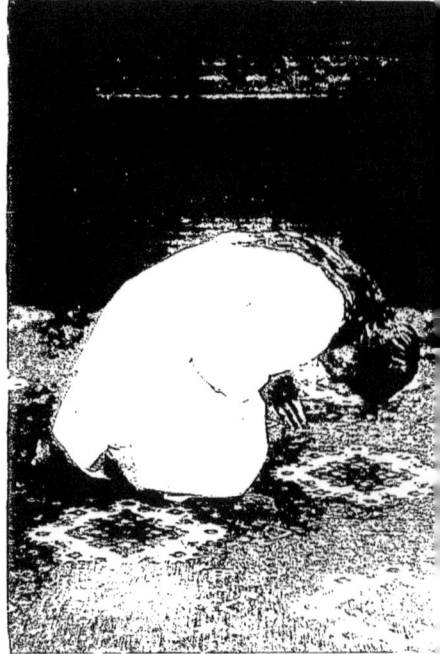

Fɪɢ. 14.

Fɪɢ. 15.

D'après les photographies originales de Pitres reproduites dans les *Leçons sur l'Hystérie et l'Hypnotisme.*
(1891, Oct, Doin, Éditeur).

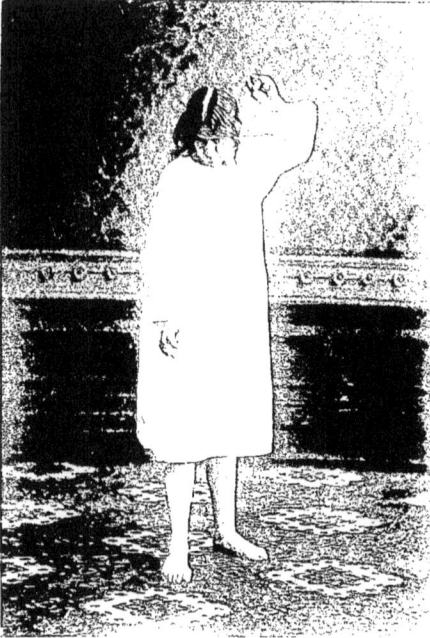

Fɪɢ. 16.

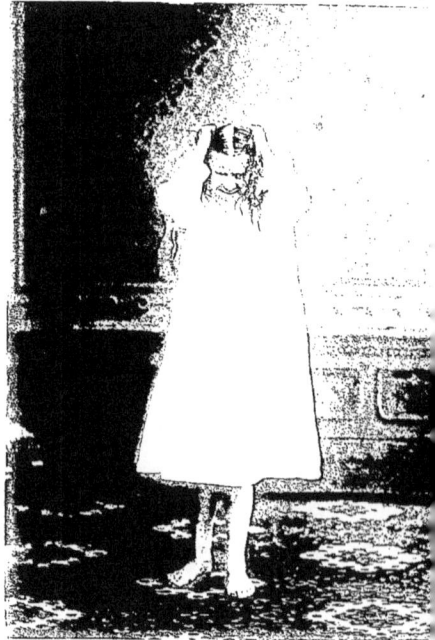

Fɪɢ. 17.

D'après les photographies originales de Pitres reproduites dans les *Leçons sur l'Hystérie et l'Hypnotisme*. (1891. Oct. Doin, Éditeur).

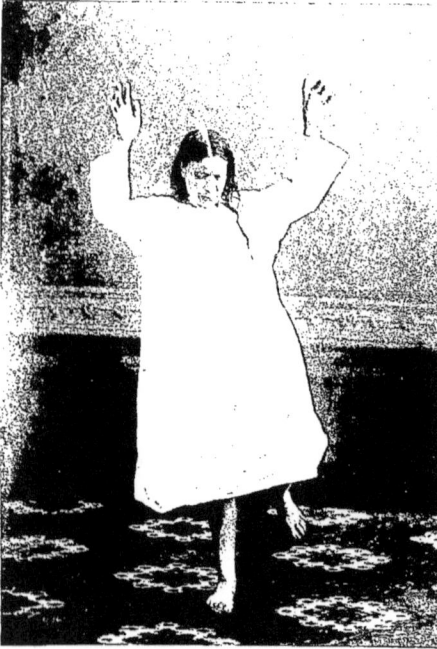

Fig. 18.

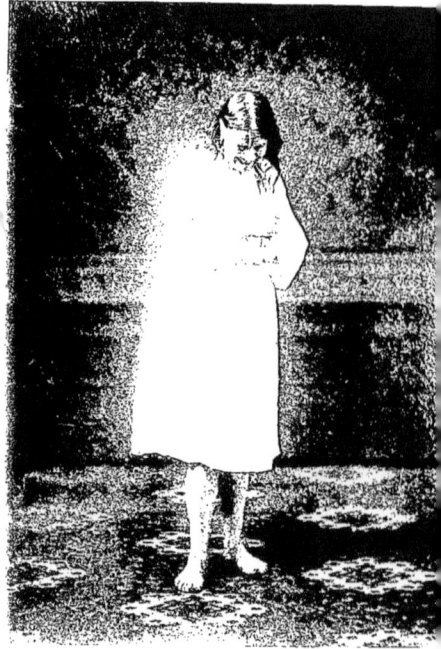

Fig. 19.

D'après les photographies originales de Pitres reproduites dans les *Leçons sur l'Hystérie et l'Hypnotisme*.
(1891, Oct. Doin, Éditeur).

produire sous l'influence d'une suggestion inverse. Or, vous vous rappelez sans doute que, chez aucun de nos malades, les zones idéogènes n'ont pu être modifiées ni supprimées par voie de suggestion. »

« On pourrait peut-être tourner la difficulté en supposant que les zones idéogènes spontanées sont créées par auto-suggestion inconsciente et qu'elles restent par la suite en dehors de l'influence directe de l'expérimentateur, lequel ne peut pas plus les effacer qu'il ne peut, en général, effacer les suggestions antérieurement données par une autre personne. »

La fig. 12 (pl. III), représente Albertine M. à l'état de veille; par une compression très légère du sommet du crâne, la malade dirige les yeux vers le ciel et croise les mains dans l'attitude du recueillement mystique (fig. 13); en comprimant plus fortement cette région, elle s'agenouille (fig. 14, pl. IV); en la comprimant très énergiquement, elle se prosterne le front contre terre (fig. 15, pl. IV). La compression de la région sous-maxillaire provoque un délire ecmnésique : la malade est furieuse contre une de ses voisines qui a tué une de ses poules ; elle se prépare à injurier et à frapper cette voisine (fig. 16, pl. V). La compression de la région sterno-claviculaire produit un délire ecmnésique accompagné de désespoir : la malade s'arrache les cheveux, elle se rappelle un épisode douloureux de sa vie (fig. 17, pl. V). La compression des apophyses épineuses de la région lombaire amène un délire ecmnésique gai : la malade entend la musique, elle danse (fig. 18, pl. VI). Enfin, la compression de la base des apophyses mastoïdes provoque un délire ecmnésique accompagné de frayeur : la malade voit une couleuvre qu'elle n'ose écraser (fig. 19, pl. VI). Cette hallucination n'est que la réminiscence de la frayeur que lui a causée un jour la vue d'un serpent.

Ces photocollographies ont été faites d'après les photographies originales de Panajou qui ont servi à la confection des planches du beau livre de Pitres sur l'Hystérie et l'Hypnotisme (1891, Octave Doin éditeur).

VIII

L'hypnose unilatérale.

Braid[1] a, le premier, produit l'hypnose unilatérale en soufflant sur un seul œil ; en 1878, Descourtis[2], externe de Charcot,
à la Salpêtrière, remarqua qu'en ouvrant un œil d'un sujet en
léthargie, on provoquait la catalepsie d'un côté du corps, alors
que l'autre côté restait en léthargie. Richer[3], Heidenhain[4],
Ladame[5], Chambard[6], Dumontpallier[7], Bérillon[8], Pitres[9]
obtinrent des résultats semblables en comprimant la région
temporale d'un seul côté, en faisant fixer un point lumineux
avec un seul œil, en comprimant un seul globe oculaire, par
l'audition d'un bruit monotone d'un seul côté, etc.

Les phénomènes de l'hypnose unilatérale sont absolument
semblables à ceux de l'hypnose bilatérale : dans l'hémisomnambulisme il y a insensibilité, flaccidité des membres, suggestibilité d'un côté du corps ; dans l'hémicatalepsie, il y a
conservation des attitudes ; dans l'hémiléthargie il y a
hyperexcitabilité neuro-musculaire.

Si l'on demande à un sujet en hémisomnambulisme s'il dort,
la réponse est différente suivant l'oreille à laquelle on s'adresse :
il dit oui du côté endormi, non du côté éveillé ; si on dit à
l'oreille du côté éveillé : « Vous êtes à la campagne, dans un
jardin, cueillez une fleur, » le sujet demande si l'on se moque

---

1. BRAID, *loc. cit.*, p. 62.
2. DESCOURTIS, *Progrès médical.* 1878.
3. RICHER, *loc. cit.*
4. HEIDENHAIN, *Die sogenannte thierische Magn.* (Leipzig, 1880).
5. LADAME, *La névrose hypnotique.* Neufchâtel, 1881.
6. CHAMBARD, *Revue générale sur l'hypn.* (*Encéphale,* 1881).
7. DUMONTPALLIER, *Société de Biologie.* 1881.
8. BÉRILLON, *Hypnot. expérim.* Th. Doct. Paris, 1884.
9. PITRES, *loc. cit.*, p. 319.

de lui ; si l'on répète la suggestion du côté endormi, il présente l'hallucination et cueille une fleur. On peut même suggérer deux personnalités différentes à des sujets en hémisomnambulisme.

De ces faits Bérillon et Dumontpallier[1] ont cru pouvoir conclure à l'indépendance fonctionnelle des deux hémisphères cérébraux, chaque hémisphère constituant un organe complet pouvant fonctionner séparément.

Chambard[2] pense que l'hypnose hémicérébrale s'accompagne d'un affaiblissement dans l'activité de l'hémisphère éveillé : si l'on paralyse l'hémisphère gauche, le sujet devient partiellement aphasique ; si l'on endort l'hémisphère droit, on remarque le manque de régularité et de précision dans les mouvements généraux, l'écriture est incorrecte, l'intelligence est paresseuse. Dumontpallier[3] croit, au contraire, que lorsque la somme d'activité du système nerveux est répartie entre les deux hémisphères, elle doit être moindre que lorsqu'un seul hémisphère est le siège de l'activité nerveuse.

IX

Action des aimants sur les sujets hypnotisés.
Le transfert.

Burq avait remarqué que chez les individus dont la sensibilité est modifiée par diverses maladies, on peut obtenir l'amélioration de ces phénomènes par l'application de métaux sur la peau, chaque malade présentant une idiosyncrasie métallique spéciale. Il remarqua bientôt que les aimants possèdent cette propriété au plus haut point. Charcot, Luys

1. DUMONTPALLIER, *Soc. Biol.* 1882-1884.
2. CHAMBARD, *Encéphale,* t. I. 1884.
3. DUMONTPALLIER, *loc. cit.* et *Union médicale,* 15 mai 1883.

et Dumontpallier, chargés, en 1879, par la Société de Biologie, d'examiner les idées de Burq, découvrirent *le transfert* : ils virent que les agents œsthésiogènes transfèrent au côté malade la sensibilité du côté sain, ce dernier devenant à son tour anesthésique ; ce transfert peut se faire, au dire des auteurs, non seulement pour la sensibilité, mais encore pour les contractures, les paralysies, etc.

De même, une hystérique étant en hémiléthargie ou en hémisomnambulisme, il suffit d'appliquer un aimant à quelques centimètres du côté éveillé, pour qu'au bout de deux minutes le transfert s'opère.

En 1886, Babinski[1] reprit cette étude : il plaça deux hystériques hémianesthésiques à côté l'une de l'autre et appliqua un aimant sur le bras ou la jambe de l'une d'elles ; au bout de quelques minutes l'une des deux malades était devenue anesthésique totale, l'autre étant sensible partout. Si l'une des malades était atteinte d'une paralysie ou d'une contracture, le transfert se faisait de même, la paralysie ou la contracture passait de l'un à l'autre sujet. Babinski prétend s'être mis à l'abri de toute simulation et de toute suggestion.

En 1890, Luys[2] signala des faits plus étranges encore, il communiqua à la Société de Biologie une note intitulée : Du transfert à distance, à l'aide d'une couronne de fer aimanté, d'états névropathiques variés, d'un sujet à l'état de veille sur un sujet à l'état hypnotique.

La couronne aimantée de Luys présente la forme d'un fer à cheval ; elle va d'une tempe à l'autre, en passant par l'occiput ; la région frontale seule est libre, de telle sorte que les deux pôles de l'aimant se trouvent aux régions temporales. « Soit maintenant, dit Luys, un sujet frappé d'hémiplégie droite et en état de veille. Nous appliquons la demi-couronne sur la tête, le pôle nord à droite, et nous la maintenons horizontalement pendant environ cinq minutes. Au bout de ce temps, sans proférer aucune parole, nous la plaçons sur la tête d'un

---

1. BABINSKI, *Soc. de Psycol. physiol.*, 25 octobre 1886, et *Soc. de Biologie*, 6 novembre 1886.
2. LUYS, *Société de Biologie*, 8 novembre 1890.

sujet B, préalablement mis en état de léthargie hypnotique et placé dans une chambre voisine. Presque instantanément le sujet B perçoit une secousse, comme une décharge électrique, tout son côté droit devient hémiplégique, et quand on le dirige vers le réveil, suivant les procédés usuels, en le faisant passer en catalepsie, puis en somnambulisme, on constate alors qu'il a pris la personnalité du sujet hémiplégique; il a la parole embarrassée, il a le bras pendant, il marche en fauchant. En un mot la personnalité morbide du sujet transféreur hémiplégique réel s'est incarnée avec tous ses caractères, sur le sujet transféré avec une véritable précision. Au réveil, cet état disparaît instantanément ».

Les couronnes aimantées seraient capables, d'après l'auteur, d'accumuler la *force nerveuse morbide*. Cette force nerveuse ne se déchargerait pas complètement sur un premier sujet; après une demi-heure et même après deux heures, elle existerait encore sur la couronne, de telle sorte que l'on pourrait obtenir des résultats en appliquant cette dernière sur la tête d'un sujet en léthargie.

Binet et Féré[1] ont surtout insisté sur le transfert des *hallucinations unilatérales*; contrairement à ce qui se passe pour les contractures, l'hallucination visuelle transférée ne serait pas symétrique : si, par exemple, on suggère à un sujet qu'il voit, de l'œil droit, un portrait de profil et que le profil est tourné vers la droite, par l'application d'un aimant, l'hallucination passe à gauche, mais le profil regarde toujours vers la droite.

Ces auteurs attirent l'attention sur la *douleur de transfert* : pendant le transfert, le sujet se plaindrait d'une douleur de tête à siège fixe, coïncidant très souvent avec les centres sensoriels de l'écorce cérébrale. Dans le transfert de l'hallucination visuelle, le point douloureux serait situé un peu en arrière et au-dessus du pavillon de l'oreille, correspondant à la région dont la destruction détermine la cécité verbale et l'hémianopsie ; dans le transfert d'une hallucination de l'ouïe,

---

1. BINET et FÉRÉ, *Le transfert psychique*, (*Rev. philosophique*, janvier 1885.)

la douleur siégerait au milieu de l'espace compris entre la partie antérieure du pavillon de l'oreille et l'apophyse orbitaire externe. Binet et Féré n'expliquent pas la cause de cette douleur, ils signalent son existence sans en commenter la nature.

Le transfert tel que nous venons de l'envisager est toujours unilatéral; on pourrait cependant, d'après les deux auteurs précédents, produire un transfert bilatéral, c'est la *polarisation*[1]. On donne, je suppose, à une somnambule l'hallucination bilatérale d'un oiseau posé sur son doigt; pendant qu'elle caresse l'oiseau imaginaire, on la réveille et on approche un aimant de sa tête. Au bout de quelques minutes elle s'arrête tout à coup, lève les yeux et regarde avec étonnement : l'oiseau est parti.

A une autre malade éveillée, les auteurs montrent un gong réel, on frappe un coup de gong, la malade tombe en catalepsie; on la réveille et on la prie de regarder attentivement le gong. On approche de sa tête un petit aimant. Au bout d'une minute, elle ne voit plus l'instrument; on frappe le gong à coups redoublés, elle ne l'entend plus.

L'aimant serait donc capable de supprimer, non seulement la vision imaginaire, mais encore la vision réelle; aussitôt que l'on écarte l'aimant, la vision, tant réelle qu'hallucinatoire, reviendrait.

La polarisation contiendrait encore un élément de plus, elle pourrait produire des phénomènes complémentaires[2]; on sait que si l'on regarde attentivement une croix rouge, et qu'on regarde ensuite une surface blanche, il se produit l'hallucination d'une croix verte. Si l'on suggère à un sujet la vue d'une croix rouge et qu'on approche un aimant de sa tête, *à son insu*, le sujet voit apparaître des rayons verts entre les bras de la croix; peu à peu ces rayons verts s'allongent et la croix devient rose; un instant elle est verte, puis le sujet voit une croix vide, un trou en forme de croix, entouré de rayons verts.

---

1. BINET et FÉRÉ, *La polarisation psychique* (*Revue philosophique*, avril 1885).
2. BINET et FÉRÉ, *Le magnétisme animal*. Paris, 1889, p. 201.

La polarisation peut s'adresser non seulement à une hallucination, à une sensation, mais encore à un acte ; si l'acte est automatique, il se produit ce 'que Binet et Féré appellent la *polarisation motrice ;* si l'acte correspond à un état émotionnel, c'est la *polarisation émotionnelle.*

Si l'on suggère à une malade de rouler une boulette avec ses deux mains et qu'on approche un aimant de sa nuque, elle ne parvient plus à exécuter l'acte, c'est une polarisation motrice. Voici maintenant un exemple de polarisation émotionnelle : on suggère à une somnambule qu'à son réveil elle battra M. F.; un aimant est placé à terre à proximité de son pied droit. Sitôt qu'elle est réveillée, elle regarde M. F. avec inquiétude et lui lance un soufflet, puis sa physionomie change, elle prend une expression souriante et suppliante et veut embrasser M. F. ; on observe ensuite des oscillations consécutives. « Dans cette dernière expérience, disent les auteurs, l'aimant polarise directement l'émotion suggérée qui, en se transformant, amène une nouvelle série d'actes. C'est une polarisation émotionnelle[1]. »

Binet et Féré prétendent s'être mis à l'abri de toute supercherie. Voici les points sur lesquels ils insistent :

« 1° Engagés dans des recherches nouvelles, nous étions incapables de prévoir, dans beaucoup de cas, notamment pour la polarisation des émotions, ce qui allait se produire ; nous n'avons donc pas pu faire de la suggestion ;

« 2° Nous avons répété les expériences sur des sujets complètement neufs et obtenu les mêmes résultats ;

« 3° Nous avons dissimulé l'aimant sous un linge et les mêmes effets se sont produits ;

« 4° Nous avons rendu l'aimant invisible par suggestion, et le même effet a continué à se produire ;

« 5° Nous avons employé un aimant en bois et rien ne s'est passé ; si, d'ailleurs, il s'était passé quelque chose, ce résultat n'aurait rien prouvé contre nous, car il aurait pu s'expliquer par un rappel de l'excitation périphérique antérieure ;

1. BINET et FÉRÉ, *loc. cit.*, p. 226.

« 6° Nos expériences, faites pendant le somnambulisme, se relient logiquement à celles qui ont été faites pendant la léthargie et la catalepsie; or, dans ces deux derniers états, nous n'avons jamais pu donner de suggestion compliquée à nos sujets.

« Ces motifs nous paraissent démontrer que nous avons obtenu, dans nos recherches, des effets dus à des esthésiogènes et non à une suggestion inconsciente. »

Ces recherches, faites en 1885 par Binet et Féré, furent confirmées en 1887 par Bianchi et von Sommer : d'après ces derniers auteurs, l'application de l'aimant pourrait produire une *inversion psychique,* de telle sorte que le sujet gai deviendrait triste, l'individu doux deviendrait colérique, etc.

Pitres[1] se déclare partisan du *transfert* ordinaire, mais il ne peut se décider à admettre le transfert par les couronnes aimantées de Luys ni la polarisation psychique. « Des faits aussi étranges, dit-il, ne doivent être acceptés qu'après avoir été soumis à un contrôle sérieux. Il convient d'attendre, avant de croire à leur réalité, qu'ils aient été démontrés par des expériences rigoureuses. »

A l'action des aimants sur les sujets hypnotisés ou hypnotisables se rapporte encore l'étude de l'hypnoscope d'Ochorowicz[2]: cet auteur, ayant entendu dire qu'un ouvrier ne pouvait travailler à côté d'un électro-aimant, à cause d'un engourdissement dans les jambes que lui procurait le voisinage de cet appareil, fit, à la Faculté de Lemberg, une série d'expériences et en vint à conclure que toutes les personnes hypnotisables sont sensibles à l'aimant.

Se basant sur ces données, Ochorowicz fit construire un petit aimant nickelé et forgé, de la forme d'un tube fendu de 3,4 c. de diamètre sur 5,5 c. de longueur (fig. 20). Pour se servir de cet instrument, on explore tout d'abord la sensibilité de l'index, on introduit alors le doigt de la personne en expérience dans l'aimant privé d'armature, de façon que la face interne du

1. PITRES, *Leçons cliniques sur l'hystérie et l'hypnotisme.* Paris, 1891, p. 331.
2. OCHOROWICZ, *Science et nature,* 22 août 1885.

doigt touche les deux pôles ; après deux minutes, on retire
l'aimant, on explore la sensibilité, et, d'après l'auteur, 30 °/₀
des personnes examinées perçoivent une des influences suivantes:

1° Elles ont des mouvements involontaires dans le doigt ;

2° Le doigt est insensible, s'il était sensible avant l'expérience, ou inversement ;

3° Le doigt est paralysé ;

4° Il est contracturé ;

5° Le doigt ressent de la chaleur, du froid, des picotements,
des fourmillements, des douleurs, etc ;

6° Le sujet a de la tendance au sommeil.

« Les meilleurs sujets sont ceux qui éprouvent l'anesthésie
complète avec paralysie et contracture. »

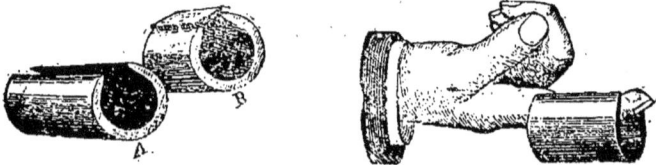

Fig. 20.

Pour terminer ce qui se rapporte à l'action des aimants sur
les sujets hypnotisés, je dois parler des recherches de Luys
sur la visibilité des effluves magnétiques et électriques[1] :
« Parmi les aptitudes que l'on peut développer dans le système
nerveux des sujets placés en état hypnotique, dit Luys, il en
existe une très remarquable : c'est de devenir sensible à l'action
des barreaux aimantés, d'être attirés et répulsés par leurs
effluves, et surtout de percevoir les différences de coloration
des effluves, qui émanent, soit du pôle positif (rouge), soit du
pôle négatif (bleu). »

J'ai été témoin des expériences de Luys, il suffisait qu'il
présentât le pôle positif (rouge) à un sujet pour qu'aussitôt
ce dernier manifeste une profonde terreur et aille se réfugier

1. LUYS, *De la visibilité des effluves magn. et électriques* (*Ann. de psych. et
d'hyp.*, 1892, p. 193).

dans un coin; si, au contraire, Luys lui présentait le pôle négatif (bleu), le sujet s'élançait et le caressait amoureusement. Il suffisait alors de retourner brusquement l'aimant pour que de nouveau le sujet soit terrorisé.

Luys a fait dessiner par son sujet ce qu'il voyait; ce dernier a parfaitement représenté un barreau aimanté aux deux pôles duquel s'échappaient des effluves bleues et rouges. Ce n'est pas seulement les pôles d'un aimant desquels le sujet voyait ainsi s'échapper des effluves, il voyait aussi ces deux fluides, bleu et rouge, aux deux pôles d'une machine électrique quelconque, et, ce qui est plus extraordinaire encore, le sujet voyait aussi ces mêmes effluves s'échapper du corps humain :

« Non seulement, dit Luys[1], les sujets hypnotisés ont la propriété de *voir* les effluves électro-magnétiques, mais encore ils peuvent être adaptés, en raison de cette curieuse propriété, à reconnaître des effluves analogues qui se dégagent des êtres vivants, à les distinguer, celles du côté droit (rouges) et celles du côté gauche (bleues). »

Ces effluves s'échapperaient des organes des sens, du nez, des yeux, des oreilles, de la bouche; j'ai vu de nombreux croquis, faits par le sujet même, sur lesquels il avait peint ses sensations : des organes des sens du côté droit s'échappaient des effluves rouges, de ceux du côté gauche, des effluves bleues.

Luys a été plus loin encore, il a voulu me prouver que le sujet était à même de diagnostiquer les maladies nerveuses suivant la couleur des effluves émanant des yeux : tandis qu'un homme normal aurait un œil rouge et un œil bleu, le névropathe aurait un œil jaune ou violet (toujours d'après le dire du sujet).

Ces expériences réussissaient parfaitement avec les sujets de Luys.

1. LUYS, *loc. cit.,* p. 321.

X

De l'extériorisation de la sensibilité.

« Dès qu'on magnétise un sujet, dit le colonel Albert de Rochas[1], la sensibilité disparaît chez celui-ci à la surface de la peau. C'est là un fait établi depuis longtemps; mais ce que l'on ignorait, c'est que cette sensibilité s'extériorise : il se forme, dès l'état de rapport, autour de son corps, une couche sensible, séparée de la peau par quelques centimètres. Si le magnétiseur ou une personne quelconque pince, pique ou caresse la peau du sujet, celui-ci ne sent rien; si le magnétiseur fait les mêmes opérations sur la couche sensible, le sujet éprouve les sensations correspondantes.

« De plus, on constate qu'à mesure que l'hypnose s'approfondit, il se forme une série de couches analogues à peu près équidistantes, dont la sensibilité décroît proportionnellement à leur éloignement du corps. »

Les expériences du colonel de Rochas, auxquelles nous avons assisté fréquemment, à l'hôpital de la Charité, dans le service de M. Luys, sont fort intéressantes : lorsqu'il pique avec une aiguille l'atmosphère entourant un sujet, celui-ci ressent une douleur, alors que l'on peut traverser sa peau de part en part sans qu'il manifeste rien.

Si l'on place un verre d'eau dans les mains du sujet et que l'on plonge une pointe dans le liquide, la douleur est aussitôt ressentie. Ce phénomène se produit même si l'on éloigne le verre de la personne en expérience : il faut donc que l'eau se soit chargée de la sensibilité extériorisée. Cette sensibilité peut persister assez longtemps dans les corps qui en sont chargés : « J'ai sensibilisé, dit M. de Rochas, une dissolution saturée d'hyposulfite de soude en la plaçant à la portée du bras de L... endormie et extériorisée. Le sujet étant réveillé, un aide a

---

1. DE ROCHAS, *Les états profonds de l'hypnose.* Paris, 1892, p. 57.

déterminé, à son insu, la cristallisation, et au même instant, le bras de L... s'est contracturé, lui faisant éprouver de violentes douleurs. C'était prévu ; mais ce qui l'était moins, c'est qu'une douzaine de jours après, quand j'enfonçai la pointe d'un poignard dans le ballon qui contenait l'hyposulfite cristallisé, un cri retentit dans la pièce voisine, où L..., ignorant ce que je faisais, causait avec d'autres personnes : elle avait ressenti le coup, probablement au bras ; mais ne m'occupant pas alors du phénomène de la localisation des sensations, je ne pensai pas à le lui demander. »

« J'essayai, dit encore M. de Rochas, si la cire ne jouirait pas comme l'eau de la propriété d'emmagasiner la sensibilité, et je reconnus qu'elle la possédait au plus haut degré, ainsi que d'autres substances, comme le cold-cream et le velours.

« Une petite statuette, confectionnée avec de la cire à modeler et sensibilisée par un séjour de quelques instants en face et à une petite distance d'un sujet extériorisé, transmettait à ce sujet la sensation des piqûres dont je la perçais, vers le haut du corps si je piquais la statuette à la tête, vers le bas si je la piquais aux pieds.

« Cependant, je parvins à localiser exactement la sensation, en implantant dans la tête de la figurine, une mèche de cheveux coupée à la nuque du sujet pendant son sommeil.

« M. X... ayant alors emporté la statuette ainsi préparée, derrière un bureau où nous ne pouvions la voir, ni le sujet ni moi, je réveillai le sujet qui, sans quitter sa place, se mit à causer jusqu'au moment où, se retournant brusquement et portant la main derrière sa tête, il demanda en riant qui lui tirait les cheveux, au moment précis où M. X... avait, à son insu, arraché les cheveux de la statuette. »

Si l'on remplace la statuette par une plaque photographique sur laquelle on reproduit ensuite l'image du sujet, ce dernier sent chaque fois qu'on touche la photographie.

Voici un fait de cette nature raconté par Sicard de Plauzolles[1].

---

1. SICARD DE PLAUZOLLES, *Les expériences du Dr Luys et de M. de Rochas sur l'extériorisation de la sensibilité* (*Ann. de Psychiatrie*, 1893, n° 2).

« Une troisième plaque qui, avant d'être placée dans l'appareil photographique, avait été fortement chargée de la sensibilité du sujet endormi et extériorisé, a donné une photographie présentant un rapport complet de sensibilité avec lui. Chaque fois que M. de Rochas touchait l'image, le sujet endormi sentait le contact précisément au point du corps correspondant au point touché de la photographie. M. de Rochas prit une épingle et égratigna deux fois la plaque sur l'image de la main du sujet : celui-ci s'évanouit; quand il fut réveillé, la main présentait deux stigmates rouges. »

XI.

Action à distance des substances toxiques et médicamenteuses.

MM. Bourru et Burot, professeurs à l'École de médecine de Rochefort, voulant étudier les phénomènes produits par le contact des métaux chez les hypnotisés, imaginèrent, pour contrôler leurs premiers résultats, d'avoir recours à des solutions salines. Ils virent, à leur grande surprise, ces solutions agir, par le simple contact sur la peau, comme si on les avait fait ingérer aux sujets.

Ils expérimentèrent alors avec les alcaloïdes et ils virent qu'un morceau brut d'opium, enveloppé dans un morceau de papier et placé sur la tête d'un sujet, provoquait rapidement un sommeil profond ; avec l'atropine ils obtinrent la dilatation de la pupille ; avec le chloral un sommeil avec ronflement ; avec la digitaline des vomissements ; avec le jaborandi une salivation abondante et de la sudation ; avec l'eau de laurier-cerise ils virent se produire une extase religieuse avec visions, etc.

Ces résultats furent communiqués par les auteurs au congrès de Grenoble, en 1885, puis à la Société de Psychologie physiologique, en 1887 ; ils furent enfin publiés en un volume de 300 pages.

Habituellement les auteurs se servaient de tubes non hermétiquement fermés ; ces tubes, que les auteurs appliquaient d'abord contre la peau, doivent plutôt être placés à 5 centimètres de cette dernière, de crainte d'obtenir des résultats trop forts. Les solutions contenues dans les tubes doivent être diluées afin d'éviter les actions brutales, toxiques, des substances ; la durée de l'application varie de deux à cinq minutes ; chez certains sujets, il faut même beaucoup plus longtemps pour obtenir un résultat ; on peut appliquer la substance à n'importe quelle partie du corps.

Ces recherches furent reprises par Luys, Dècle, Chazarain, Dufour et de Rochas.

Luys rendit compte de ses résultats à la Société de Biologie et à l'Académie de médecine de Paris, il produisit l'ivresse avec l'alcool, la purgation avec l'huile de ricin et l'exorbitis avec l'essence de thym.

L'Académie de médecine nomma une Commission chargée d'examiner les faits signalés par Luys ; Dujardin-Beaumetz, rapporteur, émit un avis défavorable pour M. Luys. La Commission fit placer diverses substances dans des tubes semblables ; ces dernières, préparées par une tierce personne, étaient ignorées des expérimentateurs. Les phénomènes furent toujours à peu près identiques, que l'on approche des substances actives ou des corps inertes : le sujet qui, de l'avis de Brouardel, était un simulateur, a dit et agi au hasard. Dans ces conditions, la Commission a pensé que les faits annoncés par M. Luys n'étaient pas démontrés et qu'il n'y avait pas lieu d'en tenir compte.

XII

Des suggestions hypnotiques.

Que faut-il entendre par suggestion hypnotique? « C'est, dit M. Paul Janet, l'opération par laquelle, dans le cas d'hypnotisme, ou peut-être dans certains états de veille à définir, on peut, à l'aide de certaines sensations, surtout à l'aide de la parole, provoquer, chez un sujet nerveux bien disposé, une série de phénomènes plus ou moins automatiques, le faire parler, agir, penser, sentir, comme on le veut, en un mot, le transformer en machine. »

« Elle consiste en ce fait, dit Gilles de la Tourette, que, pendant les états hypnotiques, l'expérimentateur peut, dans certaines conditions, faire accepter au sujet d'expérience des idées capables de se traduire par des actes, qui non seulement pourront être effectués pendant le sommeil, mais encore s'accompliront fatalement au réveil. »

Pour Binet et Féré [1], la suggestion, dans son acception rigoureuse, « est une opération qui produit un effet quelconque sur un sujet en passant par son intelligence ». Plus loin, les auteurs précisent davantage, ils disent que la suggestion consiste à introduire, cultiver et renforcer dans l'esprit du sujet en expérience une idée. L'idée se résout en image, l'image se résout en sensations rappelées : la suggestion agit donc comme un rappel de sensations, elle consiste dans le renouvellement psychique d'une excitation périphérique que le sujet a déjà éprouvée.

Binet et Féré admettent deux espèces fondamentales de suggestions : l'une a pour effet de produire un phénomène actif, une sensation, une douleur, un acte, une hallucination; l'autre a pour effet de produire un phénomène paralytique,

1. BINET et FÉRÉ, *loc. cit.*, p. 128.

une amnésie, une anesthésie. La première, que les auteurs appellent *Forme positive*, n'est autre chose que la mise en œuvre d'une association mentale préexistant dans l'esprit de l'hypnotique. La seconde se comprend plus difficilement ; peut-être est-elle due à une impression mentale qui exercerait une inhibition sur une des fonctions sensorielles ou motrices, désignée par la suggestion.

La suggestion n'est qu'un rêve évoqué et dirigé par les assistants ; elle n'influence pas plus une personne saine que l'ouverture de ses yeux ne la met en catalepsie (BINET et FÉRÉ). Il faut, pour qu'elle se réalise, que le sujet soit jeté dans un état de réceptivité spéciale. En quoi consiste cette réceptivité ? En l'inertie mentale, répondent Heidenhain, Richet, Ribot, etc. Chez l'hypnotique, le champ de la conscience est vide, l'idée suggérée règne seule sur la conscience endormie.

Binet et Féré n'admettent pas le monoidéisme comme cause de la suggestibilité, ils croient que cette cause est l'*hyperexcitabilité psychique*. La suggestibilité ne se rencontre pas seulement chez les hypnotiques, mais encore chez les alcooliques, les hystériques, etc.

La simulation et la suggestion inconsciente sont les deux principaux écueils à éviter ; il faut expérimenter pour déjouer la simulation, il faut démontrer la réalité de l'hallucination suggérée, il faut prouver que cette hallucination est modifiée par les instruments d'optique suivant les procédés que Binet et Féré ont indiqués et qui seront décrits plus loin ; il faut s'efforcer d'*objectiver les troubles subjectifs*. Mais la simulation d'un sujet suggestible ne peut-elle pas faire tout ce que fait la suggestion ? Dans certains cas, oui ; mais c'est la rare exception.

La suggestion inconsciente trompe souvent aussi l'opérateur : le sujet hypnotisé est d'une sensibilité excessive, un mot, un geste sont interprétés par lui. Les preuves morales tirées de l'honorabilité du sujet ne servent à rien puisqu'il n'y a pas de simulation. Pour se mettre à l'abri de la suggestion inconsciente, il faut opérer en silence, devant un petit nombre d'auditeurs, et ne se servir d'un sujet qu'une ou deux fois.

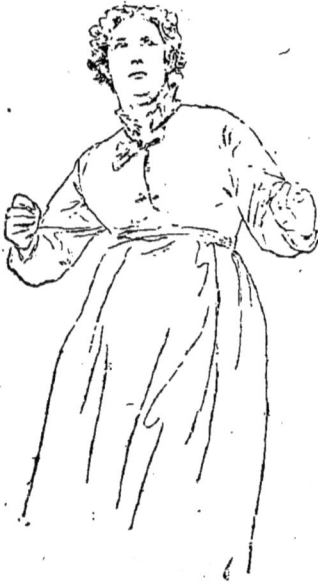

FIG. 21.

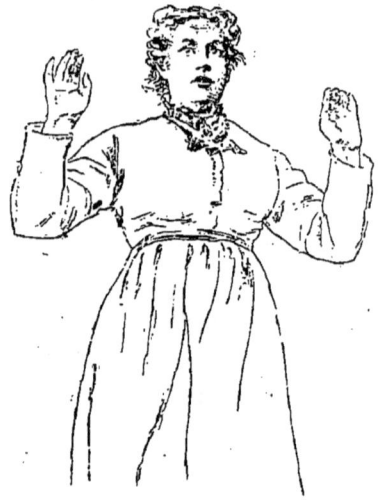

FIG. 22.

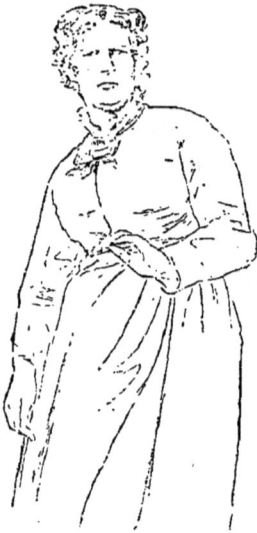

FIG. 23.

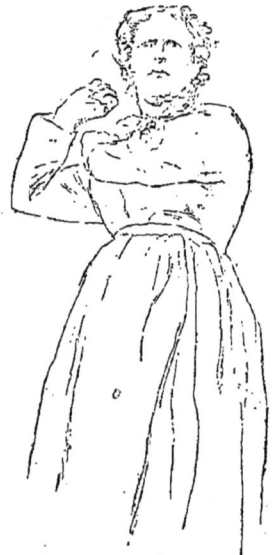

FIG. 24.

D'après PAUL RICHER, *Études cliniques sur la grande Hystérie.*
(1885, Delahaye et Legrosnier, Éditeurs).

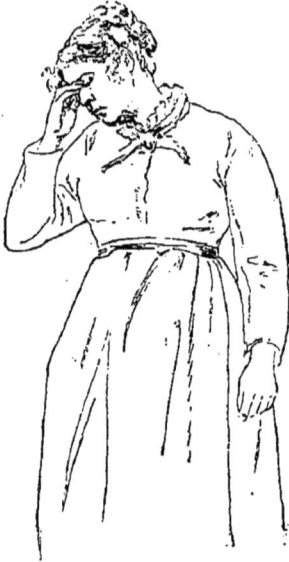

FIG. 25.

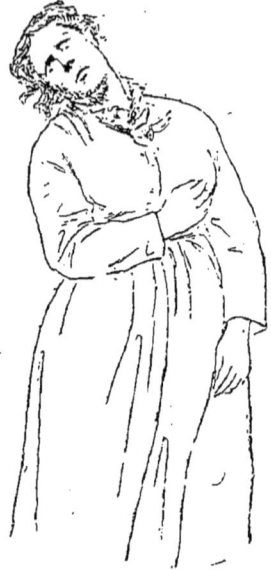

FIG. 26.

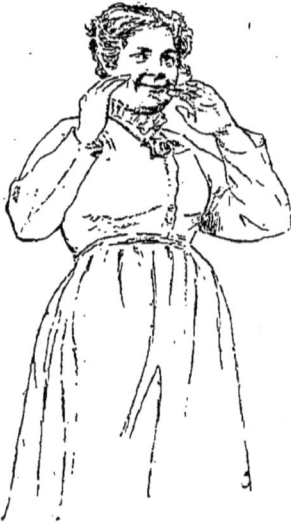

FIG. 27.

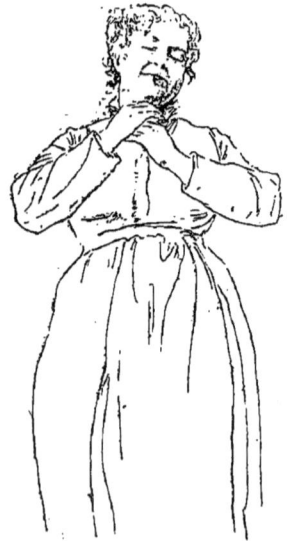

FIG. 28.

D'après PAUL RICHER, *Études cliniques sur la grande Hystérie.*
(1885, Delahaye et Legrosnier, Éditeurs).

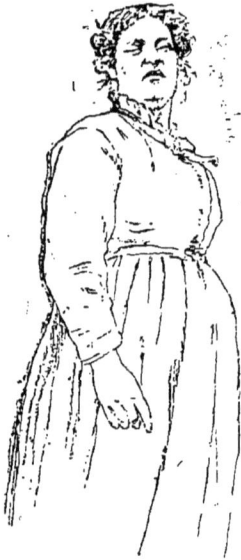

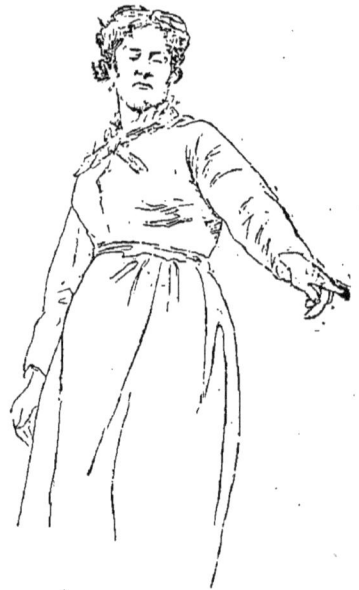

Fig. 29.

Fig. 30.

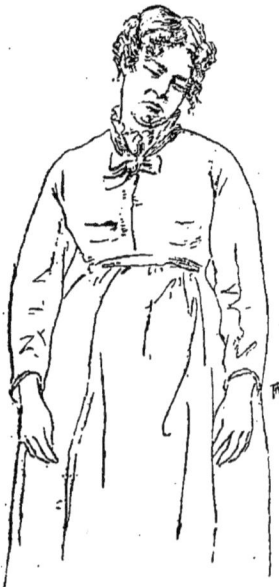

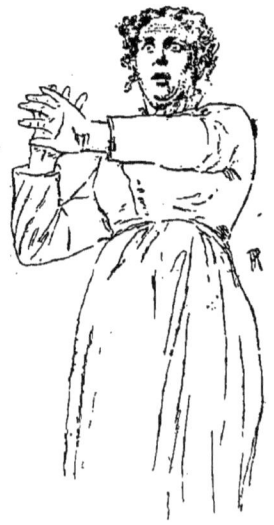

Fig. 31.

Fig. 32.

D'après Paul Richer, *Études cliniques sur la grande Hystérie.*
(1885, Delahaye et Legrosnier, Éditeurs).

La suggestion peut-elle se réaliser aussi facilement dans tous les états hypnotiques? Pendant la léthargie, la suggestion est presque impossible, le sujet est plongé dans un coma profond d'où aucune excitation ne peut le tirer. Cependant Richer signale certains cas où l'appel réitéré du nom fait sortir le sujet de sa torpeur; si on le tire par la manche, il se lève.

Pendant la catalepsie il y a réveil partiel de l'activité sensorielle qui permet de faire naître des suggestions.

Enfin, pendant le somnambulisme, la suggestibilité existe au plus haut point.

Pour exposer l'étude des suggestions hypnotiques d'après les données de l'école de Paris, je décrirai d'abord les recherches de P. Richer qui envisage successivement : les suggestions par le sens musculaire, par le sens de la vue, par le sens de l'ouïe, par plusieurs sens à la fois et les suggestions verbales.

I. — SUGGESTIONS PAR LE SENS MUSCULAIRE.

a. L'influence de l'attitude communiquée sur le geste est un des phénomènes caractéristiques de la catalepsie : si l'on donne à un cataleptique une attitude tragique, sa physionomie prend un air dur, ses sourcils se contractent; si l'on approche les deux mains de la bouche, comme pour envoyer un baiser, le sourire apparaît à ses lèvres. On peut ainsi produire l'extase, l'effroi, la colère, etc.

b. Inversement, en donnant à la physionomie une expression quelconque, toujours pendant la catalepsie, le geste correspond immédiatement à cette expression. Pour produire des expressions de physionomie variées, Charcot et Richer ont eu recours au procédé de Duchenne (de Boulogne), ils ont électrisé certains muscles de la face.

Si l'on électrise faradiquement les deux muscles frontaux, la physionomie prend l'expression de l'étonnement (fig. 21 et 22); cette attitude persiste jusqu'à ce qu'on en imprime une autre au sujet. Il suffit d'abaisser les bras le long du corps pour que la physionomie perde son expression.

L'excitation du *muscle orbiculaire palpébral* donne, si le courant est faible, l'expression de la réflexion (fig. 23); si le courant est fort, la physionomie respire la colère (fig. 24).

L'excitation du muscle *sourcilier* amène l'expression de la douleur (fig. 25 et 26).

L'électrisation du grand zygomatique produit le rire (fig. 27 et 28); celle de *l'élévateur commun de l'aile du nez* et de *la lèvre supérieure* provoque le dédain et le mépris (fig. 29 et 30); enfin celle du *triangulaire des lèvres* amène l'abattement (fig. 31). La fig. 32 représente l'expression obtenue par l'excitation simultanée du frontal et du peaucier.

D'après Richer cette expression des passions est plus superficielle que profonde, car il ne se produit aucune modification correspondante de la respiration ni de la circulation, modifications qui se produisent par la suggestion verbale dans le somnambulisme.

D'après Pitres on peut provoquer des suggestions par des sensations musculaires, non seulement pendant la catalepsie, en faradisant les muscles du visage, mais encore pendant la léthargie et pendant le somnambulisme, simplement en excitant mécaniquement ces muscles avec le doigt ou avec un corps dur. Il suffit, pour obtenir ces résultats, que les muscles du sujet soit hyperexcitables.

Pitres place Marie-Louise F. en état cataleptoïde les yeux ouverts; il touche avec deux baguettes de verre les bords externes de sa lèvre inférieure, en dehors et en dessous des angles de la bouche : le visage devient souriant (fig. 33) et une idée risible naît dans son esprit : « Ah que c'est drôle, que c'est drôle! »

Il porte une baguette sur la joue gauche, immédiatement en avant de l'opercule de l'oreille, la malade devient attentive, elle élève la main droite en disant : « Chut! écoutez donc » (fig. 34).

Il applique les baguettes sur les côtés du front, la malade prend un air étonné et dit en soulevant les épaules : « Après tout, elle a peut-être raison! » (fig. 35).

Il appuie une baguette sur la joue gauche, au voisinage du nez, la malade respire bruyamment par le nez et fait une

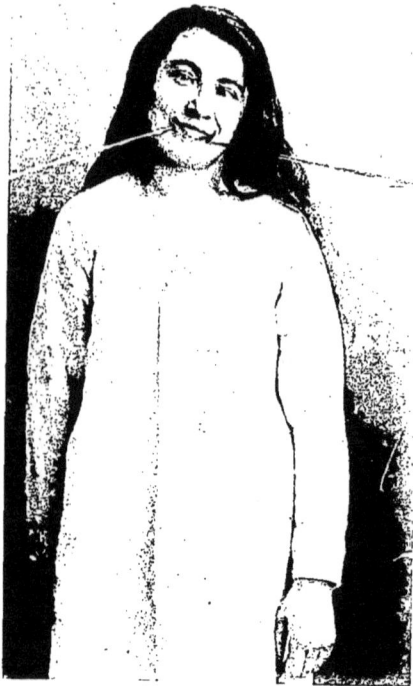

FIG. 33.

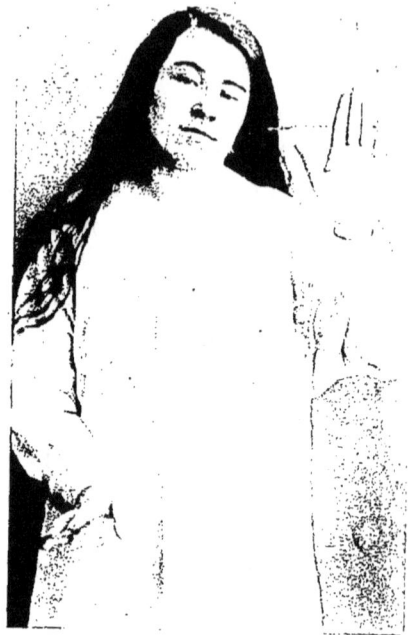

FIG. 34.

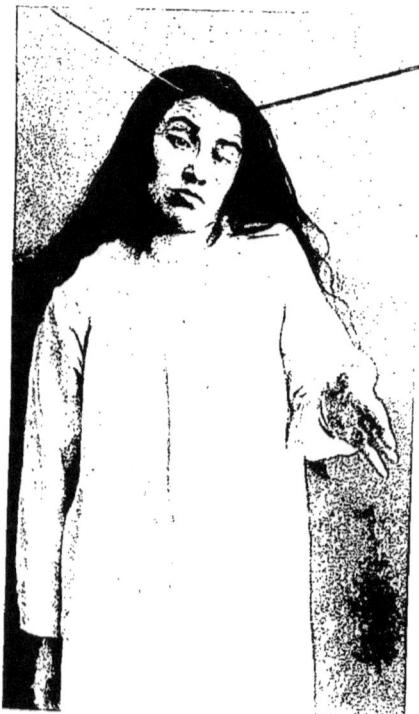

FIG. 35.

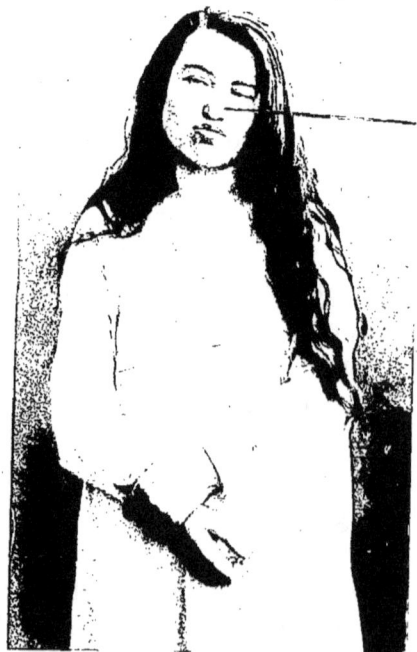

FIG. 36.

D'après les photographies originales de PITRES, reproduites dans les *Leçons sur l'Hystérie et l'Hypnotisme* (1891, Oct. Doin, Éditeur).

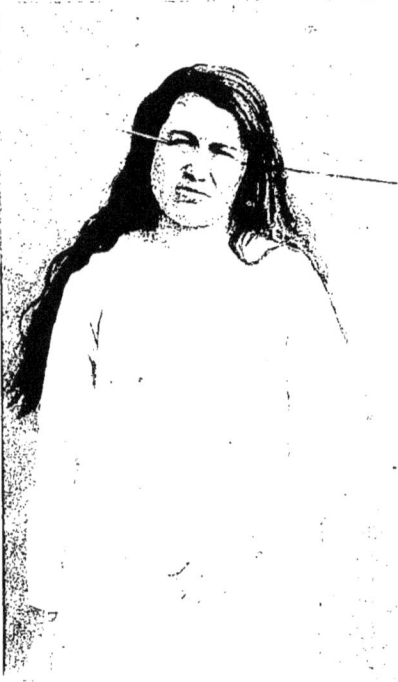

FIG. 37.

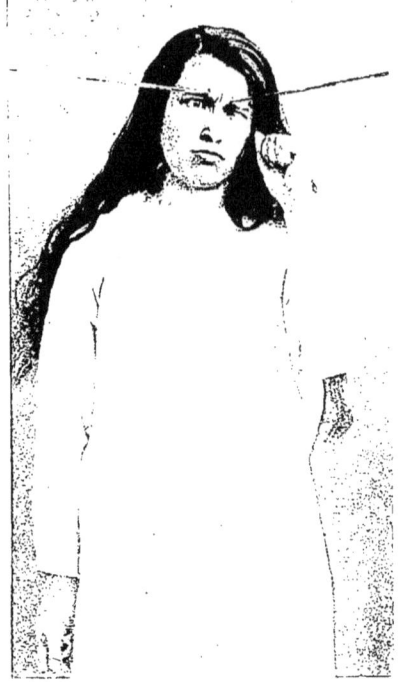

FIG. 38.

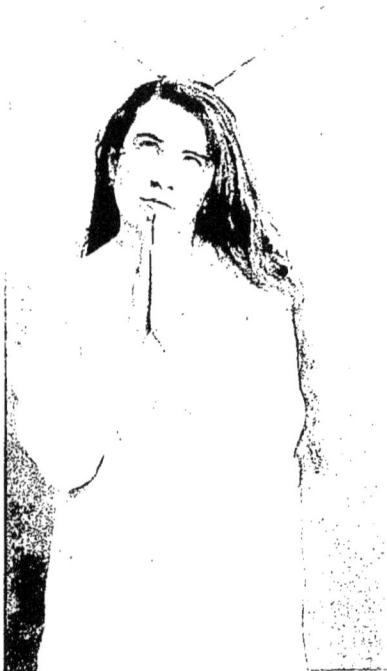

FIG. 39.

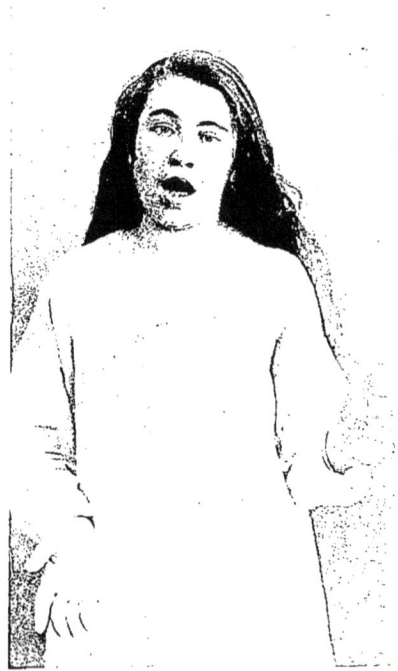

FIG. 40.

D'après les photographies originales de PITRES, reproduites dans les *Leçons sur l'Hystérie et l'Hypnotisme* (1891, Oct. Doin, Éditeur).

sorte de moue, comme si elle sentait une odeur désagréable (fig. 36).

Il place les baguettes sur les muscles orbiculaires des paupières ; la malade pleure en pensant à la peine qu'elle a faite à ses parents (fig. 37).

Il excite les muscles pyramidaux, la malade prend un air courroucé, elle ferme les poings et s'écrie d'un ton menaçant : « Laissez-moi la battre. Va-t-en, mauvaise femme. Nous n'avons pas besoin de toi. » (fig. 38.)

Il porte les baguettes au sommet du crâne (zone d'extase), la malade lève les yeux au ciel, joint les mains et prend l'attitude du recueillement extatique. Elle voit la sainte Vierge et lui adresse une prière (fig. 39).

Enfin il excite la région sous-mentonnière (ventre antérieur du digastrique), la malade ouvre la bouche et écarte les mains l'une de l'autre comme le fait une personne fort étonnée (fig. 40).

c. Le sens musculaire peut encore devenir le point de départ de mouvements coordonnés : si l'on place un sujet, un pied sur les barreaux d'une chaise, les deux mains saisissant les plis d'un rideau, comme dans l'acte de grimper, il escalade aussitôt la chaise et se suspend au rideau ; si on le place à quatre pattes, une main en avant de l'autre, il se met à marcher, etc.

II. — Suggestions par la vue.

Si l'on place devant les yeux fixes d'un cataleptique un objet que l'on fait osciller, son regard se porte bientôt sur cet objet ; si l'on dirige le regard en haut, l'expression devient riante ; au contraire, si on le dirige en bas, l'expression est triste. On peut encore par geste faire obéir un cataleptique. Sur un signe il se lève, s'assied, se couche, etc. Quelquefois il reproduit servilement les mouvements de l'opérateur ; pour

certains mouvements, il n'est pas même nécessaire que le
sujet les voie, s'il entend le bruit que fait le mouvement, il le
réalise.

III. — Suggestions par le sens de l'ouïe.

Ce que nous venons de dire se rapporte également aux
suggestions par le sens de l'ouïe. Il suffit de placer une main
sur le front des somnambules et l'autre sur leur nuque pour
les transformer en véritables phonographes répétant tout ce
que dit l'opérateur. La musique impressionne fortement les
sujets : si l'on joue une valse, ils dansent; si l'on joue un
air d'église, ils tombent à genoux. Ces phénomènes peuvent se
rencontrer dans la catalepsie et dans le somnambulisme.

IV. — Suggestions par plusieurs sens a la fois.

Si l'on attire le regard d'un sujet cataleptique sur un objet
dont l'image lui est connue, il exécute aussitôt l'acte pour
lequel l'objet est destiné : si on lui donne un chapeau, il le
place sur sa tête; un pardessus, il l'endosse; un balai, il balaye,
etc.

V. — Suggestions verbales.

Richer divise l'étude des suggestions verbales en quatre
chapitres : illusions et hallucinations, phénomènes d'amnésie
provoquée, paralysies psychiques et idées fixes, impulsions
irrésistibles.

  a. On peut produire des hallucinations verbales pendant la
catalepsie, on voit alors se produire de véritables scènes mimées
et parlées : on dit à une cataleptique qu'elle est dans un
jardin rempli de fleurs, elle s'anime : « Qu'elles sont belles,
dit-elle, » en se baissant pour en cueillir.

On peut produire des hallucinations de tous les sens chez les cataleptiques ; au moment de l'hallucination, l'état cataleptique cesse, laissant toute liberté aux mouvements, mais aussitôt l'hallucination dissipée, l'immobilité reparaît.

Pendant le somnambulisme, on peut produire absolument les mêmes hallucinations, mais, d'après Richer, elles sont moins fatales que pendant la catalepsie ; le sujet les raisonne, les discute.

Les hallucinations suggérées entraînent des modifications dans l'état des organes des sens : si l'on suggère à un sujet de regarder un oiseau au sommet d'un clocher, la pupille se dilate ; si l'on fait approcher l'oiseau, elle se rétrécit, ce qui montre jusqu'à quel point ces hallucinations prennent un caractère réel (Féré)[1].

Inversement, certaines modifications des organes des sens entraînent des perversions dans les hallucinations suggérées : un œil achromatopsique ne peut plus voir une hallucination colorée, alors que l'autre œil distingue parfaitement les couleurs suggérées ; si l'on suggère l'hallucination d'un arlequin, en fermant l'œil normal, le sujet le dépeint couvert de carreaux gris, blancs ou noirs.

Rien n'est cependant constant ; il n'est pas toujours nécessaire qu'un sens soit normal pour pouvoir provoquer des hallucinations ; certains sujets dont l'odorat, le goût, sont insensibles, peuvent présenter des hallucinations de ces sens.

Les hallucinations peuvent être unilatérales : un bruit, une odeur, une vision peuvent exister d'un seul côté du corps.

Le mélange des couleurs imaginaires produit le même résultat que le mélange des couleurs réelles : ainsi le rouge et le vert donnent du blanc.

Si l'on attire l'attention d'un somnambule sur un sujet quelconque, un livre par exemple, et qu'on place un écran devant cet objet, le sujet affirme quelquefois voir encore le livre ; si l'on place un prisme devant un œil du sujet, l'autre

---

1. Féré, *Mouvements de la pupille et propriétés des prismes dans les hallucinations provoquées chez les hystériques.* (Soc. de Biologie, décembre 1881).

œil étant fermé, le somnambule déclare voir deux objets, conformément aux lois de la physique.

Les mêmes phénomènes se rencontrent pour l'hallucination : si l'on interpose un corps opaque entre l'endroit de l'hallucination et les yeux du somnambule, ce dernier continue quelquefois à voir l'hallucination.

Si l'on suggère à un somnambule qu'il voit un portrait sur une carte blanche et qu'on place un prisme devant un de ses yeux, l'autre étant fermé, le sujet déclare voir deux images[1] ; une lorgnette rapproche ou éloigne l'objet imaginaire, suivant qu'on place directement, devant l'œil du sujet, l'oculaire ou l'objectif, et à condition que la mise au point ait été faite[2] ; un miroir réfléchit l'objet imaginaire, il suffit, pour produire ce phénomène, de réfléchir le point de l'espace qui est le siège de l'hallucination ; de plus, l'image réfléchie est *symétrique de l'image hallucinatoire* primitive. Si l'on approche une loupe d'un portrait imaginaire, le sujet déclare qu'il s'agrandit; si l'on place le portrait à une distance double de la distance focale, il est vu renversé ; si l'on crée l'hallucination d'un portrait sur une photographie quelconque, et qu'on présente au sujet une seconde épreuve de cette photographie, il y verra le même portrait, sans suggestion nouvelle ; et même, si l'on photographie un carton blanc sur lequel on a suggéré un portrait, le sujet pourra quelquefois y reconnaître l'image suggérée sur le carton blanc (BINET et FÉRÉ).

Tous ces phénomènes, qui paraissent si étranges, peuvent s'expliquer facilement par cette supposition que l'hypnotique associe l'image hallucinatoire, née de la suggestion, à une impression venue de l'extérieur, et que c'est en agissant sur le point de repaire sensoriel qu'on produit consécutivement des modifications correspondantes dans l'image : ainsi le prisme dédouble et dévie ce point de repère, la lorgnette le rapproche ou l'éloigne, le miroir le réfléchit (BRÉMAUD, BINET).

L'hallucination peut aussi développer des phénomènes de contraste chromatique, tout comme la vision réelle : un carton,

1. FÉRÉ, *Société de Biologie,* octobre 1881.
2. BINET, *L'Hallucination (Revue philosophique,* avril 1884).

moitié vert et moitié blanc d'un côté, complètement blanc de l'autre, portant à son centre, sur les deux faces, un point destiné à immobiliser le regard, fixé pendant une demi-minute du côté vert-blanc, donne la sensation d'un carton rouge-vert, si l'on fixe ensuite l'autre côté complètement blanc (PARINAUD). Ce contraste chromatique se réalise aussi bien pour les couleurs suggérées que pour les couleurs réelles. Richer, modifiant cette expérience, suggère un carré vert au milieu d'une feuille de papier blanc, il présente ensuite au sujet une autre feuille de papier identique, et ce dernier y voit un carré rouge, couleur complémentaire du vert suggéré.

L'hallucination, qui n'est en somme qu'un souvenir, se comporte donc comme la sensation réelle ; ce qui indique l'unité de siège et l'identité de nature des modifications matérielles cérébrales qui accompagnent ces deux états de conscience différents, sensation et souvenir.

Nous avons dit précédemment que l'hypnotique associe l'image hallucinatoire à une sensation extérieure, il prend des points de repère, l'hallucination se localise. Pour prouver ce fait, Charcot prend une vingtaine de feuilles de papier semblables, il en choisit une ou deux au dos desquelles il trace un faible trait de crayon ; il suggère ensuite à la malade l'existence d'un portrait sur ces feuilles ; il les place au hasard parmi les dix-neuf autres feuilles, et la malade ne voit le portrait que sur les deux premières ; elle reconnaît ces feuilles qui, pour tout le monde, sont semblables aux autres, mais qui présentent sans doute un point de repère pour le sujet.

On peut produire des suggestions inhibitoires, des hallucinations négatives : on peut supprimer partiellement ou complètement l'activité d'un sens ; on peut suggérer la perte totale de la vue, la cécité partielle pour un objet ou pour une personne quelconque. Cependant si l'on place devant la figure d'une personne un écran rendu invisible, le sujet ne peut indiquer les grimaces que fait cette personne ; l'écran joue donc son rôle ordinaire, il est vu par l'œil, l'image cérébrale seule n'existe pas.

En somme, le sujet doit distinguer un objet afin de ne pas le voir : pour prouver ce fait, Richer montre au sujet dix cartons semblables ; il lui suggère que l'un d'eux sera invisible ; le sujet voit les neuf autres cartons et le premier seul n'est pas perçu ; pour le reconnaître, il faut évidemment que la somnambule le voie.

Richer fait alors fixer à la malade un carré rouge au milieu d'une feuille de papier blanc, en lui suggérant de ne pas voir le carré rouge ; il lui présente ensuite une feuille complètement blanche, et la somnambule accuse un carré vert qui n'est autre que l'image consécutive du carré rouge qu'elle n'a pas vu.

Les illusions et hallucinations peuvent encore se produire sous forme de sensations internes et viscérales ; on peut suggérer aux somnambules qu'ils sont ivres, qu'ils ont des coliques, etc.

On peut changer la personnalité du sujet, le transformer en singe, en chien, en oiseau, et on le voit reproduire les allures de ces animaux ; on peut suggérer une personnalité humaine quelconque, c'est ce que Richer a appelé l'*objectivation des types*, le sujet est acteur, il joue le rôle du personnage suggéré ; on peut le transformer en paysan, en général, en roi, en religieuse, etc.

b. La suggestion verbale peut provoquer des amnésies quelconques : on peut faire oublier au sujet son nom, un mot, les chiffres, les faits relatifs à un événement, etc.

c. On peut, par suggestion verbale, produire des paralysies, des contractures plus ou moins étendues ; ces paralysies s'accompagnent souvent de perte de la sensibilité et du sens musculaire, d'exagération des réflexes tendineux et quelquefois de trépidation spinale et de troubles vaso-moteurs.

d. Enfin on peut produire le mouvement par simple commandement ; l'hypnotisé devient alors la chose de l'expérimentateur ; il peut même devenir un instrument de crime. Cependant le somnambule peut résister à la suggestion et opposer un refus formel à sa réalisation : « Le plus souvent, dit Richer, ce pouvoir de résistance est faible, l'expérimentateur en a facilement raison. Mais quelquefois cette résistance ne peut être vaincue. »

Afin de compléter les données de l'École de Paris sur la suggestion, il faut que je décrive les idées de Gilles de la Tourette[1]. Cet auteur divise les suggestions en intra-hypnotiques, post-hypnotiques et à l'état de veille.

Gilles de la Tourette émet pour les suggestions tant intra que post-hypnotiques les propositions suivantes :

« Les hypnotisés suggestibles exécutent, pendant le sommeil, tous les actes qui leur sont commandés.

« Ces mêmes actes sont exécutés, au réveil, par l'hypnotisé, dans les conditions déterminées à l'avance par l'hypnotiseur.

« Le sujet qui exécute une suggestion post-hypnotique ne se souvient nullement de la personne qui lui a donné l'ordre, ni des conditions dans lesquelles cet ordre a été donné.

« Le souvenir existe à nouveau lors d'une deuxième hypnotisation. »

A ces propositions, l'auteur fait de nombreuses réserves, il attire l'attention sur les variations nombreuses que peuvent présenter les sujets; il conclut qu'il faut avoir, à nombreuses reprises, hypnotisé un individu pour savoir exactement ce qu'il est capable d'exécuter par suggestion.

Gilles de la Tourette, qui, comme on le sait, s'est surtout occupé des suggestions criminelles, insiste peu sur les suggestions intra-hypnotiques : le sujet endormi sera remarqué s'il commet un acte quelconque, il sera arrêté et interrogé. Au contraire, s'il exécute une suggestion post-hypnotique, il aura l'apparence normale, il croira même à son libre arbitre.

L'auteur a produit des assassinats, des empoisonnements expérimentaux, qui ont parfaitement réussi, mais il attire à juste titre l'attention sur la résistance aux suggestions; il croit qu'il est nécessaire que la suggestion soit acceptée pour que son exécution soit assurée.

« Le somnambule hypnotique, dit Gilles de la Tourette[2], n'est pas un pur automate, une simple machine que l'on peut faire tourner au gré de tous les vents de l'esprit. Il possède

1. GILLES DE LA TOURETTE, loc. cit., p. 112.
2. ID., loc. cit., p. 143.

une personnalité, réduite, il est vrai, dans ses termes généraux, mais qui, dans certains cas, persiste entière et s'affirme
nettement par la résistance qu'il oppose aux idées suggestives.
L'hypnotisé reste toujours quelqu'un, et il peut manifester sa
volonté en résistant aux suggestions. »

Quant à la suggestion à l'état de veille, l'auteur croit que, le
plus souvent, elle ne se développe qu'à la suite de nombreuses
hypnotisations; ces suggestions à l'état de veille peuvent être
de différentes natures. Il n'est cependant pas indispensable
que le sujet ait été hypnotisé antérieurement pour que la suggestion se réalise à l'état de veille, on peut la produire chez
les *hystériques non hypnotisables*.

Au point de vue médico-légal, Gilles de la Tourette estime
que les crimes dont les tribunaux auront à s'occuper seront
presque toujours des attentats à la pudeur, des viols commis
par des endormeurs sur les personnes hypnotisées; il croit que
ces crimes seront presque toujours commis pendant la léthargie
complète ou lucide.

« Pendant l'état léthargique ou cataleptique, dit-il, le sujet
est une pâte molle, un chiffon inconscient à la merci du premier venu... »

« En thèse générale, dit-il encore[1], celui qui, lors d'une première hypnotisation, voudra violer une femme, devra plutôt
profiter de la léthargie où elle est inerte, que du somnambulisme, où elle peut opposer la plus vive résistance.

« A moins d'hypnotiser pendant longtemps la même personne, de s'en faire aimer comme dans le cas de Bellanger,
nous admettons en principe, assuré d'avance que l'expérimentation nous donnera raison, qu'un individu qui plonge une
femme en somnambulisme ne la possédera que si celle-ci
veut bien, comme dans la vie normale, céder à ses désirs. »

Gilles de la Tourette admet la possibilité expérimentale de
tous les crimes par suggestion, mais il croit leur réalisation
pratique difficile, à l'exception cependant des attentats à la
pudeur et du viol. Il s'élève contre l'exagération des dangers

1. GILLES DE LA TOURETTE, *loc. cit.*, p. 368.

médico-légaux imputés à l'hypnotisme ; on peut certainement faire signer des billets, faire faire des testaments, faire commettre un crime par un sujet hypnotisé, mais l'hypnotiseur criminel est presque certain d'être découvert.

« M. X..., dit-il[1], veut se venger de M. Y...; il a sous la main un sujet parfaitement dressé; il le met en somnambulisme, lui fait accepter la suggestion d'aller tuer, empoisonner, etc., l'objet de sa vengeance, lui ordonnant même de ne se souvenir de rien dans une deuxième hypnotisation. On voit que nous supposons le cas extrêmement compliqué. Expérimentalement, d'ailleurs, il est parfaitement réalisable. Il n'en est plus de même toutefois dans la vie réelle, parce que le magnétiseur serait absolument sûr d'être arrêté...

« Que va faire l'hypnotisé?

« A heure fixe, tout à coup, une pensée jusqu'alors inconnue de lui, germe dans son cerveau : il doit tuer M. Y... Il s'arme d'un poignard, et, sans hésitation, l'assassine n'importe où il se trouve. Il ne connaît que l'ordre qui lui a été donné.

« Naturellement on l'arrête : car il ne faut pas parler ici de précautions suggérées ou prises par l'hypnotisé lui-même. Il en prendra peut-être, mais lesquelles! Avant tout, si la suggestion a été acceptée, il faut qu'il poignarde l'individu qu'on lui a désigné, fût-il en pleine rue, entouré de gendarmes ou de gardes. On ne lui *sert* plus son crime tout préparé, comme dans un laboratoire, où tout est convenu d'avance et où l'on cherche, pour l'étude physiologique, à développer toute la spontanéité dont les hypnotisés sont susceptibles.

« Une fois arrêté, on l'interroge, et que répond-il? Rien, ou plutôt il cherche à se disculper ; mais de quelle façon? il faut qu'il invente une fable de toutes pièces ; et, sans exalter la perspicacité des magistrats, nous croyons qu'ils ne s'en laisseront pas longtemps imposer dans ces circonstances.

« Naturellement on commence une enquête ; on fouille dans le passé de l'assassin : on recherche ses relations, et, en vertu du vieil axiome, *is fecit cui prodest*, celui qui a armé la main du criminel ne tarde pas à être découvert. Et quel cri-

---

1. GILLES DE LA TOURETTE, *loc. cit.*, p. 374.

minel! un névropathe, un hystérique dans l'immense majorité
des cas, hypnotisé déjà un grand nombre de fois ; car, nous
ne saurions trop le répéter, ce n'est pas, comme semble le
croire M. Liégeois « en regardant fixement quelqu'un à table,
dans un salon, au théâtre, dans un compartiment de chemin
de fer », qu'on lui suggèrera de se faire l'exécuteur fidèle des
rancunes d'autrui... Ce n'est pas de but en blanc que le
magnétiseur ourdira son crime ; il devra soigneusement prendre
ses précautions et s'arranger de telle sorte qu'un fil de sa
trame ne ne soit pas rompu. A la grande rigueur conçoit-on,
dans les très grandes villes où tant de crimes indépendants de
la suggestion restent impunis, la possibilité de tels actes et
l'impunité pour le suggestionneur. Mais en province, à la campagne, cela nous semble parfaitement impossible. »

Gilles de la Tourette reconnaît que l'on peut suggérer un
faux témoignage à plusieurs individus, il avoue que ces individus seront certains d'avoir vu ou entendu telle chose, mais
il croit que la position de l'accusé ne serait pas bien dangereuse. « Nous croyons, dit-il, que la position de l'accusé serait
beaucoup moins dangereuse que celle du suggestionneur. En
admettant même qu'il ne puisse invoquer un alibi, il pourra,
par exemple, facilement prouver, si cette première erreur
n'avait été relevée par l'enquête, que X, Y, Z n'étaient pas, au
moment du crime, à tel endroit, ensemble, à la même heure.
On pourra se demander alors dans quel but tous ces névropathes viennent faire une déposition — qui tout entière se res-
sentira forcément de son origine — et accuser M. A. d'un
crime que celui-ci nie énergiquement avoir commis, et que
rien dans ses antécédents, dans sa manière d'être, ne saurait
justifier. »

Cet auteur admet aussi la possibilité d'obtenir des somnambules des révélations, des confidences que ceux-ci n'eussent
certainement pas faites pendant la veille ; toutefois, il insiste
sur ce fait, que même à l'aide des suggestions les plus appro-
priées, on ne peut obtenir une réponse à toutes les questions ;
bien plus, dans certains cas les sujets n'hésitent pas à mentir
pour cacher leurs sentiments intimes.

Tel est l'exposé des idées de Gilles de la Tourette sur les suggestions criminelles, mais tous les partisans de l'École de Paris ne sont pas aussi exclusifs : Mesnet[1], membre de l'Académie de médecine, vient de prouver expérimentalement la possibilité du viol pendant le somnambulisme.

Une jeune malade se trouvait dans un service de chirurgie, voisin de celui de Mesnet, elle avait été considérée comme atteinte de métrite ; on lui proposa l'examen au spéculum, elle le repoussa avec indignation et fut prise à la suite de cette proposition d'attaques violentes d'hystérie. Elle fut transportée dans le service de Mesnet, on lui proposa de nouveau l'examen au spéculum, elle répondit qu'elle n'y consentirait jamais. Pendant quinze jours on insista journellement auprès de la malade pour qu'elle consente à cet examen, aucun raisonnement ne put la convaincre, le nom seul de l'instrument suffisait à l'irriter.

Un jour, à sa visite, Mesnet l'hypnotise, elle présente le somnambulisme, on lui ordonne de se lever et de se rendre au lit d'examen, elle obéit.

Le lit d'examen se trouvait dans une chambre voisine, elle hésite à y entrer, disant qu'il était défendu de franchir le seuil de cette porte ; Mesnet insiste, elle entre, sa main heurte le lit, « Mais c'est le spéculum, dit-elle » ; elle s'indigne et veut fuir ; on lui ordonne de rester et de monter sur le lit : « Jamais, jamais » ; Mesnet lui commande la chose avec autorité, elle hésite, puis elle monte sur le lit. Nouvelle résistance pour lui faire prendre la position nécessaire à l'examen. Bientôt la résistance est vaincue ; « l'examen se fit sans difficulté, dit l'auteur, elle se prêta à tout ce que nous lui demandâmes. L'introduction *passa inaperçue :* l'insensibilité des organes génitaux était d'ailleurs complète. »

On la reconduit à son lit, on la fait se déshabiller et se recoucher, puis on la réveille ; elle ne se rappelait de rien. Mesnet la rendort, sa physionomie exprime le mécontentement :

---

1. MESNET, *Le somnambulisme provoqué et la fascination.* 1894, p. 83 et suiv.

« Qu'avez-vous ? lui dit-il.

— C'est une indignité ! vous m'avez endormie, vous m'avez examinée au spéculum ! Je vous avais dit que je ne le voulais pas ! Je veux partir d'ici ! »

On la réveille :

« Soyez donc raisonnable, lui dit-on, laissez-vous examiner demain, puisque c'est nécessaire.

— Jamais, jamais, dit-elle énergiquement. »

Mesnet ne parvint jamais à examiner cette malade au spéculum ; peu à peu il gagna sa confiance et un jour elle lui fit la confidence suivante :

Quelque temps avant son entrée à l'hôpital, elle était sortie avec un cousin, qui, la sachant facile à endormir, l'hypnotisa sans qu'elle s'en soit aperçue. Elle passa la soirée avec son cousin et ne sut pas ce qui s'était passé ; elle avait simplement remarqué, en rentrant chez elle, qu'elle éprouvait des douleurs dans le bas-ventre. Quelques jours plus tard, une de ses amies lui dit qu'elle avait tout appris, que son cousin lui avait tout dit, qu'elle s'était abandonnée à lui... La jeune fille ne sait si les déclarations de son amie sont véritables, elle ne se rappelle de rien, aussi n'est-ce qu'avec réserve qu'elle en parle.

D'après les déclarations de Mesnet, cette jeune fille conserve sa sensibilité cutanée pendant son sommeil, ses organes génitaux seuls sont insensibles ; s'il est possible chez un tel sujet de pratiquer le coït et d'introduire le spéculum, on comprend d'autant plus facilement le viol dans le sommeil somnambulique véritable avec anesthésie complète. Dans l'expérience précédente, la malade savait qu'elle se plaçait sur un lit à examen, elle se rendait compte de la position qu'on lui faisait prendre, et cependant elle ne pouvait résister à la suggestion ; on conçoit dès lors l'extrême facilité avec laquelle on peut commettre des outrages à la pudeur chez des somnambules anesthésiques, qui ont perdu la notion des attitudes corporelles qu'on leur imprime.

Voici une autre expérience rapportée par Mesnet : une jeune fille de vingt ans, hystérique, se plaignait de douleurs dans le bas-ventre, de pertes blanches; elle réclamait avec insistance l'examen au spéculum.

Mesnet fermait l'oreille à ces demandes, dans le but de les rendre plus pressantes; au bout de trois semaines, il lui dit :

« Eh bien! puisque vous le voulez, ce sera pour demain. »

Il l'endort instantanément et lui ordonne de monter sur le lit d'examen, la malade était complètement insensible; il introduit le spéculum, il examine la matrice, puis il commande à la jeune fille de retourner se coucher. Chacun des élèves reprend la place qu'il occupait au moment où elle s'est endormie; Mesnet la réveille.

« Puisque vous le voulez, dit-il aussitôt, l'examen sera pour demain.

— Merci, Monsieur, de bien vouloir y consentir, soyez sûr que je ne l'oublierai pas.

— Je n'ai point voulu attendre à demain; l'examen vient d'être fait à l'instant; vous avez une large ulcération du col. »

Elle se mit à rire, demandant si l'on se moquait d'elle; elle ne se rappelait de rien.

Voici une expérience qui se rapproche plus encore des conditions dans lesquelles le viol peut se pratiquer; la scène se passe dans le cabinet de Mesnet.

Une jeune femme de vingt ans, qu'il avait soignée auparavant dans son service, vient le trouver, se plaignant de différents troubles utérins ; la sachant très hypnotisable, Mesnet la fixe et l'endort en peu d'instants. « Je lui commandai d'enlever son chapeau, dit-il, de quitter son manteau, de se débarrasser de son corset et de venir avec moi. Elle me suivit dans la pièce voisine, accompagnée de quelques-uns de mes élèves, qui la voyaient endormie sans se rendre compte de la manière dont le sommeil avait pu être provoqué. Pendant l'application du spéculum et le toucher *plusieurs fois répété,* elle n'eut aucune impression ni de contact ni de douleur. »

L'examen terminé, Mesnet la fit revenir dans son cabinet, la fit se rhabiller, puis il la réveilla en lui disant :

« Les renseignements que vous me donnez ne me laissent aucun doute sur la matière et le point de départ de votre mal... Je vais y voir, venez. »

Il l'entraîna vers le lit d'examen, puis se ravisant :

« C'est inutile, dit-il, je viens de vous examiner à l'instant ; vous avez en effet telle et telle chose ! »

Elle crut à une mystification et dit en partant :

« C'est bien difficile à croire, puisque je ne me suis pas déshabillée !

« Il est donc certain, dit Mesnet[1], et démontré par les données expérimentales, par l'examen direct fait au spéculum sur un certain nombre de jeunes femmes atteintes d'affections utérines et vaginales, que leurs organes secrets peuvent, dans l'état de somnambulisme, êtres découverts, examinés, touchés, *qu'ils peuvent recevoir* l'introduction d'un corps étranger, sans qu'au réveil elles en aient connaissance. »

« La volonté du somnambule, dit-il encore, est plus apparente que réelle ; elle n'est qu'une volonté fruste en face d'un expérimentateur qui sait vouloir et commander. »

Voisin semble s'écarter aussi des idées de Gilles de la Tourette : le fait suivant, rapporté par lui à la Société d'Hypnologie, en 1892, prouve qu'il admet, plus que son savant confrère, la possibilité pratique des crimes hypnotiques.

Voisin fut commis, le 17 janvier 1888, pour examiner l'état mentale d'une nommée B., inculpée de vol ; cette femme, âgée de vingt ans, avait dérobé de nombreux objets aux magasins du Louvre, de complicité avec trois individus, deux femmes et un homme, arrêtés en même temps. Elle présentait de nombreux signes d'hystérie, elle était sujette à des attaques hystéro-épileptiques, elle tombait en sommeil hypnotique lorsqu'on la fixait du regard. M. Voisin profita de son sommeil pour l'interroger, il apprit alors qu'elle avait été souvent hypnotisée par son complice qui lui avait suggéré d'aller voler dans les magasins du Louvre.

---

1. MESNET, *loc. cit.*, p. 97.

Et de fait cette femme avait volé avec beaucoup d'adresse ; en trois mois elle avait pu entasser une telle quantité d'objets qu'il fallut près de deux voitures de déménagement pour les transporter. Cette femme était arrivée à être d'une suggestibilité si prononcée qu'on lui faisait croire et faire ce que l'on voulait, même à l'état de veille.

M. Voisin déclara l'inculpée non responsable des actes qu'elle avait commis, le juge rendit une ordonnance de non-lieu et ordonna l'internement de la jeune femme.

Les antécédents de cette personne étaient excellents ; jamais, avant d'avoir fait la connaissance de ses complices, elle n'avait commis le moindre délit ; elle resta en traitement à la Salpêtrière, et au bout de six mois M. Voisin put la rendre à sa famille, complètement remise, grâce au traitement hypnothérapique qu'il lui avait fait subir.

XIII

L'expertise médico-légale en matière d'hypnotisme.

Les véritables crimes inhérents à l'hypnotisme sont, d'après Gilles de la Tourette, le viol et l'attentat à la pudeur ; ces crimes peuvent se perpétrer quelquefois pendant le somnambulisme, ils s'accompagnent alors généralement de violence ; le plus souvent ils ne peuvent être accomplis que pendant la léthargie.

Il faudra tout d'abord écarter la simulation : on devra rechercher si la plaignante est hystérique, si elle est hypnotisable et surtout si elle présente facilement un état léthargique vrai, avec tous ses caractères, ou l'état de léthargie lucide, intermédiaire entre le somnambulisme et la léthargie. Le plus souvent la simulatrice se plaindra d'avoir été violée sans avoir pu résister, elle aura assisté à tout et se rappellera de tout.

Le médecin peut-il interroger un criminel en somnambulisme? Non, car le somnambule peut mentir; « toutefois, dit
Brouardel[1], en un seul cas son silence serait coupable, c'est
lorsqu'au cours de son examen il apprend que la justice fait
fausse route et qu'on va condamner un innocent. »

XIV

Des variations de la personnalité dans le somnambulisme provoqué.

Qu'est-ce que la personnalité?

« Dans le langage philosophique, dit Littré, on appelle
personnalité ce qui fait qu'un individu est lui et non pas un
autre. »

« L'homme sain de corps et d'esprit, dit Pitres[2], a la notion
très exacte de sa personnalité. Il sait qui il est et qui il a été;
il a des idées, des penchants, des sentiments qui lui sont
propres, il se sent lui et non un autre; il ne se méprend pas
sur son identité. »

Pour Ribot[3], la personnalité résulte de deux facteurs : la
constitution du corps avec les tendances et les sentiments qui
la traduisent, et la mémoire.

D'après Richer[4], le moi et la personnalité sont deux choses
distinctes; la notion du moi résulte d'excitations extérieures,
de ce qu'on voit, de ce qu'on entend; la notion de personnalité
dépend au contraire uniquement des souvenirs : « Le moi,
dit-il, est un phénomène de sensibilité et d'innervation motrice,
la personnalité est un phénomène de mémoire. »

1. BROUARDEL, *Cours du semestre d'été*, 1886.
2. PITRES, *loc. cit.*, p. 209.
3. RIBOT, *Les maladies de la personnalité*. Paris, 1885, p. 81.
4. RICHER, *L'homme et l'intelligence*. Paris, 1884, p. 250.

Binet[1] considère la personnalité comme résultant de la mémoire et du caractère : « Deux éléments fondamentaux, dit-il, constituent la personnalité, c'est la mémoire et le caractère. »

Pour ce qui concerne les variations de personnalité pendant l'hypnose, on peut dire que le somnambule possède presque toujours une personnalité double : l'une se rapportant aux faits relatifs à son état de veille, l'autre comprenant son existence somnambulique dont les souvenirs s'effacent au réveil et se reproduisent dans un sommeil ultérieur. C'est ce que Pitres appelle variation *par alternance;* il appelle variation *par aliénation* l'état dans lequel les sujets parlent d'eux-mêmes à la troisième personne, se croyant être amis de leur propre personne.

Ces deux variations de la personnalité peuvent se présenter spontanément chez les sujets hypnotisés, mais on peut provoquer par suggestion des phénomènes analogues ; on peut suggérer à une femme qu'elle est tour à tour général, médecin, avocat, juge, etc., et l'ensemble de ses actes se conformera aussitôt à l'idée qu'elle se fait de ses différentes positions.

On peut encore, par suggestion, provoquer des variations de personnalité par *réversion,* des amnésies partielles rétrogrades avec réversion de la personnalité, ce que Pitres appelle *ecmnésies.* Si l'on affirme à une malade endormie qu'elle a tel âge, elle se met à penser et à agir comme si réellement elle avait l'âge indiqué. On peut ainsi provoquer chez les adultes la réversion de leur personnalité à un âge quelconque, ils ne se souviennent absolument de rien de ce qu'ils ont appris depuis.

Aux changements de personnalité se rapporte encore ce que l'on peut appeler la *personnalité de l'écriture :* Ferrari, Héricourt et Ch. Richet[2] se basant sur cette idée que l'écriture est sous la dépendance directe des états permanents ou passagers de la personnalité, au même titre que le geste en général,

---

1. BINET, *Les altérations de la personnalité.* Paris, 1892.
2. FERRARI, HÉRICOURT et RICHET, *La personnalité de l'écriture* (*Rev. philosoph.,* 1886, p. 414.)

firent des expériences afin de s'assurer si un sujet endormi auquel on suggérerait différentes personnalités ne présenterait pas des modifications de l'écriture en rapport avec la personnalité suggérée. « Les mouvements qui agitent la main de l'homme qui prend une plume, disent ces auteurs, auraient la même origine, la même nature et la même signification que ceux qui déterminent ses allures générales, ou animent son visage pour lui constituer sa physionomie particulière. »

Les résultats ont confirmé leurs prévisions ; on peut voir (pl. XII, fig. 41) l'écriture normale d'un étudiant ignorant de la graphologie ; on lui suggère la personnalité d'Harpagon (fig. 42).

Voici l'écriture d'une dame à laquelle on suggère la personnalité de Napoléon (pl. XIII, fig. 43) ;

Ferrari, Héricourt et Richet tirent de ces faits cette conclusion que les variations de l'écriture sont fonction des variations de la personnalité ; ils font encore remarquer que les variations de l'écriture reproduisent assez exactement, dans leurs traits généraux, les signes caractéristiques attribués par les graphologues aux diverses personnalités suggérées.

Varinard a obtenu des résultats analogues : la fig. 44 (pl. XIV) représente l'écriture normale d'une personne ; la fig. 45 donne son écriture à l'état de sommeil ; la fig. 46 a été écrite sous l'influence de l'opiniâtreté, de l'obstination et de la ténacité ; la fig. 47 (pl. XV) ne laisse aucun doute sur la profondeur de l'avarice du scripteur ; la fig. 48 exhale la dépense et la prodigalité ; la fig. 49 (pl. XVI) donne l'écriture de la personne à laquelle on suggère l'admiration du beau ; enfin, la fig. 50 est écrite sous l'influence de la diplomatie et de la dissimulation.

Toutes ces figures ont été publiées par l'auteur dans *Paris-Graphologie* (avril 1887), elles sont accompagnées d'un intéressant article sur la description graphologique de ces écrits.

PLANCHE XII

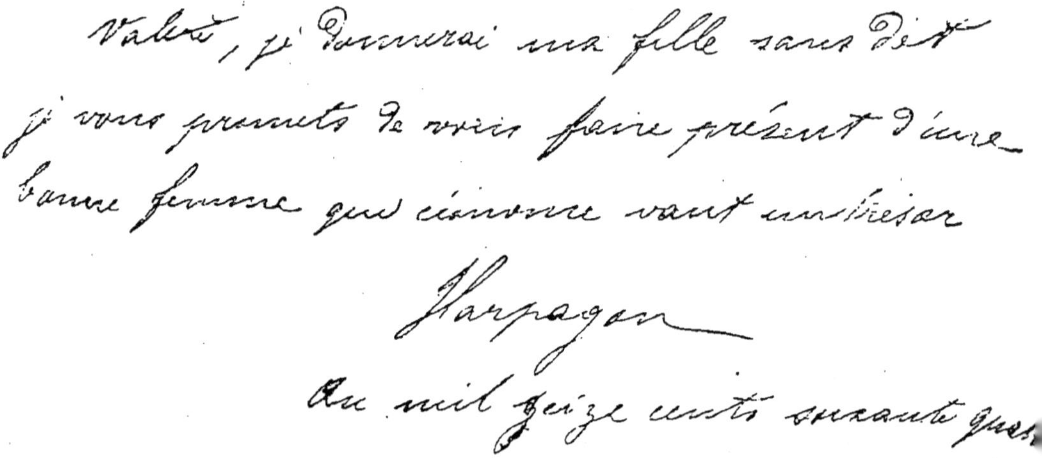

Valère, je donnerai ma fille sans dot

je vous promets de vous faire présent d'une

bonne femme que l'on ne vaut un trésor

Harpagon

Au mil seize cents soixante quatre

FIG. 41.

Valère je donnerai ma fille sous dot

je vous promets de vous faire présent d'une bonne femme

qui l'on ne vaut un trésor ✶ *Harpagon.*

Ou mil seize cents soixante quatre.

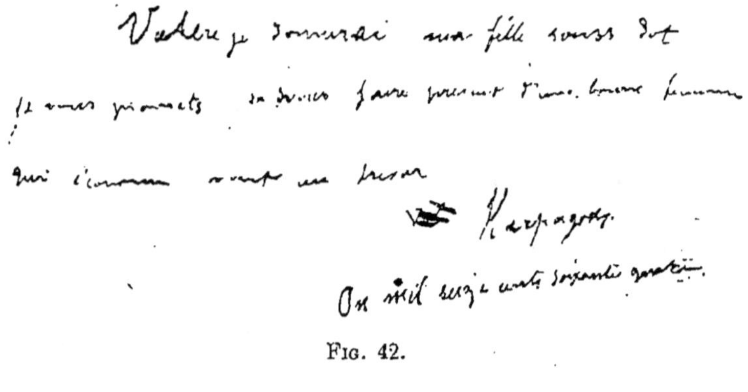

FIG. 42.

D'après FERRARI, HÉRICOURT et RICHET (*Revue philosophique*, 1886).

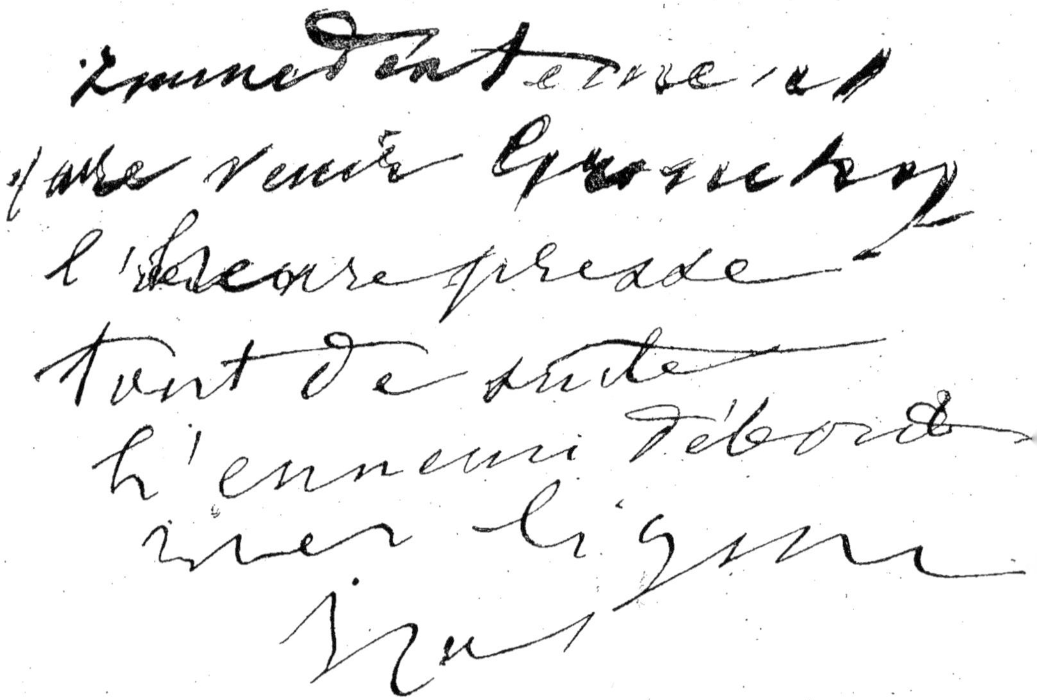

Fig. 43.

D'après Ferrari; Héricourt et Richet (*Revue philosophique*, 1886).

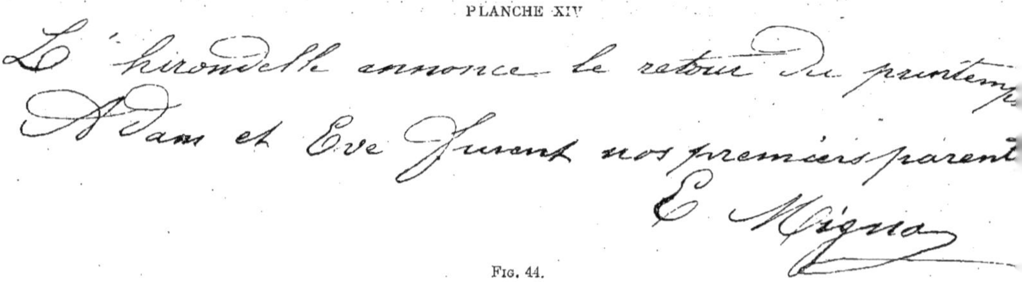

L'hirondelle annonce le retour du printemps

Adam et Ève furent nos premiers parents

E. Mignard

FIG. 44.

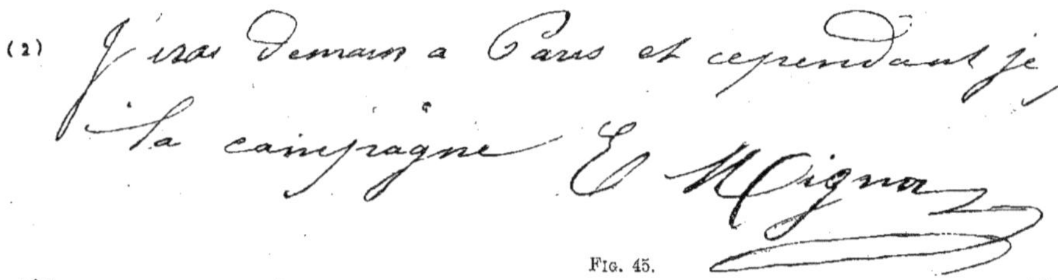

(2) *J'irai demain à Paris et cependant je préfère la campagne*

E. Mignard

FIG. 45.

(3) *Soyez sans crainte que malgré mon apparence*

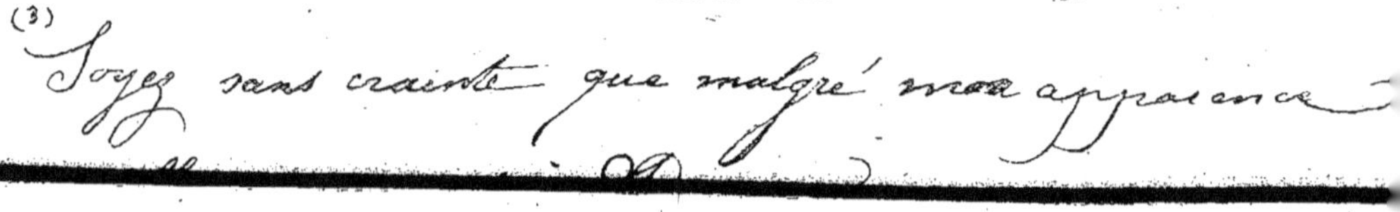

D'après VARINARD (*Paris Graphologie*, 1887).

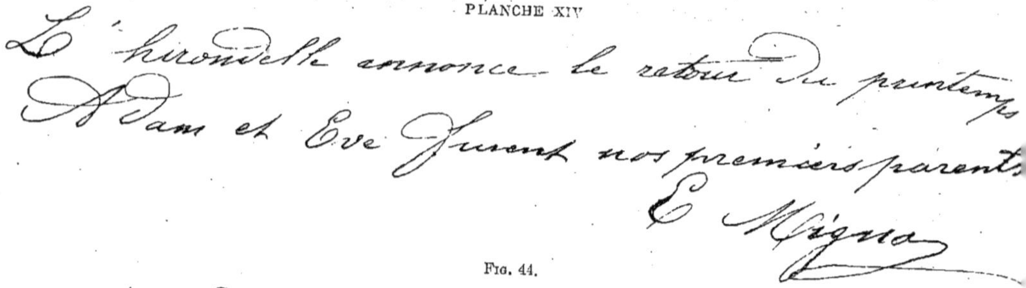

L'hirondelle annonce le retour du printemps

Adam et Eve furent nos premiers parents

E Mignа

FIG. 44.

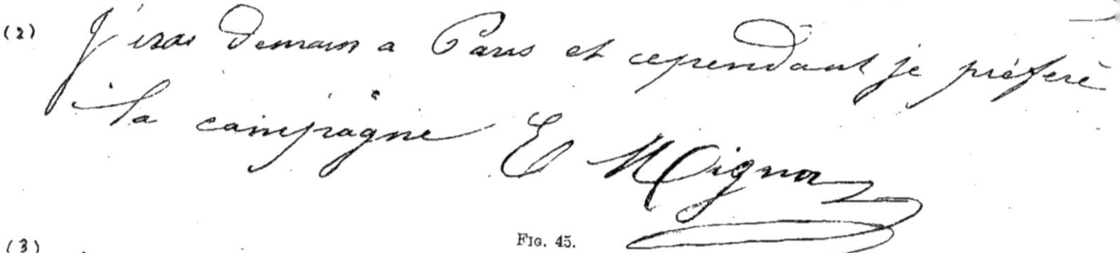

(2) J'irai demain a Paris et cependant je préfère

la campagne E Mignа

FIG. 45.

(3) Soyez sans crainte que malgré mon apparence

molle je suis très ferme

E Mignon

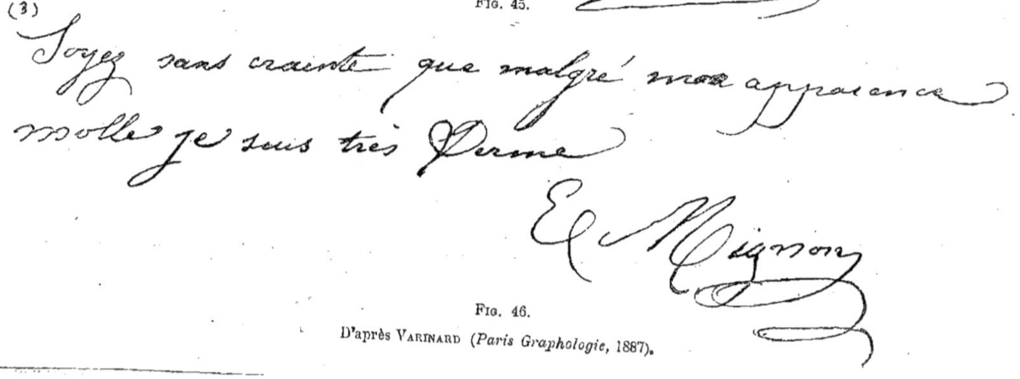

FIG. 46.

D'après VARINARD (*Paris Graphologie*, 1887).

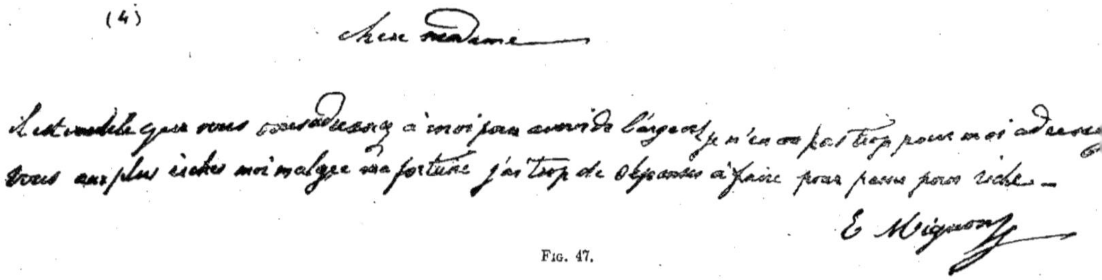

(4)

Chère madame

Il est possible que vous consentiez à moi pour avoir de l'argent, je n'en ai pas trop pour moi à d'avoir vous aux plus riches moi malgré ma fortune j'ai trop de dépenses à faire pour passer pour riche.

E. Mignon

FIG. 47.

(5)

Ma chère enfant

Ne vous faites pas de mal

Venez à moi et vous verrez

Que je suis bonne

Émilia

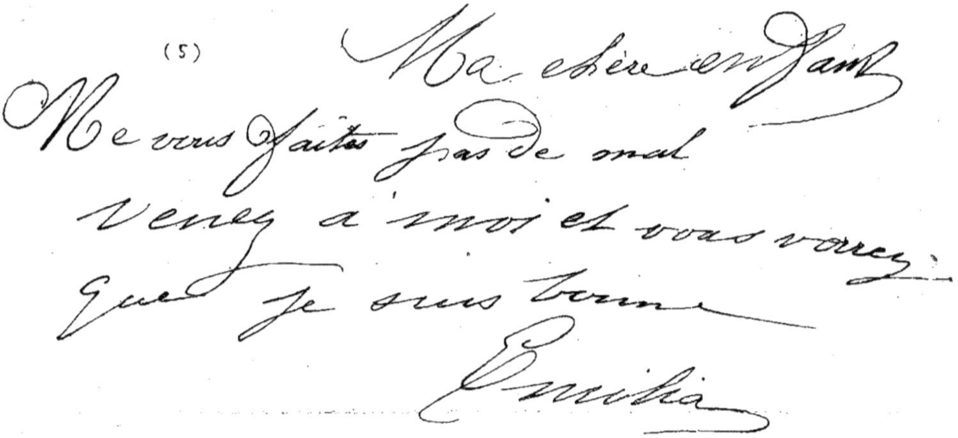

FIG. 48.

D'après VARINARD (*Paris Graphologie*, 1887).

XV

De l'influence des excitations sensitives et sensorielles dans les phases cataleptique et somnambulique du grand hypnotisme.

Tel est le titre d'un chapitre publié par Georges Guinon et Sophie Woltke (d'Odessa) dans les leçons cliniques de la Salpêtrière.

Ayant fait usage uniquement des sujets typiques et s'étant mis à l'abri de toute suggestion involontaire, les auteurs constatèrent que les excitations sensitives et sensorielles agissent différemment dans les diverses phases de l'hypnotisme.

Dans la léthargie, si elles sont perçues, elles ne provoquent aucune manifestation extérieure ; dans la catalepsie, au contraire, ces excitations provoquent des suggestions manifestes ; dans le somnambulisme, ces excitations sont encore mieux perçues, mais elles ne produisent que des sensations semblables à celles qui se produiraient à l'état de veille.

Guinon et Woltke placent un *verre rouge* devant les yeux d'un sujet en catalepsie, immédiatement sa figure prend l'expression du plaisir ; avec un *verre bleu,* le sujet fronce les sourcils et sa physionomie dénote la tristesse ; avec un *verre jaune,* il manifeste la frayeur ; avec un *verre vert foncé,* l'étonnement, puis l'admiration.

Les auteurs explorent alors l'odorat ; ils font respirer du *sulfure de carbone* à la malade, la face prend l'expression d'un profond dégoût ; avec de *l'eau de Cologne,* les traits s'illuminent ; avec du *chloroforme,* la malade éprouve du dégoût, de la tristesse ; avec de *l'éther camphré,* elle sourit. Revenue à elle, elle se rappelle un rêve parfaitement approprié aux jeux de sa physionomie : elle était d'abord dans les bras de son amant (verre rouge) ; puis, subitement, elle a vu la mer, et il lui semblait qu'elle descendait au tombeau (verre bleu). Ensuite, elle voit un incendie à coloration jaune (verre jaune); puis, tout à coup, elle est dans une salle de bal (verre vert); puis, dans un charnier rempli de cadavres en putréfaction (sulfure de carbone); puis, elle est dans un jardin superbe (eau de Cologne); bientôt, elle sent une odeur bizarre, irrespirable (le chloroforme).

Avec d'autres sujets, Guinon et Woltke ont obtenu des résultats analogues, variables, du reste, suivant les malades; ils concluent que l'on peut donner, dans la phase cataleptique du grand hypnotisme, à l'aide d'excitations sensitives et sensorielles, des suggestions, dont le caractère est d'être absolument indépendant de la volonté de l'opérateur et de varier avec chaque malade, qui interprète à sa façon chacune des sensations qu'on lui fait percevoir [1].

XVI

Dangers de l'hypnotisme et des représentations publiques.

L'hypnotisme, appliqué maladroitement, peut amener l'éclosion de l'hystérie latente; jamais, évidemment, ce moyen ne développera de toutes pièces la névrose, mais, de même que toute autre perturbation physique ou morale, il peut en devenir la cause occasionnelle.

Tous les auteurs, depuis Mesmer, ont, du reste, signalé la provocation de l'hystérie par suite des manœuvres hypnotiques; Charcot et Gilles de la Tourette en ont vu de nombreux exemples. « Les pratiques d'hypnotisation, dit Charcot, ne sont pas, pour les sujets qui se présentent, aussi innocentes qu'on le croit trop généralement peut-être. Il est clair qu'une étude clinique bien approfondie, et, partant, nullement à la

---

1. *Clinique des maladies du système nerveux*. Paris, 1893, t. II, p. 35.

portée des amateurs, peut établir sur ce point les indications et les contre-indications, ou, en d'autres termes, faire connaître et préciser les conditions dans lesquelles on peut agir sans crainte d'aucun inconvénient pour le sujet sur lequel on opère, et celles où, au contraire, il convient de s'abstenir[1]. »

C'est ainsi que les représentations publiques d'hypnotisme peuvent amener de graves accidents : un magnétiseur vient donner une séance, aussitôt tous les assistants veulent répéter ses expériences. Ils s'hypnotisent mutuellement, il n'est plus une soirée où l'on ne magnétise, et bientôt l'on peut compter plusieurs cas d'hystérie et de névropathies développées par ces pratiques.

Gilles de la Tourette cite quelques cas semblables à la suite des séances de Donato à Turin et de Hansen, en Autriche, en Allemagne et en Suisse.

Ces conséquences désastreuses dépendent surtout du procédé dont se servent les magnétiseurs. Ils ont recours à des moyens brusques : « Donato, dit le professeur Mosso[2], se sert d'un procédé de tous le plus détestable, parce qu'il est trop violent quand on l'applique sur les personnes faibles ; le magnétiseur commence par diminuer la force physique et la résistance nerveuse de ses sujets en leur faisant exécuter un effort prolongé ; alors, subitement, il leur tourne la tête, les fixe de ses grands yeux ouverts et menaçants, et provoque ainsi une émotion soudaine et une secousse puissante dans les centres nerveux, au moyen de laquelle la volonté de la victime succombe... L'œil grand ouvert et immobile de l'hypnotiseur s'approche tellement de celui du sujet que ce dernier recule ; le regard le suit, animé d'une expression de terreur et de férocité. »

Ces procédés de force doivent être proscrits, ils n'hypnotisent qu'en *sidérant* tout à coup le sujet ; les procédés doux, au contraire, amènent bien rarement des accidents. Bien que Gilles de la Tourette ne puisse admettre que l'affirmation, procédé de l'école de Nancy, hypnotise indistinctement toutes

1. CHARCOT, *Sur l'interdiction des séances publiques d'hypnotisme*. 1887.
2. PITRES, *Les dangers de l'hypnotisme* (*Journal de médecine de Bordeaux*, 1887).

les personnes, il doit reconnaître qu'elle présente le minimum d'inconvénients, elle est essentiellement douce et persuasive.

Pitres cite le cas d'un individu, sujet de Donato, qui, dans une crise de sommeil, tenta de se suicider; il considère cet exemple comme une preuve du danger des pratiques d'hypnotisation inconsidérée et non scientifique.

« Les pratiques de l'hypnotisme sont presque toujours inoffensives, dit-il[1], quand elles sont dirigées par des gens experts et prudents, et appliquées à des sujets qui n'ont pas de tares névropathiques accentuées; dirigées par des personnes inexpérimentées ou appliquées à des sujets doués d'une certaine susceptibilité nerveuse, elles peuvent avoir pour ceux qui s'y soumettent inconsidérément des conséquences fâcheuses. »

L'hypnotisation peut déterminer l'apparition de symptômes neurasthéniques et vésaniques comme du reste Linden, Guermonprez, Masoin, Hughes le Roux, Lwoff, etc., l'ont signalé. Elle peut amener l'explosion de grandes attaques d'hystérie, surtout quand l'hypnose est provoquée par la méthode de Braid ou de Faria, et cela chez des sujets qui n'avaient eu antérieurement aucun accident de ce genre : Ladame, Boddaert, Séglas, Rommelaere et Pitres lui même, en ont observé des exemples. Les pratiques hypnotiques peuvent encore provoquer ultérieurement des attaques de somnambulisme spontané et des attaques de délire : Pitres, Charpignon et Lwolf en ont observé des cas. Elles peuvent rendre les sujets si sensibles qu'un rien suffit à les endormir brusquement et à les mettre à la merci du premier venu; Richer, Pitres et Liébault ont vu des sujets, victimes de mauvaises plaisanteries, devenir le jouet des personnes de leur entourage.

L'étude des dangers de l'hypnotisme nous amène tout naturellement à celle des représentations publiques d'hypnotisme : Charcot, Lombroso, Gilles de la Tourette, furent les premiers à signaler les dangers de ces représentations. « On sait parfaitement aujourd'hui, dit Charcot[2], que la *propagation vul-*

1. PITRES, *Leçons cliniques.* 1891, p. 361.
2. CHARCOT, *Sur l'interdiction des représ. publ. d'hypn.* 1887.

gaire de l'hypnotisme peut être suivie, pour les assistants eux-
mêmes, d'accidents soit immédiats, soit à longue échéance,
accidents plus ou moins sérieux, quand ils ne sont pas très
graves... Il n'est pas besoin de répéter encore que l'état hypnotique confine de très près à la névrose hystérique, laquelle,
dans certaines conditions, est éminemment contagieuse, et,
entre mille exemples de ce genre, notre leçon consacrée à
montrer le développement d'une petite épidémie d'hystérie
consécutive aux manœuvres du spiritisme pourrait au besoin
servir à le démontrer. »

Pitres soutint la même thèse et parvint à faire interdire les
séances de Donato à Bordeaux ; Chédevergne obtint la même
interdiction à Poitiers.

Une très intéressante discussion[1] s'est élevée à ce propos à
l'Académie de médecine de Belgique, en 1888. Je ne m'arrêterai pas à décrire cette discussion qui eut comme point de
départ le projet de loi en vigueur actuellement dans notre
pays ; qu'il me suffise de rappeler qu'à la suite d'une communication de M. Thiriar à la Chambre, sur certains faits relatifs
à l'hypnotisme, M. Rommelaere déposa à l'Académie la proposition suivante :

« L'Académie royale de médecine de Belgique,

« Considérant les inconvénients et les dangers de la pratique
vulgarisée de l'hypnotisme,

« Estime qu'il y a lieu de solliciter de la législation des
mesures tendant à :

« 1° Interdire les représentations publiques d'hypnotisme ;

« 2° Prévenir et réprimer les abus qui peuvent résulter de
la pratique de l'hypnotisme. »

L'Académie nomma une commission composée de MM. Boddaert, Crocq, Masoin, membres titulaires, et de MM. Héger et
Semal, correspondants.

Le rapport conclut à l'interdiction des séances publiques
d'hypnotisme.

M. Kuborn voulut faire passer à l'ordre du jour, prétextant
qu'aucun accident ne s'était produit en Belgique par les

1. Voir la discussion dans la *Revue de l'hypnotisme,* 1888-89, p. 85.

manœuvres hypnotiques; MM. Héger, Crocq et Lefebvre citè-
rent alors de nombreux cas dans lesquels les séances d'hypnotisme avaient été le point de départ de l'éclosion des névroses.

Le professeur Guermonprez, de Lille, vint prononcer un
discours au sein de notre académie; pour lui aussi il fallait
empêcher les représentations publiques d'hypnotisme.

MM. Semal et Boddaert soutinrent la même opinion, et
l'Académie vota à l'unanimité, moins deux voix, la proposition
de M. Rommelaere.

Le Gouvernement tint compte de cette décision et le 30 mai
1892 fut votée la loi suivante :

« Art. 1er. — Quiconque aura donné en spectacle une personne hypnotisée par lui-même ou par autrui, sera puni d'un
emprisonnement de quinze jours à six mois, et d'une amende
de 26 francs à 1 000 francs.

« Art. 2. — Sera puni d'un emprisonnement de quinze jours
à un an ou d'une amende de 26 francs à 1 000 francs quiconque
aura hypnotisé une personne n'ayant pas atteint l'âge de vingt et
un ans accomplis ou n'étant pas saine d'esprit, s'il n'est docteur
en médecine ou muni d'une autorisation du Gouvernement.

« L'autorisation ne sera valable que pour une année; elle
est révocable et pourra toujours être suspendue.

« En cas de concours avec les infractions punies par les dispositions légales concernant l'art de guérir, la peine prononcée
par le présent article sera seule appliquée.

« Art. 3. — Sera puni de la réclusion quiconque aura, avec
une intention frauduleuse ou à dessein de nuire, fait écrire ou
signer par une personne hypnotisée un acte ou une pièce
énonçant une convention, des dispositions, un engagement,
une décharge ou une déclaration. La même peine sera appliquée
à celui qui aura fait usage de l'acte ou de la pièce.

« Art. 4. — Les dispositions du chap. VII du livre 1er et
l'article 85 du Code pénal sont applicables aux infractions
prévues par la présente loi. »

Le Congrès international de l'hypnotisme, réuni à Paris en
1889, a voté à l'unanimité, moins une voix, les conclusions
suivantes :

« Le Congrès de l'hypnotisme;

« Vu les dangers des représentations publiques de magnétisme et d'hypnotisme;

« Considérant que l'emploi de l'hypnotisme, comme agent thérapeutique, rentre dans le domaine de la science médicale et que l'enseignement officiel de ses applications est du ressort de la psychiatrie;

« Émet les vœux suivants :

« 1° Les séances publiques d'hypnotisme et de magnétisme doivent être interdites par les autorités administratives, au nom de l'hygiène publique et de la police sanitaire;

« 2° La pratique de l'hypnotisme comme moyen curatif doit être soumise aux lois et aux règlements qui régissent l'exercice de la médecine;

« 3° Il est désirable que l'étude de l'hypnotisme et de ses applications soit introduite dans l'enseignement des sciences médicales. »

En Saxe, en Portugal, en Danemark, en Prusse, dans plusieurs villes d'Autriche, d'Italie, de France et de Suisse les séances publiques d'hypnotisme sont interdites.

XVII

L'exploitation du magnétisme.

Gilles de la Tourette a fait une étude spéciale sur l'exploitation du magnétisme; il envisage successivement : les cabinets de somnambules, les sociétés de magnétisme, les sociétés de spiritisme et les représentations théâtrales. Un cabinet somnambulique est une véritable maison de commerce administrée par deux personnes : le magnétiseur et la somnambule. Le magnétiseur est pharmacien, droguiste, rebouteur, étudiant en médecine, médecin (!), tous déclassés et le plus souvent peu convaincus de la lucidité de leur sujet.

La somnambule se recrute généralement dans les classes inférieures de la société, beaucoup ne savent pas écrire.

Les sociétés de magnétisme sont fondées dans un but humanitaire; les assistants appartiennent à deux classes : les exploiteurs et les exploités. Ces réunions servent à alimenter les cabinets somnambuliques particuliers des magnétiseurs en renom : « Plus il y a de monde, plus les organisateurs sont satisfaits, plus il y aura de gogos qui, le lendemain, alimenteront les cabinets somnambuliques. »

« Le clou de la soirée, c'est la *consultation gratuite* donnée par une vénérable somnambule, aux doigts chargés de bagues; puis la pythonisse distribue des cartes : M^{mo} S..., tous les jours de... à... Passé, avenir, objets perdus, maladies... etc. »

Les sociétés de magnétisme ont généralement un journal, dans lequel elles font la réclame pour les cabinets de leurs membres.

La somnambule dort quelquefois; lorsqu'elle est suffisamment habituée au métier, elle peut simuler; sa lucidité est toujours banale, mais elle parle avec conviction à des personnes croyantes.

Il y a, à Paris, plus de 20 journaux semblables, plus de 500 cabinets somnambuliques, plus de 40,000 affiliés, des hôpitaux et des cliniques payants.

Gilles de la Tourette considère aussi le spiritisme comme une exploitation; mais le procédé d'exploitation du magnétisme le plus dangereux consiste sans contredit dans les représentations théâtrales des magnétiseurs dont nous avons parlé précédemment à propos des dangers de l'hypnotisme.

XVIII

L'hypnotisme en thérapeutique.

De l'avis de Charcot, de Gilles de la Tourette et de bien d'autres encore, l'hypnotisme ne doit être employé en thérapeutique qu'avec une extrême modération; cet agent n'agissant d'après eux que sur les névropathes, ne doit être employé que pour combattre les accidents névropathiques[1]. « Il est médicalement interdit, dit un de ces auteurs, sous peine de voir se développer une foule d'accidents plus graves que ceux qu'on entreprenait de guérir, d'hypnotiser des sujets ne présentant pas les symptômes de l'hystérie confirmée. »

L'hypnotisme est un moyen thérapeutique merveilleux dans certains cas comme il peut être un agent fort dangereux. Il peut empêcher un accès d'hystérie de se produire, il peut quelquefois faire disparaître complètement les attaques ; il peut guérir les contractures, les paralysies hystériques, les aliénations mentales d'origine hystérique (Voisin, Lombroso et Castelli).

On peut aussi utiliser l'anesthésie hypnotique pour les accouchements et même pour les opérations chirurgicales ; de nombreux faits de ce genre ont été rapportés, mais peu de sujets sont hypnotisables et l'anesthésie chloroformique a fait de tels progrès qu'il vaut peut-être mieux avoir recours à cette dernière. Comme conclusion, voici ce que dit Gilles de la Tourette :

« L'hypnotisation ne doit jamais être employée en dehors d'un but curatif ; dans tous les cas, sa mise en œuvre doit être réservée aux hystériques, chez lesquels seul il est susceptible de produire des effets véritablement indiscutables. »

Pitres[2] émet un avis analogue ; pour lui les accidents susceptibles d'être heureusement modifiés par la suggestion sont relativement peu nombreux : en première ligne il faut placer l'hystérie, puis certaines habitudes et certains troubles fonctionnels qu'on observe le plus souvent chez les névropathes et qui, par le fait de leur répétition, sont devenus de véritables besoins, tels que : la morphinomanie, l'alcoolisme, l'onanisme, les penchants secrets anormaux, l'incontinence d'urine, l'insomnie.

1. GILLES DE LA TOURETTE, *loc. cit.*, p. 230.
2. PITRES, *loc. cit.*, p. 395.

XIX

Des rapports de l'hystérie avec l'hypnotisme.

Charcot, Richer, Gilles de la Tourette, Babinski, etc., soutiennent que l'hypnose est un état pathologique des centres nerveux dérivant directement de l'hystérie. « Je soutiens, dit Babinski[1], qu'il existe une relation intime entre l'hystérie et l'hypnotisme.... Je reconnais parfaitement que l'on peut endormir des sujets n'ayant pas présenté jusque-là des stigmates hystériques, mais ce n'est pas une raison pour rejeter la réalité de cet état qui peut être latent. » « Au lieu d'invoquer des statistiques, dont les résultats sont plus que contestables, n'est-il pas préférable, pour chercher à résoudre la question, d'analyser les caractères appartenant à l'hypnotisme et de voir s'ils présentent des analogies avec ceux qui relèvent de l'hystérie.

« Or 1° les anesthésies, les paralysies flasques, les contractures, la catalepsie, existent toujours au moins en partie chez les hypnotiques et ils constituent d'autre part les manifestations les plus communes de l'hystérie ;

« 2° L'exaltation de la suggestibilité, caractère fondamental de l'hypnotisme, appartient aussi à l'hystérie ;

« 3° Les somnambules hypnotiques sont parfois plongés dans un état second et les somnambules hystériques peuvent se trouver dans une situation semblable ;

« 4° L'état hypnotique influe sur les excreta urinaires des vingt-quatre heures de la même façon que l'attaque hystérique ;

« 5° L'influence thérapeutique de l'hypnotisme s'exerce d'une façon prédominante sur les troubles qui relèvent de l'hystérie ;

1. BABINSKI, *Réponse à Bernheim* (Soc.d'hypn., juillet 1891).

« 6° Il peut exister entre l'hypnotisme et les manifestations hystériques, un balancement analogue à celui qu'on peut observer entre les divers accidents qui dépendent de l'hystérie ;

« 7° On voit parfois les attaques hypnotiques s'enchevêtrer avec des attaques hystériques...

« Pour toutes les raisons que je viens de résumer, je crois que les relations intimes qui relient l'hystérie à l'hypnotisme sont absolument indéniables. »

Pitres se rallie à la manière de voir de Babinski : il est bien certain que tous les hystériques ne sont pas hypnotisables, mais est-il bien démontré que tous les sujets hypnotisables ne sont pas des hystériques ? Non : Liébaut invoque une statistique selon laquelle, sur cent personnes, prises au hasard, quatre-vingt-quinze seraient hypnotisables. Mais cette statistique n'a pas la valeur qu'on lui prête : d'une part, parce que l'auteur n'a fait aucune recherche sur les antécédents héréditaires et personnels de ses sujets ; de l'autre, parce qu'il range dans la catégorie des hypnotisables nombre de sujets qui n'ont ressenti que de l'engourdissement.

Cependant Pitres fait remarquer que dans cette statistique, Liébault mentionne 15 à 18 % de somnambules profonds ; l'hystérie avérée n'a pas cette fréquence, mais si l'on envisage l'hystérie latente, on peut encore prétendre que tous les sujets hypnotisables sont des hystériques.

« En somme, dit Pitres [1], on doit, ce me semble, dans l'état actuel de nos connaissances, considérer l'hypnose provoquée comme un état morbide artificiel et temporaire, dont les symptômes, très variables et parfois très complexes, sont identiques à ceux qu'on observe dans les attaques spontanées de sommeil hystérique. »

1. PITRES, *loc. cit.,* p. 359.

XX

La suggestion mentale.

Bien que l'étude scientifique de la suggestion mentale soit
de date récente, il faut reconnaître que depuis longtemps déjà
les magnétiseurs avaient attiré l'attention sur des faits semblables. C'est ainsi qu'en 1784, Puységur, en parlant d'un
somnambule, disait : « Je n'ai pas besoin de lui parler ; je
pense devant lui et il m'entend, me répond[1]. » Deleuze[2], Lafontaine[3], Charpignon[4], Noizet[5], Dubois[6], etc., ont également
rapporté des exemples de suggestion mentale ; mais ces faits
manquent de précision scientifique, et l'on peut dire que si la
suggestion mentale est entrée actuellement dans le domaine
de la science, c'est grâce à Richet[7], Gibert, Janet[8], Ochorowicz[9]
et aussi grâce à la Society for psychical research.

Richet émit le principe suivant : il n'y a pas de limites
absolues dans les phénomènes psychologiques ; il n'y a qu'une
graduation. Si la suggestion mentale existe à un degré exceptionnel chez quelques privilégiés, elle doit exister à un degré
plus ou moins imperceptible chez tout le monde : ce qui est
imperceptible dans un fait isolé, peut être rendu palpable par
une addition de faits isolés ; la statistique, comparée au calcul

---

1. Puységur, *Mémoires pour servir à l'établissement du magnétisme.* Paris, 1784.
2. Deleuze, *Instruction pratique sur le magnétisme animal.* Paris, 1825.
3. Lafontaine, *L'Art de magnétiser.* Paris, 1886.
4. Charpignon, *Physiologie, médecine et métaphysique du magnétisme.*
Paris, 1841.
5. Noizet, *Mémoire sur le somnambulisme.* Paris, 1854.
6. Dubois, *Histoire académique du magnétisme animal.* Paris, 1841.
7. Richet, *Revue philosophique,* 1885.
8. Janet, *Sur quelques phénomènes du somnambulisme* (*Société de psych.
physiol.,* nov. 1885).
9. Ochorowicz, *De la suggestion mentale.* Paris, 1889.

des probabilités, peut indiquer la réalité ou l'inanité de ces phénomènes.

Voici le tableau de ses résultats :

	Succès.	Prob.	Réel.
1° Pour 1 833 exp. avec des cartes du jeu....		458	510
2° — 218 — phot. et images.........		42	67
3° — 98 — la baguette............		18	44
4° — 124 — dites spirituques.........		3	17
		521	638

« Si donc, dit Richet, j'avais une conclusion définitive à donner, je dirais : la probabilité en faveur de la réalité de la suggestion mentale peut être représentée par deux tiers ; autrement dit, en reprenant une des plus fameuses démonstrations de Pascal : s'il fallait opter pour la réalité ou la non-réalité de la suggestion mentale, je laisserais le hasard décider ; mais je donnerais deux chances à l'hypothèse que la suggestion existe et une chance seule à l'hypothèse contraire. »

Gibert et Janet, dans une communication à l'Institut, prétendirent avoir produit des suggestions mentales à une distance de plusieurs kilomètres, à l'insu du sujet et en l'endormant à distance ; ces résultats ne furent même pas discutés.

Cependant Ochorowicz, quoique incrédule, voulut se rendre compte des expériences de suggestion mentale à distance ; il se rendit au Havre, où il retrouva M. J. Myers, le D\ Myers, membres de la Society for psychical research, et M. Marillier, de la Société de psychologie physiologique : toutes les expériences furent réglées suivant les conditions suivantes :

1. L'heure exacte de l'action à distance est tirée au sort ;

2. Elle n'est communiquée à M. Gibert que quelques minutes avant le terme, et aussitôt les membres de la commission se rendent au pavillon où se trouve le sujet ;

3. Ni le sujet, ni aucun habitant du pavillon, situé à près d'un kilomètre de distance, n'ont connaissance de l'heure où

doit se réaliser la suggestion, ni même du genre d'expérience qui doit avoir lieu ;

4. Pour éviter la suggestion involontaire, ni Ochorowicz ni aucun de ces messieurs n'entrent dans le pavillon que pour vérifier le sommeil.

Première expérience. — Gibert doit endormir le sujet de son cabinet, rue Saint-Quentin 51, et lui ordonner mentalement de descendre dans la rue : commencement de l'action 5 heures 50 ; exécution probable 6 heures 5. MM. F. Myers, Myers, Marillier et Ochorowicz, se rendent à 6 heures près du pavillon : le sujet ne vient pas dans la rue. Ils pénètrent dans le pavillon et trouvent le sujet inerte, mais éveillé; quelques moments après il tombe en léthargie; puis, revenu en somnambulisme, il raconte que, vers six heures, il allait s'endormir, quand un coup de sonnette l'a réveillé, mais qu'après il n'a pu résister au sommeil.

Deuxième expérience. — Faire passer Mme B., à distance, de son sommeil naturel (à *minuit 15*) en somnambulisme et venir trouver M. Gibert dans son cabinet, rue Saint-Quentin. Échec complet.

Troisième expérience. — Endormir de chez lui Mme B., à midi moins dix, en exerçant une action mentale pendant 10 minutes. Mme B. devait rester endormie au salon.

MM. F. Myers, le Dr Myers, Marillier et Ochorowicz arrivent sans bruit, à midi 7 ; Mme B. est dans sa chambre; ils envoient la cuisinière demander si Mme B. ne descend pas déjeuner; celle-ci descend à midi dix, elle tombe en léthargie, puis en somnambulisme, elle déclare que M. Gibert lui a joué ce tour.

Ochorowicz lui touche le pouce et concentre sa pensée sur l'ordre de donner la main, le sujet tressaille et tend la main; cette expérience est répétée trois fois avec succès. L'expérimentateur a remarqué qu'une concentration trop forte de sa pensée nuisait au résultat désiré, une pensée formulée nettement, pour ainsi dire en passant, sans tension mentale, réussissait mieux. Il faut un état de monoïdéie passive et non un état de monoïdéie active.

Quatrième expérience. — Endormir de loin le sujet et le faire venir à travers la ville; l'action mentale devait commencer à neuf heures moins 5, et durer jusqu'à 9 heures 10. Mme B. se trouvait au pavillon avec la cuisinière, elle jouait du piano. Les quatre expérimentateurs arrivent près du pavillon à 9 heures passées, ils surveillent la maison; à 9 heures 25 ils voient une ombre apparaître à la porte du jardin, puis elle disparaît. (A ce moment Gibert avait eu une syncope qui dura jusqu'à 9 heures 35).

A 9 heures 30, l'ombre reparaît, se précipite dans la rue et marche : à 9 heures 35 elle s'arrête, chancelle, puis reprend sa marche et se dirige vers l'habitation de Gibert. Ce dernier, croyant l'expérience manquée, sort de chez lui, croise la somnambule qui ne le reconnaît pas. Mme B. entre chez Gibert, les expérimentateurs la suivent, la somnambule cherche : « Où est-il?... Où est M. Gibert? » A ce moment Gibert lui suggère mentalement de venir à lui, elle obéit et une joie folle s'empare d'elle.

Elle raconte ses impressions, elle reconnaît MM. Gibert et Janet : « Et ce monsieur, dit-elle, comment l'appelez-vous?... où est-il?... » Elle tend la main dans la direction d'Ochorowicz, lui prend le pouce, le reconnaît.— Comment vous appelez-vous donc? Monsieur... Oko... Goro... Je ne sais pas... »

Ochorowicz lui suggère mentalement son nom; elle ne parvient pas à l'énoncer.

— Vous êtes... Vous n'êtes pas Anglais. Vous êtes de Paris... mais vous n'êtes pas Français, vous êtes seulement venu pour la France... vous êtes de... Comment appelez-vous votre pays? Bre... non... Po... Pologne, n'est-ce pas? Vous endormez beaucoup, beaucoup de monde... Pourquoi? Je ne veux pas que vous endormiez tant de monde!... Attendez... Qu'est-ce que vous faites à Paris?... Une fabrique, vous faites des ap... apa... Comment appelez-vous ça... des appareils, n'est-ce pas?

— A quoi servent ces appareils? demande Gibert. Ochorowicz pense aux téléphones, mais le sujet désigne l'hypnoscope
qu'elle a vu la veille dans ses mains.

La transmission des sensations fut faite de la manière
suivante : Gibert boit un verre d'eau à côté de Mme B. Cette
dernière fait aussitôt des mouvements de déglutition. Gibert
et Marillier passent dans une chambre voisine, Ochorowicz
souffle à l'oreille de Marillier : « *Pincez la main droite.* » Deux
minutes après Mme B. manifeste de la douleur surtout à la
main droite — « Non, dit-elle, ne faites pas cela... méchant! »

— « *Piquez le milieu du front* » ; la somnambule porte les
mains au front et répète la même phrase que tantôt.

Voici une suggestion qui ne devait se réaliser que le lendemain ; passer au salon, prendre un album de photographie,
qui se trouvait sur la table et l'ouvrir en examinant les portraits.
Pour faire cette suggestion mentale Gibert prit les mains du
sujet, il appuya son front sur le sien. — Écoute bien, Léonie,
dit-il, et sans aucun mouvement des lèvres, il lui fit la transmission. Le lendemain la suggestion se réalisa.

Les expérimentateurs firent encore quelques expériences qui
réussirent plus ou moins bien.

Ochorowicz quitta le Havre profondément ému, il aboutit à
cette conclusion « qu'en éliminant les trois premières expériences, qui sont restées incertaines, la quatrième tient bien
debout et ne peut pas être expliquée sans une *liaison causale
entre un acte de volonté et un effet produit à distance*[1]. »

Cette visite au Havre fut faite par Ochorowicz en 1886, et
c'est en 1887 qu'il publia le premier traité complet sur la
suggestion mentale. L'auteur étudie d'abord les *suggestions
mentales apparentes :* l'acte de reconnaître une personne qui
touche le sujet d'un seul doigt n'est qu'une suggestion par
conjecture ; le somnambule, qui n'a aucune distraction, dont
toutes les sensations contribuent à une seule opération percep-
tive, devine mieux que nous la connexion de certains signes.
Beaucoup d'expériences spiritiques ne sont que de la suggestion

1. OCHOROWICZ, *La suggestion mentale.* Paris, 1887, p. 144.

mentale *apparente* : un homme sérieux déclara un jour qu'il croirait aux esprits s'ils pouvaient lui dire le nom de baptême de son grand-père ; on récita l'alphabet et les coups frappés sur la table indiquèrent le nom d'Adalbert, ce qui était exact.

Ochorowicz, ne croyant pas aux esprits, voulut répéter cette expérience, il assista à une séance de spiritisme dans laquelle on demanda à la table le nom de la grand'mère d'une dame âgée restée étrangère à l'action. La table répondit exactement, mais, vérification faite, une jeune fille présente avait souvent entendu ce nom ; elle avoua même s'en être rappelé pendant l'expérience. Croyant à une suggestion mentale, Ochorowicz imagina un nom de fantaisie, la table répondit par un autre nom ; il fit semblant d'écrire un mot sur un morceau de papier, la table répondit « louche » mot auquel il n'avait pas songé. « Il devenait donc évident, dit-il, que la fantaisie inconsciente des médiums, ferait fausse route chaque fois qu'elle ne serait point guidée par une suggestion. »

L'auteur présente une enveloppe. — « Qu'y a-t-il dans cette enveloppe, dit-il. Est-ce une lettre, un billet de banque ou une photographie ?

— C'est une photographie.

— D'un homme ou d'une femme ?

— D'un homme.

— Quel âge a-t-il ? »

« La table frappe **23** coups, ce qui était juste et tout le monde crie au miracle, mais, réflexion faite, il y avait de nombreux indices pour guider le médium ; l'enveloppe dessinait assez bien la forme d'une carte photographique ; de plus, lorsque la table avait frappé le **23**° coup, Ochorowicz s'était empressé de dire : « C'est juste. »

Je ne puis décrire toutes les expériences de suggestion mentale apparente que mentionne Ochorowicz, il insiste surtout sur l'étude des tours merveilleux des magnétiseurs, tels que Donato et Cumberland ; il montre que ces prétendues divinations de pensées, vues à distance, etc., dépendent uniquement de l'éducation du sujet. On sait d'ailleurs, depuis les recherches de Gley et Richet sur les mouvements idéomoteurs, que le cumberlandisme est dû tout simplement à des mouvements involontaires perçus par le sujet. Tous ces phénomènes dépendent d'une *idéoplastie des mouvements*, d'une *suggestion mécanique*.

Dans un second chapitre, Ochorowicz étudie la *suggestion mentale probable*, il y parle des expériences de Richet, il y rapporte des expériences personnelles, analogues à celles de cet auteur. Sur trente et une suggestions mentales, treize fois l'expérience a réussi, voici le tableau de ses recherches.

Le sujet est prévenu qu'il s'agit d'une carte à jouer.

OBJET PENSÉ.	ORJET DEVINÉ.
1. Six de pique.	Six noir.
2. Dix de pique.	Rouge, non noir, un dix.
3. Valet de cœur.	Rouge, un roi? une dame!

Le sujet est prévenu qu'il s'agit d'une couleur.

4. Blanc.	Blanc.
5. Jaune.	Jaune.
6. Noir.	Noir.

Un objet quelconque.

7. Une lampe.	Un livre, un cigare, un papier.
8. Un chapeau de soie.	Quelque chose de bleu clair.
9. Un fauteuil.	Une sucrière, armoire, un meuble.
10. Le sel.	Un goût de sel.

Une lettre.

11. Z.	I. R. S.

Une personne.

12. Valentine.   Valentine.
13. M. O. (c'était Ochorowicz.)   M. D... M. Z.

Un portrait.

14. De l'évêque.   C'est l'évêque.

Un chiffre.

15. 8.   7, 5, 2, 8.

Une impression.

16. Gaie.   Triste.

Une figure quelconque.

17. Une croix noire.   Un arbre, branches croisées.
18. Un vieillard à longue   Un homme barbu, barbe
     barbe.   blanche.

Une photographie.

19. D'un garçon.   Une jeune fille, des enfants.

Un nom.

20. Marie.   Marie.
21. Adam.   Jean, Gustave, Charles.

Un nombre.

22. 10.   6, 12, 9, 10.

Un objet quelconque.

23. Un livre bleu, satin.	Couleur violette, rose.
24. Crayon d'or posé sur du fond bleu.	Quelque chose de noir sur du bleu.
25. As de pique sur un fond noir.	Quelque chose de noir, bleu, une carte, l'as de trèfle.

Un instrument.

26. Un clairon.	Un violon.

Un chiffre.

27. 3.	2, 5.

Un objet de la salle.

28. Une assiette avec une image.	Une assiette avec une image.

Un goût.

29. Du sel.	Aigre, amer.
30. Sucré.	Doux.
31. Des poires.	D'une pomme, du raisin, des fraises.

Ochorowicz se demande quelle est la part qui revient au *milieu psychique* dans ces expériences, n'y avait-il pas un engrenage psychique entre lui et son sujet?

Voici trois expériences en faveur de cette hypothèse, elles sont prises sur une personne non hypnotisable.

Une couleur.

1. Rouge.	Rose.

Une fleur.

2. Le lilas.   .   Le lilas.

Une personne présente.

3. M. J...   M. D...

Mais ce sont là des expériences élémentaires et le premier sujet devinait beaucoup mieux des choses plus compliquées.

Cependant Ochorowicz ne croit pas pouvoir en conclure indubitablement à la suggestion mentale, il veut un fait de transmission réelle, où il n'y a rien à deviner ; il faut qu'un sujet, non prévenu, qui ne s'attend à rien, qui ne voit ni n'entend rien, manifeste l'action de la pensée de l'hypnotiseur par un réflexe quelconque, *visiblement lié à cette impulsion psychique.*

Ces expériences sont rapportées par l'auteur dans un troisième chapitre intitulé : *la suggestion mentale vraie.*

Voici le résumé de quelques-unes de ces expériences :

1° Lever la main.
(L'auteur regarde la malade à travers ses doigts de la main gauche appuyée sur le front.)

1re minute : action nulle.
2° minute : *agitation dans la main droite.*
3° minute : *agitation augmente,* la malade fronce les sourcils et *lève la main droite.*
Elle fronce les sourcils, s'agite, *se lève* lentement et avec difficulté, *va vers l'auteur,* la main tendue.

2° *Se lever et aller vers l'auteur.*

3. *Retirer le bracelet de la main gauche et le passer à l'expérimentateur.*

Action nulle.
Elle étend sa main gauche et se dirige vers Mlle ..., puis vers le piano.
Elle s'assied épuisée.

L'expérimentateur touche son bras droit et probablement il le pousse dans la direction de son bras gauche, en concentrant sa pensée sur l'ordre donné.

4. *Se lever, approcher le fauteuil de la table et s'asseoir à côté de l'expérimentateur.*

L'expérimentateur arrête sa main, qui faisait fausse route.

5. *Donner la main gauche.*

(Reste assise !)
(Donne la gauche !)

(Donne la gauche !)
(Pas celle-ci, l'autre !)
6. *Se lever, aller au piano, prendre une boîte d'allumettes, les apporter, allumer l'une d'elles, retourner à sa place.*
(Va au piano !)

(Retourne !)

Elle retire son bracelet.
(Semble réfléchir.)
Elle le donne à l'expérimentateur.

Elle fronce les sourcils, *se lève* et marche vers l'expérimentateur : « Je dois encore faire quelque chose, dit-elle. » Elle cherche..., touche le tabouret, déplace un verre de thé.

Elle recule, *prend le fauteuil, le pousse vers la table* avec un sourire de satisfaction et *s'assied*, en tombant de fatigue. « On me dit d'apporter, et on ne dit pas quoi... Pourquoi *parle-t-on* si indistinctement ? »

Elle s'agite.
Donne la main droite.
Essaye de se lever.
Elle se rassied.
Agite la main gauche, mais ne la donne pas.
Se lève et passe sur le canapé.
Elle donne la main droite.
Elle donne la main *gauche*.
Elle se lève avec difficulté.

S'approche de l'expérimentateur.
Elle va au piano.
Mais passe devant.
Elle revient.

(Encore en arrière !)

(L'expérimentateur l'arrête.)

Elle s'avance vers la porte.

Elle revient au piano, cherche trop haut.

(Plus bas !)

(Plus bas !)

Sa main s'abaisse.

(Prends la boîte !)

Elle touche la boîte, puis recule.

(Prends la boîte !)

Elle la touche de nouveau, et la prend.

(Viens à moi !)

Elle va vers l'opérateur.

(Allume !)

Elle veut donner la boîte.

(Allume !)

Elle retire une allumette.

(Allume !)

Elle l'allume.

(Retourne à ta place !)

Elle retourne à sa place.

7. *Rapprocher la main droite des lèvres de l'expérimentateur.*

La main droite s'agite.

(Lève-la !).

(Lève-la !)

Elle lève la main.

(Donne à embrasser !)

Elle rapproche la main droite de son visage, retire sa cravate.

(C'est pas ça, à ma bouche !)

Elle approche sa main droite de la tête de l'expérimentateur.

(Aux lèvres !)

Elle l'approche de ses lèvres.

Ochorowicz rapporte une cinquantaine d'expériences analogues ; il dit en avoir conservé l'impression personnelle, si longtemps recherchée, d'une action vraie, directe, individuelle.

Pour que la suggestion mentale réussisse, il faut que le sujet ne soit pas trop profondément endormi : « On est sourd pour une transmission de pensée, dit Ochorowicz[1], lorsqu'on dort si bien que le cerveau ne fonctionne pas. Comment

---

1. OCHOROWICZ, *loc. cit.*, p. 111.

voulez-vous qu'un sujet, plongé dans une *aïdéie paralytique profonde*, obéisse à votre pensée, s'il ne vous entend pas de vive voix. Aussi, les suggestions mentales sont-elles encore plus difficiles dans cet état d'aïdéie profonde qu'à l'état de veille, et, par conséquent, ceux qui s'imaginent qu'il suffit d'endormir quelqu'un magnétiquement pour le rendre sensible à leur action, se trompent. »

Il est inutile d'essayer la suggestion mentale dans le *somnambulisme actif*, pendant lequel l'activité cérébrale, trop grande, s'oppose à une perception délicate, cet état de *polyïdéie* active ne convient pas plus qu'une aïdéie paralytique.

C'est un état intermédiaire qu'il faut rechercher, un état *monoïdéique*, dans lequel le cerveau concentre toute son action fonctionnelle sur une seule idée dominante : cet état de *monoïdéisme* peut encore être *actif* ou *passif*. *Actif* il se rapproche du polyïdéisme, il y a une idée prépondérante, associée à *quelques autres très faibles;* c'est ce que Ochorowicz appelle la *monomanie somnambulique;* il s'accompagne souvent d'hallucinations spontanées qui pervertissent les résultats de la suggestion mentale.

La *monoïdéisme passif* se rapproche de l'aïdéie, la vivacité des sensations est très grande, mais l'état d'*hallucination spontanée* n'existe pas; les idées accessoires font presque défaut, le sujet est attentif, tendu. Dans cet état les suggestions mentales ont *toujours une action,* il y aura froncement des sourcils, agitation des membres et enfin exécution de la volonté.

Si l'action de l'expérimentateur est trop vive au début, elle sera trop fortement ressentie par le sujet, qui s'acharnera à exécuter son ordre sans l'avoir bien compris, il le cherchera, courra après lui; ou bien il passera dans un état de polyïdéisme et il sera capable d'exécuter autre chose que ce qu'on lui a ordonné.

Cet état ne donne pas encore le maximum de succès : « Le vrai moment de la suggestion mentale, *c'est la limite entre l'état aïdéique et le monoïdéisme passif.*

« Cela parce que d'habitude on fait un effort trop grand au début : si on pouvait graduer son action mentale, en agissant un peu violemment en aïdéie (pour réveiller le cerveau), un peu plus doucement en monoïdéie (pour ne pas le réveiller trop), et tout à fait librement à la limite des deux états, on obtiendrait le même résultat. »

Mais comment régler un somnambule ? Il faut étudier son sujet, voir sa nature et bien discerner son état psychique qui doit être intermédiaire entre le sommeil profond et le sommeil lucide. Les passes sont le meilleur moyen de produire le sommeil, d'après Ochorowicz ; il faudra choisir le moment *où le sujet entend déjà et ne répond pas bien encore;* il faut du reste des sujets particuliers pour réussir.

Ochorowicz a pu reproduire aussi les expériences de Gibert, il est arrivé à faire des suggestions mentales à échéance : il approche son front de celui de Mlle Z*. et lui dit mentalement : -

« Dans cinq minutes tu désireras aller te coucher. » Cinq minutes se passent, pendant lesquelles Ochorowicz lui répète dix fois d'aller se coucher.

« Comme vous voudrez, » lui répond elle, et elle se met au lit.

Comment peut-on expliquer la suggestion mentale ? Tel est le problème que se pose Ochorowicz.

Une première hypothèse a été émise par Morin. Cet auteur explique la suggestion mentale par une *perception exaltée;* il n'admet, ni le fluide, ni une action physique quelconque, ni l'influence directe de la volonté sur les organes du sujet; celui-ci devine la pensée grâce à des signes ordinaires : « Le physique est l'expression du moral, dit Morin [1],... le fluide qui pénètre la pensée ne fait autre chose que le phrénologue, le physionomiste ou le chirognomiste, seulement il *voit* une foule de signes matériels qui échappent à notre vue et qui complètent les indications que donne l'examen du crâne, de la figure ou des mains. Le lucide n'a donc que des moyens analogues aux nôtres, mais beaucoup plus étendus. Tout consiste dans l'observation des organes. Il ne peut ni nous rendre compte, ni se rendre compte à lui-même de la valeur de

1. MORIN, *Du magnétisme et des sciences occultes.* Paris, 1860, p. 185-188.

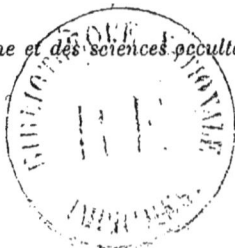

chaque signe : c'est une sorte de langue qu'il comprend instinctivement, sans en avoir les principes, et cela ne doit pas
nous étonner, car chacun de nous connaît les premiers éléments
de cette langue sans les avoir appris et nous-mêmes nous
pouvons en formuler les règles... »

Ochorowicz ne s'explique pas ce que vient faire ici le
phrénologue, aucun phrénologiste n'ayant soutenu qu'en
touchant les bosses on peut deviner les pensées. Il ne comprend
pas davantage ce que vient faire ici la chiromancie.

Quant à la physiognomonie, elle est digne d'attention : il
n'est pas douteux, en effet, que nos pensées, nos sentiments,
notre caractère se réflètent sur notre visage. « La physiognomonie, dit-il, a une base positive, qui tient à un déterminisme
général applicable aussi bien au développement des organismes
qu'à leurs caractères stables et qui, dans l'espèce, peut se
résumer dans ce principe : *Rien n'est accidentel dans l'extérieur
d'un organisme vivant.* »

Mais cette théorie n'explique pas les expériences dans
lesquelles le sujet tourne le dos à l'opérateur, ou bien celles
dans lesquelles il a les yeux bandés et, à fortiori, elle n'explique pas une transmission à distance.

Figuier[1] a élargi la théorie de Morin, il explique la divination de la pensée par une exaltation exceptionnelle des sens
et de l'intelligence : « Un *bruit,* dit-il, un *son,* un *geste,* un
signe quelconque, une impression inappréciable de tout le
reste des assistants a suffi au somnambule, vu l'état extraordinaire de *tension de ses principaux sens,* pour lui faire comprendre, sans aucun moyen surnaturel, la pensée que le
magnétiseur veut lui communiquer. »

Cette théorie ne satisfait pas Ochorowicz, elle explique,
certes, un grand nombre de cas mixtes, mais elle ne peut être
considérée comme la cause de toutes les divinations de pensées.

Après la théorie de la perception exaltée il faut étudier celle
qui considère la suggestion mentale comme dépendant d'une
exaltation du cerveau. C'est Bertrand[2] qui a émis cette opinion :

1. FIGUIER, *Histoire du merveilleux.* Paris, 1881, t. III, p. 408.
2. BERTRAND, *Le somnambulisme et le magnétisme,* 1823.

pour lui, les faits de transmission de la pensée sont incontestables, ils sont dus à *l'exaltation morale*, à l'augmentation de la *sensibilité du cerveau*, qui favorise une *communication sympathique* entre le cerveau du somnambule et celui des assistants.

On a encore expliqué la divination de la pensée par une action psychique directe, en admettant quelque chose qui passe du cerveau de l'opérateur à celui du somnambule : c'est la théorie des spirites tels que Chardel[1], Allan Kardec[2], etc. D'après ce dernier l'esprit rayonne tout autour du corps et peut se communiquer.

« C'est joli, dit Ochorowicz[3], seulement il faudrait prouver qu'il existe une analogie entre une âme et une lanterne? »

Après l'hypothèse d'une *action psychique*, vient celle d'une *action physique* : c'est un fluide qui transmet la pensée. Ce fluide se projette au dehors pour affecter les nerfs du sujet. C'est la théorie de Lecat[4], de Deleuze[5].

« La théorie du fluide est trop simple vis-à-vis de la complexité des faits et inutilement compliquée vis-à-vis des faits simples, dit Ochorowicz[6]. D'ailleurs l'existence du fluide n'est pas démontrée. »

Mesmer[7] et Despines[8] expliquaient la divination de la pensée par l'hypothèse du fluide universel qui existe partout.

« Les mouvements résultant de la pensée sont transmis à l'air ou à l'éther, comme milieux intermédiaires, pour être reçus et sentis par les organes des sens externes. Ces mêmes mouvements, ainsi modifiés par la pensée dans le cerveau et dans la substance des nerfs, étant communiqués en même temps à la *série d'un fluide subtil avec lequel cette substance des nerfs est en continuité,* peuvent indépendamment et *sans le concours de l'air et de l'éther,* s'étendre à des distances

---

1. CHARDEL, *Essai de psych. physiol.* Paris, 1838, p. 286.
2. ALLAN KARDEC, *Le livre des esprits.* Paris, 1862, p. 185.
3. OCHOROWICZ, *loc. cit.,* p. 456.
4. LECAT, *Traité des sensations.* Paris, 1767, p. 154.
5. DELEUZE, *Histoire critique du magn.* Paris, 1813, p. 181.
6. OCHOROWICZ, *loc. cit.,* p. 466.
7. MESMER, *Mémoires.* Paris, 1828, p. 62.
8. DESPINES, *Étude scientifique sur le somnambulisme.* Paris, 1880, p. 222.

indéfinies et se rapporter *immédiatement au sens interne* d'un autre individu. »

Grâce aux fluides, Mesmer expliquait aussi bien la divination du présent que celle du passé et de l'avenir : voir le passé, c'est sentir les causes dans les effets, et voir l'avenir, c'est deviner les effets par les causes. Tout ce qui a été a laissé des traces, tout ce qui sera est déjà déterminé par l'ensemble des causes.

Le sommeil est plus propre que la veille pour ces transmissions :

1° Parce que les fonctions des sens sont suspendues et que les impressions se font directement sur la substance même des nerfs. Le sens interne devient ainsi le seul organe de sensation ;

2° Parce que les fonctions psychiques de la mémoire consciente, de l'imagination et de la réflexion sont abolies et que par suite la substance cérébrale devient plus sensible pour les impressions qui seules l'atteignent (monoïdéisme.)

Pour la transmission des pensées, il faut, d'après Mesmer : un *rapport* entre le somnambule et le magnétiseur, et une *éducation* du sujet.

Despines fils admet une théorie analogue ; il admet que l'activité cérébrale peut, *dans certaines conditions*, retentir sur le cerveau d'un autre individu, *au moyen de l'éther*. Tout acte psychique a pour cause une modification des vibrations cérébrales qui ne sont pas susceptibles d'imprimer, par *l'intermédiaire de l'éther*, des modifications semblables dans les cerveaux sains environnants. Cependant ces vibrations se répondent au dehors et frappent ces cerveaux sans effet. Si donc, parmi ces cerveaux, il s'en trouve un plus impressionnable, qui ressent ces *vibrations éthérées*, et que celles-ci y produisent des vibrations identiques, l'activité de cet organe donnera bien des idées semblables. Si ce phénomène est rare, cela ne tient ni au mode d'action de l'*éther*, ni aux lois qui dirigent ce mode d'action, cela tient à une *sensibilité extrême*, anormale, pathologique, et heureusement rare du système nerveux.

Ochorowicz ne peut se résoudre à admettre cet éther : « J'aime mieux mon ignorance qu'une science pareille, dit-il;... je comprends la nécessité d'un gaz plus raréfié que tous les gaz que nous connaissons, c'est-à-dire plus raréfié que l'hydrogène, mais je ne comprends pas une matière qui n'est pas matière, un corps raréfié qui supprime le vide, *deus ex machina* qui doit tout expliquer, sans être lui-même compréhensible[1]. »

Le marquis de Puységur ne put s'assimiler ces théories fluidiques; il préféra admettre l'hypothèse d'une transmission psycho-physique. Il considère la pensée comme un mouvement, la transmission de la pensée n'étant aussi qu'une transmission de mouvement. Il veut transmettre un mouvement à son père, rien de plus simple, il se rappelle son image et pense à lui : c'est de la plus saine physique, *la pensée est le principal moteur, elle est en nous ce qu'est le plateau de verre dans la machine électrique.* Mais l'on ne peut agir sur quelqu'un que s'il est *isolé,* tout comme l'électricité n'est ressentie que par un individu isolé.

Après avoir longuement exposé toutes ces théories, Ochorowicz fait remarquer :

1° Que la suggestion, dite mentale, est un phénomène très complexe, qui ne peut être expliqué par un principe unique;

2° Que, même par rapport à un fait déterminé, la théorie doit être double : psychologique et physique;

3° Qu'il faut considérer : d'un côté, les conditions de l'opérateur, et de l'autre, celles du sujet.

Il faut tout d'abord éliminer les suggestions mentales apparentes; la transmission vraie est celle par laquelle un état *a* du cerveau A est reproduit par le cerveau B, *sans* l'intermédiaire *de signes visuels, auditifs, olfactifs...*

En pratique ces deux catégories de transmission se confondent, car *il n'y a pas de pensée sans expression;* on pourrait aussi arriver à conclure que la suggestion mentale est due à ce que le sujet déchiffre la pensée grâce à son hyperesthésie. C'est ce qui a lieu dans de nombreux cas, mais dans d'autres, au contraire, la suggestion mentale est indéniable.

1. OCHOROWICZ, *loc. cit.,* p. 188.

8

Certaines conditions sont nécessaires à la réalisation de ces suggestions : du côté de l'opérateur, il est probable qu'il y a des différences personnelles, tenant par exemple au degré d'intensité de la pensée; il y a sans doute aussi quelquefois une sorte de concordance entre deux intelligences. Les efforts excessifs de la volonté semblent nuire à la netteté de la transmission, tandis qu'une pensée ferme, prolongée, répétée, constitue une condition très favorable; les distractions sont nuisibles.

Du côté du sujet dans l'*état aïdéique* profond, la transmission n'est jamais immédiate, mais elle peut être latente; dans l'état de *monoïdéisme naissant,* elle peut être immédiate et parfaite; dans l'état de *polyïdéisme passif,* elle peut être médiate ou immédiate, mais toujours plus faible; dans l'état de *polyïdéisme actif,* elle peut être directe ou indirecte si le sujet aide l'expérimentateur, elle peut encore être, *par exception,* même sans que le sujet soit prévenu de l'action. Ceci se rapproche de l'action mentale à l'état de veille, car le polyïdéisme actif ne diffère de la veille que parce que cette dernière est plus polyïdéique que l'autre, c'est une différence quantitative.

La condition *sine qua non* d'une action mentale nette, c'est le *rapport*. Quelle est la cause *physique* du rapport?

Une action dynamique analogue à celle de l'électricité :

« 1° Tout être humain est un foyer dynamique.

« 2° Un foyer dynamique cherche toujours à propager le mouvement qui lui est propre.

« 3° Un mouvement propagé se transforme suivant le milieu qu'il traverse[1]...

« La pensée reste chez elle, comme l'action chimique d'une pile reste dans la pile, elle se fait représenter au dehors par son corrélatif dynamique, qui s'appelle courant pour les piles... je ne sais comment pour le cerveau. En tout cas, c'en est aussi un corrélatif dynamique[2]. »

La pensée est un *acte dynamique,* développé au sein du foyer dynamique qui s'appelle l'*action nerveuse,* cette dernière

1. OCHOROWICZ, *loc. cit.,* p. 507.
2. ID., *ibid.,* p. 511.

fonctionne sur un fond encore plus large, le *ton* dynamique, qui dépend de la nature organique toute entière.

La suggestion mentale peut se faire par transmission, par transformation et par réversibilité; la transmission nécessite une union dynamique très grande entre le sujet et l'expérimentateur; s'il existe des résistances, il y aura transformation; enfin il peut y avoir réversibilité : si le mouvement est deux fois, trois fois transformé, il recouvre quelquefois son caractère primitif. Dans le *photophone*, la lumière transmet la parole; en parlant dans une embouchure placée derrière un miroir, on fait vibrer le miroir dont les rayons modifiés par la parole vont frapper une lame de *sélénium* traversée par un courant local. La lame de sélénium présente pour ce courant une résistance variable suivant les modifications du rayon envoyé par le miroir; le courant, ainsi modifié, est reçu dans un téléphone qui reproduit la parole émise derrière le miroir.

Le cerveau de la personne placée au téléphone reproduit donc la pensée du cerveau de la personne placée derrière la glace; et cela par un rayon lumineux.

« Pourquoi? dit Ochorowicz. Parce que la dernière transmission a rencontré un milieu analogue à celui de son point de départ[1]. »

Comment peut-on expliquer le sommeil à distance? Est-ce un fluide que l'on projette, fluide qui trouve son chemin, tourne les murs et frappe le sujet? Il faudrait d'abord prouver que le fluide existe, dit Ochorowicz, puisqu'il sait trouver son chemin.

« Si le sujet s'aidait par sa propre imagination, il suffirait de lui transmettre l'*idée* du sommeil, cette idée ne voyage pas, elle envoie son corrélatif dynamique, c'est une onde qui se transforme suivant la résistance des milieux. Cette onde frappe tout ce qu'elle rencontre, mais elle ne subit la transformation réversible que si elle trouve un milieu analogue à celui d'où elle émane. Le cerveau A émet l'idée de dormir, cette idée envoie des ondes dans toutes les directions; le cerveau B

---

1. OCHOROWICZ, *loc. cit.*, p. 517.

réunit les conditions de réversibilité et l'idée se réveille en lui. Mais tous les cerveaux ne recueillent pas ces ondes pour les transformer en l'idée correspondante, il faut qu'ils soient *réglés, en rapport* avec l'opérateur; et ce rapport consiste en ce que le ton dynamique du sujet correspond à celui de l'opérateur. »

Cette action mentale à distance peut être consciente ou inconsciente, le plus souvent elle est inconsciente, lors de son accomplissement, elle ne devient consciente qu'après; quelquefois cependant le sujet devine l'action avant de s'y soumettre.

Cette action s'exerce probablement directement sur le cerveau; c'est une contagion nerveuse, au fond de laquelle il n'y a qu'une chose, la même qu'entre le fer et l'aimant, la même qu'entre le soleil et la terre : transmission et transformation du mouvement.

XXI

Les phénomènes psychiques occultes.

Que faut-il entendre par phénomènes psychiques occultes?

« Ce sont, dit Coste[1] des phénomènes contraires, en apparence, à toutes les lois connues de la nature, inexplicables par les données actuelles de la science, et qui se produisent, tantôt spontanément, tantôt par l'intermédiaire de certaines personnes. »

On remarque actuellement une tendance à faire entrer le merveilleux dans la science et cela grâce aux recherches et aux efforts de Croockes, de Gibier, de Luys, d'Ochorowicz, de de Rochas, de Richet, de Dariex, de Héricourt, de Beaunis, de Janet, de Lombroso, etc.

Toute étude un peu complète des phénomènes hypnotiques doit nécessairement comprendre l'étude des phénomènes psychiques occultes.

---

1. COSTE, *Les phénomènes psychiques occultes.* Montpellier, 1895, p. 5.

Afin d'exposer les recherches scientifiques sur les phénomènes occultes, nous adopterons la classification de Richet[1] et de Coste; nous diviserons notre étude en sept groupes :

1° Les faits de *télépathie;*

2° Les faits de *lucidité;*

3° Les faits de *pressentiments;*

4° Les *mouvements d'objets matériels,* non explicables par la mécanique normale;

5° Les *fantômes et apparitions* se manifestant objectivement;

6° Les médiums;

7° Les théories émises pour expliquer les divers phénomènes occultes.

I. — TÉLÉPATHIE.

Qu'est-ce que la télépathie? « C'est, dit Richet, la transmission à distance et sans aucun intermédiaire appréciable, d'une impression ressentie par un organisme A à un autre organisme B sans que cet organisme B soit en rien averti. »

La télépathie peut être expérimentale ou spontanée; la télépathie expérimentale repose sur la transmission de la pensée, la suggestion mentale à distance, dont l'étude a été entreprise par Janet, Gibier, Ochorowicz, etc., mais ce n'est pas seulement la pensée qui peut ainsi se transmettre, c'est encore les sentiments et les sensations : ainsi s'explique la faculté de voir dans l'intérieur de l'organisme et de diagnostiquer les maladies.

Dans la télépathie expérimentale, l'expérimentateur et le sujet prennent part consciemment et volontairement à l'expérience; dans la télépathie spontanée, l'agent n'exerce aucune action consciente ni volontaire, et la personne qui éprouve l'impression ne s'y attend pas; par exemple, si A meurt loin de B, et que l'image de A apparaît à B.

---

1. RICHET, *Ann. des sciences psych.,* t. I.

La Society for psychical researches a fait une enquête sur ces *hallucinations véridiques;* la Société de Psychologie physiologique et les *Annales des sciences psychiques* de Dariex ont poursuivi ces recherches. Les documents obtenus furent nombreux, mais leur valeur ne parut pas toujours suffisante, aussi en fut-on réduit à analyser rigoureusement chacun des faits signalés et à comparer le total de ces cas au calcul des probabilités.

D'après Dariex[1], l'hypothèse de la réalité d'une action télépathique visuelle serait 4.114.545 fois plus probable que celle de la coïncidence fortuite.

Richet et Coste font remarquer qu'il ne faut pas exagérer la valeur de ces chiffres, mais qu'on peut en conclure que l'action du hasard seul est tout à fait invraisemblable.

Comment expliquer ces faits? Par la suggestion mentale? Non; la suggestion mentale ne peut expliquer tous les phénomènes de télépathie; beaucoup d'auteurs, convaincus de la réalité de ces phénomènes, préfèrent s'abstenir de toute théorie, persuadés qu'en ce moment tout essai d'explication serait infructueuse[2].

II. — LUCIDITÉ.

Qu'est-ce que la *lucidité?*

« C'est, dit Richet, la connaissance, pour un individu A, d'un phénomène quelconque, non percevable et connaissable par les sens normaux, en dehors de toute transmission mentale consciente ou inconsciente. »

La lucidité se rapproche beaucoup de la télépathie : la seule différence serait que dans la télépathie, un esprit semble influencer un autre esprit; tandis que dans la lucidité, un esprit prend directement connaissance, de loin, de certains faits qu'aucun autre esprit ne reflète.

---

1. DARIEX, *Ann. des sciences psychiques,* n° 3, 2ᵉ année.
2. Nous recevons à l'instant un travail de M. A. DENIS, de Verviers; ce travail fort intéressant est intitulé : *La Télépathie, Essai de Théorie;* il est extrait des *Annales des sciences psychiques* de DARIEX (janvier 1895).

Comme le fait remarquer Coste, dans la lucidité le sujet existe seul ; dans la télépathie il y a un agent et un sujet.

Richet rapporte de nombreuses expériences de lucidité : il enferme des dessins dans une enveloppe opaque et les fait décrire par un sujet. Sur cent quatre-vingts expériences, trente ont réussi plus ou moins bien ; aussi l'auteur conclut-il que la lucidité varie suivant les jours et que, dans tous les cas, elle est des plus incertaines.

M⁽ᵐᵉ⁾ Sidnick [1] a repris les expériences de Richet : elle a fait deviner des cartes extraites d'un paquet. Sur deux mille cinq cent quatre-vingt cinq expériences, elle a réussi sûrement cent quarante-neuf fois, trois fois plus souvent que ne l'indique le calcul des probabilités ; l'expérimentateur prétend s'être placé dans toutes les conditions possibles pour éviter la supercherie.

Les cas de lucidité spontanée, non expérimentale, sont nombreux ; on trouvera la description de quelques-uns de ces cas dans l'ouvrage de Coste.

III. — PRESSENTIMENT.

D'après Richet, le pressentiment « c'est la prédiction d'un événement plus ou moins improbable qui se réalisera dans quelque temps, et qu'aucun des faits actuels ne permet de prévoir. »

Il n'existe aucune expérience relative au pressentiment, mais il existe des faits semblant prouver sa réalité ; ces faits, bien que ne présentant pas de garanties absolues, possèdent cependant, pour Coste, des garanties suffisantes.

IV. — MOUVEMENTS D'OBJETS MATÉRIELS NON EXPLICABLES PAR LA PHYSIQUE NORMALE.

Jusqu'en ces derniers temps, ces phénomènes étaient désignés sous le nom de *phénomènes spiritiques* ; ils étaient attri-

1. Voir *Ann. des sciences psychiques,* n⁰ 3, 1ʳᵉ année.

bués à l'intervention des esprits des morts avec lesquels les médiums se mettaient en rapport.

Bobinet, Faraday et Chevreul attribuèrent les mouvements d'objets matériels aux mouvements inconscients des expérimentateurs, à l'automatisme des médiums.

Janet confirma ces données dans son *Automatisme psychologique* : il prouva que les tables tournantes, les écritures des esprits s'expliquent par l'automatisme et la dualité cérébrale.

« Mais, dit Coste, cette théorie est en défaut, quand il s'agit d'expliquer rationnellement les faits d'action à distance[1]. »

S'il est prouvé qu'une force, émanant de l'organisme, peut agir de loin sur des objets matériels, il est presque certain que la plupart des phénomènes moteurs occultes reconnaissent une cause identique.

Reichenbach soutient que tous les corps sont pénétrés d'un fluide spécial qu'il appelle *od ;* certains individus très *sensitifs* seraient même capables de voir cet ode se dégager des objets matériels, et surtout du corps humain et des aimants[2].

Cette théorie est confirmée par de Rochas[3] et Gibier[4] ; ce dernier auteur affirme avoir vu dans l'obscurité, sous forme de matière vaporeuse et lumineuse, un fluide se dégager du corps d'un de ses clients. Gibier a même, plusieurs fois, vu ces émanations *en plein jour*[5]. Cette force odique, neurique, pourrait provoquer des mouvements d'objets matériels.

Les premières recherches en ce sens sont dues à M. Croockes, qui, en 1863, expérimenta avec le concours du médium américain Home ; il obtint l'altération du poids du corps, l'exécution d'airs sur des instruments de musique, il vit des tables et des chaises enlevées de terre sans l'attouchement de personne. Croockes prétend avoir pris toutes les précautions nécessaires. « Le pauvre Home était soumis à des épreuves

1. COSTE, *loc. cit.*, p. 127.
2. Dans *Ann. des sc. psych.*, 1892, n° 6.
3. DE ROCHAS, *Feintes des magnétiseurs*.
4. *Analyse des choses*, p. 157.
5. GIBIER, *Spiritualisme expérimental*, p. 209.

bien offensantes : on lui tenait les pieds et les mains, il n'avait le droit de faire aucun mouvement sans que plusieurs paires d'yeux méfiants ne fussent braqués sur lui. »

En dehors des apparitions lumineuses, toutes les expériences de Croockes ont été faites à la lumière, dans la propre maison de Croockes, aux époques désignées par lui et dans les circonstances qui excluaient absolument l'emploi et l'aide du plus simple instrument ; il a composé lui-même son cercle d'amis, il a introduit des incrédules et il a imposé ses conditions pour éviter toute possibilité de fraude.

Zallner[1], Gibier[2], Lepelletier ont constaté des faits analogues.

Lombroso, Tamburini, Virgilio, Bianchi, Vizioli, tous sceptiques à l'égard du spiritisme, assistèrent à des séances données par la célèbre médium Eusapia : ils virent à la lumière une table qui s'élevait en même temps que leurs chaises, quoique leurs mains fassent un effort pour abaisser cette table ; ils entendirent des coups dans l'intérieur de la table, et ces coups répondaient parfaitement aux demandes sur l'âge des personnes présentes et sur ce qui devait arriver et qui arriva réellement ; dans l'obscurité, une sonnette, placée sur une table à environ un mètre d'Eusapia, se mit à tourner sur leurs têtes et à sonner, elle se plaça ensuite sur une table, puis sur un lit éloigné du médium d'environ deux mètres. Pendant cette dernière expérience le Dr Ascean alluma une allumette et put voir la sonnette lancée dans l'air, juste au moment ou elle allait tomber sur le lit.

Plongés de nouveau dans l'obscurité, ils entendirent une table en bois qui se remuait, et tandis que les mains du médium étaient gardées par Lombroso et Tamburini, le professeur Vizioli se sentait tirer les moustaches, pincer les genoux et avait l'impression d'être touché par une main petite et froide.

Lombroso entendit qu'on ôtait sa chaise et qu'on la replaçait ensuite.

1. ZALLNER. *Wissenschaftliche abhandl.*, 1877-81. Leipzig.
2. GIBIER, *Spiritualisme expérimental.*

Un grand rideau qui divisait la chambre d'une alcôve qui était à un mètre de distance du médium, se souleva comme agité par un coup de vent; les compagnons de Lombroso observèrent, à dix centimètres de distance, sur sa tête et sur celle du professeur Tamburini, des petites flammes jaunâtres.

On alluma alors la lampe et les assistants virent un gros meuble qui était derrière l'alcôve, à deux mètres d'eux, se remuer lentement et aller vers eux comme s'il était poussé par quelqu'un.

Barth observa des faits semblables avec le médium Eusapia : il vit une sonnette circuler dans l'air et sonner sans être remuée par personne.

Le banquier Hirsch, qui était avec lui, demanda à parler avec une personne qui lui était chère, il vit son image, il l'entendit parler. Barth vit son père et en reçut deux baisers.

Pour expliquer ces faits, que Lombroso considère comme certains, il admet une transformation de la force psychique du médium qui est toujours un névropathe. « Or, dit-il[1], je ne puis pas trouver absolument inadmissible que, de même chez les hystériques et chez les hypnotisés, l'excitation de certains centres qui se prononcent puissamment, par la paralysie des autres, donnent lieu à une transposition et à une transformation des forces psychiques; ainsi elle peut donner lieu à une transformation en force lumineuse et mouvante.

« Alors on comprend comment la force, nous dirons corticale et cérébrale d'un médium, peut, par exemple, sous une table, tirer la barbe, caresser, qui sont les phénomènes les plus connus dans ces cas. »

C'est un phénomène analogue à la transmission de la pensée : la force psychique, au lieu de se transporter d'un cerveau à un autre, se transforme en mouvement, en lumière etc. « Ne voyons-nous pas, dit Lombroso[2], l'aimant faire remuer le fer sans autre intermédiaire? Dans ces faits spiritiques, le mouvement prend une forme plus semblable au vouloir, car elle part

1. LOMBROSO, *Les faits spiritiques et leur explic. psych.* (*Revue de l'Hypnotisme*, p. 291, 1891-92).
2. LOMBROSO, *loc. cit.*, p. 293.

d'une force motrice qui est en même temps centre psychique, l'écorce cérébrale.

« La grande difficulté, dit-il encore, est de pouvoir admettre que le cerveau soit l'organe de la pensée et que la pensée soit un mouvement; du reste, en physique, admettre que les forces se transforment l'une dans l'autre et qu'une certaine force mouvante devienne lumineuse, calorique, n'est pas difficile. »

Quand une table donne des réponses exactes, quand elle dit un mot dans un langage que le médium ne connaît pas, c'est, pour Lombroso, qu'une personne présente a transmis sa pensée au médium.

Tout réside donc dans un état cérébral particulier du médium, qui est un être anormal et exceptionnel : « Étudions donc, dit Lombroso[1], comme dans la névropathie, comme dans la criminalogie, comme dans l'hypnotisme, le sujet plus que le phénomène, et nous en trouverons l'explication plus exacte et moins merveilleuse qu'on ne croyait tout d'abord, et, en attendant, gardons-nous de cette erreur de croire que tous soient des simulateurs et nous seuls des savants, tandis que, hélas! cette prétention pourrait précisément nous entraîner dans l'erreur. »

Richet a voulu assister à ces expériences, il se rendit en Italie en 1892 et prit part à la rédaction du rapport de la commission réunie à Milan pour l'étude des phénomènes psychiques. Voici des extraits de ce rapport[2].

RAPPORT DE LA COMMISSION

RÉUNIE A MILAN POUR L'ÉTUDE DES PHÉNOMÈNES PSYCHIQUES

« Prenant en considération le témoignage du professeur Césare Lombroso, au sujet des phénomènes médianimiques qui

---

1. LOMBROSO, *loc. cit.*, p. 296.
2. Dans *Annales des sciences psychiques,* février 1893.

se produisent par l'intermédiaire de Mme Eusapia Paladino, les soussignés se sont réunis ici, à Milan, pour faire avec elle une série d'études, en vue de vérifier ces phénomènes, en la soumettant à des expériences et à des observations aussi rigoureuses que possible. Il y a eu en tout dix-sept séances, qui se sont tenues dans l'appartement de M. Finzi (rue du Mont-de-Piété) entre neuf heures du soir et minuit.

« Le médium invité à ces séances par M. Aksakof fut présenté par le chevalier Chiaia, qui assista seulement à un tiers des séances, et presque uniquement aux premières et aux moins importantes.

« Vu l'émotion produite dans le monde de la presse par l'annonce de ces séances et les diverses appréciations qui y furent émises à l'égard de Mme Eusapia et du chevalier Chiaia, nous croyons devoir publier sans retard ce court compte rendu de toutes nos observations et expériences.

« Avant d'entrer en matière, nous devons faire immédiatement remarquer que les résultats obtenus ne correspondent pas toujours à notre attente. Non pas que nous n'ayons en grande quantité des faits, en apparence ou réellement importants et merveilleux; mais, dans la plupart des cas, nous n'avons pu appliquer les règles de l'art expérimental qui, dans d'autres champs d'observation, sont regardées comme nécessaires pour arriver à des résultats certains et incontestables.

« La plus importante de ces règles consiste à changer l'un après l'autre les modes d'expérimentation, de façon à dégager la vraie cause, ou au moins les vraies conditions de tous les faits. Or, c'est précisément à ce point de vue que nos expériences nous semblent encore trop incomplètes.

« Il est bien vrai que souvent le médium, pour prouver sa bonne foi, proposa quelque particularité de l'une ou de l'autre expérience et, bien des fois, prit lui-même l'initiative de ces changements. Mais cela se rapportait surtout à des circonstances indifférentes en apparence, d'après notre manière de voir. Les changements, au contraire, qui nous semblaient nécessaires pour mettre hors de doute le vrai caractère des résultats, ou ne furent pas acceptés comme possibles par le médium, ou, s'ils furent réalisés, réussirent, la plupart du temps, à rendre l'expérience nulle ou au moins aboutirent à des résultats obscurs.

« Nous ne nous croyons pas en droit d'expliquer ces faits, à l'aide de ces suppositions injurieuses que beaucoup trouvent encore les plus simples et dont les journaux se sont faits les champions.

« Nous pensons, au contraire, qu'il s'agit ici de phénomènes d'une nature inconnue, et nous avouons ne pas connaître les conditions nécessaires pour qu'ils se produisent. Vouloir fixer ces conditions de notre propre chef serait donc aussi extravagant que de prétendre faire l'expérience du baromètre de Torricelli, avec un tube fermé en bas, ou des expériences électrostatiques, dans une atmosphère saturée d'humidité, ou encore de faire de la photographie en exposant la plaque sensible à la pleine lumière, avant de la placer dans la chambre obscure. Mais pourtant, en admettant tout cela (et pas un homme raisonnable n'en peut douter), il n'en reste pas moins vrai que l'impossibilité bien marquée de varier les expériences, à notre guise, a singulièrement diminué la valeur et l'intérêt des résultats obtenus, en leur enlevant, dans bien des cas, cette rigueur de démonstration qu'on est en droit d'exiger pour des faits de cette nature, ou plutôt à laquelle on doit aspirer.

« Pour ces raisons, parmi les innombrables expériences effectuées, nous passerons sous silence ou nous mentionnerons rapidement celles qui nous paraîtront peu probantes et à l'égard desquelles les conclusions ont pu facilement varier chez les divers expérimentateurs. Nous noterons, au contraire, avec plus de détails, les circonstances dans lesquelles, malgré l'obstacle que nous venons d'indiquer, il nous semble avoir atteint un degré suffisant de probabilité.

I. — Phénomènes observés a la lumière.

« 3. *Mouvements d'objets à distance, sans aucun contact avec une des personnes présentes.*

« *a*. Mouvements spontanés d'objets.

« Ces phénomènes ont été observés à plusieurs reprises pendant nos séances; fréquemment, une chaise placée, dans ce but, non loin de la table, entre le médium et un de ses voisins, se mit en mouvement et quelquefois s'approcha de la table. Un exemple remarquable se produisit dans la seconde séance, *toujours en pleine lumière ;* une lourde chaise (10 kilog.), qui se trouvait à 1 mètre de la table et derrière le médium, s'approcha de M. Schiaparelli, qui se trouvait assis près du médium; il se leva pour la remettre en place, mais à peine s'était-il rassis que la chaise s'avança une seconde fois vers lui.

« *b*. Mouvements de la table sans contact.

« Il était désirable d'obtenir ce phénomène par voie d'expérience.

« Pour cela, la table fut placée sur des roulettes, les pieds du médium furent surveillés et tous les assistants firent la chaîne avec les mains, y compris celles du médium. Quand la table se mit en mouvement, nous soulevâmes tous les mains sans rompre la chaîne, et la table, ainsi isolée, fit plusieurs mouvements, comme dans la seconde expérience. Cette expérience fut renouvelée plusieurs fois.

« *c*. Mouvement du levier de la balance à bascule.

« Cette expérience fut faite, pour la première fois, dans la séance du 21 septembre.

« Après avoir constaté l'influence que le corps du médium exerçait sur la balance, pendant qu'il s'y tenait assis, il était intéressant de voir si cette expérience pouvait réussir à distance. Pour cela, la balance fut placée derrière le dos du médium assis à la table, de telle sorte que la plate-forme fût à 10 centimètres de sa chaise. On mit, en premier lieu, le bord de sa robe en contact avec la plate-forme; le levier commença à se mouvoir. Alors, M. Brofferio se mit à terre et tint le bord avec la main; il constata qu'il n'était pas tout à fait droit, puis il reprit sa place.

« Les mouvements continuant avec assez de force, M. Aksakof se mit à terre derrière le médium, isola complètement la plate-forme du bord de sa robe, replia celle-ci sous la chaise et s'assura avec la main que l'espace était bien libre entre la plate-forme et la chaise, ce qu'il nous fit connaître aussitôt.

« Pendant qu'il restait dans cette position, le levier continuait à se mouvoir et à battre contre la barre d'arrêt, ce que nous avons tous vu et entendu. Une seconde fois, la même expérience fut faite, dans la séance du 27 septembre, devant le professeur Richet. Quand, après une certaine attente, le mouvement du levier se produisit à la vue de tous, battant contre l'arrêt, M. Richet quitta aussitôt sa place auprès du médium et s'assura, en passant la main en l'air et par terre, entre le médium et la plate-forme, que cet espace était libre de toute communication, de toute ficelle ou artifice.

« 4° *Coups et reproductions de sons dans la table.*

« Ces coups se sont toujours produits pendant nos séances, pour exprimer *oui* ou *non;* quelquefois ils étaient forts et nets et semblaient résonner dans le bois de la table ; mais, comme on l'a remarqué, la localisation du son n'est pas chose facile, et nous n'avons pu essayer, sur ce point, aucune expérience, à l'exception des coups rythmés ou des divers frottements que nous faisons sur la table et qui semblaient se reproduire, ensuite, *dans l'intérieur de la table,* mais faiblement.

II. — Phénomènes observés dans l'obscurité.

« Les phénomènes observés dans l'obscurité complète se produisirent pendant que nous étions tous assis autour de la table, faisant la chaîne (au moins pendant les premières minutes). Les mains et les pieds du médium étaient tenus par ses deux voisins.

« Invariablement, les choses étant en cet état, ne tardèrent pas à se produire les faits les plus variés et les plus singuliers que, dans la pleine lumière, nous aurions en vain désirés ; l'obscurité augmentant évidemment la facilité de ces manifestations, que l'on peut classer comme il suit :

« 1. *Coups sur la table sensiblement plus forts que ceux que l'on entendait en pleine lumière sous ou dans la table ; fracas terrible, comme celui d'un coup de poing ou d'un fort soufflet donné sur la table.*

« 2. *Chocs et coups frappés contre les chaises des voisins du médium, parfois assez forts pour faire tourner la chaise avec la personne. Quelquefois, cette personne se soulevant, sa chaise était retirée.*

« 3. *Transport sur les tables d'objets divers, tels que des chaises, des vêtements et d'autres choses, quelquefois « éloignés de plusieurs mètres » et pesant « plusieurs kilogrammes. »*

« 4. *Transport dans l'air d'objets divers, d'instruments de musique, par exemple, percussions et sons produits par ces objets.*

« 5. *Transport sur la table du médium, avec la chaise sur laquelle il était assis.*

« 6. *Apparitions de points phosphorescents de très courte durée (une fraction de seconde) et de lueurs, notamment de disques lumineux, qui souvent se dédoublaient, d'une durée également très courte.*

« 7. *Bruit de deux mains qui frappaient en l'air l'une contre l'autre.*

« 8. *Souffles d'air sensibles, comme un léger vent limité à un petit espace.*

« 9. *Attouchements produits par une main mystérieuse, soit sur les parties vêtues du corps, soit sur les parties nues (visage et mains), et, dans ce dernier cas, on éprouve exactement cette sensation de contact et de chaleur que produit une main humaine. Parfois, on perçoit réellement de ces attouchements qui produisent un bruit correspondant.*

« 10. *Vision d'une ou deux mains projetées sur un papier phosphorescent ou une fenêtre faiblement éclairée.*

« 11. *Divers ouvrages effectués par ces mains : nœuds faits et défaits, traces de crayon (selon toute apparence) laissées sur une feuille de papier ou autre part. Empreintes de ces mains sur une feuille de papier noircie.*

« 12. *Contact de nos mains avec une figure mystérieuse « qui n'est certainement pas celle du médium. »*

« Tous ceux qui nient la possibilité des phénomènes média-nimiques essaient d'expliquer ces faits, en supposant que le médium a la faculté (déclarée impossible par le professeur Richet) de voir dans l'obscurité complète où se faisaient les expériences, et que celui-ci, par un habile artifice, en s'agitant de mille manières dans l'obscurité, finit par faire tenir la même main par ses deux voisins, en rendant l'autre libre, pour produire les attouchements. Ceux d'entre nous qui ont eu l'occasion d'avoir en garde les mains d'Eusapia sont obligés d'avouer que celle-ci ne se prêtait assurément pas à faciliter leur surveillance et à les rendre à tout instant sûrs de leur fait.

« Au moment où allait se produire quelque phénomène important, elle commençait à s'agiter de tout son corps, se tordant et essayant de délivrer ses mains, surtout la droite, comme d'un contact gênant. Pour rendre leur surveillance continue, ses voisins étaient obligés de suivre tous les mouvements de la main fugitive, opération pendant laquelle il n'était pas rare de perdre son contact pendant quelques instants, juste au moment où il était le plus désirable de s'en bien assurer. Il n'était pas toujours facile de savoir si l'on tenait la main droite ou la main gauche du médium.

« Pour cette raison, beaucoup des manifestations très nombreuses, observées dans l'obscurité, ont été considérées comme d'une valeur démonstrative insuffisante, quoique en réalité probable; aussi les passerons-nous sous silence, exposant seulement quelques cas sur lesquels on ne peut avoir aucun doute, soit à cause de la certitude du contrôle exercé, soit par *l'impossibilité manifeste* qu'ils fussent l'œuvre du médium.

« *a.* Apports de différents objets pendant que les mains du médium étaient attachées à celles de ses voisins.

« Pour nous assurer que nous n'étions pas victimes d'une illusion, nous attachâmes les mains du médium à celles de ses deux voisins, au moyen d'une simple ficelle de 3 millimètres de diamètre, de façon que les mouvements des quatre mains se contrôlassent réciproquement.

« L'attache fut faite de la façon suivante : autour de chaque poignet du médium, on fit trois tours de ficelle, sans laisser de jeu, serrés presque au point de lui faire mal, et ensuite on fit

deux fois un nœud simple. Ceci fait, une sonnette fut placée
sur une chaise, à droite du médium. On fit la chaîne et les
mains du médium furent, en outre, tenues comme d'habitude,
ainsi que ses pieds. On fit l'obscurité, en exprimant le désir
que la sonnette tintât immédiatement, après quoi nous aurions
détaché le médium. *Immédiatement,* nous entendîmes la chaise
se renverser, d'écrire une courbe sur le sol, s'approcher de la
table et bientôt se placer sur celle-ci. La sonnette tinta, puis
fut projetée sur la table. Ayant fait brusquement la lumière,
on constata que les nœuds étaient dans un ordre parfait. Il est
clair que l'apport de la chaise n'a pu être produit par l'action
des mains du médium, pendant cette expérience, qui ne dura
en tout que dix minutes.

« *b.* Empreintes de doigts obtenues sur du papier enfumé.

« Pour nous assurer que nous avions vraiment affaire à une
main humaine, nous fixâmes sur la table, du côté opposé à
celui du médium, une feuille de papier noirci avec du noir de
fumée, en exprimant le désir que la main y laissât une
empreinte, que la main du médium restât propre, et que le
noir de fumée fût transporté sur l'une de nos mains. Les mains
du médium étaient tenues par celles de MM. Schiaparelli et
Du Prel. On fit la chaîne et l'obscurité ; nous entendîmes alors
une main frapper légèrement sur la table, et bientôt M. Du
Prel annonça que sa main gauche, qu'il tenait sur la main
droite de M. Finzi, avait senti des doigts qui la frottaient.

« Ayant fait la lumière, nous trouvâmes sur le papier plusieurs
empreintes de doigts et le dos de la main de M. Du Prel teint
de noir de fumée, les mains du médium, examinées immédiatement, ne portaient aucune trace. Cette expérience fut répétée
trois fois, en insistant pour avoir une empreinte complète ;
sur une seconde feuille, on obtint cinq doigts et sur une troisième, l'empreinte d'une main gauche presque entière. Après
cela, le dos de la main de M. Du Prel était complètement
noirci et les mains du médium parfaitement nettes.

« *c.* Apparition de mains sur un fond légèrement éclairé.

« Nous plaçâmes sur la table un carton enduit d'une substance
phosphorescente (sulfure de calcium) et nous en plaçâmes

d'autres sur des chaises, en différents points de la chambre. Dans ces conditions, nous vîmes très bien le profil d'une main qui se posait sur le carton de la table et sur le fond formé par les autres cartons; on vit l'ombre de la main passer et repasser autour de nous.

« Le soir du 21 septembre, l'un de nous vit, à plusieurs reprises, non pas une, mais *deux mains à la fois* se projeter sur la faible lumière d'une fenêtre, fermée seulement par des carreaux (au dehors il faisait nuit, mais ce n'était pas l'obscurité absolue); les mains s'agitaient rapidement, pas assez pourtant pour que nous n'en pussions distinguer nettement le profil. Elles étaient complètement opaques et se projetaient sur la fenêtre, en silhouettes absolument noires. Il ne fut pas possible aux observateurs de porter un jugement sur les bras auxquels ces mains étaient attachées, parce qu'une petite partie seulement de ces bras, voisine du poignet, s'interposait devant la faible clarté de la fenêtre, dans l'endroit où l'on pouvait l'observer.

« Ces phénomènes d'apparition simultanée de deux mains sont très significatifs, parce que l'on ne peut les expliquer par l'hypothèse d'une supercherie du médium qui n'aurait pu, en aucune façon, en rendre libre plus d'une seule, grâce à la surveillance de ses voisins. La même conclusion s'applique au battement des *deux mains* l'une contre l'autre, qui fut entendu plusieurs fois dans l'air, pendant le cours de nos expériences.

« *d*. Enlèvement du médium sur la table.

« Nous plaçons parmi les faits les plus importants et les plus significatifs cet enlèvement, qui s'est effectué deux fois, le 23 septembre et le 3 octobre : le médium, qui était assis à un bout de table, faisant entendre de grands gémissements, fut soulevé avec sa chaise et placé avec elle sur la table, assis dans la même position, ayant toujours les mains tenues et accompagnées par ses voisins.

« Le soir du 28 septembre, le même médium, tandis que ses deux mains étaient tenues par MM. Richet et Lombroso, se plaignit de mains qui le saisissaient sous le bras, puis, dans un état de *transe*, il dit d'une voix changée, qui est ordinaire dans cet état : « Maintenant, j'apporte mon médium sur la table. » Au bout de deux ou trois secondes, la chaise avec le médium qui y était assis fut, non pas jetée, mais soulevée avec précaution et déposée sur la table, tandis que MM. Richet et Lombroso sont sûrs de n'avoir aidé en rien à cette ascension par leurs propres efforts. Après avoir parlé, toujours en état de transe, le médium annonça sa descente, et M. Finzi s'étant substitué à M. Lombroso, le médium fut déposé à terre avec autant de sûreté et de précision, tandis que MM. Richet et Finzi accompagnaient, sans les aider en rien, les mouvements des mains et du corps et s'interrogeaient à chaque instant sur la position des mains.

« En outre, pendant la descente, tous deux sentirent, à plusieurs reprises, une main qui les touchait légèrement sur la tête. Le soir du 3 octobre le même phénomène se renouvela dans des circonstances assez analogues, MM. Du Prel et Finzi se tenant à côté du médium.

« e. Attouchements.

« Quelques-uns méritent d'être notés, particulièrement, à cause d'une circonstance capable de fournir quelque notion intéressante sur leur origine possible; et d'abord, il faut noter les attouchements qui furent sentis par les personnes placées hors de la portée des mains du médium.

« Ainsi, le 6 octobre, M. Geroza, qui se trouvait à la distance de trois places du médium (environ 1 mètre), ayant élevé la main pour qu'elle fût touchée, sentit plusieurs fois une main qui frappait la sienne pour l'abaisser, et comme il persistait, il fut frappé avec une trompette, qui, un peu auparavant, avait rendu des sons en l'air...

« En second lieu il faut noter les attouchements qui constituent des opérations délicates, qu'on ne peut faire dans l'obscurité avec la précision que nous leur avons remarquée.

« Deux fois (16 et 21 septembre), M. Schiaparelli eut ses lunettes enlevées et placées devant une autre personne sur la table. Ces lunettes sont fixées aux oreilles au moyen de deux ressorts, et il faut une certaine attention pour les enlever, même pour celui qui opère en pleine lumière. Elles furent pourtant enlevées, dans l'obscurité complète, avec tant de délicatesse et de promptitude, que ledit expérimentateur ne s'en aperçut qu'en ne sentant plus le contact habituel de ses lunettes sur son nez, sur les tempes et sur les oreilles, et il dut se tâter avec les mains pour s'assurer qu'elles ne se trouvaient plus à leur place habituelle.

« Des effets analogues résultèrent de beaucoup d'autres attouchements, exécutés avec une excessive délicatesse, par exemple, lorsqu'un des assistants se sentit caresser les cheveux et la barbe. Dans toutes les innombrables manœuvres exécutées par les mains mystérieuses, il n'y eut jamais à noter une maladresse ou un choc, ce qui est ordinairement inévitable pour qui opère dans l'obscurité...

« *f*. Contacts avec une figure humaine.

« L'un de nous, ayant exprimé le désir d'être embrassé, sentit devant sa propre bouche le bruit rapide d'un baiser, mais non accompagné d'un contact de lèvres : cela se produisit deux fois (21 septembre et 1er octobre). En trois occasions différentes il arriva à l'un des assistants de toucher une figure humaine ayant des cheveux et de la barbe ; le contact de la peau était absolument celui de la figure d'un homme vivant, les cheveux étaient beaucoup plus rudes et hérissés que ceux du médium, et la barbe, au contraire, paraissait très fine (1er, 5 et 6 oct.).

« *h*. Expériences de Zœllner sur la pénétration d'un solide à travers un autre solide.

« On connaît les célèbres expériences par lesquelles l'astronome Zœllner a tenté de prouver expérimentalement l'existence d'une quatrième dimension de l'espace, laquelle, d'après sa manière de voir, aurait pu servir de base à une théorie acceptable de beaucoup de phénomènes médianimiques.

« Quoique nous sachions bien que, d'après une opinion très répandue, Zœllner a pu être victime d'une mystification fort habile[1], nous avons cru très important d'essayer une partie de ses expériences, avec l'aide de Mme Eusapia. Une seule d'entre

---

1. Opinion qui a cours aussi en ce qui concerne Croockes... Elle est si commode ! Grâce à elle, on évite si aisément les courbatures cérébrales que l'on attraperait, à vouloir réfléchir sérieusement sur ces histoires-là !

elles, qui aurait réussi, avec les précautions voulues, nous
aurait récompensé avec usure de toutes nos peines et nous
aurait donné une preuve évidente de la réalité des faits
médianimiques, même aux yeux des contradicteurs les plus
obstinés. Nous avons essayé successivement trois des expériences de Zœllner, savoir :

« 1° L'entrecroisement de deux anneaux solides (de bois ou
de carton), auparavant séparés ;

« 2° La formation d'un nœud simple sur une corde sans fin ;

« 3° La pénétration d'un objet solide de l'extérieur à l'intérieur d'une boîte fermée, dont la clef était gardée en main
sûre[1]. Aucune de ces tentatives n'a réussi. Il en fut de même
d'une autre expérience qui aurait été non moins probante, celle
du moulage de la main mystérieuse dans la paraffine fondue.

III. — Phénomènes précédemment observés dans l'obscurité, obtenus enfin a la lumière, avec le médium en vue.

« Il restait, pour arriver à une entière conviction, à essayer
d'obtenir les phénomènes importants de l'obscurité, sans
cependant perdre de vue le médium. Puisque l'obscurité est,
à ce qu'il semble, assez favorable à leur manifestation, il fallait
laisser l'obscurité aux phénomènes et maintenir la lumière
pour nous et le médium. Pour cela, voici comment nous
procédâmes, dans la séance du 6 octobre : une portion d'une
chambre fut séparée de l'autre par une tenture, pour qu'elle
restât dans l'obscurité, et le médium fut placé, assis sur une
chaise, devant l'ouverture de la tenture, ayant le dos dans la
partie obscure ; les bras, les mains, le visage et les pieds dans
la partie éclairée de la chambre.

« Derrière la tenture, on plaça une petite chaise avec une
sonnette, à un demi-mètre à peu près de la chaise du médium,
et sur une autre chaise plus éloignée, on plaça un vase plein

---

1. On trouvera dans le livre de M. Croockes (p. 172 et suiv.) un fait à peu
près analogue, en présence de plusieurs personnes et de M. Croockes lui-
même, « une tige d'herbe de Chine » traversa une table...

d'argile humide, parfaitement humide à la surface. Dans la partie éclairée, nous fîmes cercle autour de la table, qui fut placée devant le médium. Les mains de celui-ci furent toujours tenues par ses voisins, MM. Schiaparelli et Du Prel. La chambre était éclairée par une lanterne à verres rouges, placée sur une autre table. *C'était la première fois que le médium était soumis à ces conditions.*

« Bientôt les phénomènes commencèrent. Alors, à la lumière d'une bougie sans verres rouges, nous vîmes la tenture se gonfler vers nous ; les voisins du médium opposant leurs mains à la tenture, sentirent une résistance ; la chaise de l'un d'eux fut tirée avec violence, puis cinq coups y furent frappés, ce qui signifiait que l'on demandait moins de lumière. Alors, nous allumâmes *à la place* la lanterne rouge en la protégeant en outre, en partie, avec un écran ; mais, peu après, nous pûmes enlever cet objet et, auparavant, la lanterne fut placée sur notre table, devant le médium. Les bords de l'orifice de la tenture furent fixés aux angles de la table et, à la demande du médium, repliés au-dessous de sa tête et fixés avec des épingles : alors, sur la tête du médium quelque chose commença à apparaître à plusieurs reprises. M. Aksakof se leva, mit la main dans la fente de la tenture, au-dessus de la tête du médium, et annonça bientôt que des doigts le touchaient à plusieurs reprises, puis sa main fut attirée à travers la tenture ; enfin, il sentit que quelque chose venait lui repousser la main ; c'était la petite chaise, il la tint, puis la chaise fut de nouveau reprise, et tomba à terre. *Tous les assistants mirent la main dans l'ouverture et sentirent le contact des mains.* Dans le fond noir de cette ouverture, au-dessus de la tête du médium, les lueurs bleuâtres habituelles apparurent plusieurs fois ; M. Schiaparelli fut touché fortement, à travers la tenture, sur le dos et au côté ; sa tête fut recouverte et attirée dans la partie obscure, tandis que, de la main gauche, il tenait toujours la droite du médium et de la main droite la gauche de Finzi.

« Dans cette position il se sentit toucher par des doigts nus et chauds, vit des lueurs décrivant des courbes dans l'air, et éclairant un peu la main et le corps dont ils dépendaient. Puis il reprit sa place, et alors une main commença à apparaître à l'ouverture, sans être retirée aussi rapidement, et, par conséquent, plus distinctement. Le médium n'ayant encore jamais vu cela, leva la tête pour regarder, et aussitôt la main lui toucha le visage. M. Du Prel, sans lâcher la main du médium, passa la tête dans l'ouverture, au-dessus de la tête du médium, et aussitôt il se sentit touché fortement en différentes parties et par plusieurs doigts. Entre les deux têtes, la main se montra encore. M. Du Prel reprit sa place, et M. Aksakof présenta un crayon dans l'ouverture; le crayon fut attiré par la main et ne tomba pas; puis, un peu après, il fut lancé à travers la fente sur la table. Une fois apparut un poing fermé sur la tête du médium; puis après, la main ouverte se fit voir lentement, tenant les doigts écartés.

« Il est impossible de compter le nombre de fois que cette main apparut et fut touchée par l'un de nous; il suffit de dire qu'aucun doute n'était plus possible : *c'était véritablement une main humaine et vivante que nous voyions et touchions, pendant qu'en même temps, le buste et les bras du médium demeuraient visibles et que ses mains étaient tenues par ses deux voisins.* A la fin de la séance, M. Du Prel passa le premier dans la partie obscure, et nous annonça une empreinte dans l'argile.

« En effet, nous constatâmes que celle-ci était déformée par une profonde éraflure de cinq doigts appartenant à la main droite (ce qui expliqua ce fait, qu'un morceau d'argile avait été jeté sur la table, à travers l'orifice de la tenture, vers la fin de la séance), preuve permanente que nous n'avions pas été hallucinés.

« Ces faits se répétèrent plusieurs fois, sous la même forme ou sous une forme très peu différente, dans les soirées des 9, 13, 15, 17 et 18 octobre.

CONCLUSION

« Ainsi donc, tous les phénomènes merveilleux que nous avons observés, dans l'obscurité complète ou presque complète, nous les avons obtenus aussi sans perdre de vue le médium, même un instant. En cela, la séance du 6 octobre fut pour nous la constatation évidente et absolue de la justesse de nos observations antérieures dans l'obscurité ; ce fut la preuve incontestable que, pour expliquer les phénomènes de la complète obscurité, il n'est pas absolument nécessaire de supposer une supercherie du médium, ni une illusion de notre part ; ce fut pour nous la preuve que ces phénomènes peuvent résulter d'une cause identique à celle qui les produit, quand le médium est visible, avec une lumière suffisante pour contrôler la position et les mouvements.

« En publiant ce court et incomplet compte rendu de nos expériences, nous avons aussi le devoir de dire que nos convictions sont les suivantes :

« 1° Que, dans les circonstances données, aucun des phénomènes obtenus à la lumière plus ou moins intense n'aurait pu être produit à l'aide d'un artifice quelconque ;

« 2° Que la même opinion peut être affirmée en grande partie pour les phénomènes de l'obscurité complète. Pour un certain nombre de ceux-ci, nous pouvons bien reconnaître, *à l'extrême rigueur,* la possibilité de les imiter, au moyen de quelque adroit artifice du médium ; toutefois, d'après ce que nous avons dit, il est évident que cette hypothèse serait, non seulement *improbable,* mais encore *inutile* dans le cas actuel, puisque, en l'admettant, l'ensemble des faits nettement prouvés ne s'en trouverait nullement atteint.

« Nous reconnaissons d'ailleurs que, au point de vue de la science exacte, nos expériences laissent encore à désirer, elles ont été entreprises sans que nous pussions savoir ce dont nous avions besoin, et les divers appareils que nous avons employés ont dû être préparés et improvisés par les soins de MM. Finzi, Gérosa et Ermacora.

« Toutefois, ce que nous avons vu et constaté suffit, à nos yeux, pour prouver que ces phénomènes sont bien dignes de l'attention des savants.

« Nous considérons comme notre devoir d'exprimer publiquement notre reconnaissance pour M. D. Ercole Chiaia, qui a poursuivi pendant de longues années, avec tant de zèle et de patience, en dépit des clameurs et des dénigrements, le développement de la faculté médianimique de ce sujet remarquable, en appelant sur lui l'attention des hommes d'étude, et n'ayant en vue qu'un seul but : le triomphe d'une vérité impopulaire;

« Alexandre Aksakof, directeur du journal *Les Études psychiques*, à Leipzig, conseiller d'État de S. M. l'Empereur de Russie;

« Giovanni Schiaparelli, directeur de l'Observatoire astronomique de Milan;

« Carl du Prel, docteur en philosophie, de Munich;

« Angelo Brofferio, professeur de philosophie;

« Giuseppe Gerosa, professeur de physique à l'École royale supérieure d'agriculture de Portici;

« G.-B. Ermacora, docteur en physique;

« Giorgio Finzi, docteur en physique.

« A une partie de nos séances ont assisté quelques autres personnes, parmi lesquelles nous mentionnons :

« MM. Charles Richet, professeur à la Faculté de médecine de Paris, directeur de la *Revue scientifique* (5 séances);

« Cesare Lombroso, professeur à la Faculté de médecine de Turin (2 séances). »

Voici maintenant les conclusions personnelles de Richet :

« Et maintenant que peut-on conclure? dit le savant professeur, après avoir raconté minutieusement les principales expériences. Car, il ne suffit pas d'énumérer des expériences; il faut dégager ou essayer de dégager le résultat final qu'elles apportent.

« Si, comme ce n'est pas tout à fait le cas, nous avions obtenu un résultat tout absolument décisif, je n'aurais pas hésité un instant à dire hautement mon opinion. La défaveur publique ne m'inquiète guère et ce ne serait pas la première fois que je me serais trouvé en désaccord avec la majorité, voire même la presque unanimité de mes confrères; les doutes que je ne crains pas d'avouer sont donc des doutes réels, non des doutes de timidité ou d'hésitation dans ma pensée.

« Certes, s'il s'agissait de prouver quelque fait simple et
naturel, à peu près évident *a priori*, ou ne contredisant pas
les données scientifiques vulgaires, je m'estimerais pleinement
satisfait : les preuves seraient largement suffisantes et il me
paraîtrait presque inutile de continuer, tant les faits accumulés
dans ces séances paraissent éclatants et conclusifs ; mais il
s'agit de démontrer des phénomènes vraiment absurdes, contraires à tout ce que les hommes, le vulgaire ou les savants,
ont admis depuis quelques milliers d'années. C'est un boule-
versement radical de toute la pensée humaine, de toute l'expérience humaine, c'est un monde nouveau ouvert à nous, et,
par conséquent, il n'est pas possible d'être trop réservé dans
l'affirmation de ces étranges et stupéfiants phénomènes.   .   .

.   .   .   .

« Pour ma part, je n'admets pas du tout qu'Eusapia trompe
de propos délibéré ; et je crois que, si elle trompe, c'est sans
le savoir elle-même... car il y a, dans la production de ces
phénomènes, même s'ils ne sont pas sincères, une part d'inconscience qui est certainement très grande...

« Quant à l'opinion des personnes qui ont suivi Eusapia pendant longtemps, elle serait d'un grand poids s'il s'agissait de
phénomènes vulgaires et ordinaires ; mais les faits dont il s'agit
sont trop surprenants pour que la croyance d'une personne,
non habituée à l'expérimentation, détermine ma propre
croyance. Je suis bien certain de la bonne foi de M. Chiaia et
des autres hommes distingués qui ont, pendant des mois et des
années, observé Eusapia : mais leur perspicacité ne m'est pas
démontrée, et je puis parler ainsi sans les froisser, car je
me défie de ma propre perspicacité...

« Pour ce qui est des expériences elles-mêmes : Il faut,
avant tout, écarter l'hypothèse d'un compère..., et s'il y a une
supercherie, c'est Eusapia seule qui la commet, sans être
aidée par personne et sans que personne s'en doute. De plus,
si cette supercherie existe, elle se fait sans appareils, par des
moyens très simples, presque enfantins. Eusapia n'a aucun
objet dans sa poche ou ses vêtements.

« Reste alors la seule hypothèse possible, c'est qu'Eusapia
trompe, en remuant les objets avec ses pieds ou avec ses

mains, après avoir réussi à dégager ses mains ou ses pieds des mains ou des pieds de ceux qui sont chargés de la surveiller.

« Si ce n'est pas cela qui est l'explication, la réalité des phénomènes donnés par elle me paraît tout à fait certaine. Eh bien, je l'avoue, cette explication par des mouvements de ses pieds et de ses mains est peu satisfaisante. Dans quelques expériences..., celle, par exemple, de la chaise qui est venue derrière le rideau se placer sur le bras de M. Finzi, en demi-lumière..., je ne vois pas comment la main d'Eusapia a pu se dégager, et comment, s'étant dégagée, cette main a pu accomplir le mouvement en question. Je me déclare donc incapable de comprendre.

« Mais, d'autre part, il s'agit de faits si absurdes qu'il ne faut pas se satisfaire à trop bon compte [1]. Les preuves que je donne seraient bien suffisantes pour une expérience de chimie. Elles ne suffisent pas pour une expérience de spiritisme . . . . .

. . . .

« En définitive : *Quelque absurdes et ineptes que soient les expériences faites par Eusapia, il me paraît bien difficile d'attribuer les phénomènes produits à une supercherie, soit consciente, soit inconsciente, ou à une série de supercheries. Toutefois, la preuve formelle, irrécusable, que ce n'est pas une fraude de la part d'Eusapia et une illusion de notre part, cette preuve formelle fait défaut.*

« *Il faut donc chercher de nouveau une preuve irrécusable.* »

CHARLES RICHET.

Ochorowicz se rendit également à Rome, où il assista aux expériences d'Eusapia [2] ; afin d'expérimenter plus à l'aise, il invita ce célèbre médium à Varsovie, où il resta deux mois. Il y eut quarante séances, auxquelles assistèrent jusqu'à

---

1. Voilà un reproche que — nos lecteurs en conviendront, — l'on ne saurait adresser au scrupuleux directeur de la *Revue scientifique*.
2. Voir *Courrier de Varsovie* (juin 1893).

vingt-deux personnes[1]. Tous les phénomènes produits à Milan se reproduisirent avec la même constance.

Coste croit à la réalité de ces phénomènes ; bien que n'ayant pu les constater par lui-même, il pense que l'action à distance est, de tous les phénomènes psychiques occultes, celui dont la réalité est la plus proche de l'évidence.

A l'étude de la force psychique se rattache la *lévitation* ou soulèvement spontané du corps ; de Rochas, qui a particulièrement étudié ce phénomène, cite de nombreux exemples de soulèvements du corps ; Croockes dit aussi en avoir observé ; Coste y croit et attribue ce phénomène à une répulsion, dont la force psychique serait l'un des agents. « Mais ici, ajoute-t-il [2], comme malheureusement partout en psychologie occulte, on en est réduit aux plus vagues conjectures. »

V. — LES FANTOMES ET LES APPARITIONS.

Les faits étudiés précédemment, bien que merveilleux, paraissent cependant encore possibles ; le phénomène des apparitions paraît renverser les idées scientifiques les plus fondamentales.

Coste divise l'étude des apparitions en deux catégories, suivant qu'elles se produisent sans ou avec l'intervention reconnue d'un médium.

Des faits d'apparitions sans l'intervention d'un médium ont été signalés par Dariex dans les *Annales des sciences psychiques;* l'auteur ayant entendu des bruits dans une chambre voisine de sa chambre à coucher, et ayant constaté le renversement de chaises, bien que toutes les issues de cette chambre fussent scellées, pria quelques-uns de ses amis de contrôler ses résultats ; ces messieurs rédigèrent le procès-verbal suivant :

1. Voir *Courrier de Varsovie* (27 janvier et 8 février 1894) et *Revue de l'hypnotisme* (juillet, août, septembre 1894).
2. COSTE, *loc. cit.,* p. 161.

Procès-verbal des expériences collectives instituées pour le contrôle des mouvements d'objets sans contact.

« Les soussignés :

« Dr BARBILLON, de la Faculté de Paris, ancien interne en médecine des hôpitaux, demeurant 16, quai d'Orléans, à Paris ;

« BESSOMBES (Paul), employé des ponts et chaussées, demeurant à Paris, 7, rue Boutarel ;

« Dr MÉNEAULT (Joanne), de la Faculté de Paris, ancien interne de l'hôpital maritime de Berck-sur-Mer, demeurant à Paris, rue Monge, 51 ;

« MORIN (Louis), pharmacien de 1re classe, demeurant rue du Pont-Louis-Philippe, 9 ;

« Certifient l'exactitude des faits suivants :

« Le Dr Dariex, demeurant à Paris, rue Du Bellay, n° 6, ayant à plusieurs reprises et notamment le 25 janvier 1889, cru constater que des phénomènes étranges se produisaient, la nuit, dans son cabinet de travail, pria les personnes ci-dessus désignées de contrôler les observations qu'il avait déjà faites sur l'existence de ces phénomènes.

« Il s'agissait, au dire du Dr Dariex, de chaises qui avaient été trouvées renversées dans son cabinet, et cela, à plusieurs reprises, alors que, d'après les précautions prises en vue d'éviter toute supercherie, il paraissait impossible qu'aucun être vivant ait pu s'introduire dans le cabinet, dont les portes et les fenêtres avaient été méthodiquement closes et mises sous scellés.

« Pendant dix jours, du 27 janvier au 4 février, les soussignés se sont régulièrement réunis chez le Dr Dariex, le soir à huit heures, le matin à huit heures et demie ; tantôt ils étaient tous présents, tantôt il manquait une ou plusieurs personnes. Le Dr Barbillon et le Dr Dariex n'ont pas manqué à un seul rendez-vous et ont pu assister à toute la série des expériences.

« Le cabinet du Dr Dariex occupe, au premier étage de la maison portant le n° 6 de la rue Du Bellay, la partie de l'appartement qui forme le coin de cette rue et de la rue Saint-Louis-en-l'Ile. Il prend jour par deux fenêtres donnant sur cette rue et communique avec les autres pièces de l'appartement par deux portes, l'une s'ouvrant vers le salon; l'autre donnant sur la salle à manger et s'ouvrant vers le cabinet.

« Les meubles qui la garnissent sont : une bibliothèque, un secrétaire, une table, un divan, un fauteuil, quatre chaises; il n'existe aucun placard. Après avoir scrupuleusement examiné les fenêtres et les portes, ainsi que les différents meubles, les murs et le parquet, les soussignés, ayant acquis la conviction que rien ne pouvait amener la chute ou le déplacement d'aucun meuble ou d'aucun objet, à l'aide de mécanisme, de fils, etc., ou de tout autre moyen; qu'il était également impossible à quelqu'un de se cacher dans le cabinet ou de s'y introduire après la fermeture et la mise sous scellés des fenêtres et des portes; dans ces conditions chaque soir, à huit heures, les précautions suivantes furent minutieusement prises : les volets en fer sont fermés, les fenêtres sont closes et des scellés sont apposés sur les montants, près de l'espagnolette. La porte de communication avec le salon est fermée à clef du côté du cabinet, la clef restant emprisonnée dans la serrure, par une bande d'étoffe scellée à ses deux extrémités.

« Des scellés sont posés sur cette porte et une bande d'étoffe est fixée par des cachets de cire, d'une part sur la porte elle-même, et d'autre part, sur le mur voisin. Pendant tout le cours de nos expériences, cette porte du salon est demeurée condamnée.

« Restait comme unique ouverture, la porte faisant communiquer le cabinet avec la salle à manger. Les chaises du cabinet étaient alors disposées suivant un ordre convenu, mais non toujours exactement à la même place. On sortait du cabinet, le Dr Dariex, le premier, et chacun, de *la salle à manger,* jetait un dernier regard dans le cabinet, afin de s'assurer, une dernière fois, que les *chaises étaient debout* et bien en place.

« Alors le Dr Barbillion fermait à clef la porte du cabinet et gardait sur lui cette clef; les scellés étaient posés et la bande d'étoffe était appliquée sur le trou de la serrure. Sept ou huit cachets étaient posés, à l'aide d'un cachet appartenant à M. Morin, lequel le gardait et l'emportait chez lui. *La forme et la disposition des scellés étaient notées avec soin.*

« Ces précautions ayant été régulièrement et rigoureusement prises, chaque jour, à huit heures du soir, nous nous réunissions le lendemain matin, à huit heures et demie, pour la levée des scellés, laquelle était toujours précédée d'un examen minutieux de la clef et de la serrure. Pendant les dix jours qu'a duré l'observation, voici ce qui a été constaté :

« 1re Nuit, du samedi 26 janvier au dimanche 27. — Néant.

« 2e Nuit, du 27 au lundi 28 janvier. — Néant.

« 3e Nuit, du 28 janvier au mardi 29 janvier. — Deux chaises sont renversées; l'une, placée près de la bibliothèque, est tombée sur son côté gauche; l'autre, placée près du fauteuil, est renversée sur le dossier, dans la direction de la fenêtre et de la table.

« 4e Nuit, du mardi 29 janvier au mercredi 30. — Néant.

« 5e Nuit, du 30 janvier au jeudi 31 janvier. — Néant.

« 6e Nuit, du 31 janvier au vendredi 1er février. — Néant.

« 7e Nuit, du 1er février au samedi 2 février. — Néant.

« 8e Nuit, du 2 février au dimanche 3 février. — Néant.

« 9e Nuit, du dimanche 3 février au lundi 4 février. — Néant.

« 10e Nuit, du lundi 4 février au mardi 5 février. — Deux chaises sont renversées : l'une, placée vers la table, a été renversée sur le côté gauche vers le divan; l'autre placée près du fauteuil, est tombée sur le dossier, dans la direction de la fenêtre.

« En présence de ces faits, des précautions prises par nous pour éviter toute supercherie, du soin que nous avons apporté à la pose des scellés et à l'examen des mêmes scellés, nous sommes convaincus :

« 1° Que personne n'a pu demeurer dans le cabinet, après que nous étions sortis ;

« 2° Que personne n'a pu s'y introduire pendant la nuit, avant notre arrivée, le lendemain matin.

« Et nous sommes amenés à conclure que, pendant la nuit, à deux reprises, dans l'espace de dix jours, au milieu d'une chambre parfaitement close et sans qu'aucun être vivant ait pu s'y introduire, des chaises ont été renversées, contrairement à notre attente et à nos prévisions ; que cette manifestation d'une force, en apparence mystérieuse, se produisant en dehors des conditions habituelles, ne nous paraît pas reconnaître une explication ordinaire, et que, sans vouloir préjuger en rien de la nature intime de cette force et tirer des conclusions positives, nous inclinons à penser qu'il s'agit de phénomènes d'ordre psychique, analogues à ceux qui ont été décrits et contrôlés par un certain nombre d'observateurs.

« Dʳ Barbillion ; P. Besombes ; Dʳ Méneault ; L. Morin ; Dʳ Dariex. »

Toutes ces signatures sont légalisées par la mairie du IVᵉ arrondissement et par celle de Pont-de-Vaux, dans l'Ain, où est allé, peu après, se fixer le docteur Méneault.

« A partir du 5 février, ajoute le Dʳ Dariex, mes amis ayant déclaré que leur contrôle était suffisant et qu'il était inutile de le prolonger, je me fis dresser tous les soirs, un lit dans ce cabinet de travail, et j'y couchai jusqu'au 26 février, date à laquelle je fus appelé en province par un deuil de famille. Je n'entendis rien et aucune chaise ne fut plus renversée.

« Ces phénomènes ont-ils été absolument indépendants de la présence ou du voisinage de quelque personne, de quelque « médium », pour employer le terme consacré ? Je n'en sais rien, mais je présume que si la présence de quelqu'un a été nécessaire, si médium il y a eu, ce doit être ma servante, dont la santé et le système nerveux étaient alors très délicats. Elle n'a jamais eu d'accès de somnambulisme spontané, mais, il y

10

a un an, j'ai été amené, par la force des choses, à me convaincre qu'elle était hypnotisable, etc., etc. »

Les apparitions dont nous venons de parler sont fluidiques, immatérielles, celles qui se produisent par l'intermédiaire d'un médium sont matérielles, c'est la création... de créatures en chair et en os qui parlent, dont on compte les pulsations. C'est encore Croockes[1] qui a obtenu les résultats les plus surprenants : en expérimentant avec Home, il vit des mains, et en expérimentant avec Mlle Florence il vit apparaître une jeune femme qui dit s'appeler Katie King, il la vit, la toucha, l'entendit parler et la photographia.

Voilà qui dépasse les bornes de toute imagination, et cependant plusieurs auteurs croient ces résultats possibles : « Pour si extra-normaux, pour si absurdes que paraissent ces phénomènes, dit Coste[2], nous les croyons *possibles* et même *probables,* car, à notre sens, imaginer que les hommes éminents qui les affirment ont *tous* été dupes de fraudes grossières et d'hallucinations, cela heurte la raison, plus encore que les prodiges dont ils se portent garants.

« *Nous croyons donc ces phénomènes probables. Mais, nous n'affirmons rien.* »

Zœllner signale des faits analogues, et le rapport de la commission réunie à Milan parle d'apparitions et d'attouchement de mains et de visages. (Voir plus haut le résumé de ce rapport.)

VI

Les Médiums.

Qu'est-ce qui caractérise le médium ? « C'est, suivant nous, dit Coste[3], la possession de ce « quelque chose de particulier »

---

1. CROOCKES, *Force psychique*, p. 161.
2. COSTE, *loc. cit.,* p. 172.
3. ID., *ibid.,* p. 203.

comme dit Croockes, de cette force spéciale, encore si mal connue, que la science nomme Force psychique et qui produit des phénomènes absolument distincts de ceux de l'hypnotisme : mouvements d'objets sans contacts, matérialisation, etc. »

On a trop souvent appelé médiums de simples sujets hypnotiques capables d'invoquer les esprits et d'écrire sous leur dictée, tous phénomènes explicables par l'automatisme, la dualité cérébrale, les variations de la personnalité.

Les seuls médiums authentiques seraient ceux qui posséderaient la force psychique.

Est-ce à dire qu'il n'existe aucun rapport entre l'hypnotisme et l'occultisme? Non, il se pourrait, selon Coste, que les phénomènes occultes ne soient que les phénomènes *transcendantalisés* de l'hypnotisme.

Les médiums sont, le plus souvent, nerveux, impressionnables, enclins à l'ennui et à la dissimulation; un de leurs caractères c'est la tendance au mensonge et à la tricherie. On ne peut trop se mettre en garde contre leurs fraudes, ce qui ne prouve pas que tout est supercherie dans leurs pratiques.

VII

Théories émises pour expliquer les phénomènes occultes.

Voici d'après Croockes[1], Gibier[2] et Coste[3] le résumé de ces théories :

1re théorie. — Tous les phénomènes occultes sont le résultat de fraudes et de prestidigitations : les médiums sont des imposteurs.

2e théorie. — Les assistants sont victimes d'illusions et d'hallucinations.

1. CROOCKES, *Force psychique*, p. 174.
2. GIBIER, *Spiritisme*, p. 310.
3. COSTE, *loc. cit.*, p. 210.

3° théorie. — Tout est produit par le diable (de Mirville).

4° théorie. — Il y a des êtres immatériels nommés génies, fées, sylvains, lutins, farfadets.

5° théorie. — Tous ces phénomènes sont dus aux esprits.

6° théorie. — Un fluide se dégage du médium, se combine avec le fluide des assistants pour constituer un nouveau personnage qui produit les phénomènes occultes.

7° théorie. — Théorie de la force psychique (Lombroso).

Aucune de ces théories ne satisfait Coste, qui préfère ne pas se prononcer plutôt que d'expliquer imparfaitement les phénomènes occultes. Il termine son intéressante étude en se ralliant à la conclusion de Richet[1] : « Nous avons la ferme conviction qu'il y a, mêlées aux forces connues et décrites, des forces que nous ne connaissons pas; que l'explication mécanique, simple, vulgaire, ne suffit pas à expliquer tout ce qui se passe autour de nous; en un mot, qu'il y a des phénomènes psychiques occultes. »

1. RICHER, *Lettre à Dariex,* in *Ann. des Sciences psychiques,* n° 1, 1re année.

CHAPITRE III

DOCTRINES DE L'ÉCOLE DE NANCY

I

Les phases du sommeil hypnotique.

Liébault fut le fondateur de l'École de Nancy ; en 1866, il publia un ouvrage intitulé : *Du sommeil et des états analogues, considérés surtout au point de vue de l'action du moral sur le physique.* Ce travail, bien fait pour attirer l'attention des savants, passa inaperçu ; il fallut les efforts combinés de Bernheim[1], de Liégeois[2], de Beaunis[3], de Dumont, pour faire apprécier, à leur juste valeur, les idées émises par Liébault, que tous les savants de Nancy considèrent comme leur chef

---

1. BERNHEIM, *De la suggestion*. Paris, 1884.
2. LIÉGEOIS, *De la suggestion hypnotique dans ses rapports avec le droit civil et le droit criminel*, 1884.
3. BEAUNIS, *Études physiologiques et psychologiques sur le somnambulisme provoqué*. Paris, 1886.

d'école. On ne peut s'empêcher d'admirer la conduite de cet homme qui, abandonné, dédaigné, méprisé, continua ses recherches avec persévérance, dans l'ombre, prodiguant ses soins aux malheureux envers et contre tous. « Dans la situation qui me fut faite, dit-il[1], comme un condamné maudissant ses juges, je n'eus plus qu'à m'enfermer dans mon manteau, et à attendre des jours meilleurs, comme certains novateurs désespérés ; je finis même par ne plus compter que sur d'autres générations pour l'éclosion des vérités dont je me sentais les mains pleines ; quand, depuis peu, grâce à la perspicacité et au concours inattendu de savants courageux et indépendants, un changement imprévu s'est fait dans le sens de ces vérités, et c'est l'aurore de ce réveil de l'opinion publique en leur faveur que je salue dans cette nouvelle édition. »

Liébault s'efforçait de prouver l'analogie du sommeil artificiel avec le sommeil naturel ; il insistait sur l'action puissante de la pensée cérébrale sur les fonctions de l'économie ; il s'appesantissait longuement sur la suggestion verbale, qui peut, à son avis, calmer ou exciter favorablement les fonctions organiques. « Si l'on considère, l'un après l'autre, les signes de la formation du sommeil ordinaire et du sommeil artificiel, disait-il, on remarquera qu'ils sont les mêmes. »

Le sommeil ordinaire s'accompagne généralement des éléments suivants : consentement au sommeil, isolement des sens, afflux de l'attention sur l'idée de s'endormir, et, subsidiairement, besoin plus ou moins pressant de reposer et moyens mécaniques facilitant l'immobilisation de l'attention.

Pour produire le sommeil artificiel, on recherche les mêmes conditions ; il y a un élément en moins, le besoin de repos, et un autre en plus, l'injonction de dormir.

De cette comparaison, Liébault conclut que, dans les deux formes de sommeil : « c'est le retrait de l'attention loin des sens, et son accumulation dans le cerveau, sur une idée, qui en est l'élément principal[2]. »

---

1. LIÉBAULT, *Le sommeil provoqué et les états analogues.* Paris, 1889, p. x.
2. ID., *ibid.,* p. 12.

Mais le sommeil ne se présente pas toujours sous le même aspect : on peut obtenir un sommeil artificiel sans profondeur, pendant lequel les sujets s'éveillent au moindre bruit et ont encore une conscience nette ; ils se rappellent, au réveil, ce qui s'est passé pendant leur sommeil. Les dormeurs profonds, au contraire, présentent l'amnésie pour tout ce qui s'est passé pendant leur sommeil ; il n'y a plus de liaison psychique, il y a solution de continuité du sommeil à la veille. Eh bien ! d'après Liébault, tous ces phénomènes, on les constate chez les dormeurs ordinaires : sommeil léger avec conservation du souvenir des rêves et sommeil profond avec amnésie au réveil. « D'après ce coup d'œil jeté au vol sur le sommeil, dit Liébault[1], il ressort que, de quelque manière qu'il naisse, il se présente sous deux aspects : ou il est profond, ou il est léger. Profond, il se manifeste de deux façons : par suite de l'arrêt ou du ralentissement de l'attention sur des idées, il y a abolition des fonctions des sens et du système locomoteur ; ou bien pendant la pensée, entrant en mouvement avec l'énergie proportionnelle à sa concentration, certains sens et certaines parties du système musculaire se mettent à son service, et il en résulte le rêve en action, si étrange, connu sous le nom de somnambulisme. Dans l'un et dans l'autre cas, il y a perte de souvenir au réveil. Quand, au contraire, le sommeil est léger, les sens ne sont pas fermés, ils ne sont qu'affaiblis et les muscles qu'appesantis. C'est qu'aussi, dans cette forme, l'attention, peu accumulée au cerveau, est encore stimulée par les sensations, et, consécutivement, la pensée, ralentie, est moins concentrée que dans la forme précédente, et elle a, de plus, moins d'effet sur l'organisme ; les rêves ne s'y traduisent jamais par des mouvements réguliers, parce que les idées sont moins nettes, moins bien formulées, plus changeantes et exprimées avec moins d'énergie. Ce sommeil laisse toujours dans la mémoire le souvenir des rêves que l'on a faits, principalement de ceux qui devancent le sommeil. »

Le dormeur ordinaire s'endort par auto-suggestion, tandis que le dormeur artificiel s'endort par une suggestion venant de

---

1. LIÉBAULT, *loc. cit.*, p. 25, édition de 1889.

l'extérieur : le premier s'isole de tout ce qui se passe autour de lui ; le second reste en rapport avec l'opérateur, parce qu'en s'endormant, son attention reste fixée sur l'hypnotiseur.

Il est évident, d'après ce qui vient d'être dit, que Liébault considère le sommeil hypnotique comme dû purement à la suggestion.

Il admet deux sortes fondamentales de sommeils : le sommeil léger et le sommeil profond.

Le sommeil léger comprend, d'après lui, quatre degrés :

1er degré. — Somnolence, torpeur, pesanteur de tête, difficulté à soulever les paupières.

2º degré. — Commencement de catalepsie. Le sujet peut encore faire des mouvements si on l'en défie.

3º degré. — Catalepsie, aptitudes à exécuter des mouvements automatiques, le sujet ne peut arrêter l'automatisme rotatoire suggéré.

4º degré. — Catalepsie, automatisme rotatoire, le sujet ne peut porter son attention que sur l'hypnotiseur et ne se rappelle au réveil que ce qui s'est passé entre lui et l'opérateur.

Le sommeil profond comprend deux degrés :

1er degré. — Sommeil somnambulique avec amnésie au réveil et hallucinabilité pendant le sommeil.

2º degré. — Sommeil somnambulique avec amnésie au réveil et hallucinabilité intra et post-hypnotique.

Telles sont les idées émises par Liébault, idées qui furent le point de départ des recherches de Bernheim et qui servirent de base à l'édification des théories de l'École de Nancy.

Bernheim[1] développa et étendit considérablement la théorie suggestive de Liébault. Pour lui, il vaudrait mieux supprimer complètement le mot hypnotisme, et le remplacer par *état de suggestion*. Le sommeil, ou l'idée du sommeil n'est en effet pas nécessaire pour qu'il y ait influence hypnotique : on peut, par simple suggestion, cataleptiser, insensibiliser, automatiser

---

1. BERNHEIM, *La suggestion dans l'état hypnotique*, 1884.

même un sujet éveillé, ayant toute sa conscience, comme on peut l'endormir en lui ordonnant : « N'ai-je pas démontré ainsi, dit Bernheim[1], que le sommeil, ou l'idée du sommeil n'est lui-même qu'un des phénomènes obtenus par l'influence hypnotique, au même titre que la catalepsie et l'hallucination, mais que ce phénomène, sommeil, n'est pas le prélude obligé, ni le mécanisme générateur des autres ?... il y a hypnose sans sommeil, tous les phénomènes de l'hypnotisme existent sans sommeil.

« Qu'est-ce d'ailleurs que le sommeil ? comment peut-on le caractériser ? Par l'immobilité du corps, la résolution des membres, l'occlusion des yeux, le souvenir des rêves ou l'amnésie ? Mais ces signes se rencontrent dans une foule d'états tels que, l'apoplexie, l'épilepsie, etc. Tant que l'on ne connaîtra pas ce qu'est le sommeil physiologique on ne pourra dire si le sommeil apparent de l'hypnotisé est toujours un sommeil réel ». D'après Bernheim[2], beaucoup de sujets ne dorment pas, mais croient dormir parce qu'on le leur affirme : « c'est donc restreindre singulièrement la conception du mot hypnose, c'est méconnaître la nature réelle du phénomène que de le définir par sommeil provoqué. »

« Si l'on veut conserver le mot hypnose, état hypnotique, nous le définirons ainsi : état psychique particulier susceptible d'être provoqué, qui met en activité ou exalte à des degrés divers la suggestibilité, c'est-à-dire l'aptitude à être influencé par une idée acceptée par le cerveau et à la réaliser[3]. »

Les phénomènes hypnotiques ne sont que des phénomènes de suggestibilité ; l'auteur reconnaît que le sommeil facilite singulièrement la suggestion, mais il croit que le sommeil, *qu'il soit naturel ou provoqué*, n'agit qu'en atténuant l'initiative intellectuelle, en concentrant l'activité cérébrale sur les phénomènes d'automatisme. Dans certains cas, le sommeil peut même créer la suggestibilité, mais il faut bien comprendre que ce sommeil n'est pas nécessaire pour produire la suggestion.

1. BERNHEIM, *Hypnotisme, suggestion, psychothérapie*, 1891.
2. ID., *loc. cit.*, p. 75.
3. ID., *loc. cit.*, p. 76.

Pour ce qui concerne la classification des états hypnotiques, Bernheim ne peut admettre celle de Liébault; il n'a pas observé, comme ce dernier auteur, le rapport exclusif entre l'hypnotiseur et l'hypnotisé; presque tous ses somnambules se mettent facilement en rapport avec tout le monde. Il y a là une question d'éducation.

Bernheim propose de diviser les états hypnotiques en deux classes, suivant qu'il y a ou non souvenir au réveil.

1re Classe. — Souvenir conservé au réveil.

1er degré. — Torpeur, somnolence ou sensations diverses telles que chaleur, engourdissement par suggestion.

2e degré. — Impossibilité d'ouvrir les yeux spontanément.

3e degré. — Catalepsie suggestive avec possibilité de la rompre.

4e degré. — Catalepsie irrésistible avec impossibilité pour le sujet de la rompre.

5e degré. — Contracture involontaire suggestive (à ce degré, ordinairement analgésie suggestive).

6e degré. — Obéissance automatique.

2e Classe. — Amnésie au réveil.

7e degré. — Absence d'hallucinabilité.

8e degré. — Hallucinabilité pendant le sommeil.

9e degré. — Hallucinabilité intra et post-hypnotique.

Cette classification, Bernheim la déclare artificielle, certains sujets peuvent ne pas rentrer dans un de ces degrés, il y a des variantes à l'infini.

« Si nous n'avons pas pris, dit Bernheim[1], comme point de départ de nos recherches, les trois phases de l'hypnotisme hystérique, telles que Charcot les décrit, c'est que nous n'avons pas pu par nos observations en confirmer l'existence. Voici ce que nous observons constamment à Nancy : quand un sujet,

1. Bernheim, *loc. cit.,* édition de 1884.

hystérique ou non, est hypnotisé par n'importe quel procédé,
fixation d'un objet brillant, des doigts ou des yeux de l'opérateur, passes, suggestion vocale, occlusion des paupières, il
arrive un moment où les yeux restent clos, souvent, mais non
toujours, renversés sous les paupières supérieures; quelquefois
les paupières sont agitées de mouvements fibrillaires; mais ce
n'est pas constant. Nous ne constatons alors ni hyperexcitabilité neuro-musculaire, ni exagération des reflexes tendineux.
Est-ce la léthargie? Dans cet état comme dans tous les
états hypnotiques, et j'insiste sur ce fait, l'hypnotisé entend
l'opérateur, il a l'attention et l'oreille fixées sur lui. Souvent il
répond aux questions, il répond presque toujours si on insiste
et si on lui dit qu'il peut parler... Le sujet dans cet état est
apte à manifester les phénomènes de catalepsie ou de somnambulisme, sans qu'on soit obligé de le soumettre à aucune
manipulation, pourvu qu'il soit à un degré suffisant d'hypnotisation.

« Pour mettre un membre en catalepsie, il n'est pas nécessaire d'ouvrir les yeux du sujet, ni de le soumettre à une vive
lumière ou à un bruit violent, comme on fait à la Salpêtrière;
il suffit de lever ce membre, de le laisser quelque temps en
l'air, au besoin d'affirmer que ce membre ne peut plus être
abaissé; il reste en catalepsie suggestive. L'hypnotisé, dont la
volonté ou le pouvoir de résistance est affaibli, conserve passivement l'attitude imprimée...

« Nous n'avons constaté que des degrés variables de suggestibilité chez les hypnotisés : les uns n'ont que de l'occlusion
des yeux avec ou sans engourdissement; d'autres ont en outre
de la résolution des membres avec inertie ou inaptitude à faire
des mouvements spontanés; d'autres gardent les attitudes
imprimées (catalepsie suggestive). Enfin la contracture suggestive, l'obéissance automatique, l'anesthésie, les hallucinations
provoquées marquent le développement progressif de cette
suggestibilité. Un sujet environ sur six ou sept de ceux qu'on
hypnotise arrive au degré le plus élevé, au somnambulisme
avec amnésie au réveil, et, quand il n'y arrive pas d'emblée
par le seul fait de l'hypnotisation, aucune des manœuvres que

nous avons essayées n'a pu le développer; la suggestion seule continuée a pu le produire...

« Jamais je n'ai pu réaliser les trois phases de la Salpêtrière, et ce n'est pas faute d'avoir cherché. J'ajoute même qu'à Paris j'ai vu dans trois hôpitaux des sujets hypnotisés devant moi; ils se comportaient tous comme nos sujets... Une seule fois j'ai vu un sujet qui réalisait à la perfection les trois périodes : léthargique, cataleptique, somnambulique. C'était une jeune fille qui avait passé trois ans à la Salpêtrière, et l'impression que j'en ai conservée, pourquoi ne pas le dire? c'est que, soumise par des manipulations à une culture spéciale, imitant par suggestion inconsciente les phénomènes qu'elle voyait se produire chez les autres somnambules de la même École, dressée par imitation à réaliser les phénomènes réflexes dans un certain ordre typique, ce n'était plus une hypnotisée naturelle, c'était un produit de culture faussée, c'était bien une névrose hypnotique suggestive. »

La catalepsie, d'après Bernheim, est un phénomène purement psychique, dû à l'absence d'initiative cérébrale. Peut-être intervient-il un élément actif, suggestif; le sujet auquel on élève le bras a l'idée de continuer à le tenir en l'air. Ce qui prouve la vérité de cette théorie, c'est que l'on obtient ces phénomènes sans hypnose dans des cas de stupeur cérébrale, dans la fièvre typhoïde par exemple.

Beaunis est beaucoup moins affirmatif que Bernheim, il admet que la suggestion joue un grand rôle dans la production des phénomènes hypnotiques, mais il ne peut conclure que tous ces phénomènes dépendent uniquement de la suggestion : « Je suis convaincu, dit-il[1], pour ma part, que la suggestion n'explique pas tout, et qu'il y a autre chose. »

Pour Liébault, Bernheim, Beaunis, Liégeois, etc., l'hypnose n'est pas, comme Charcot le pensait, un sommeil pathologique, c'est un sommeil physiologique, susceptible de se développer aussi bien, si pas mieux, chez les sujets sains que chez les hystériques.

---

1. BEAUNIS, *Le somnambulisme provoqué*, 1887, p. 230.

Tamburini[1] déclare également que l'hypnotisme ne doit pas être considéré comme un état pathologique, il croit que les phénomènes somatiques décrits par l'École de Paris existent, « qu'ils peuvent se produire et qu'ils se sont produits réellement en dehors de toute espèce de suggestion[2].

« Tous les phénomènes caractéristiques des trois périodes du grand hypnotisme se réduisent à des phénomènes de mouvement tels que l'hyperexcitabilité neuro-musculaire, l'hyperexcitabilité cutanée; ces phénomènes somatiques existent indépendamment de toute influence suggestive dans certains cas de la grande hystérie, mais ils ne justifient cependant pas la division nosographique des trois périodes; ils ne sont qu'une manifestation différente d'un état unique, c'est-à-dire de l'excitabilité augmentée des centres nerveux et que la variété des dites manifestations est pendante uniquement de la nature différente, de l'intensité et de la durée des excitations employées pour les produire[3].

« Les phénomènes somatiques de l'hypnotisme seraient ainsi dus à l'augmentation de l'excitabilité réflexe, dans laquelle la suggestibilité peut aussi rentrer, n'étant due qu'à une plus grande facilité à la production des réflexes psychiques.

« Lorsque ces phénomènes somatiques se présentent, ils n'appartiennent pas à l'hypnotisme, mais ils préexistent et appartiennent à l'hystérie, comme autant de stigmates hystériques.

« 1° Si les phénomènes étaient propres à l'hypnotisme, ils devraient se manifester constamment.

« 2° Quelquefois les phénomènes somatiques ne s'obtiennent dans l'hypnotisme que lorsqu'ils sont arrivés à faire partie spontanément du cadre phénoménique de l'hystérie.

« 3° Les phénomènes généraux de la léthargie, de la catalepsie et du somnambulisme peuvent s'observer comme de véritables et propres manifestations hystériques.

1. TAMBURINI, *Sur la nature des phénomènes somatiques dans l'hypnotisme* (*Soc. d'hypnologie*, oct. 1891).

2. TAMBURINI, *Soc. d'hypnologie*, p. 53.

3. ID., *ibid.*, p. 54.

« 4° L'hypnotisme, dans beaucoup de cas ne fait que reproduire les phénomènes de l'accès hystérique.

« Pour nous donc, dit Tamburini, l'hypnotisme, dans les cas même de grande hystérie, ne constitue *jamais une névrose* par elle-même, mais il ne fait dans ces cas que *mettre en évidence* les phénomènes pathologiques de l'hystérie. »

Bérillon, après avoir fait de nombreuses expériences, croit pouvoir conclure que les phénomènes somatiques de l'hypnotisme sont tous dus à la suggestion.

Dumontpallier[1] considère les trois états de Charcot comme artificiels, il ne croit pas que les contractures soient différentes suivant les périodes du sommeil hypnotique; pour lui, l'hyperexcitabilité neuro-musculaire peut se manifester dans toutes les périodes de l'hypnose, mais les procédés qui la font apparaître sont variables. Dans la léthargie, c'est la pression des masses musculaires ou le choc d'un nerf; dans la catalepsie le vent d'un soufflet, une goutte d'éther dans la gouttière épitrochléenne réussit à déterminer la griffe cubitale, etc.

Magnin[2] soutient la même opinion, il conclut de ses expériences que : « des excitations infiniment faibles peuvent donner naissance à des contractures intenses et localisées »; dans la catalepsie il a obtenu des résultats analogues à ceux de Dumontpallier. D'après ces deux auteurs donc, le réflexe cutané suffit à déterminer les contractures dans toutes les phases de l'hypnose.

Brémaud[3] soutient que les contractures se manifestent dans la catalepsie sous l'influence d'un petit choc, d'un courant d'air, etc.

Richer[4] maintient les faits observés par Charcot et par lui; il croit que MM. Dumontpallier, Magnin et Brémaud ont expérimenté sur des sujets ne présentant pas de caractères tranchés.

Cette théorie de la suggestion a réuni un grand nombre de partisans, non seulement à Nancy et à Paris, mais aussi à l'étranger.

1. DUMONTPALLIER, *Soc. Biologie*, 4 mars 1882.
2. MAGNIN, *Étude clin. et expérim. sur l'hypnotisme*. Paris, 1884.
3. BRÉMAUD, *Soc. Biologie*, 12 janvier 1884.
4. RICHER, *Soc. Biologie*, décembre 1883.

Le professeur Forel, de Zurich, déclare que tout est suggestion, dans l'hypnotisme, mais il restreint considérablement le
mot suggestion; la suggestion, dans son sens le plus large
contient :

1° Le fait psychique qui se passe dans le cerveau de l'hypnotisé, fait qui est le même que dans l'auto-suggestion.

2° L'action de suggérer de la part de l'hypnotiseur.

Le premier n'est pas du tout particulier à l'hypnotisme :
c'est un des faits fondamentaux du dynanisme cérébral.

« Donc, dit Forel, en introduisant la notion de suggestion
hypnotique, il faut éviter de lui faire envahir les notions
psychophysiologiques déjà connues auparavant. » Ce qu'il faut
appeler suggestion hypnotique, c'est « l'action d'une âme sur
une autre. »

Parmi les plus chauds défenseurs de cette doctrine il faut
citer notre compatriote Delbœuf. Ayant d'abord été à la
Salpêtrière, Delbœuf fut convaincu de la réalité des théories de
Charcot. « Je revins, dit-il[1], de la Salpêtrière reconnaissant,
émerveillé, mais un peu bouleversé ; je n'eus plus qu'un désir,
avoir un sujet pour expérimenter par moi-même en notant
avec soin toutes les circonstances qui entoureraient la naissance des phénomènes hypnotiques. »

M. le professeur Masius lui procura une jeune malade
hystérique, mais il ne put reproduire les trois états décrits
par Charcot ; n'ayant obtenu aucun résultat plus probant avec
trois autres sujets, il expérimenta sur deux ou trois jeunes gens
qui avaient été fascinés par Donato. Les phénomènes qu'il
observa se montrèrent absolument différents de ceux qu'il
avait développés précédemment chez des sujets vierges de
toute expérience. « Je tenais enfin, dit-il[2], l'explication des
phénomènes exhibés à la Salpêtrière : ils étaient dus à l'entraînement et à la suggestion. L'opérateur aura considéré
comme essentiels des caractères tout individuels, sinon purement accidentels, présentés par son premier sujet.

1. Delbœuf, *Le magnétisme animal*. Paris, 1889, p. 9.
2. Id., *loc. cit.*, p. 10.

« Usant inconsciemment de la suggestion, il les aura trans-
formés en signes habituels : il se sera attaché, toujours sans le
savoir, à les obtenir des autres sujets qui les auront reproduits par
imitation et ainsi le maître et les élèves s'influençant réciproc-
quement, n'auront pas cessé d'alimenter leur erreur... Je suis
revenu de Paris absolument convaincu. Il est heureux pour
moi que, contre mon attente, mon premier sujet n'ait pas obéi
à mes manœuvres, corroborées pourtant — j'en suis sûr —
d'injonctions verbales, sans quoi je verserais peut-être encore
dans le salpêtriérisme. »

L'auteur a résumé sa pensée dans une phrase bien caractéristique : « Il n'y a pas d'hypnotisme, il n'y a que des degrés
et des modes divers de suggestibilité[1]. »

On le voit, Delbœuf est partisan de l'École de Nancy pour
ce qui concerne la nature suggestive des phénomènes hypnotiques.

Le Dr Semal[2], de Mons, se déclare de l'avis de l'École de
Nancy pour ce qui concerne la nature suggestive de l'hypnose,
mais il ne peut admettre l'identité de nature du sommeil
normal et du sommeil hypnotique : « Le sommeil, qui n'est du
reste pas indispensable à la production des phénomènes
hypnotiques, constitue seulement l'état favorable à l'établissement d'une aptitude qui domine entièrement la situation, la
suggestibilité du sujet... En dehors de cette condition, il n'y
a pas d'hypnose, y eût-il même sommeil, et celui-ci doit, en
somme, être considéré comme le résultat primordial de la
suggestion. C'est pourquoi il est inexact de comparer le
sommeil normal au sommeil hypnotique ; ils n'ont de commun
que le fait même de dormir, ce qui n'a même pas toujours
lieu. » Semal ajoute que l'analogie n'est pas grande entre le
rêve ordinaire et le rêve hypnotique ; l'hypnose n'est pas une
névrose puisqu'elle est, la plupart du temps, dépourvue de
phénomènes somatiques, mais elle constitue un état mental

1. DELBŒUF, *Comme quoi il n'y a pas d'hypnotisme* (*Revue de l'hypnotisme*,
p. 135, 1891-1892).
2. SEMAL, *La psychose hypnotique* (*Bul. Acad. de Belgique*, 1888, et *Revue de
l'hypnot.*, 1888, p. 72).

particulier, voisin des psychoses, qui est la suggestibilité. L'hypnose est donc, pour Semal, une psychose expérimentale.

Puisque nous en sommes aux auteurs belges, mentionnons encore parmi les partisans de l'École de Nancy l'avocat Bonjean[2], de Verviers, et Henri Nizet[1], de Bruxelles : tous deux ont expérimenté sans parti pris, ils n'ont jamais réussi à reproduire les trois états de Charcot. « *Nous avons vainement cherché à obtenir les résultats annoncés par l'honorable écrivain,* dit Bonjean. Mais en les supposant exacts, ces métamorphoses nous intéresseraient à un autre titre. La suggestion n'y avait-elle pas son petit mot à dire ? Apparemment, et notre insuccès nous a permis de conclure que nos sujets ne passaient pas de la catalepsie à la léthargie et de la léthargie au somnambulisme, tout simplement parce que leur éducation n'avait jamais porté sur ces troubles fonctionnels. »

De son côté Henri Nizet, dans un ouvrage fort bien fait, dit : « Nos expériences personnelles, souvent répétées, relatives à la théorie des trois états, nous ont invariablement donné des résultats négatifs, si bien que nous en sommes venu à penser que les manœuvres employées à la Salpêtrière pour provoquer la léthargie, la catalepsie et le somnambulisme, ne sont que le véhicule d'une suggestion inconsciente des opérateurs, suggestion facilitée par l'habitude clinique. »

Le Dr Van Velsen se rallie aussi aux idées émises par l'École de Nancy : « Retenons, dit-il[3], d'ailleurs qu'au fond de toutes, absolument toutes les manœuvres des hypnotiseurs, on trouve la suggestion..... c'est ma conviction la plus profonde, conviction que je base sur les hypnotisations que j'ai faites ou vu faire et que j'estime à environ dix mille. »

1. BONJEAN, *L'hypnotisme*. Paris, 1890.
2. NIZET, *L'hypnotisme, Étude critique.* Bruxelles, 1891.
3. VAN VELSEN, *Ann. de l'Institut chirurgical de Bruxelles,* 1894, p. 104.

II

Procédés d'hypnotisation et de réveil.

Pour produire le sommeil artificiel, Liébault cherche à produire deux actes psychiques :

1° Direction exclusive de l'esprit du sujet sur un seul ordre de sensations, ou *contemplation*.

2° Acceptation fatale, par le même sujet, de l'affirmation des phénomènes hypnotiques offerts à son esprit, ou *suggestion*.

Pendant que le sujet qui doit être hypnotisé immobilise ses yeux sur ceux de l'expérimentateur, ce dernier lui affirme de ne songer qu'à dormir et guérir ; il lui annonce l'engourdissement, le besoin de dormir, la lourdeur des paupières, l'insensibilité générale. Lorsque les paupières clignotent, s'alourdissent, il prononce le mot sacramentel : *Dormez*. Liébault répète au besoin ces manœuvres, puis il appuie les pouces sur les paupières supérieures abaissées. S'il n'obtient pas de résultat au bout d'une minute, il recommence le lendemain et il est bien rare que par un exercice quotidien les sujets n'arrivent pas à s'endormir.

Liébault hypnotise ses sujets devant 15 à 20 autres malades, attendant leur tour ; ces derniers se familiarisent ainsi avec sa manière d'agir et subissent l'entraînement à leur insu. Berhneim pense que le sommeil hypnotique ne peut être provoqué que par suggestion : « Tout peut réussir chez un sujet, dit-il[1], pourvu qu'il soit prévenu. C'est qu'un seul élément intervient en réalité dans tous ces procédés divers : c'est la suggestion. Le sujet s'endort (ou est hypnotisé) lorsqu'il sait qu'il doit dormir, lorsqu'il a une sensation qui l'invite au

---

1. BERNHEIM, *loc. cit.*, p. 86.

sommeil. C'est sa propre foi, son impressionnabilité psychique qui l'endort... Les passes, les attouchements, les excitations sensorielles ne réussissent, je le répète, que lorsqu'elles sont associées à l'idée donnée au sujet ou devinée par lui, qu'il doit dormir. »

Voici le procédé décrit par Bernheim dans sa première édition[1].

« Je commence, dit-il, par dire au malade que je crois devoir avec utilité le soumettre à la thérapeutique hypnotique ; qu'il est possible de le guérir ou de le soulager par le sommeil ; qu'il ne s'agit d'aucune pratique nuisible ou extraordinaire ; que c'est un *simple sommeil* qu'on peut provoquer chez tout le monde, sommeil calme, bienfaisant, qui rétablit l'équilibre du système nerveux, etc ; au besoin je fais dormir devant lui un ou deux sujets pour lui montrer que ce sommeil n'a rien de pénible, ne s'accompagne d'aucune expérience, et quand j'ai éloigné ainsi de son esprit la préoccupation que fait naître l'idée du magnétisme et la crainte un peu mystique qui est attachée à cet inconnu, surtout quand il a vu des malades guéris ou améliorés par ce sommeil, il est confiant et se livre. Alors, je lui dis : *Regardez-moi bien* et ne songez qu'à dormir. Vous allez sentir une lourdeur dans les paupières, une fatigue dans les yeux ; ils clignotent, ils vont se mouiller ; la vue devient confuse, ils se ferment. Quelques sujets ferment les yeux et dorment immédiatement. Chez d'autres, je répète, j'accentue davantage, j'ajoute le geste, peu importe la nature du geste. Je place deux doigts de la main droite devant les yeux de la personne et je l'invite à les fixer, ou bien avec les deux mains, je passe plusieurs fois de haut en bas devant ses yeux ; ou bien encore je l'engage à fixer les miens et je tâche en même temps de concentrer toute son attention sur l'idée du sommeil. Je dis : « Vos paupières se ferment, vous ne pouvez plus les ouvrir, vous éprouvez une lourdeur dans les bras, dans les jambes ; vous ne sentez plus rien, vos mains restent immobiles, vous ne voyez plus rien ; le sommeil vient » et

---

1. BERNHEIM, *loc. cit.*, 1884.

j'ajoute d'un ton un peu plus impérieux : « Dormez »; souvent
ce mot emporte la balance; les yeux se ferment, le malade
s'endort. »

On le voit, cette pratique se rapproche beaucoup de celle
de Liébault; mais, dans l'édition de 1891 de son livre,
Berhneim décrit un procédé plus purement suggestif, il ne
parle plus de faire regarder les yeux de l'opérateur, ou d'agir
par des passes, il conseille simplement, après avoir rassuré le
sujet, d'approcher une main doucement de ses yeux et de dire :
« *Dormez* »; si les yeux ne se ferment pas, il les maintient
clos et dit : « Laissez-vous aller, vos paupières sont lourdes,
vos membres s'engourdissent, le sommeil vient, dormez. » Si
cela ne suffit pas, il insiste, et l'hypnose se manifeste.

Liégeois hypnotise de la manière suivante : il place le sujet
dans une pièce modérément éclairée, ni trop chaude, ni trop
froide, et le fait asseoir sur un siège commode, la tête appuyée.
On observe un silence rigoureux, puis l'opérateur se place en
face du sujet et l'invite à le regarder fixement, sans effort; au
bout de quelques instants, il lui dit : « Vous aller éprouver de
l'engourdissement, un besoin impérieux de sommeil s'empare
de vous, vos paupières deviennent lourdes, vos yeux se ferment,
vous aller dormir, dormez ! » Puis il exerce une légère
pression sur les globes oculaires et il renouvelle au besoin la
suggestion. « On peut même y ajouter des passes, dit-il. »

Beaunis recommande plutôt la fixation du regard : « Je dis
au sujet : Regardez-moi bien fixement, et au bout de quelque
temps ses paupières se ferment : le sujet dort[1]. »

Nous savons du reste que Beaunis admet dans l'hypnotisme
autre chose que la suggestion.

Pour réveiller son sujet, Bernheim lui ordonne, lui suggère
le réveil. Dans la première édition de son livre, cet auteur
conseille, si la suggestion ne réussit pas, d'employer l'insufflation sur les yeux : « Si cela ne suffit pas, dit-il, en parlant
de l'injonction, l'action de souffler une ou plusieurs fois sur les
yeux provoque le réveil. »

---

1. BEAUNIS, *Le somnambulisme provoqué,* 1887, p. 26.

Dans l'édition de 1891, si la suggestion pure et simple ne
réussit pas, il conseille d'accentuer ou bien de dire : « Il suffit
que je touche ce point pour qu'immédiatement les yeux
s'ouvrent. » « Je n'emploie jamais, dit-il[1], ni frictions, ni
insufflation sur les yeux. Le réveil est on ne peut plus facile
quand on est bien pénétré de cette vérité que tout est dans la
suggestion. »

Beaunis emploie l'insufflation sur les yeux, ou la suggestion, suivant le cas.

Par son procédé, Liébault prétend endormir plus des 9/10
des malades.

Voici la statistique de cet auteur en 1880[2] :

Somnambulisme...................	15,9 %
Sommeil très profond............	22,8 %
Sommeil profond.................	45,3 %
Sommeil léger...................	9,8 %
Somnolence......................	3,2 %
TOTAL.........	96,8 %

Voici une autre statistique donnée par cet auteur et comprenant une année entière, depuis le mois d'août 1884 jusqu'au
mois de juillet 1885[3] :

Somnambulisme...................	18,7 %
Sommeil très profond............	8,2 %
Sommeil profond.................	35,9 %
Sommeil léger...................	18,9 %
Somnolence......................	10 %
TOTAL.........	91,7 %

On remarque que la proportion des sujets présentant le
sommeil très profond diffère sensiblement dans ces deux
tableaux ; dans le premier, il y en a 22.8 %, dans le second,
seulement 8.2 %, Cela tient en ce qu'en 1880, Liébault plaçait
dans cette catégorie tous les sujets qui présentaient l'amnésie

---

1. BERNHEIM, édition 1891, p. 93.
2. ID., *De la suggestion dans l'état hypn.*, p. 7.
3. BEAUNIS, *loc. cit.*, p. 12.

au réveil ; tandis qu'en 1885, il n'y mentionnait que ceux qui étaient absolument *isolés* du monde extérieur.

La proportion des somnambules est restée à peu près la même : elle varie de 15 à 18 °/₀.

Beaunis a trouvé intéressant de rechercher comment se répartissaient ces divers degrés de sommeil, suivant l'âge et le sexe ; voici le tableau qu'il en donne pour le sexe, d'après les statistiques de Liébault[1].

	PROPORTION POUR 100	
	HOMMES.	FEMMES.
Somnambulisme............................	18.8	19.4
Sommeil très profond.......................	7.3	7.2
Sommeil profond	37.6	34.8
Sommeil léger	18.1	21.1
Somnolence	7.3	10.6
Influencés................................	10.8	6.6

Beaunis conclut de ces recherches que les hommes sont presque aussi souvent hypnotisables que les femmes et que la proportion est presque identique pour ce qui concerne le somnambulisme.

Voici le tableau relatif à l'âge :

AGE	SOMNAM-BULISME.	SOMMEIL très profond.	SOMMEIL profond.	SOMMEIL léger.	SOMNO-LENCE.	Non Influencés.
Jusqu'à 7 ans......	26.5	4.3	13	52.1	4.3	»
7 à 14............	55.3	7.6	23	13.8	»	»
14 à 21..........	25.2	5.7	44.8	5.7	8	10.3
21 à 28..........	13.2	5.1	36.7	18.3	17.3	9.1
28 à 35..........	22.6	5.9	34.5	17.8	13	5.9
35 à 42..........	10.5	11.7	35.2	28.2	5.8	8.2
42 à 49..........	21.6	4.7	29.2	22.6	9.4	12.2
49 à 56..........	7.3	14.7	35.2	27.9	10.2	4.4
56 à 63..........	7.2	8.6	37.6	18.8	13	14.4
63 et au-delà	11.8	8.4	38.9	20.3	6.7	13.5

1. BEAUNIS, *loc. cit.*, p. 14.

L'auteur est frappé de la forte proportion des somnambules dans l'enfance et dans la jeunesse ; il fait remarquer qu'aucun sujet au dessous de 14 ans n'a été réfractaire ; dans la vieillesse, le nombre des somnambules décroît.

Beaunis se demande si l'on peut endormir quelqu'un sans qu'il soit prévenu qu'on veut l'endormir. Il est parvenu à hypnotiser des personnes en faisant des passes, à leur insu, par derrière ; mais il ne considère pas ces expériences comme concluantes, ses mouvements ayant pu révéler sa présence aux sujets. Il est cependant porté à croire que l'on peut endormir une personne sans qu'elle le sache[1].

Peut-on endormir une personne malgré elle ? Bernheim répond négativement : « Le sommeil provoqué ne dépend pas de l'hypnotiseur, mais des sujets ; c'est sa propre foi qui l'endort ; nul ne peut être hypnotisé contre son gré, s'il résiste à l'injonction.[2] »

Beaunis ne peut être aussi affirmatif, il croit qu'une personne peut être hypnotisée malgré elle, à condition d'avoir déjà été endormie précédemment.

III

Les zones hypnogènes.

Je serai bref pour ce qui concerne l'opinion de l'École de Nancy sur les zones hypnogènes ; il me suffira de mentionner ce passage de Bernheim[3] pour en donner une idée : « Les prétendues zones hypnogènes n'existent pas en dehors de la suggestion, dit-il. On peut les créer artificiellement chez tout sujet habitué à l'hypnose. Je touche un point quelconque de son corps, il s'endort, ou bien je crée certains points déter-

1. BEAUNIS, *op. cit.*, p. 17.
2. BERNHEIM, *Rev. méd. de l'Est,* 1884, p. 556.
3. ID., *loc. cit.*, p. 87.

minés dont seul l'attouchement l'endort; j'en crée d'autres
dont l'attouchement le réveille. Tout est, je le répète, dans les
suggestions. »

Liébault, Liégeois, Beaunis et beaucoup d'autres auteurs
encore sont du même avis, j'aurai l'occasion de mentionner
plus loin les opinions de quelques autres auteurs au sujet
des zones hypnogènes.

IV

État de la sensibilité et des fonctions intellectuelles chez les hypnotisés.

a. L'état de la sensibilité varie considérablement suivant les
sujets; pour Bernheim, aucune règle ne peut être formulée.
Certains sujets sont anesthésiques, d'autres ne le sont pas, les
uns et les autres pouvant réaliser la catalepsie et les hallucinations. Bernheim ne reconnaît aucun rapport entre la profondeur du sommeil et l'anesthésie spontanée.

b. Pour ce qui concerne les troubles de la mémoire, Liébault
admet que lorsqu'il y a sommeil profond, il y a amnésie
complète au réveil; l'auteur explique cette amnésie par la
concentration de l'activité nerveuse vers les centres inférieurs
du cerveau, siège des facultés d'imagination; l'étage supérieur
étant engourdi, les sens ne fournissent pas d'impression au
sensorium.

Pour Bernheim, l'amnésie au réveil est tout ce qu'il y a de
plus variable; parmi les sujets les uns se souviennent de tout,
d'autres oublient tout, d'autres encore se rappellent imparfaitement. « L'amnésie du sommeil provoqué, dit-il[1], n'est du
reste jamais absolue; les souvenirs sont latents, ils ne sont
pas éteints. »

---

1. BERNHEIM, loc. cit., p. 133.

Delbœuf a émis la même conclusion en 1884 : « L'absence du souvenir au réveil, dit-il, n'est pas un caractère essentiel du rêve hypnotique. »

Il suffit d'ailleurs de suggérer le rappel des souvenirs pour en provoquer la réapparition ; le sujet se concentre et bientôt raconte avec précision tout ce qui s'est passé (BERNHEIM).

Beaunis admet que l'on peut résumer l'état de la mémoire dans les trois propositions suivantes[1] :

1º Le souvenir des états de conscience du sommeil provoqué est aboli au réveil, mais ce souvenir peut être ravivé par suggestion, soit temporairement, soit d'une façon permanente ;

2º Le souvenir des états de conscience du sommeil provoqué reparaît dans le sommeil hypnotique ; mais ce souvenir peut être aboli par suggestion, soit temporairement, soit d'une façon permanente.

3º Le souvenir des états de conscience de la veille et du sommeil naturel persiste pendant le sommeil hypnotique ; mais ce souvenir peut être aboli par suggestion, soit temporairement, soit d'une façon permanente.

c. Partant de ce principe qu'il n'y a pas d'état hypnotique spécial, qu'il n'y a que des suggestibilités diverses, Bernheim déclare qu'il n'y a pas d'état psychique particulier au sommeil hypnotique : « Tout est individuel, dit-il[2]... il n'y a que des suggestibilités intéressant les diverses fonctions motrices, sensitives, sensorielles, idéales, personnelles, accomplissement d'actes ; chaque sujet présente à l'égard de chacune de ces fonctions une impressionnabilité spéciale. »

Tel sujet est hallucinable sans présenter l'amnésie au réveil, tel autre est amnésique au réveil sans être hallucinable, un troisième est cataleptisable, etc.

Beaunis s'est demandé quel est l'état mental des hypnotisés ; il pense qu'il y a chez eux, repos absolu de la pensée tant que des suggestions ne sont pas faites. Quand, en effet, l'on demande à un sujet endormi : A quoi pensez-vous ? Presque toujours il répond : A rien. « Il y a donc, dit l'auteur[3], un

1. BERNHEIM, *loc. cit.*, p. 119.
2. ID., *ibid.*, p. 98.
3. BEAUNIS, *loc. cit.*, p. 210.

véritable état d'inertie ou plutôt de repos intellectuel, ce qui
s'accorde bien du reste avec l'aspect physique de l'hypnotisé...
Il n'y a certainement ni rêves ni pensées d'aucune sorte. »

Se basant sur cette idée, Beaunis considère le sommeil
hypnotique, sans suggestions, comme plus réparateur que le
sommeil ordinaire, c'est pourquoi une partie des effets thérapeutiques de l'hypnotisme doit être attribuée à ce repos.

Cette inertie intellectuelle n'est que conditionnelle; il suffit
de la moindre suggestion pour que le cerveau reprenne son
activité normale et peut-être même une activité supérieure à
celle de l'état de veille.

Beaunis n'admet pas le mensonge chez les sujets hypnotisés.
« Pour ma part, dit-il[1], je n'ai jamais pu surprendre un des
sujets que j'ai observés, en flagrant délit de mensonge; ils ont
quelquefois refusé de répondre à mes questions, jamais ils
n'ont dit le contraire de la vérité. » Pour Bernheim, le sujet
est conscient à toutes les périodes de l'hypnose, il entend tout;
on peut évoquer au réveil le souvenir de tout ce qui s'est
passé alors que rien dans le masque du sujet ne trahissait son
activité psychique.

d. Liébault admet parfaitement la sensibilité élective, il dit
que, presque toujours, les somnambules artificiels sont en
relation par l'esprit et les sens avec les endormeurs, mais rien
qu'avec eux[2].

Comment expliquer ce phénomène? « C'est, dit Liébault[3],
que le sujet garde dans son esprit l'idée de celui qui l'endort
et met son attention accumulée à ses sens au service de cette
idée, et cela, sans aucune transition de la veille au sommeil. »

Le bon somnambule ne paraît pas entendre ce que disent
les autres personnes, ni ce que dit son hypnotiseur en s'adressant à d'autres personnes. Si on lui élève le bras, l'attitude ne
persiste que dans le cas où c'est l'hypnotiseur qui l'a fait; pour
toute autre personne, le bras retombe inerte. Beaunis déclare
également que le sujet hypnotisé n'est en rapport qu'avec la
personne qui l'a endormi.

1. BEAUNIS, *loc. cit.,* p. 215.
2. LIÉBAULT, *loc. cit.,* p. 43.
3. ID., *ibid.,* p. 44.

Bernheim, au contraire, n'admet pas ce rapport; presque tous ses somnambules se mettent très facilement en rapport avec tout le monde, répondant à tous ceux qui leur parlent et obéissant aux suggestions de tous. Tout dépend, d'après lui, de l'idée préconçue que les sujets se font, qu'ils ne doivent être en rapport qu'avec leur hypnotiseur. C'est une question d'éducation. Si l'opérateur a l'habitude de parler seul à ses sujets, ces derniers se suggèrent qu'ils ne voient et n'entendent que lui.

V

Cause du sommeil hypnotique.

Pour Liébault, la cause du sommeil hypnotique réside uniquement dans l'accumulation de l'attention qui, par un mouvement centripède des organes sensibles vers le cerveau, se concentre et s'arrête sur une idée[1].

Bernheim admet la théorie de l'inhibition de Brown-Séquard : « L'étage supérieur du cerveau, dit-il (j'appelle ainsi schématiquement la partie du cerveau dévolue aux facultés de contrôle), a une action modératrice sur l'étage inférieur (j'appelle ainsi la partie du cerveau dévolue aux facultés d'imagination, à l'automatisme cérébral)... Cette crédivité qui fait la suggestion, cet automatisme cérébral qui transforme l'idée en acte sont modérés par les facultés supérieures du cerveau, l'attention, le jugement qui constituent le contrôle cérébral ». La suggestibilité s'explique, d'après Bernheim, par l'exaltation de l'excitabilité réflexe idéo-motrice, idéo-sensitive, idéo-sensorielle, qui fait instantanément la transformation inconsciente, à l'insu de la volonté, de l'idée en mouvement, sensation ou image, par suite de l'inertie des centres modérateurs et du contrôle intellectuel.

---

1. LIÉBAULT, *loc. cit.*, p. 18.

VI

Modifications de la respiration et de la circulation chez les hypnotisés.

D'après Liébault, dans le sommeil profond, l'attention, en se concentrant au cerveau, entraîne une diminution des fonctions de la vie nutritive; les mouvements respiratoires deviennent moins fréquents, la circulation se ralentit et la température du corps baisse; cette sédation générale du système nerveux est précédée parfois d'une période d'excitation, pendant laquelle la respiration est accélérée et gênée.

Bernheim n'insiste pas sur les troubles de la respiration et de la circulation chez les hypnotisés ; il semble ne pas admettre leur existence : « La respiration, dit-il, est calme et régulière, le pouls est normal. Lorsque vous constaterez, chez une personne hypnotisée pour la première fois, une respiration anxieuse ou haletante, un pouls accéléré, une face injectée et des secousses musculaires ou des tressaillements, soyez assuré que ces phénomènes n'appartiennent pas au fait même de l'hypnose, mais à l'émotion du sujet, impressionné par l'expérience ».

On peut, en effet, modifier la respiration et la circulation en suggérant à un sujet soit une vive frayeur, soit une émotion violente.

On pourrait même, d'après Beaunis, ralentir ou accélérer les battements du cœur par simple suggestion, en disant : « Votre cœur bat plus vite ou votre cœur bat moins vite. »

Il semblerait, d'après certaines recherches, que la volonté a une action *directe* sur les battements du cœur : Frei dit avoir vu des personnes qui avaient la faculté d'arrêter volontairement leur pouls, et le physiologiste Weber prétendit pouvoir interrompre à volonté les battements de son cœur en

arrêtant sa respiration par la compression de la poitrine :
« Un jour, dit-il, que j'avais retenu ma respiration un peu
plus qu'à l'ordinaire (certainement pas une minute entière), je
perdis connaissance. Pendant que j'étais en cet état, les assistants remarquèrent chez moi quelques convulsions de la face ;
lorsque je revins à moi, j'avais perdu la mémoire de ce qui
s'était passé, et au premier moment, bien que mon pouls fût
redevenu sensible, je ne pouvais me rappeler où j'étais. Je me
suis souvenu ensuite que, lorsque je sentis venir la syncope,
je cessai de comprimer ma poitrine, et il est probable que si
je ne l'avais pas fait, cela aurait eu des suites fâcheuses pour
moi, et que ma vie aurait peut-être été mise en danger. »

Un étudiant de Strasbourg, nommé Ed. Weber, possédait
aussi la faculté d'arrêter son cœur en faisant une aspiration
profonde, suivie de l'occlusion de la glotte, et de la contraction énergique des muscles expirateurs.

De même, certains individus peuvent accélérer volontairement les battements de leur cœur. Tarchanoff cite le cas d'un
étudiant, Eugène Salomé, qui pouvait accélérer à volonté les
battements de son cœur ; le même auteur rapporte encore
quelques cas semblables.

Ces faits font comprendre la possibilité des résultats obtenus
par Beaunis sous l'influence de la suggestion. Élisa F... étant
éveillée, l'auteur lui applique sur l'artère radiale gauche le
sphygmographe à transmission de Marey ; il recueille le tracé
des pulsations, puis il endort la malade par suggestion : le
pouls est à 98.5. Il dit à Élisa : « Faites attention, votre
cœur bat moins vite, moins'vite, encore moins vite, etc. »

Les résultats sont consignés dans les tableaux suivants ; les
chiffres indiquent le nombre des pulsations pour des périodes
de 10 secondes.

A. — *Avant le sommeil hypnotique.*

— 15,7.

— 15,7.

— 15,8.

En moyenne :

16 pulsations pour 10 se-
condes.

— 17,0.   96 pulsations par minute.

— Mouvement de la main.

—   —   —

B. — *Pendant le sommeil hypnotique.*

— 17,0.

— 16,0.   En moyenne :

— 16,0.   16,4 pulsations par 10 se-

— 16,0.   condes.

— 16,5.   -   98,4 pulsations par minute.

— 16,6.

C. — *Suggestion du ralentissement.*

— 15,5.

— 15,6.

— 17,5.   En moyenne :

— 15,7.   15,4 pulsations par 10 se-

— 15,8.   condes.

— 15,9.   92,4 pulsations par minute.

— 14,8.

— 14,5.

D. — *Retour à l'état normal.*

— 16,1.   En moyenne :

— 16,8.   17 pulsations par 10 se-

— 16,5.   condes.

— 17,8.   102 pulsations par minute.

— 17,8.

E. — *Suggestion de l'accélération.*

— 19,8.

— 19,8.   En moyenne :

— 20,0.   19,2 pulsations par 10 se-

— 19,0.   condes.

— 19,0.   115,5 pulsations par minute.

— 18,0.

F. — *Réveil.*

— 17,8.
— 17,5.
— 17,8.
— 15,5.
— 16,6.
— 16,5.
— 16,0.
— 16,0

En moyenne :
16,7 pulsations par 10 secondes.
100,2 pulsations par minute.

Ces résultats furent confirmés par des recherches sur d'autres somnambules : « Ces faits démontrent donc, dit Beaunis, que l'on peut, chez certains sujets, car je n'oserais dire chez tous, ralentir ou accélérer les battements du cœur par suggestion hypnotique. »

VII

Les zones idéogènes.

Les zones idéogènes, comme les zones hypnogènes, sont pour les partisans de l'École de Nancy, dues uniquement à la suggestion et à l'éducation. (Voir à ce sujet la *Discussion*, p. 155.)

VIII

L'Hypnose unilatérale.

Est-il nécessaire de dire que Bernheim considère tous les phénomènes si étranges d'hypnose unilatérale comme purement d'ordre suggestif? La suggestion seule, d'après lui, produit le

sommeil hypnotique, elle seule, par conséquent, peut engendrer
l'hypnose unilatérale : c'est de la suggestion inconsciente,
c'est que le sujet perçoit le moindre geste, la moindre expression de physionomie de son hypnotiseur ; il *flaire* ce qu'on
veut obtenir de lui.

IX

Action des aimants sur les sujets hypnotisés.
Le transfert.

Tous les phénomènes de transfert sont aussi considérés par
Bernheim comme dus à la suggestion : « Je n'ai pas réussi [1],
dit-il, à provoquer avec les aimants le transfert d'un côté à
l'autre du corps, des phénomènes divers réalisés dans l'hypnose, tels que paralysies, contractures, hallucinations ; je n'ai
réussi que par la suggestion avec ou sans aimant. Que l'aimant
ait une action sur l'organisme, cela est possible. Ce que je nie,
c'est l'action spéciale constatée par Binet et Féré ; je nie le
transfert des attitudes et des hallucinations avec la douleur
exactement localisée à la région du crâne suspendue au centre
cortical (hypothétique) du phénomène transféré. »

Bernheim nie le transfert ordinaire, la polarisation psychique, l'action des couronnes aimantées, la visibilité des
effluves magnétiques.

Delbœuf émet une opinion semblable : « L'expérience réussit
également bien avec de faux et avec de vrais aimants. J'annonce aux assistants que l'aimant fera passer l'écriture de
droite à gauche. Elle écrit de la main droite : A qui réserve-
t-on ces apprêts meurtriers ? Aimant à droite : embarras visible, tristesse, désespoir. Tout à coup, la figure s'illumine :
« J'y songe, je n'ai qu'à écrire de la main gauche. » Elle
continue de la main gauche en écriture directe. »

---

1. Bernheim, *Revue critique. Revue de l'Hypnot.*, 1886-87, p. 216.

En plaçant l'aimant alternativement à droite et à gauche, la plume passe successivement d'un côté à l'autre ; Delbœuf a pu également bien transférer les attitudes, les contractures, les paralysies. En dehors de la suggestion, l'auteur n'obtint aucun résultat constant.

Delbœuf fit confectionner un faux hypnoscope non aimanté, il obtint absolument les mêmes résultats qu'avec l'instrument aimanté.

« Conclusion, dit Delbœuf[1] : l'hypnoscope mérite son nom ; mais pour opérer, il n'importe pas qu'il soit vrai ou faux. »

Cette conclusion est analogue à celle que formulait quelques mois auparavant le professeur Grasset, de Montpellier : « Les résultats, disait-il[2], ont été absolument les mêmes avec l'hypnoscope non aimanté qu'avec l'hypnoscope aimanté. »

X

De l'extériorisation de la sensibilité.

Ici encore, pour l'École de Nancy, tout est d'ordre suggestif ; si le sujet sent la piqûre, le pincement, à distance, c'est qu'il sait qu'il doit présenter ces phénomènes, il est dressé à cet effet ou bien il flaire ce que veut son hypnotiseur.

XI

Action à distance des substances toxiques et médicamenteuses.

Bernheim s'est demandé si l'action médicamenteuse à distance est réelle ; il déclare n'avoir jamais réussi.

1. DELBŒUF, *Notes sur l'hypnoscope et sur les phénomènes de transfert par les aimants* (*Rev. de l'hypn.*, 1886-87, p. 370).
2. GRASSET, *Note sur l'hypnoscope d'Ochorowicz* (*Rev. de l'hyn.*, 1886-87, p. 316).

Cependant, à la suite d'expériences affirmatives obtenues par Focachon, de Vezelise, Bernheim et Liébault résolurent de tenter des expériences rigoureuses avec le sujet de Focachon. A cet effet, Bernheim fit préparer par un pharmacien de Nancy huit substances contenues dans des tubes fermés par de simples bouchons de liège. C'était de l'émétique, de l'eau de laurier-cerise, du sulfate de strychnine, du chlorhydrate de pilocarpine, de la vératrine, du nitrite d'amyle, de l'alcool et de la scam-momée. Chaque tube était revêtu d'une étiquette identique, portant un numéro ; le pharmacien seul connaissait à quelle substance correspondait chaque numéro. Les résultats furent consignés et les expérimentateurs ne connurent la nature des substances employées qu'après les expériences.

« Sur sept substances expérimentées, dit Bernheim [1], le sujet a accusé des troubles divers ; une fois seulement, et nous pensons que c'est coïncidence fortuite, ce trouble correspondait à l'action réelle du médicament. »

Mais comment expliquer alors les résultats premiers de Focachon ? Y a-t-il eu coïncidence entre l'auto-suggestion du sujet et l'action réelle du médicament ? Y a-t-il eu de la part de l'expérimentateur trahison de la pensée. « On ne saurait croire, dit Bernheim, avec quelle finesse certains hypnotisés flairent, si je puis dire ainsi, l'idée qu'ils doivent réaliser. Un mot, un geste, une intonation les mettent sur la voie. »

Bernheim ne prétend pas que tous les faits observés puissent s'interpréter par la suggestion, il demande seulement que les expériences soient faites en observant les règles suivantes :

1° Faire préparer, par une tierce personne, qui n'assistera pas à l'expérience, une série de substances nettement définies, dans des flacons portant des numéros.

2° Mettre sous enveloppe cachetée les noms des substances correspondant à chaque numéro.

3° Chez les sujets soumis à cette expérience employer autant que possible des solutions n'ayant pas été expérimentées chez eux, pour éviter les coïncidences par rappel d'une sensation.

---

1. BERNHEIM, *De l'action médicamenteuse à distance* (*Rev. de l'Hypn.*, 1887-88, p. 164).

4° Inscrire tous les phénomènes à mesure qu'ils se manifestent, pendant les expériences.

5° N'ouvrir l'enveloppe que lorsque les expériences seront toutes terminées et que le sujet sera parti.

XII

Des suggestions hypnotiques.

La suggestion est, pour Bernheim, *l'acte par lequel une idée est-introduite dans le cerveau et acceptée par lui*. Chacun des cinq sens peut envoyer au sensorium des impressions qui deviennent idées, puis suggestions. L'idée doit être acceptée par le cerveau pour devenir suggestion ; il faut que le sujet croie.

Quelle que soit la porte d'entrée de l'idée, elle peut être transmise, soit directement, soit indirectement. Ainsi l'idée communiquée par la parole se transforme en suggestion directe. Dans d'autres cas l'idée n'est pas comprise dans la sensation, elle est créée par le cerveau à la suite d'une impression ; ici pour une même sensation l'idée variera suivant les individus, elle provoquera des suggestions indirectes.

« La suggestion, dit Bernheim[1], n'est pas un fait passif ; ce n'est pas une simple empreinte déposée dans le cerveau.

« Le centre psychique intervient activement pour transformer l'impression en idée et pour élaborer celle-ci, chaque idée suggère d'autres idées et ces idées se transforment elles-mêmes en sensations, émotions, images diverses ; de cette association d'idées, de sensations, d'images résulte un travail complexe que chaque individualité réalise à sa façon. »

La suggestion implique deux facteurs : l'impression première, le *germe* et l'élaboration de cette impression, le *terrain psy-*

1. BERNHEIM, *loc. cit.*, p. 29.

chique. L'impression étant devenue idée, l'idée étant acceptée par le cerveau, que va-t-il se former? La suggestion est faite; un phénomène centrifuge, l'idée suggérée tendra à se faire acte, c'est-à-dire sensation, image, mouvement.

Bernheim divise les suggestions en trois groupes.

1° Les suggestions de la motilité sont les plus faciles à obtenir, et parmi ces dernières la catalepsie est particulièrement intéressante, parce qu'elle est considérée par beaucoup d'auteurs comme pathognomonique d'un état hypnotique spécial; elle est, d'après Bernheim, purement due à la suggestion, soit consciente, soit inconsciente.

On peut encore produire par suggestion des paralysies, des contractures, de la claudication et tout ce que voudra l'opérateur.

2° Les suggestions de la sensibilité : chez certains sujets l'anesthésie se produit spontanément pendant le sommeil, c'est que l'activité nerveuse, concentrée vers le cerveau, est distraite de la périphérie. Lorsque cette anesthésie n'existe pas spontanément, on peut la provoquer artificiellement par suggestion ; elle peut même être assez profonde pour remplacer la chloroformisation.

3° Les suggestions sensorielles réalisent les phénomènes les plus curieux de l'état hypnotique; elles comprennent d'après Bernheim, les *illusions* et les *hallucinations.* « L'*illusion* est une image sensorielle transformée ou mal interprétée; l'*hallucination* est une image créée de toutes pièces par le cerveau[1]. »

L'hallucination peut être passive ou active; dans le premier cas, le sujet assiste à la scène, sans que son corps y participe; dans le second, le sujet est acteur de corps et d'esprit.

Les hallucinations s'accomplissent différemment suivant l'individualité du sujet. Si ce dernier a l'imagination peu développée, l'image ne se réalisera pas, ou bien elle sera obscure, nébuleuse; s'il possède au contraire une représentation mentale vive, l'image sera nette, en tout semblable à la réalité. « La suggestion, dit Bernheim[2], ne réalise pas ce

---

1. BERNHEIM, *loc. cit.,* p. 116.
2. ID., *ibid.,* p. 119.

qu'elle veut, elle réalise ce que l'organe psychique sur lequel elle travaille peut réaliser. Chaque sujet imprime le cachet de son individualité aux conceptions de son imagination. » C'est ainsi que les somnambules n'accomplissent que ce qu'ils conçoivent : un paysan illettré ne pourra ni lire ni écrire en état d'hypnose, il ne peut faire que ce qu'il fait à l'état de veille.

Les suggestions *post-hypnotiques* peuvent réaliser des actes quelconques, elles peuvent aussi produire des hallucinations; certains sujets les réalisent fatalement, d'autres ne les réalisent pas.

Chez quelques sujets on peut produire des suggestions d'actes et d'hallucinations à longue échéance. Les expériences faites à Nancy prouvent que la suggestion peut se faire à 172 jours et même à 365 jours d'intervalle; voici la description de ces recherches, qui sont intéressantes au plus haut point.

Suggestion, à 172 jours d'intervalle, faite par M. Beaunis.

« Le 14 juillet 1884, l'après-midi, après avoir mis Mlle A. E. en état de sommeil hypnotique, je lui fais la suggestion suivante : le 1er janvier 1885, à dix heures du matin, vous me verrez; je viendrai vous souhaiter la bonne année; puis, après vous l'avoir souhaitée, je disparaîtrai.

« Le 1er janvier 1885 j'étais à Paris (Mlle A. E. habite Nancy); je n'avais parlé à personne de cette suggestion.

« Voici ce que, le jour même, elle raconta à une de ses amies et ce qu'elle me dit plus tard, ainsi qu'au Dr Liébault et à d'autres personnes.

« Le 1er janvier, à dix heures du matin, elle se trouvait dans sa chambre quand elle entendit frapper à sa porte. Après avoir dit « ouvrez », elle me vit entrer, à sa grande surprise, et lui souhaiter, de vive voix, la bonne année. Je repartis presque aussitôt et, quoiqu'elle se mît de suite à la fenêtre pour me voir sortir, elle ne m'aperçut pas. Elle remarqua aussi, ce qui ne laissa pas de l'étonner à cette époque de l'année, que j'avais un habillement d'été (c'était celui-là que je portais le jour où je lui avais fait la suggestion.) »

Suggestion à 365 jours d'intervalle faite par M. Liégeois.

L'auteur dit à un jeune sujet endormi : « Dans un an, à pareille heure, voici ce que vous aurez l'idée de faire ; vous viendrez chez M. Liébault dans la matinée. Vous direz que vos yeux ont été si bien depuis un an, que vous devez aller le remercier lui et M. Liégeois. Vous exprimerez votre gratitude à l'un et à l'autre et vous leur demanderez la permission de les embrasser, ce qu'ils vous accorderont volontiers.

« Cela fait, vous verrez entrer dans le cabinet du docteur un chien et un singe savant, l'un portant l'autre. Ils se mettront à faire mille gambades et mille grimaces et cela vous fera rire. Cinq minutes plus tard vous verrez arriver un bohémien suivi d'un ours apprivoisé. Cet homme sera heureux de retrouver son singe et son chien qu'il craignait d'avoir perdus ; et pour amuser la société il fera danser son ours, un ours gris d'Amérique, de grande taille, mais très doux et qui ne vous fera pas peur. Quand il sera sur le point de partir, vous prierez M. Liégeois de vous donner dix centimes comme aumône au chien qui quêtera et vous les lui remettrez vous-même. »

La suggestion se réalisa exactement, sauf cependant que le sujet ne songea pas à embrasser MM. Liébault et Liégeois, qu'il ne vit pas d'ours et, qu'au lieu d'arriver à neuf heures du matin, il vint à dix heures dix minutes.

M. Liégeois endort alors le sujet et lui demande : « Pourquoi donc avez-vous vu tout à l'heure ce singe et ce chien ? — Parce que vous m'en avez donné la suggestion le 12 octobre 1885. — Ne vous êtes-vous pas trompé d'heure ; je croyais vous avoir indiqué neuf heures du matin ? — « Non, Monsieur, c'est vous qui faites erreur ; vous m'avez endormie, non sur le banc où je suis assise en ce moment, mais sur celui qui est en face ; puis vous m'avez fait aller avec vous dans le jardin et m'avez dit de revenir dans un an à pareille heure ; or, il était alors dix heures dix minutes et je suis arrivé donc à l'heure, dix heures dix minutes. — Mais pourquoi n'avez-vous vu aucun ours et n'avez-vous embrassé ni M. Liébault ni moi ? — Parce que vous ne m'avez dit cela qu'une fois, tandis que le reste de la suggestion a été dit deux fois. »

L'interprétation de ces suggestions à longue échéance est difficile à faire. « Pour ma part, dit M. Beaunis, je pencherais à y voir une sorte de mécanisme disposé pour produire à heure fixe un mouvement, quelque chose en un mot de comparable à un mouvement d'horlogerie. »

Bernheim n'admet pas que l'on puisse comparer le cerveau de l'hypnotisé à une machine : « Il y a des idées latentes, dit-il, il n'y a pas d'idées inconscientes »... « Le somnambule, dit-il encore, entre souvent dans l'état de conscience somnambulique, dans lequel les impressions déposées dans un même état antérieur peuvent se réveiller. Il se souvient alors de l'ordre reçu, de la suggestion commandée : il sait que tel phénomène doit s'accomplir tel jour ; il prend ses étapes, si je puis dire ; il se confirme dans son idée de ne pas l'oublier et de la réaliser au moment voulu, comme le dormeur normal dans l'idée de ne pas manquer l'heure du réveil. Cette idée est alors, chez le somnambule, parfaitement consciente. Seulement, quand il cesse de se concentrer, quand nous lui parlons, quand nous appelons de nouveau son activité nerveuse au dehors, nous lui rendons son état de conscience normal, comme quand nous disons à l'enfant d'ouvrir les yeux et de regarder au dehors avec son cerveau. La concentration n'existe plus ; le souvenir est de nouveau éteint ou latent ; et, au moment où le somnambule a accompli l'acte suggéré, il croit de très bonne foi que l'idée est fraîchement éclose, spontanément éclose dans son cerveau ; *il ne se souvient plus qu'il s'en est souvenu.* »

Bernheim admet de la même manière que le dormeur ordinaire se réveille à heure fixe, parce qu'il y a pensé *sciemment et consciemment* toute la nuit.

L'hallucination suggérée peut être *positive* ou *négative* : la première crée une image sensorielle fictive, tandis que la seconde supprime une image sensorielle réelle. L'hallucination n'existe que chez un petit nombre de sujets.

Forel a fort bien fait remarquer que l'hallucination positive s'accompagne d'hallucination négative et réciproquement : le

sujet auquel on fait voir une hallucination devra effacer les
objets réels pour y substituer les images positives et le sujet
auquel on suggère une hallucination négative ne verra pas le
vide à la place de ce qui doit être invisible, il créera une
perception positive, remplaçant celle qu'il doit neutraliser.
Bernheim a appelé *hallucination rétroactive* « des images,
des souvenirs créés de toutes pièces dans le cerveau d'un sujet
ne correspondant à aucune réalité. » On peut faire croire à
certains sujets qu'ils ont vu, entendu, fait telle chose à telle
époque de leur vie.

Bernheim nie les caractères objectifs attribués par Binet et
Féré aux hallucinations, ce ne sont, d'après lui, que des
caractères subjectifs objectivés par l'imagination[1] : l'action du
prisme ou de la lorgnette sur les hallucinations est purement
suggestive, ces instruments ne modifient l'image fictive que
lorsque les sujets savent ce qui doit se réaliser, quand ils
trouvent dans un objet réel, fût-il une raie imperceptible, un
point de repère qui, subissant l'effet optique, suggère le même
effet pour l'image hallucinatoire. Quand l'expérience est faite
dans l'obscurité ou quand on supprime tout point de repère,
le sujet est désorienté, il se trompe.

Nous devons faire remarquer que Bernheim émet là une
opinion analogue à celle de Binet et Féré : « l'image hallucinatoire, disent ces auteurs[2], s'associe à un *point de repère* extérieur et matériel, et ce sont les modifications imprimées par
les instruments d'optique à ce point matériel qui, par contre-
coup, modifient l'hallucination. »

Bernheim nie également le fait du mélange des couleurs : il
conclut que la teinte résultante, telle qu'elle se produit par la
fusion de deux couleurs complémentaires réelles, ne se produit
pas pour les couleurs suggérées.

Il croit à la possibilité pour le sujet de retrouver entre six ou
dix cartons semblables celui sur lequel on a suggéré un portrait ; c'est que le sujet trouve sur le carton un point de repère.

1. BERNHEIM, *De la suggestion et de ses applications thérapeutiques* (*Revue philos.*, 1886).
2. BINET et FÉRÉ, *Le magnétisme animal.* Paris, 1887.

Nous avons vu que Bernheim considère la suggestion comme l'acte par lequel une idée est introduite dans le cerveau et acceptée par lui ; nous avons également dit que, pour cet auteur, le sommeil n'est pas nécessaire pour produire la suggestion ; on comprend dès lors la part énorme qu'il attribue à la suggestion à l'état de veille.

Le sommeil n'est pas nécessaire à la suggestion, mais il faut cependant reconnaître qu'il la facilite beaucoup. « L'hypnotisme n'est qu'un des procédés employés pour faciliter la suggestion : c'est l'adjuvant le plus efficace, quelquefois le seul efficace de la suggestion thérapeutique[1]. »

A l'état de veille le contrôle existe ; pour que la suggestion se fasse, il faut accroître la crédivité. La foi religieuse agit dans ce sens, elle exalte la crédivité d'une manière extraordinaire ; la foi médicamenteuse produit des miracles ; que de guérisons obtenues par les pilules de mie de pain! C'est encore en grande partie par suggestion qu'agissent la métallothérapie, l'électrothérapie, la balnéothérapie, l'hydrothérapie, le massage, l'homéopathie, la suspension, etc.

On le voit, d'après ces données, émises dans l'édition de 1891 de son ouvrage, Bernheim considère la suggestion à l'état de veille comme se réalisant chez un grand nombre de sujets, en dehors de toute hypnotisation. Au contraire, dans l'ouvrage paru en 1884, cet auteur avait moins élargi la signification de la suggestion à l'état de veille : « Beaucoup de sujets, avait-il dit[2], *qui ont été hypnotisés antérieurement* peuvent, sans être hypnotisés de nouveau, *pour peu qu'ils aient été dressés par un petit nombre d'hypnotisations antérieurs* (une, deux ou trois suffisent chez quelques-uns), présenter à l'état de veille l'aptitude à manifester les mêmes phénomènes suggestifs. »

Cet extrait prouve qu'au début de ses recherches Bernheim n'admettait la possibilité de la suggestion à l'état de veille

---

1. BERNHEIM, *Valeur relative des divers procédés destinés à provoquer l'hypnose et à augmenter la suggestibilité au point de vue thérapeutique* (*Revue de l'hypnotisme*, 1889-90, p. 116).

2. BERNHEIM, *loc. cit.*, 1884, p. 57.

que chez des individus ayant été hypnotisés antérieurement ; cette remarque possède une grande importance au point de vue de notre manière de voir personnelle qui sera exposée plus loin.

Beaunis s'est aussi occupé de l'étude des suggestions, il a montré qu'il y a non seulement, ainsi que Braid, Charcot, Richer, etc, l'ont prouvé, liaison intime entre un mouvement, même communiqué, et la pensée dont ce mouvement est l'expression (suggestions par attitude), mais encore qu'il y a liaison étroite entre l'idée, le désir et les mots qui servent à l'exprimer. Il suggère à un sujet de dire : « Je voudrais bien manger des cerises » ; rentrée chez elle, la somnambule se met à manger des cerises. C'est que l'expression du désir se confond avec le désir lui-même ; à l'état ordinaire, cette liaison ne se ferait pas : « il y a là, dit Beaunis[1], comme une influence d'arrêt qui s'exerce à l'état normal et qui ne s'exerce plus à l'état somnambulique. » Quelles sont ces influences d'arrêt? Sans doute elles résident dans les sensations de toute nature, qui, à l'état normal, impressionnent les centres nerveux : chez l'hypnotisé ces sensations sont abolies, le champ reste libre à l'activité du groupe cérébral sur lequel on a concentré la puissance nerveuse du sujet.

La suggestion peut porter non seulement sur les sensations et sur les actes, mais encore sur les passions, les sentiments, le caractère ; on peut, selon l'expression de Beaunis, « jouer de l'âme humaine comme on joue d'un instrument. » On peut même obtenir des modifications *persistantes* du caractère, on peut égayer un caractère, déraciner des habitudes vicieuses, etc.

Beaunis considère la suggestion à l'état de veille comme se développant grâce à un état spécial du sujet : « cet état n'est ni le sommeil, ni la veille, il se distingue du sommeil parce que le sujet est parfaitement éveillé, qu'il a les yeux ouverts, qu'il est en rapport avec le monde extérieur, qu'il se rappelle parfaitement ce qui se dit ou se fait autour de lui, ainsi que ce qu'il a dit ou fait lui-même. Le souvenir n'est perdu que sur un

---

1. BEAUNIS, *Le somnambulisme provoqué*, 1887, p. 146.

point particulier, la suggestion qui vient de lui être faite; c'est par la docilité aux suggestions que cet état se rapproche du somnambulisme. Ces deux caractères sont du reste les seuls qui le distinguent de l'état de veille ordinaire[1]. »

Beaunis appelle cet état du nom de *veille somnambulique*. En quoi consiste-t-il? Il l'ignore; ce qui lui paraît certain, c'est qu'il constitue un état à part, qui ne peut être confondu ni avec le sommeil hypnotique, ni avec l'état de veille. Il y a certes des degrés de transition insensibles entre la veille somnambulique, le somnambulisme et l'état de veille, mais il est cependant utile de caractériser les extrêmes.

Beaunis aborde encore la question des hallucinations suggérées, il laisse de côté les points dont se sont occupés de nombreux auteurs, il préfère étudier certains points qui lui semblent avoir été négligés.

Tout d'abord, la *netteté* des hallucinations provoquées est-elle aussi grande que celle des sensations réelles? Pour résoudre cette question, Beaunis suggère un dessin à un sujet et le prie de suivre, avec un crayon, le contour du dessin. Ses résultats furent négatifs, il ne réussit qu'avec des sujets sachant dessiner. Il en conclut que la netteté de l'hallucination visuelle suggérée n'est pas aussi grande que celle d'une image objective; il est cependant probable que, par l'exercice, l'hallucination deviendrait aussi précise que la sensation réelle. La netteté paraît plus grande pour les sensations auditives.

L'auteur attire l'attention sur ce qu'il appelle les *hallucinations motrices*, c'est-à-dire que « l'on peut suggérer à un hypnotisé qu'il fait tel ou tel mouvement, tandis qu'il reste absolument immobile[2]. » Cette hallucination s'accompagne de tous les phénomènes que détermine habituellement le mouvement suggéré.

Combien de temps les hallucinations suggérées peuvent-elles persister après le réveil? Dans le cas où on précise le temps que doit durer l'hallucination, cette dernière persiste en

---

1. BEAUNIS, *loc. cit.*, p. 166.
2. ID., *ibid.*, p. 174.

général, le temps prescrit; lorsque l'on n'assigne aucune durée
à la suggestion, l'hallucination persiste quelques minutes,
quelques heures, quelques jours, suivant les cas.

Cette hallucination ne disparaît pas tout d'un coup, elle
s'éteint graduellement.

Liégeois s'est surtout occupé des suggestions criminelles,
nous y reviendrons tout à l'heure, mais il est un point se rapportant aux suggestions ordinaires que cet auteur a étudié avec
attention : c'est la suggestion à l'état de veille. En 1883 déjà,
il produisit des changements de personnalité à l'état de veille :
il fit devenir une femme successivement prêtre, général, moine,
prima dona, etc.; il persuada à un jeune homme de vingt-
cinq ans qu'il était devenu nourrice et celui-ci entra pleinement dans son rôle.

Mais Liégeois, comme du reste Beaunis et Bernheim (édition
de 1884), croit que la suggestion à l'état de veille ne se produit que grâce à l'état particulier du sujet; « Il m'a semblé,
dit-il[1], déjà à la fin de 1883, que pour faire réussir une suggestion à l'état de veille, il y avait un certain changement
d'état physiologique à produire chez les sujets, d'*ailleurs très
sensibles et antérieurement hypnotisés qui seuls peuvent réaliser
ce curieux phénomène*. Ce changement me semble dû à la concentration de la pensée sur l'idée suggérée et je l'ai toujours,
pour ma part, obtenu assez rapidement, en appuyant mes
paroles d'une fixation du regard très énergique. »

. Si l'on échoue, c'est, d'après Liégeois, qu'on n'a pas produit
une concentration suffisante de la pensée du sujet sur les
résultats à réaliser; pour arriver à cette concentration, le
meilleur moyen est de fixer énergiquement les yeux de la personne à qui l'on fait une suggestion. L'auteur appelle cet état
condition seconde provoquée.

. Nous avons ainsi parcouru les principales données émises
sur les suggestions non criminelles par les trois auteurs dont
les doctrines sont groupées sous le nom d'École de Nancy.

Occupons-nous maintenant des suggestions criminelles.

1. LIÉGEOIS, *loc. cit.*, p. 421.

Dès 1866, Liébault avait indiqué la possibilité de faire commettre des crimes à des somnambules. « On peut poser en principe, disait-il, qu'une personne, mise en somnambulisme, est à la merci de celui qui l'a mise en cet état... Que d'abus graves de toutes sortes il peut sortir de là! Ce que j'avance résulte, pour moi, d'expériences que je tentais sur une jeune fille très intelligente et qui, en état de sommeil profond, était la plus revêche et la plus indépendante de caractère que j'eusse rencontrée. Cependant je parvins toujours à m'en rendre maître. J'ai pu faire naître dans son esprit les résolutions les plus criminelles, j'ai surexcité des passions à un degré extrême; ainsi, il m'est arrivé de la mettre en colère contre quelqu'un et *de la précipiter à sa rencontre le couteau à la main;* j'ai déplacé en elle le sentiment de l'amitié, et avec le même instrument tranchant, je l'ai envoyée poignarder sa meilleure amie qu'elle croyait voir devant elle, d'après mon affirmation; le couteau alla s'émousser contre un mur. Je suis parvenu à déterminer une autre jeune fille, moins endormie, à aller tuer sa mère, et elle s'y dirigea, en pleurant il est vrai. Eh quoi? un homme sain d'esprit jusqu'alors entend une voix qui, pendant la nuit, lui répète : tue ta femme, tue tes enfants; il y va, poussé par un mouvement irrésistible, et un somnambule, toujours disposé à recevoir des hallucinations, ne serait pas capable d'un même entraînement involontaire?

« J'ai l'intime conviction, d'après d'autres expériences encore, qu'un somnambule même auquel on aura suggéré de commettre des actions mauvaises après son réveil, les exécutera sous l'influence de l'idée fixe imposée; le plus sage deviendra immoral, le plus chaste impudique! Si l'on a forcé de cette façon une femme publique à abandonner son infâme métier, pourquoi ne pervertirait-on pas, pour l'avenir et par le même moyen, la fille la plus vertueuse? L'endormeur peut plus encore, suggérer à son somnambule, non seulement d'être médisant, calomniateur, voleur, débauché, etc., pour une époque ultérieure au sommeil, mais il peut l'employer, par exemple, à accomplir pour lui des actes de vengeance personnelle, et ce pauvre rêveur, oublieux d'une telle incitation au crime, agira pour le compte d'autrui comme pour le sien, entraîné qu'il sera par l'idée irrésistible et fixe qu'on lui aura imposée! Quand le crime sera commis, *quel est le médecin légiste qui viendra éclairer la justice et faire soupçonner d'innocence un homme qui aura gardé toutes les apparences de la raison, et qui, convaincu de sa mauvaise action, avouera de bonne foi l'avoir accomplie de son propre mouvement.* »

Il semble que les idées exprimées par Liébault avec tant de précision, eussent dû appeler l'attention des criminalistes sur cette question. Et cependant personne n'osa reprendre ces données. Ce n'est que vingt ans plus tard que Liégeois confirma les expériences de Liébault; en 1884, M. Liégeois, professeur à la Faculté de droit de Nancy, lisait à l'Académie des sciences morales et politiques, un mémoire dans lequel il relatait quelques intéressantes expériences de suggestions criminelles, il en déduisait les conclusions suivantes :

« Toute personne, mise en état de somnambulisme, devient, entre les mains de l'expérimentateur, un pur automate, tant sous le rapport moral que sous le rapport physique.

« Ce n'est même pas assez dire que de la comparer à l'argile, que le potier pétrit à sa guise et revet des formes les plus variées; souvent en effet, le somnambule semble se porter de lui-même au-devant des désirs de la personne qui l'a endormi..... Idées développées spontanément ou acquises par l'éducation, sentiments ou tendances, sympathies ou répulsions, amour ou haine, préjugés ou passions : tout cela peut être en un moment, modifié, transformé, bouleversé...

« A quel point l'automatisme est complet, jusqu'à quel degré il porte l'inconscience et la docilité du sujet, on ne peut s'en faire une idée juste quand on n'a été témoin d'aucun fait.....

« Nous tirerons de là cette conséquence, que toute conscience a disparu chez l'hypnotisé qu'on a poussé à un acte criminel; il est, par suite, irresponsable et devrait être acquitté. Seul, celui qui a donné la suggestion est coupable; seul, il doit être poursuivi et puni; le somnambule a été pour lui un pur et simple instrument, comme le pistolet qui contient la balle ou le vase qui renferme le poison. »

M. Liégeois rapporte trois expériences concluantes, dont deux empoisonnements et un meurtre :

M. Liégeois présente à Th., sans l'avoir même préalablement endormi, une poudre blanche dont il ignore la nature. « Faites bien attention, lui dit-il, ce papier contient de l'arsenic. Vous allez tout à l'heure rentrer rue de...., chez votre tante, Mme V.... ici présente. Vous prendrez un verre d'eau; vous y verserez l'arsenic, que vous ferez dissoudre avec soin; puis vous présenterez le breuvage empoisonné à votre tante. » « Oui, Monsieur. » Le sujet réalisa la suggestion, il ne se souvint de rien, on eut toutes les peines du monde à lui persuader qu'il avait voulu empoisonner sa tante.

Après avoir fait croire à Mme S... que le pistolet qu'il tenait en main était chargé, Liégeois lui suggéra de tuer M. M. d'un coup de pistolet : Mme S. s'avança sur M. M. et tira. Interrogée immédiatement par M. le commissaire central, elle avoua son crime avec une entière indifférence; elle avait tiré sur M. M. parce qu'il ne lui plaisait pas. On pouvait l'arrêter, elle savait ce qui l'attendait; si on lui ôtait la vie, elle irait dans l'autre monde comme sa victime. On lui demanda si ce n'était pas M. Liégeois qui lui avait suggéré l'idée du crime, elle affirma que non, elle seule était coupable.

Après avoir fait dissoudre une poudre blanche dans de l'eau, M. Liégeois affirma à Mme C. que c'était de l'arsenic : « Voici M. D. qui a soif, il va tout à l'heure demander à boire; vous lui offrirez ce breuvage. » « Oui, Monsieur. » Mais M. D. fit une question que M. Liégeois n'avait pas prévue; il demanda ce que contenait le verre qu'on lui présentait. Mme C. répondit avec candeur : « C'est de l'arsenic! » M. Liégeois rectifia sa suggestion : « Si l'on vous demande ce que contient le verre, vous direz que c'est de l'eau sucrée. » « C'est de l'eau sucrée, dit-elle. » M. M. absorba le contenu du verre. Interrogée par le commissaire central, Mme C. ne se souvenait de rien.

« Nous avons, dit-il, provoqué par la suggestion, des suicides sous différentes formes et à échéances diverses. Quelques sujets, sur notre ordre, pendant l'état hypnotique, se sont tiré des coups de revolver, soit immédiatement après le réveil, soit quelques heures après. D'autres se sont empoisonnés. S. L. a avalé, *deux jours après la suggestion,* un breuvage noirâtre que nous avions fait couvrir de l'inscription *poison* sur étiquette rouge. Avant d'accomplir ce suicide présumé, elle avait eu soin d'écrire une lettre dans laquelle elle annonçait qu'elle allait se donner la mort et qu'il ne fallait en accuser personne. Le plus curieux fut que, lorsqu'elle eut ingurgité le poison, qui n'était autre que de l'eau colorée, elle ressentit de violentes coliques dont nous eûmes toutes les peines du monde à la dissuader. »

Liégeois considère le viol des somnambules comme parfaitement réalisable, il croit même que l'on pourrait suggérer au sujet de prendre une part active à l'acte criminel. L'expérimentation prouve la possibilité de tels crimes : « Plusieurs fois, dit Liégeois, j'ai pu, chez M. Liébault, persuader à des jeunes filles parfaitement honnêtes, en présence de leur mère, d'une parente, d'une amie, qu'elles étaient mariées et que j'étais leur mari, elles acceptaient pleinement cette idée. »

L'une d'elles entra si bien dans son rôle qu'elle dit, une fois éveillée : « Que je suis donc contente, il y avait si longtemps que je désirais me marier ! » Puis se tournant vers Liégeois, elle ajouta : « Demain, nous nous lèverons tard, n'est-ce pas ? J'aime tant à rester au lit le matin. »

Cet auteur croit les suggestions de vols très facilement réalisables ; il insiste surtout sur la facilité de faire faire des faux par les sujets. Voici une de ses expériences :

Il dit à Mlle P. :

« Je vous ai, vous le savez, prêté une somme de cinq cents francs ; vous allez me signer un billet qui constatera ma créance.

— Mais, Monsieur ; je ne vous dois rien et vous ne m'avez rien prêté.

— Votre mémoire vous sert mal, Mademoiselle ; je vais préciser les circonstances du fait. Vous m'avez demandé cette somme et j'ai consenti volontiers à vous la prêter ; je vous l'ai remise hier, ici même, en un rouleau de pièces de vingt francs. »

Sous l'action du regard de M. Liégeois, Mlle P. hésita, elle chercha dans sa mémoire, elle se rappela sa dette et signa un billet ainsi conçu :

« Je reconnais devoir à M. L. la somme de cinq cents francs, qu'il m'a prêtée, et promets de la lui rembourser le 1er janvier 1884.

« Nancy, le 30 novembre 1883.

« Bon pour cinq cents francs.

« *Signé :* E. »

Mme P., mère de Mlle P., dit à sa fille :

« Tu ne m'avais rien dit de cet emprunt. Qu'as-tu fait de l'argent que tu as reçu ? »

Mlle P. regarde M. Liégeois, qui dit aussitôt :

« C'est bien simple ; vous l'avez déposé à la caisse d'épargne ; ce dépôt est constaté par le livret n°... qui vous a été remis. »

Mlle P. accepta cette explication et crut réellement qu'elle avait déposé les cinq cents francs à la caisse d'épargne.

Les faux témoignages sont aussi réalisables par suggestion ; pour prouver ce fait, M. Liégeois endormit Mme T. à la clinique de M. Liébault. « A votre réveil, lui dit-il, vous verrez entrer ici un individu de mauvaise mine qui viendra sous prétexte de se faire soigner, mais en réalité pour faire quelque mauvais coup. Cet homme s'approchera de vous et vous proposera de vous céder, à vil prix, six coupons d'obligations du Trésor. Ces coupons ont été volés à Mme A. ; vous refuserez avec indignation et vous menacerez votre interlocuteur de le livrer à l'autorité publique. Alors ce misérable vous dira : « Puisque personne ne consent à m'acheter ces coupons, je n'en veux plus ! » Et il les jettera là, sur ce meuble ; puis il s'en ira. Vous prendrez ces coupons, mais de peur qu'on vous accuse de complicité dans le vol, vous me les remettrez en dépôt en présence de témoins. Et le jour même, après être rentrée chez vous, vous irez faire vos déclarations au bureau de police de Nancy. »

13

Mme T. vit le criminel, elle l'entendit ; tout se passa comme
Liégeois l'avait ordonné ; le même jour, elle alla faire sa déclaration au bureau de police, où l'on n'avait rien remarqué
de particulier à sa physionomie.

M. Focachon, ayant endormi la fille X., lui suggéra qu'elle
lui avait volé un bracelet ; après une légère résistance, elle
accepta la suggestion. Alors M. Focachon lui dit :

« J'ai à me venger de quelqu'un. Voulez-vous m'aider ?

— Tout de suite.

— Vous savez que M. Z. est mon ennemi.

— Je crois bien.

— Alors vous allez le dénoncer. Aussitôt éveillée, vous
écrirez au juge de paix de Charmes pour lui dire que vous
avez été accusée ici du vol d'un bracelet, mais que vous
êtes innocente ; que le coupable est M. Z. et que vous l'avez
vu commettre ce vol.

— Mais ce sera faux, puisque c'est moi qui ai pris le bracelet.

— N'importe, vous écrirez cela.

— Soit, mais ce n'est pas vrai.

— Si, c'est vrai ; car vous êtes une trop honnête fille pour
avoir volé. Ce n'est pas vous... Vous entendez bien ! Ce n'est
pas vous, je vous dis que ce n'est pas vous !

— Mais non, ce n'est pas moi.

— C'est M. Z. qui est le voleur ! Vous l'avez vu.

— Oui, je l'ai vu, c'est lui.

— Vous allez écrire au juge de paix.

— Tout de suite ! Il faut bien que je le dénonce. »

Dès son réveil, Mme T. écrivit ce qui suit :

Charmes, le 5 octobre.

« Monsieur le Juge de paix.

« Je viens m'acquitter d'un devoir. Ce matin, il a été volé
chez M. Focachon, à l'heure d'une heure, un bracelet. J'ai été
un moment accusée, mais bien injustement, je vous le jure,

car je suis tout à fait innocente. Le voleur, je dois vous le nommer, car je l'ai vu, c'est M. Z... Voilà comme cela s'est passé. Il s'est introduit dans le salon de M. Focachon à une heure, il est passé par la petite porte de la rue du Four et il a volé le bracelet de Mme Focachon, qui se trouvait dans une armoire, près de la fenêtre. Je l'ai vu. Il l'a mis dans sa poche et ensuite il est parti.

Je vous jure que cela est tel que je le déclare. Il est le seul voleur et je suis toute disposée à l'avouer devant la justice. »

(*Signature.*)

M. Liégeois dit à Mlle P... qu'elle a, dans un moment de colère, tué l'amie qui l'avait, quelques jours auparavant, accompagnée chez M. Liébault. Le juge d'instruction près le tribunal de L... se trouvait là par hasard, M. Liégeois prévint Mlle P... qu'il allait l'interroger, que ses réponses devaient être exactes.

— « Pourquoi avez-vous tué votre amie ?
— J'étais fâchée contre elle, à la suite d'une querelle.
— Avec quel instrument avez-vous commis le meurtre ?
— Avec un couteau.
— Où est le corps de la victime ?
— On le trouvera chez elle.
— Vous savez ce qui vous attend, après un pareil crime ?
— Parfaitement, mais cela m'est égal. »

On peut donc, tant par suggestion directe, que par hallucination rétroactive, faire faire un faux témoignage.

« Je suppose, dit Liégeois, un crime effectivement commis ; un homme a été assassiné, par exemple. Je me renseigne exactement sur toutes les circonstances du fait, et je donne à quelques-uns des somnambules que fournit chaque jour la clinique du docteur Liébault, une hallucination identique. Je leur fais *voir*, à tous successivement, les différents actes du drame ; ils *voient* l'assassin guettant sa victime ; ils *assistent* à la lutte ; ils *entendent* les cris, les appels désespérés, les excla-

mations suprêmes ; ils sont terrifiés par le spectacle qui se
passe devant eux ; mais surtout je leur *montre le criminel* dans
l'accomplissement même de son forfait, et ce criminel sera
pour eux *la personne qu'il me plaira de désigner !* Et tous
iront déposer devant la justice, feront des récits concordants,
prêteront serment de dire la vérité, et, en leur âme et conscience, ils la diront, puisqu'ils ne raconteront que ce qu'ils
auront *vu* et *entendu*.

« Quelle situation que celle qui serait faite à un homme
contre qui de pareilles charges seraient accumulées, et qui
serait, pour une raison ou une autre, dans l'impossibilité
d'invoquer un alibi !!! »

Liégeois admet également la possibilité du faux témoignage
par hallucination rétroactive ; il s'est efforcé de diminuer la
difficulté que présente, dans le cas d'amnésie suggérée, la
recherche du coupable. Il croit avoir trouvé le moyen de faire
dénoncer le coupable par le somnambule ; il a réussi si souvent
dans ses expériences, qu'il croit tenir un moyen presque
assuré de déjouer la suggestion de l'amnésie. Ce procédé
consiste à faire dénoncer l'auteur de la suggestion non pas
directement, mais indirectement, par des actes dont il ne
comprendra pas la signification, ou même par des démarches
auxquelles on donne une apparence de protection et de défense
pour le criminel lui-même.

On lui dira : quand vous verrez entrer « l'auteur, quel qu'il
soit, de la suggestion », vous ne pourrez vous empêcher de
dormir pendant deux minutes.

On lui inspirera l'idée de se rendre chez l'auteur de la
suggestion, pour le protéger contre les agents de la force
publique et de le prendre dans ses bras, de le couvrir de son
corps ou bien de le prévenir par lettre que des soupçons
s'élèvent contre lui, qu'il doit prendre des précautions.

« Je ne sais si je me fais illusion, dit Liégeois[1], mais, je
crois qu'il y a là un moyen presque assuré de déjouer la
suggestion de l'amnésie, faite par celui qui aura suggéré à un

---

1. LIÉGEOIS, *De la suggestion et du somnamb.*, 1889, p. 693.

hypnotisé l'accomplissement d'un crime. Et je formulerai ainsi ma pensée :

« On pourra faire à un sujet hypnotique (relativement à « *l'auteur quel qu'il soit* » de la suggestion du crime, « *toutes les suggestions qui ne seront pas directement et expressément contraires à l'amnésie suggérée* » ...On voit que le véritable coupable tombera ainsi sous les mains de la justice, parce qu'*il lui aura été impossible de tout prévoir* et d'écarter tous les dangers par une suggestion d'amnésie, si large et si compréhensive qu'on la suppose. »

Peut-on obtenir d'un prévenu, plongé en somnambulisme, l'aveu de son crime ou la dénonciation de ses complices ?

« Il y aurait là, dit Liégeois, une sorte de piège tendu au malheureux qui se débat sous le poids des charges accablantes accumulées contre lui ; sa situation est déjà assez terrible, elle doit trop affaiblir les moyens de défense auxquels il pourrait recourir, pour qu'on y ajoute une sorte de torture morale. Je ne puis reconnaître à la justice le droit d'annihiler la volonté du prévenu en supprimant son libre arbitre. »

Cette solution, donnée en 1885, a été acceptée par tous les auteurs ; je partage en tous points la manière de voir de Liégeois, il y aurait dans l'aveu arraché au coupable quelque chose de semblable à la torture que pratiquaient nos ancêtres.

On ne doit cependant pas rejeter absolument le somnambulisme pour éclairer la justice ; si, par exemple, un prévenu réclame, pour prouver son innocence, l'interrogatoire en somnambulisme, on pourra et on devra même recourir à ce moyen.

Mais, dans le cas où l'on pratique cet interrogatoire, les réponses de l'accusé pourraient-elles être considérées comme infaillibles ?

Non, on ne devra jamais les considérer que comme des présomptions, le récit du somnambule pouvant être mensonger :

1° Les hypnotisés peuvent, à part même la question de mauvaise foi, prendre leurs rêves pour des faits réels ;

2° Leurs réponses peuvent souvent dépendre de la façon dont on les a interrogés et des suggestions involontaires qu'on leur a faites.

Je terminerai l'exposé de l'œuvre de Liégeois en mention-
nant quelques-unes de ses conclusions :

« L'hypnotisation permet de donner aux hypnotisés qui
arrivent au somnambulisme profond des suggestions d'actes
qu'ils réalisent fatalement, sans en avoir conscience.

« Des crimes et des délits peuvent être ainsi suggérés quand
le patient est arrivé à un degré de sommeil assez profond, et
que la suggestion a été faite avec une insistance suffisante, la
réalisation en est absolument certaine ; l'hypnotisé, aussitôt le
fait accompli, a, en général, tout oublié.

« Les suggestions peuvent, notamment chez certains sujets
déjà antérieurement hypnotisés, être faites même en état de
veille apparente.

« En pareil cas, l'auteur du fait matériel doit être considéré
comme irresponsable, et doit être acquitté ; seul, l'auteur de
la suggestion doit être recherché et puni.

« On peut produire, par suggestion, une insensibilité telle
que certaines femmes pourraient être violées sans le savoir et
sans en conserver aucun souvenir ; que d'autres pourraient
accoucher dans les mêmes conditions, ce qui faciliterait, de la
part des tiers, l'accomplissement des crimes de suppression
d'enfant, de substitution d'un enfant à un autre, etc.

« L'auteur de la suggestion d'un fait criminel, délictueux ou
simplement dommageable, peut suggérer au patient qu'il
oubliera tout ce qui lui a été dit ; ce dernier croira avoir agi
spontanément et ne dénoncera pas celui qui lui a fait la
suggestion ; mais, dans ce cas, il sera presque toujours possible
d'arriver à faire dénoncer indirectement l'auteur de la suggestion, que le sujet hypnotisé se refuse à dénoncer directement.

« De fausses accusations peuvent être formulées, de faux
témoignages portés par des hypnotisés, en vertu d'une suggestion précédemment donnée, à laquelle ils seraient contraints
d'obéir, tout en restant parfaitement sincères.

« La plupart des contrats ou des actes régis par le droit
civil peuvent, à l'occasion, subir l'influence soit des états hypnotiques dans lesquels ils seraient intervenus, soit des suggestions en vertu desquelles ils auraient été faits.

« La justice n'a pas le droit de faire hypnotiser un prévenu pour obtenir de lui, par ce moyen, les aveux ou les dénonciations auxquels il se refuse dans son état normal, c'est-à-dire quand il jouit de son libre arbitre.

« Si un accusé ou la victime d'un crime le demande, il y aurait lieu, au contraire, de recourir à ce procédé, pour en tirer des indications que les requérants prétendraient devoir leur être favorables.

« Mais ces indications elles-mêmes ne devraient être acceptées qu'avec beaucoup de prudence et sous réserve de vérification et de contrôles ultérieurs.

« Dans les cas de rapts d'enfants ou de mineures, il pourrait y avoir lieu de rechercher si le somnambulisme provoqué, la suggestion, et, notamment, l'amnésie suggérée, n'y aurait pas joué un rôle qui pourrait être parfois prépondérant. »

Vers la même époque, Bottey publia le résultat de ses expériences sur les suggestions criminelles.

A certains sujets, Bottey a fait tirer des coups de revolver sur des amis, soit aussitôt après le réveil, soit plusieurs heures ou plusieurs jours après la suggestion. Quand l'acte doit être accompli peu de temps après le réveil, il n'y a, d'après l'auteur, pas de lutte ; le sujet exécute alors le crime avec la fatalité d'un automate. Mais si l'acte suggéré ne doit être accompli que plusieurs heures ou plusieurs jours après, le sujet se rend parfaitement compte de la gravité de l'acte qu'il va commettre : il essaie de résister, mais, le plus souvent, il succombe.

Voici l'opinion de M. Bernheim, basée sur un grand nombre d'expériences :

« Il n'est pas douteux pour moi, dit-il à la Société d'Hypnologie en 1891, que certains somnambules — je ne dis pas tous, — puissent accepter des suggestions criminelles, et cela par deux procédés : tantôt directement, en les transformant en véritables automates, qui iront droit au but et tueront impulsivement, en faisant abnégation entière de leur personnalité ; tantôt par une voie détournée, en leur suggérant un délire de persécution, à la faveur duquel ils commettront un crime.

« Mais, je le répète, tous les somnambules ne sont pas accessibles à ces suggestions, et je crois, à ce point de vue, qu'il faut diviser les hypnotisés en plusieurs catégories :

« 1° Des sujets qu'on transforme en véritables impulsifs; ceux-là exécuteront une suggestion criminelle sans hésiter ; ils agiront comme un épileptique impulsif ;

« 2° Ceux qui antérieurement n'ont pas de sens moral; à ces sujets vous pourrez faire des suggestions criminelles; chez eux elles ne trouveront aucune résistance.

« 3° Restent les honnêtes gens; chez ces derniers vous n'obtiendrez pas la mise en œuvre de suggestions criminelles. Toute leur éducation antérieure, toute leur vie, ont créé dans leur cerveau une force de résistance qui rendra vaines les suggestions criminelles. »

Bernheim rapporte l'expérience suivante : il montra à un de ces somnambules C..., un personnage imaginaire contre une porte, en lui disant que cette personne l'avait insulté, il lui donna un pseudo-poignard (coupe-papier en métal) il lui ordonna d'aller la tuer. Le sujet s'élança et enfonça le poignard dans la porte, puis il resta tremblant, l'œil fixe.

« Qu'avez-vous fait, malheureux? lui dit Bernheim, le voici mort. Le sang coule. La police vient. »

On l'emmène devant un juge d'instruction fictif.

« Pourquoi avez-vous tué cet homme?

— Il m'a insulté.

— On ne tue pas un homme qui vous insulte. Il fallait vous plaindre à la police. Est-ce que quelqu'un vous a dit de le tuer?

— C'est M. Bernheim. »

Bernheim lui dit alors : « On va vous mener devant M. le procureur. C'est vous qui avez tué cet homme. Je ne vous ai rien dit, vous avez agi de votre propre chef. »

On le mène devant un faux procureur.

« Pourquoi avez-vous tué cet homme?

— Il m'a insulté.

— C'est étrange ! On ne répond pas à une insulte par un coup de poignard ! Étiez-vous dans la plénitude de vos facultés? On dit que vous avez le cerveau dérangé parfois.

— Non, Monsieur !

— On dit que vous êtes sujet à des accès de somnambulisme. Est-ce que vous n'auriez pas obéi à une impulsion étrangère, à l'influence d'une autre personne qui vous aurait fait agir ?

— Non, Monsieur, c'est moi seul qui ai agi, de ma propre initiative, parce qu'il m'a insulté.

— Songez-y, Monsieur, il y va de votre vie. Dites franchement, dans votre intérêt, ce qui est. Devant le juge d'instruction vous avez affirmé que l'idée de tuer cet homme vous avez été suggérée par M. Bernheim.

— Non, Monsieur, j'ai agi tout seul !

— Vous connaissez bien M. Bernheim, vous allez à l'hôpital où il vous endort.

— Je connais M. Bernheim, seulement parce que je suis en traitement à l'hôpital où il m'électrise pour guérir une maladie nerveuse, mais je ne le connais pas autrement. Je ne puis pas vous dire qu'il m'a dit de tuer cet homme parce qu'il ne m'a rien dit. »

Réveillé, C... ne se souvient de rien, il croit avoir dormi tranquillement sur sa chaise.

« La vérité, dit Bernheim[1], est que la suggestion joue un rôle dans beaucoup de crimes. On n'a pas compris ce fait parce qu'on a cru que la suggestion ne s'accomplit qu'à la faveur de l'hypnose et que l'hypnose est un sommeil qui ne s'obtient qu'à l'aide de manœuvres prolongées, passes, fixation d'un objet brillant. Nous avons vu que l'hypnose existe sans sommeil, que la suggestion peut se faire à l'état de veille, que certaines personnes sont normalement très suggestibles. »

Bernheim rapporte à la suggestion les crimes de Gabrielle Fenayrou, de Gabrielle Bompard, de Chambige, il croit que certains criminels sont irresponsables parce qu'ils agissent par auto-suggestion : « Troppmann n'était peut-être que la victime irresponsable d'une auto-suggestion[2]. »

En 1886, Delbœuf se déclara partisan de la théorie de Liégeois, il admit que le somnambule est, entre les mains de

1. BERNHEIM, *loc. cit.*, p. 146.
2. ID., *ibid.*, p. 162.

son hypnotiseur, plus que le cadavre auquel doit ressembler le parfait disciple d'Ignace : « En théorie, ajoutait-il, une pareille puissance est tout ce qu'il y a au monde de dangereux. Je crois qu'en pratique, cependant, sauf en ce qui concerne les abus corporels et les testaments, elle ne l'est pas ou l'est peu. »

Mais en multipliant ses expériences, Delbœuf s'est de plus en plus éloigné de la thèse de Liégeois, il fut porté plutôt à donner raison à Brouardel; en 1889, dans la relation de sa visite à Nancy, notre savant compatriote s'élève contre l'exagération des dangers de l'hypnotisme : « Les journalistes, les romanciers, les jurisconsultes sont entrés tellement bien dans la peau d'un criminel idéal, qu'ils en sont devenus presque dangereux.

« Ils se sont faits les éducateurs de la haute pègre et des chourineurs : « Ne recourez plus, mes amis, au vol ou au meurtre direct. Nous avons mieux que cela. C'est le somnambulisme. Mais attention ! Quand vous aurez formé un somnambule, vous aurez soin de lui dire ceci, et encore cela ! Une fois que vous l'aurez stylé de la bonne façon, le diable lui-même ne découvrira pas d'où vient le coup. »... Mais que la société se rassure ! »

« Les crimes savants n'aboutissent pas, ou se découvrent aisément par les artifices mêmes qui devaient servir à les cacher. A-t-on jamais vu un assassinat mieux combiné que celui de l'avocat Bernays, ou celui de Fougniès? Néanmoins la justice a mis promptement la main sur les coupables. Les crimes incessamment répétés et toujours impunis d'un Jack the Ripper montrent qu'il est bien plus sûr d'assommer son homme le soir au coin d'une rue ou de le jeter à l'eau, que de faire appel, en supposant que cet appel puisse se faire, à la complicité d'un somnambule[1]. »

Voici un fait rapporté par Delbœuf à l'appui de sa thèse : J... forte fille, se trouvait avec Mme Delbœuf pendant quelques jours à la campagne; au chevet de son lit pendait un

1. DELBŒUF, Le magnétisme animal, 1889, p. 87.

revolver armé. Une nuit, un rôdeur essaya d'entrer dans la maison ; les chiens aboyèrent, J... réveillée, prit le revolver et descendit, déterminée à se défendre ; le voleur s'éloigna et la fille remonta.

Quelque temps après, Delbœuf, ayant déchargé le revolver, endormit J... et lui dit en montrant deux personnes qui rangeaient des journaux :

« Des malfaiteurs ont forcé le secrétaire et volent mes papiers !

— Non, Monsieur, ils jouent avec. »

Elle leur arrache les journaux et avec un geste impérieux :

« N'y touchez plus !

— Vous n'allez pas laisser ces canailles dans la maison, dit Delbœuf ; courez prendre votre revolver et envoyez-leur une balle. »

Elle court à sa chambre, prend le revolver et revient.

« Tirez !

— Non, je ne tire pas ! »

M. Delbœuf s'approcha d'elle en insistant de la voix, du regard et du geste ; elle se recula, et finit par se sauver après avoir déposé avec précaution l'arme à terre.

« Je ne voudrais pas, dit l'auteur, que le lecteur généralisât plus que je ne fais moi-même. J'ai dit plus haut qu'il y a des personnes prédisposées au vol. Dans mes lettres à M. Thiriar, je prévois le cas où l'hypnotisé serait un Troppmann en herbe.

« On peut même simplement avoir affaire à des bouchers ou à des vivisecteurs. Qu'on obtienne d'un boucher qu'il frappe un homme en lui faisant accroire que c'est un veau, ou en lui suggérant que c'est un cadavre, c'est théoriquement possible. Mais l'expérience n'a pas été faite, et est malaisée, sinon impossible à faire. Car si l'on met un mannequin à la place de l'homme, reste à savoir si le somnambule ne joue pas son rôle à la façon d'un acteur. »

Delbœuf déclare qu'il se défie des expériences de Nancy, le somnambule n'est pas aussi dupe de ses rêves qu'on le croit communément, les sujets savent que leur impression est imaginaire « c'est-à-dire que je professe le scepticisme le plus

décidé à l'endroit des expériences de M. Liégeois, dit Delbœuf[1] ;
je reconnais sans la moindre peine qu'il est absolument
impossible de mieux faire ces expériences — mais elles ont le
tort irrémédiable d'être forcément simulées. « On ne peut
pourtant pas, me disait-il, quand je suis allé à Nancy, on ne
peut pourtant pas faire commettre à un somnambule un
empoisonnement ou un assassinat. » Non, on ne le peut pas,
et c'est pourquoi les expériences perdent leur force probante. »

On a souvent proposé à Delbœuf de faire commettre un
crime en sa présence, il s'y est toujours refusé : Pourquoi ?
parce que, dans tous les cas, on ne pourrait rien conclure :
si, en effet, l'expérience réussissait, Delbœuf soutiendrait que
le sujet fait par complaisance une action qu'il sait ne pas être
répréhensible ; si, au contraire, l'expérience ne réussissait pas,
Liégeois rejeterait le sujet comme mauvais somnambule.

Quand il dit complaisance ou comédie, l'auteur veut parler
d'une complaisance inconsciente, le sujet n'étant nullement un
comédien.

Delbœuf a voulu répéter les expériences de Liégeois sur la
possibilité du viol, le sujet étant actif : Il suggère à une jeune
fille qu'elle est dans sa chambrette et qu'il est l'heure du
coucher. Elle jette partout des regards incrédules, puis elle
veut arranger son lit ; il n'y a sur le lit qu'une courte-pointe,
pas d'édredon ni de coussin. Elle est embarrassée, elle fait le
geste de placer l'édredon et d'arranger le coussin ; elle défait
ses cheveux et dégraffe sa taille ; à ce moment, M. Delbœuf
l'arrête, il cherche à lui persuader qu'il vient de l'épouser,
elle refuse la suggestion et menace de se fâcher et de crier.

Cette scène se passe en présence de M. le professeur Nuel,
de Liège, et d'autres personnes ; M. Delbœuf endort une
seconde jeune fille, un des assistants prétend être son fiancé,
il revient du Congo après deux ans d'absence, il a fait fortune,
il est heureux de retrouver sa future en bonne santé et toujours fidèle, etc. « Je n'ai jamais eu de fiancé. Vous êtes fou,
mon ami. Vous avez rêvé du Congo et de vos pierres pré-
cieuses comme vous rêvez de moi pour fiancée. »

1. DELBŒUF, loc. cit., p. 100.

L'auteur conclut de ces expériences qu'il y a des illusions que les somnambules acceptent, mais qu'il y en a aussi qu'elles n'acceptent pas, et, parmi ces dernières, Delbœuf croit pouvoir ranger celles qui ont trait au viol, la somnambule étant active, à condition que cette dernière soit innocente et chaste. Certes, si une jeune fille se représente l'état d'épouse, si elle a souvent songé au mariage, elle acceptera la suggestion; à plus forte raison une femme mariée l'acceptera-t-elle. « Si maintenant j'osais résumer d'un mot ma pensée, dit Delbœuf[1], et conclure, je dirais que pour chaque hypnotisé, la clef des suggestions qu'il est apte à recevoir nous est fournie par ses rêves, c'est-à-dire qu'on pourra obtenir de lui ces actes-là qui, découlant de son caractère, de son éducation et de ses habitudes, sont de nature à se présenter spontanément pendant son sommeil.

« Tous les crimes ne sont pas de même sorte. Autre chose est de rendre une femme infidèle, autre chose de lui faire tuer son mari. Il y a des crimes de nature, si je puis ainsi m'exprimer : ce sont ceux qui révoltent les sentiments de pitié ou de propriété sur lesquels repose l'existence de notre société. Il y a aussi des crimes que, faute d'un autre mot, j'appellerai de définition. Ce sont des actes, en soi naturels et légitimes, que la loi civile ou religieuse dépeint comme étant criminels en certains cas, par exemple le mariage du frère avec la sœur.

« Il est clair qu'un somnambule en général pourra se prêter à ceux-ci, mais non à ceux-là.

« C'est pourquoi l'hypnotisme facilitera toujours les attentats à la pudeur. Chambige, s'il a hypnotisé Mᵐᵉ G..., ce que je suis porté à croire — n'a eu qu'à se substituer à son mari qu'elle aimait. De là le sourire qui était resté empreint sur sa figure de morte. Son malheureux époux a bien raison, selon moi, d'avoir foi dans son innocence. Si ces lignes tombent sous ses yeux, elles lui apporteront quelque douceur.

« On comprendra aussi sans peine que la profession peut avoir une certaine influence sur la suggestibilité par rapport à certains actes. C'est ainsi que je signalais particulièrement les

---

1. DELBŒUF, *loc. cit.*, p. 112.

bouchers et les vivisecteurs. Cependant, j'ai interrogé des vivisecteurs, aucun n'avait jamais en rêve expérimenté sur l'homme. Je ne veux pas dire non plus qu'on ne pourrait pas suggérer le vol à un contrebandier ou un meurtre à un spadassin. Et puis, comme le dit quelque part M. Beaunis, dans une âme humaine, il y a des recoins inconnus. Un de mes collègues — mort depuis — m'a avoué avoir rêvé une nuit qu'il ramassait un bijou de valeur dans la rue et que tout son souci était de ne pas arriver à connaître son propriétaire. »

Bonjean, avocat à Verviers, s'est spécialement occupé de l'hypnotisme dans ses rapports avec le droit ; il se range à l'avis de Liégeois pour ce qui concerne le péril hypnotique : « Non, dit-il[1], les dangers de l'hypnotisme ne résident pas seulement dans les attentats directs sur les personnes plongées dans le sommeil nerveux et mises en léthargie ou catalepsie ; non, il n'y a pas que les viols et les attentats à la pudeur dont il faille s'effrayer à juste titre dans le magnétisme ; il y a plus que cela, il y a les crimes possibles par suggestion, par cette suggestion dont nous avons constaté précédemment le terrifiant pouvoir ; il y a des innocents et, chose plus grave encore, des innocents convaincus eux-mêmes d'une faute non commise qui pourraient être frappés par une justice maladroite et en tous cas perfectible ; il y a des coupables doublement coupables par leur cynisme et la faiblesse de leurs victimes, et qui avec un peu d'adresse, jouiraient d'une sécurité d'autant plus étendue que la science officielle est moins accessible aux sollicitations du progrès. »

Bonjean divise le sujet en deux chapitres, suivant qu'il envisage le magnétisme dans le droit civil, administratif, etc., ou dans le droit pénal.

Le chapitre traitant du magnétisme dans le droit civil, administratif, etc, est divisé en trois paragraphes :

1° Les obligations contractuelles.

2° Les donations à cause de mort.

1. BONJEAN, *L'hypnotisme*, 1890, p. 133.

3° Le magnétisme dans le droit administratif, politique, etc. L'auteur a pu faire faire à ses sujets toute espèce d'obligations contractuelles : des reconnaissances écrites, des quittances, etc.

Il réfute l'opinion de Gilles de la Tourette, mentionnée plus haut, d'après laquelle le faux débiteur refuserait de payer. Bonjean croit, au contraire, que le sujet s'est créé une réalité objective à laquelle on tenterait vainement d'opposer tous les raisonnements et toute la logique du monde. « Tout dépend de l'habileté du magnétiseur, dit-il[1], un maladroit qui voudrait s'enrichir aux dépens d'autrui arrangerait son affaire, juste comme l'imagine M. le docteur Gilles de la Tourette. Il se bornerait à faire signer une reconnaissance, n'entourerait sa suggestion d'aucune précaution et rencontrerait tout naturellement chez son débiteur, alors à l'état de veille, la stupéfaction d'une personne qui ne doit rien et à qui on réclame quelque chose. »

Et encore ne voit-on pas tous les jours des débiteurs authentiques, nier audacieusement une obligation.

Bonjean réfute ensuite l'opinion de Delbœuf qui taxe de légende, l'obéissance passive des hypnotisés et l'oubli au réveil. Cette obéissance et cet oubli peuvent exister, mais dans certains cas on ne les observe pas : le défaut de Delbœuf, c'est d'avoir généralisé.

Bonjean a fait faire aussi facilement par ses sujets des donations à cause de mort que des obligations contractuelles, il est persuadé, à l'encontre de l'avis de Gilles de la Tourette, que ces faux testaments présentent de grands dangers.

Un premier point se pose : Y a-t-il des parents intéressés à contester le titre invoqué? S'il n'y a que des parents éloignés ou s'il n'y en a pas du tout, aucune réclamation ne se produira et le faussaire jouira impunément de son crime.

S'il y a des parents, ils hésiteront peut-être devant un procès, surtout si la succession est peu importante, et alors le coupable jouira encore de l'impunité.

1. BONJEAN, *loc. cit.*, p. 140.

Si les parents tentent l'annulation du testament, que de difficultés vont s'élever; il faudra que la famille réclamante établisse des preuves que la pièce produite, tout en étant écrite par le défunt, n'en est pas la pensée consciente!

Gilles de la Tourette déclare qu'une fois qu'il aura été établi que le défunt se faisait hypnotiser par la personne avantagée, les juges assimileront le magnétiseur au médecin qui ne peut hériter de son malade. Mais, répond Bonjean, *il faut* pour que les juges prennent cette décision que *le médecin ait traité le de cujus pendant la maladie dont cette personne est morte.*

Il se peut que le défunt n'ait parlé à personne de son hypnotisation, il se peut encore qu'il ait manifesté à diverses reprises sa sympathie pour son hypnotiseur, enfin une seule séance peut suffire pour confectionner le faux testament.

Gilles de la Tourette parle encore de la réputation détestable dont ne *manquera pas de jouir* le magnétiseur. « Ne rencontre-t-on pas tous les jours, répond Bonjean[1], des gens qui jouissent d'une bonne réputation, ou, si vous le préférez, d'une excellente réputation, et qui, tout à coup, se trouvent convaincus d'une faute grave, d'un délit, d'une malversation. » L'auteur conclut que, dans le domaine du droit civil, le magnétisme peut jouer un rôle très important depuis le consentement forcé jusqu'à n'importe quelle hypothèse de l'activité du droit positif.

Dans le droit administratif, le magnétisme peut aussi avoir de l'importance; des miliciens peuvent se faire exempter en se créant des maladies artificielles; en droit politique, on pourra transformer un paisible bourgeois conservateur, en radical intransigeant, etc.

Le chapitre traitant du droit pénal est divisé en cinq paragraphes :

1º Les parties contraires.

2º La résistance aux suggestions immorales.

3º La simulation et la complaisance des sujets dans l'accomplissement des suggestions.

1. BONJEAN, *loc. cit.,* p. 165.

4° La découverte du coupable.

5° Le magnétisme et la médecine légale.

Bonjean ne met pas en doute la possibilité des attentats directs sur les hypnotisés, tels que les attentats à la pudeur et le viol. Il a hâte d'aborder l'examen des suggestions criminelles proprement dites, il rapporte quelques expériences à l'appui de la doctrine de Liégeois.

Pour ce qui concerne la résistance aux suggestions immorales, Bonjean s'efforce de réfuter la thèse de Delbœuf et de Gilles de la Tourette. Il accuse Delbœuf de se contredire; d'une part Delbœuf n'admet pas que l'on puisse faire accepter au sujet des idées immorales ou contraires à ses instincts, il croit que l'on peut parfaitement lui suggérer de jouer à la poupée; et d'autre part, il déclare que les seuls dangers sérieux du magnétisme résident dans les abus corporels et les testaments : « Mais, dit Bonjean[1], est-ce jouer à la poupée que de faire son testament? Est-il quelqu'un au monde, aussi peu intelligent que vous le choisiriez, qui ne puisse comprendre la portée et les conséquences d'un pareil acte? »

Cependant les adversaires de la théorie de l'obéissance passive des somnambules ont plusieurs cordes à leur arc; ils prétendent que si même on démontrait que la résistance aux suggestions n'existe pas, ce ne serait qu'une véritable comédie, de la simulation, de la complaisance. Rien ne prouve cette opinion, on en comprend l'inanité, quand on connaît ce que peut faire la suggestion. D'ailleurs, certains sujets résistent au début, puis exécutent les suggestions criminelles; que signifient ces résistances, sinon la croyance sincère à l'immoralité du fait à exécuter?

Enfin les partisans des doctrines de l'École de Paris soulèvent une dernière objection : en admettant même la possibilité des suggestions criminelles, la découverte du coupable serait toujours facile. Bonjean croit qu'en réalité la tâche sera rude, l'hypnotiseur aura prévu les alibi, tenu compte du passé des sujets, multiplié les mesures de prudence.

Quant à la découverte du coupable par la suggestion indirecte, Bonjean croit qu'elle ne réussira pas souvent si la sug-

1. BONJEAN, loc. cit., p. 207.

gestion est solidement charpentée; il a fait des expériences à ce sujet et il a pu se convaincre que, si l'hypnotiseur est habile, on ne pourra pas lui faire dénoncer le coupable.

D'ailleurs, les magistrats croient peu au magnétisme, les traditions doctrinales leur suffisent.

Bérillon se déclare partisan de l'École de Nancy en ce qui concerne les suggestions criminelles : « Ces expériences, dit-il[1], nous ont permis de constater que la suggestibilité de certains individus était normalement si développée et que l'accomplissement de l'acte suggéré, quel qu'il fût, s'imposait à leur esprit avec une telle impulsivité et une telle irrésistibilité, que, pour nous, la possibilité des suggestions n'était pas douteuse. »

Bérillon a particulièrement étudié les faux témoignages chez les enfants : il conclut de ses expériences que, chez les enfants de 6 à 15 ans, il est facile, par simple affirmation, *soit à l'état de veille,* soit à l'état de sommeil, de provoquer des illusions, des amnésies, des déformations, des souvenirs ; de ces suggestions peuvent résulter des faux témoignages. Les magistrats devront tenir compte de cette extrême suggestibilité des enfants et se mettre en garde contre la possibilité de suggérer les réponses à ces témoins. L'article du Code pénal qui vise le délit de subornation de témoins constitue un moyen de répression suffisant contre les suggestions de faux témoignages[1].

Déjerine est aussi convaincu de la possibilité des suggestions criminelles. « Il y a, dit-il, à mon avis, des sujets auxquels on peut faire exécuter tout ce qu'on veut, commettre n'importe quel acte. Mes recherches personnelles me permettent d'affirmer que ces sujets agissent comme de véritables automates. La suggestion provoquée pendant l'hypnose peut être exécutée même au bout de trois mois et sans aucune hésitation. J'ai dans mon service deux sujets qui ne permettent aucun doute à cet égard.

Dumontpallier émet une opinion analogue : « Tous ceux, dit-il, qui ont eu l'occasion d'observer des sujets très hypno-

---

1. BÉRILLON, *Des suggestions criminelles (Société d'hypnotisme,* 22 juillet...)

tisables, sont arrivés à la conclusion que, parmi ces sujets, il y en a qui deviendraient très facilement les instruments inconscients de suggestionneurs criminels qui, sous l'influence d'une impulsion extérieure, même la plus contraire à leurs tendances et à leurs idées, accompliraient des actes répréhensibles. »

XIII

Variations de la force musculaire et de l'acuité auditive chez les hypnotisés.

Beaunis s'est efforcé d'étudier les variations spontanées qui se manifestent, sous l'influence du sommeil provoqué, dans la force musculaire et l'acuité auditive des sujets.

Pour mesurer la force musculaire, il s'est servi du dynamomètre de Mathieu : sur 242 cas, la force dynamométrique, prise *pendant le sommeil*, a été :

31 fois égale à celle prise avant le sommeil ;

41 fois plus grande ;

162 fois plus faible.

Donc, dans la majorité des cas, la force dynamométrique diminue pendant le sommeil provoqué.

Sur ces 242 cas, la force dynamométrique, prise après le réveil, a été :

29 fois égale à celle prise *avant le sommeil ;*

114 fois plus grande ;

71 fois plus faible.

Donc, dans la majorité des cas, la force dynamométrique augmente *après le réveil.*

Si l'on compare la force dynamométrique prise *après le réveil* à celle prise *pendant le sommeil*, on voit que sur 225 cas elle a été :

14 fois égale ;

168 fois plus grande ;

43 fois plus faible.

Donc, d'une façon générale, la force dynamométrique est *plus grande après le réveil que pendant le sommeil provoqué.*

Si l'on groupe les sujets d'après la profondeur de leur sommeil, on obtient des résultats analogues.

A. — *Force dynamométrique prise pendant le sommeil, comparée à celle prise avant le sommeil.*

	Égale	Supérieure	Inférieure	TOTAL DES CAS
Sommeil léger	7	16	67	90
Sommeil profond	15	12	47	74
Somnambulisme	8	23	49	80

B. — *Force dynamométrique prise après le réveil comparée à celle prise avant le sommeil.*

	Égale	Supérieure	Inférieure	TOTAL DES CAS
Sommeil léger	13	34	29	76
Sommeil profond	8	39	19	66
Somnambulisme	9	33	24	66

C. — *Force dynamométrique prise après le réveil, comparée à celle prise pendant le sommeil.*

	Égale	Supérieure	Inférieure	TOTAL DES CAS
Sommeil léger	4	52	17	73
Sommeil profond	1	64	15	80
Somnambulisme	9	40	11	60

Ces tableaux prouvent que la force dynamométrique est plus faible pendant le sommeil provoqué qu'à l'état de veille ; ils prouvent encore que cette force, prise après le réveil, est supérieure à celle prise, soit avant, soit pendant le sommeil ; ils semblent enfin indiquer que plus le sommeil devient profond, plus la proportion des cas dans lesquels la force diminue pendant le sommeil devient faible.

Par suggestion, on peut certainement augmenter cette force dynamométrique. En renouvelant journellement cette suggestion, on peut arriver à des résultats extraordinaires : ainsi, chez une jeune fille qui, au début, ne donnait que 11 au dynamomètre, Beaunis est arrivé, au bout d'un mois, à obtenir 37 et 38.

Pour mesurer l'acuité auditive, Beaunis s'est servi de l'appareil de Du Bois Raymond : les deux bobines conductrices sont mises en rapport avec la pile, les deux bornes de la bobine induite avec un téléphone, que le sujet applique contre son oreille. Pour fermer ou rompre le courant, l'auteur emploie une petite lamelle de platine, rattachée par un conducteur à un des pôles de la pile et appliquée sur un coussin épais de papier à filtrer ; l'autre pôle de la pile aboutit à une aiguille de platine. En touchant la lamelle avec l'aiguille, on établit le courant ; en les écartant, on l'interrompt sans bruit.

Avec cet appareil, si l'on approche le téléphone de l'oreille, on entend, lorsqu'on rompt le courant, un petit claquement sec, d'autant plus marqué que la bobine induite est plus rapprochée de la bobine inductrice.

« On a ainsi, dit Beaunis, un audiomètre excessivement sensible et d'une précision parfaite. » Un aide fait varier la distance des bobines sans que le sujet puisse s'en douter.

L'appareil de Du Bois Raymond est gradué de 0 à 0,40 centimètres, chiffre représentant le rapprochement complet des deux bobines.

1° Mlle A. E. à l'état de veille :

Oreille droite   20
Oreille gauche   25

C'est-à-dire que la jeune fille n'entend plus le claquement pour un courant au-dessous de 20 et de 25 centimètres.

On l'endort :

>   Oreille droite   13
>   Oreille gauche   13

On lui suggère une ouïe très fine :

>   Oreille droite   14
>   Oreille gauche   13

Le maximum d'acuité auditive est donc atteint, *sans sugges-tion* pendant le sommeil.

2° Mlle L. X. à l'état de veille :

>   Oreille droite   28
>   Oreille gauche   31

Endormie :

>   Oreille droite   9
>   Oreille gauche   28

On lui suggère une ouïe très fine :

>   Oreille droite   2
>   Oreille gauche   27

On lui suggère qu'à son réveil, elle entendra très bien ; on la réveille :

>   Oreille droite   28
>   Oreille gauche   30

Ici donc, l'augmentation de l'acuité auditive n'a eu lieu que pour l'oreille droite.

3° Mlle Hu. éveillée :

>   Oreille droite   13,5
>   Oreille gauche   16,5

Endormie :

Oreille droite 6
Oreille gauche 11

On lui suggère une ouïe très fine :

Oreille droite 4
Oreille gauche 8

4° Mlle L. éveillée : ·

Oreille droite 9,5
Oreille gauche 9

Endormie :

Oreille droite 23
Oreille gauche 23

On lui suggère une ouïe très fine :

Oreille droite 20
Oreille gauche 15

Cette dernière malade fait exception à la règle générale, qui semble indiquer que l'acuité auditive augmente pendant le sommeil.

XIV

Rougeur, Congestion, Vésication et Hémorrhagies par suggestion et par auto-suggestion.

On peut, chez un grand nombre de somnambules, produire la congestion cutanée par suggestion ; il suffit de dire à un sujet endormi, en touchant avec le doigt un point quelconque de son corps : « Après votre réveil il se produira une tache rouge sur ce point » pour voir apparaître, au bout d'une dizaine de minutes, une rougeur bien nette qui persiste pendant quelques minutes. Quand la suggestion est assez forte, Beaunis a vu se produire une véritable congestion avec gonflement de la peau.

Dumontpallier a produit par suggestion, chez des hystériques hypnotisables, des congestions locales et des élévations de température. L'auteur fit envelopper la partie supérieure de la jambe droite d'une malade et lui suggéra qu'on avait appliqué sous la bande un papier vésicant ; toute la journée et la nuit suivante la malade éprouva une sensation de brûlure à l'endroit indiqué ; le lendemain on constata une élévation de température de 4 degrés, sans vésication. Cette expérience fut répétée sur d'autres sujets, les résultats furent les mêmes.

Un fait bien plus extraordinaire a été découvert par M. Focachon, pharmacien à Charmes ; un jour qu'une jeune femme, nommée Élisa, se plaignait d'une douleur au-dessus de l'aine gauche, il lui suggéra qu'il se formerait une cloche au point douloureux. Le lendemain l'ampoule y était.

Un autre jour, comme elle se plaignait d'une névralgie de la région claviculaire droite, il lui fit une suggestion semblable, il se produisit « des brûlures en tout semblables à des pointes de feu bien formées et laissant des escarres réelles. »

M. Focachon signala ses résultats à M. Liébault, et le 2 décembre 1884, MM. Focachon, Liébault et Bernheim, répétèrent ces expériences ; malheureusement l'essai fut fait assez tard dans la journée, à cinq heures du soir on vérifia les résultats obtenus et l'on constata une rougeur circonscrite à la région indiquée comme devant être le siège de la vésication. « Le sujet, dit Beaunis, se plaignait d'une sensation de brûlure et de démangeaison qui la portait à se frotter le dos contre les meubles si on ne l'en avait pas empêchée. »

« Le lendemain, Élisa présentait un érythème vésiculaire entre les épaules ; la pression était douloureuse en cet endroit, et la partie de la chemise en contact avec la région était maculée d'un liquide purulent ; on aurait pu croire à une petite brûlure. »

Cette expérience ne parut pas suffisante ; les expérimentateurs la recommencèrent et fixèrent en un endroit choisi derrière l'épaule gauche, du papier gommé recouvert d'un pansement léger ; on enferma la malade à clef dans une chambre ; elle fut endormie pendant tout le temps de l'expérience, on ne la réveilla que pour prendre ses repas.

Le lendemain, on enleva le pansement, en présence de MM. Bernheim, Liégeois, Liébault, Beaunis et Focachon : le papier gommé n'était pas dérangé, et l'on constata « dans l'étendue de 4 sur 5 centimètres, l'épiderme épaissi et mortifié d'une couleur blanc jaunâtre ; seulement l'épiderme n'est pas soulevé et ne forme pas de cloches ; il est épaissi, un peu plissé, et présente, en un mot, l'aspect et les caractères de la période qui précède immédiatement la vésication proprement dite. Cette région de la peau est entourée d'une zone de rougeur intense avec gonflement. Cette zone a environ un demi-centimètre de largeur. »

Focachon produisit les mêmes phénomènes chez une autre somnambule.

Après avoir obtenu la vésication par suggestion chez Élisa, Focachon voulut faire une contre-expérience : un morceau de vésicatoire fut partagé en trois parties : le premier fragment fut appliqué sur l'avant-bras gauche de la malade, le second sur son avant-bras droit, le troisième sur la poitrine d'un malade qui avait besoin d'un vésicatoire. M. Focachon suggéra au sujet que le vésicatoire de gauche ne produirait aucun effet, il surveilla la malade jusqu'à 8 heures du soir, il enleva alors le pansement : le bras gauche était intact, le droit présentait une ampoule en tout semblable à celle produite par le troisième morceau de vésicatoire appliqué sur le sujet témoin.

Ferrari a trouvé dans un journal de magnétisme de 1840, la relation d'un cas de vésication par suggestion : le Dʳ Louis Prégalmini (d'Intra en Piémont), ayant endormi une malade, lui suggéra qu'il lui appliquait un vésicatoire, et au lieu d'appliquer un emplâtre vésicant, il plaça tout bonnement le papier sur lequel il avait écrit l'ordonnance. Une fois réveillé, Prégalmini dit à la malade qu'il ne lui avait appliqué que

l'ordonnance, elle répondit que ce papier n'opérerait point ;
malgré cela la vésication eut lieu et la plaie suppura pendant
dix à douze jours. Cette expérience fut répétée avec le concours
du Dʳ de Bouis, qui fournit lui-même le papier ; le résultat fut
le même.

Bourru et Burot ont signalé la possibilité de provoquer des
épistaxis par suggestion hypnotique : après avoir mis un jeune
homme en somnambulisme, ils lui dirent : « Ce soir, à quatre
heures, tu te rendras à mon cabinet, tu te croiseras les bras, et
tu saigneras du nez », l'épistaxis eut lieu. Un autre jour ils
tracèrent son nom avec l'extrémité mousse d'un stylet, sur ses
deux avant-bras et lui suggérèrent de saigner sur les lignes
ainsi tracées ; le sang coula en ces endroits.

Mabille observa des faits semblables ; ayant endormi un
hystéro-épileptique, il traça une lettre sur chaque avant-bras :
« A quatre heures, lui dit-il, tu saigneras de tes bras. » —
« Je ne peux pas saigner du côté droit, répond le malade,
c'est le côté paralysé. » A quatre heures le sang coula à gauche.
Mabille répéta cette expérience devant une quarantaine de
personnes : le sujet étant en somnambulisme, il traça une lettre
sur le poignet gauche : « Tu vas saigner de suite de cet
endroit. — Cela me fait grand mal. — N'importe, je t'ordonne
de saigner. » Le membre devint turgescent, la lettre se dessina
rouge et saillante ; enfin des gouttelettes de sang apparurent,
mais au lieu de suinter à l'endroit indiqué, ce fut à l'endroit
de la lettre tracée l'avant-veille que le sang apparut.

Burot lut au nom du Dʳ Mabille, au congrès de Grenoble,
en 1885, une note sur les hémorrhagies cutanées par auto-
suggestion dans le somnambulisme provoqué : « Le 5 août
1885, disait Mabille, à ma visite vers huit heures et demie du
matin, en présence de M. le Dʳ Ramadier, médecin-adjoint de
l'asile de Lafond, et de M. Chamelot, interne du service, je
plonge V... dans le somnambulisme ; désireux de combattre
les insomnies du malade, je lui dis : « Ce soir à huit heures,
vous direz au gardien Ernest : « Ernest, venez donc me
coucher, j'ai besoin de dormir. » Puis vous irez vous coucher
et vous dormirez jusqu'à cinq heures du matin. Pendant votre

sommeil, vous n'entendrez rien, vous ne verrez rien, vous ne sentirez rien. Vous m'entendez, V...? — Oui, Monsieur. »

« A sept heures cinquante-sept environ, V..., qui se promène dans la cour, reste, le regard fixe, a quelques légères convulsions de la face, ainsi qu'il arrive lorsque le terme de la suggestion approche, puis il tombe dans le sommeil ou plutôt dans cet état intermédiaire décrit par M. Dumontpallier; son hyperesthésie gauche a disparu. Il répète à son gardien les paroles citées plus haut, et à huit heures précises dort d'un profond sommeil. A partir de ce moment, sans qu'il ne soit possible de le réveiller, car il ne voit rien, n'entend rien, ne sent rien, et la pression des zones hystérogènes reste sans effet, V... renouvelle spontanément la série des expériences auxquelles il a été antérieurement soumis. C'est ainsi qu'il presse avec ses doigts sur ses globes oculaires, comme pour être mis en léthargie, ouvre ses paupières pour passer à la catalepsie, se frotte le vertex pour arriver au somnambulisme et entame le dialogue suivant, faisant *seul* demandes et réponses :

« D. — V... m'entendez-vous? — R. — Oui, Monsieur.

« D. — Donnez-moi votre bras? — R. — Oui, Monsieur.

« D. — V..., un quart d'heure après votre réveil il y aura un V sur votre bras, à la place que je marque (il désigne lui-même l'endroit sur son bras) et ça saignera, vous m'entendez? je veux que ça saigne. — R. — Oui Monsieur.

« D. — V... comptez jusqu'à dix et réveillez-vous à sept.

« V... compte 1, 2, 3, 4, 5, 6, 7, semble sortir de son sommeil, puis achève de compter 8, 9, 10, et s'arrête. Le sommeil se manifeste ensuite par des ronflements sonores. Puis, environ un quart d'heure après ce dialogue, V... est pris de la crise que nous avons l'habitude d'observer chez lui, lorsque les stigmates lui ont été suggérés. A la fin de cette crise, nous examinons son bras, et nous voyons un V et ce V est couvert de sang. Cette effusion sanguine s'est produite aux lieu et place d'un V suggéré par moi le 3 août en présence de MM. les Dʳˢ Barth et Delarue, de la Rochelle.

« Les mêmes phénomènes se sont produits à deux reprises dans la même nuit, au même endroit et par le même mécanisme.

V... s'est réveillé exactement à cinq heures précises du matin, sans savoir qu'il avait dormi et avec la conviction qu'il sortait de cueillir des fleurs dans le jardin de l'asile... »

XV

Dangers de l'hypnotisme et des représentations publiques.

Liébault et Bernheim ne croient pas que l'hypnotisme puisse être le point de départ d'accidents bien sérieux; ils insistent cependant sur ce point que les manœuvres hypnotiques doivent être pratiquées prudemment et en connaissance de cause : « Pour ma part, dit Bernheim[1], sur des milliers d'hypnotisations que j'ai pratiquées, je n'ai jamais vu le moindre inconvénient en résulter. Sans doute, des sujets très impressionnables peuvent, sous l'influence émotive d'une auto-suggestion, présenter quelques troubles nerveux, mais ceux-ci, un opérateur prudent les calmera toujours par la suggestion. »

En 1885, Delbœuf partageait les préjugés (sic) courants touchant les dangers de l'hypnotisme, mais bientôt, après avoir expérimenté lui-même, il en vint à croire à l'innocuité absolue de ces pratiques : « Alors, dit-il[2], sachant voir ce qui est et non pas ce que je préjuge, je m'aperçus bientôt que le sommeil hypnotique était inoffensif, assimilable au sommeil naturel. »

Morselli[3] émet une opinion analogue à celle de Delbœuf : « Quant aux accidents attribués aux manœuvres de Donato, je partage votre manière de voir, écrit-il à Delbœuf. Il n'y a eu que de l'exagération, du parti pris et de la jalousie. On a vu

---

1. BERNHEIM, Lettre à M. Delbœuf, in l'hypnotisme devant les Chambres législatives Belges. Bruxelles, 1892, p. 24.
2. DELBŒUF, L'hypnotisme devant les Chambres législatives Belges. 1892, p. 23.
3. MORSELLI, in DELBŒUF, loc. cit., p. 28.

alors des hommes qui, quatre jours auparavant, ne savaient ce que c'était que l'hypnotisme et qui croyaient que les phénomènes obtenus par Donato étaient pure friponnerie, s'ériger en juges de la question et la résoudre sans avoir aucune connaissance théorique ou pratique. »

Cependant Morselli pense, comme Liébault et Bernheim, que l'hypnotisme, manié par des mains inexpérimentées, peut amener des accidents fâcheux : « Mais je suis convaincu, dit-il, que l'hypnotisme, manié par des mains imprudentes, peut être dangereux. J'ai vu quelques effets morbides sur des individus névropathiques et sur des hystériques. »

Bérillon et Déjerine émettent un avis semblable : « Mais, de là à admettre avec M. Zimmermann, dit Déjerine[1], que l'hypnotisme thérapeutique puisse avoir de fâcheux résultats, c'est là une proposition à laquelle je ne saurais souscrire. On peut dire, en effet, de l'hypnotisme thérapeutique que, lorsqu'il est manié par des gens compétents, il est absolument inoffensif. »

Tuckhey et De Jong ont tenu le même langage : « Quant aux dangers moraux (de l'hypnotisme), dit De Jong[2], ils sont autant niés qu'affirmés. Mon opinion personnelle est qu'il n'y faut pas attacher une trop grande importance. En ce qui concerne les dangers physiques, j'ose affirmer, tant par mon expérience que par celle de mes collègues qui se sont livrés à un sérieux examen, que le traitement psychique, appliqué avec prudence et discernement, n'en offre pas plus que tout autre traitement médical. »

Liébault, Bernheim, Delbœuf, Morselli, sont d'avis que les séances publiques d'hypnotisation ne doivent pas être interdites : « Maintenant que j'ai eu les loisirs pour réfléchir, dit Liébault[3], je suis déjà depuis longtemps persuadé qu'il n'est nul besoin de réglementation pour l'exercice de l'hypnotisme... Qu'est-ce que ces appels à la réglementation de l'hypnotisme? Un non-sens. Parce que les médecins ont le privilège et de *tuare et de seignare per totam terram*, privilège contre lequel

1. DÉJERINE, *Revue de l'hypnotisme*, août 1891, p. 64.
2. DE JONG, *Soc. d'hypnotisme*, juillet 1891.
3. LIÉBAULT, *Lettre à Delbœuf* in *l'hypnotisme devant les Chambres*, etc., p. 25.

je proteste, l'hypnotisme, science complètement hérétique,
puisqu'elle est venue au monde malgré les médecins, l'hypnotisme doit être un privilège de leur corporation! Ils se plaignent surtout des séances publiques (en attendant qu'ils se
plaignent qu'on guérisse sans leur secours) des Donato, Hansen, etc., mais que ne protestent-ils contre certaines représentations dramatiques qui énervent les jolies dames; que ne se
plaignent-ils des spectacles où coule le sang des animaux, des
spectacles forains où l'on voit si souvent des dompteurs déchirés
et même dévorés, etc., etc.? On peut leur appliquer les paroles
de l'Évangile, qu'ils voient la paille dans l'œil des hypnotiseurs, mais pas la poutre qui est dans le leur et dans celui de
tous autres que ces derniers. »

De son côté Bernheim écrivait à Delbœuf : « L'ignorance
est le plus grand danger, et le meilleur remède contre les suggestions malfaisantes est de savoir qu'elles sont possibles. Les
expériences publiques, à côté de quelques inconvénients légers
et grossis à dessein par la rumeur publique, ont le grand
avantage d'appeler l'attention sur des phénomènes dont la
méconnaissance est un danger réel pour l'humanité[1]. »

« Le dernier chapitre de mon livre sur le magnétisme, dit
Morselli[2], est entièrement destiné à démontrer combien l'interdiction de l'hypnotisme est étrange et opposée à tous les principes de liberté morale et politique. »

Delbœuf a soutenu l'innocuité des séances publiques d'hypnotisme lors de la discussion qui eut lieu à l'Académie de
médecine de Belgique sur la réglementation de l'hypnotisme.

« Quant à moi, dit-il[3], après une enquête minutieuse et
absolument sincère, je ne suis pas parvenu à trouver un seul
cas authentique d'une indisposition tant soit peu digne de
mention, à mettre à la charge des magnétiseurs publics. C'est
qu'il ne s'agit pas de venir me dire qu'un M. X..., qu'on ne
nomme pas, après une séance de Donato, est devenu presque

1. BERNHEIM, in DELBŒUF, loc. cit., p. 24.
2. MORSELLI, in DELBŒUF, loc. cit., p. 26.
3. DELBŒUF, loc. cit., p. 35.

fou (façon de parler inventée par M. Lombroso), il faudrait
s'assurer d'abord si M. X... existe, et s'il a assisté à une
séance de magnétisme; ensuite, s'il est vraiment presque fou ou
s'il ne l'était pas avant la séance; enfin s'il ne le devenait pas
pour avoir lu un roman passionné ou le récit d'un drame
émouvant. Il n'y a pas de procédé plus commode pour la
calomnie ou la bêtise que de rapporter ce qui est arrivé à
M. X..., sur la foi de M. On. » Delbœuf soutient, à l'exemple, du
reste, de Liébault, Bernheim, etc., que l'hypnotisme ne peut
être pratiqué que par ceux-là seuls qui le possèdent; il y a
peut-être en Belgique une douzaine de médecins qui connaissent l'hypnotisme et c'est pour le corps médical tout entier que
l'on requiert le monopole d'une science qui lui est inconnue.

L'hypnose permet de commettre des attentats sur les personnes endormies, mais « les médecins ont-ils donc le monopole de la moralité? Les médecins Castaing et Lapommeraye
n'ont-ils pas été des empoisonneurs? Par contre, tandis qu'il
sera interdit aux savants non diplômés d'hypnotiser des personnes de moins de vingt et un ans, il sera loisible aux médecins de faire servir leurs malades à des expériences de pure
curiosité[1]. »

Après une longue discussion, Delbœuf conclut comme suit :
« Qu'on laisse liberté entière d'organiser, sous l'empire des
mesures qui règlent les spectacles publics, les représentations
d'hypnotisme, qui ont fait la lumière et qui la font, et qui la
feront encore;

« Que l'on puisse se faire hypnotiseur comme on se fait
masseur ou bandagiste;

« Que l'hypnotiseur qui donne des remèdes soit punissable,
puisque — en vertu d'une loi que je n'approuve pas — c'est
celui qui exerce sans diplôme l'art de guérir;

« Qu'il ne puisse hypnotiser les enfants qu'avec le consentement de la famille;

« Que peut-être même on lui défende de traiter un malade,
si ce n'est avec l'autorisation écrite d'un médecin, et sous sa

1. DELBŒUF, loc. cit., p. 48 et 53.

direction, quitte à voir comment on pourrait formuler cette
défense ;

« Que, pour le reste, les abus contre les personnes et les
captations d'écrits, on forme un article si l'on ne croit pas que
le droit commun suffise.

« Après quoi il n'y aura plus qu'à engager les médecins, ce
que je n'ai jamais cessé de faire, à étudier l'hypnotisme et à
essayer d'hypnotiser eux-mêmes. S'ils y réussissent, les hypnotiseurs sans diplôme n'auront bientôt plus rien à faire. »

XVI

L'expertise médico-légale en matière d'hypnotisme.

Liégeois se pose la question suivante : Un crime a été
commis, le coupable prétend avoir agi par suggestion ; que
va faire la justice ? Il faudra ordonner un examen médico-
légal ; mais à quelles règles devront s'assujettir les experts ?
On devra déterminer si le criminel est un sujet hypnotique,
s'il est possible de le mettre en somnambulisme, s'il est anesthésique, s'il réalise les suggestions positives, négatives,
rétroactives, amnésiques, etc. « Bien habile sera le simulateur, dit Liégeois[1], s'il en est, qui puisse déjouer tous les
pièges que les experts auront le droit et le devoir de tendre à
sa mauvaise foi. »

Donc, d'après cet auteur, il sera toujours possible de savoir
si l'accusé est ou non hypnotisable. Lorsque l'on sera parvenu
à établir que l'accusé est hypnotisable, il faut encore trouver
l'auteur de la suggestion : si l'hypnotiseur n'a pas suggéré
l'amnésie, ce sera facile ; s'il l'a suggérée, on agira par suggestion indirecte, comme il a été dit précédemment.

---

1. LIÉGEOIS, *loc. cit.*, p. 684.

Pour ce qui concerne les faux témoignages, Bernheim croit que les témoins ou accusateurs, faussés par suggestion, ne se comportent pas absolument comme les témoins ou accusateurs vrais. « Le souvenir de l'événement suggéré, dit-il, ne semble pas persister avec la même intensité ; l'impression n'est pas aussi continue, le souvenir redevient latent et obscur, tant qu'on ne l'évoque... Le magistrat devra interroger le témoin, sans peser sur lui, sans chercher à le mettre sur la voie, sans lui faire pressentir son opinion. Les témoins peuvent se suggestionner réciproquement... Aussi, chaque témoin devra-t-il d'abord être interrogé séparément... Le magistrat éclairé peut mesurer la suggestibilité du témoin suspect par un interrogatoire habilement dirigé. Il aura l'air d'accepter son dire, insistera sur les incidents, y ajoutera du sien, suggérant des détails qui trahiront la suggestibilité du témoin, s'il les confirme.

« L'examen médical du sujet, par un médecin bien au courant de la question, permettra, je crois, dans la majorité des cas, d'établir qu'on a affaire à un suggestible. »

XVII

L'hypnotisme en thérapeutique.

Dès 1860, Liébault avait ouvert à Nancy une clinique d'hypnothérapie ; il eut des clients, mais il fut considéré comme un charlatan par ses confrères ; et, lorsqu'en 1866, il publia son ouvrage sur *Le sommeil et les états analogues*, dans lequel il attribuait les effets thérapeutiques du magnétisme à la concentration de l'attention sur les organes, il n'eut pas de lecteurs ; s'il faut en croire Delbœuf, *il n'en vendit qu'un seul exemplaire*.

Cependant, Liébault, sans s'inquiéter de l'opinion de ses confrères, continua patiemment à pratiquer sa méthode de traitement ; il se vit assailli par les malades désespérés qui avaient couru tous les médecins ; il en guérit un grand nombre. Liébault s'attaquait à toutes les maladies, tant organiques que fonctionnelles ; il dit avoir obtenu d'éclatants succès dans les unes et dans les autres.

Parmi les résultats mentionnés par cet auteur, les plus remarquables furent ceux qu'il obtint chez les enfants atteints d'incontinence d'urine et chez les enfants paresseux, indociles, vicieux ou récalcitrants.

Sur 77 enfants, âgés de plus de trois ans, atteints d'incontinence d'urine, il obtint 33 guérisons assurées, dont il a eu des nouvelles ultérieures ; 23 guérisons probables, dont il n'a reçu aucune nouvelle dans la suite ; 9 améliorations notables, et peut-être même guérisons sans qu'il ait eu des renseignements ultérieurs ; 8 cas n'ont été ni améliorés, ni guéris ; les 4 derniers cas n'ont été soumis qu'à une seule séance, n'étant plus jamais revenus.

Liébault a donc obtenu 41,35 °/₀ de guérisons certaines, 77,9 °/₀ de guérisons incertaines ; il n'a eu que 8 enfants non améliorés, ce qui fait 10,3 °/₀.

Sur ces 77 cas, 58,4 °/₀ étaient des filles, 41,5 °/₀ des garçons, leur âge moyen dépassait à peine 7 ans ; 68 avaient leur incontinence depuis leur naissance ; parmi les 9 autres, 4 ont contracté leur affection à 2, 3, 4 et 8 ans, à la suite d'une frayeur ; un à l'âge de 3 ans, consécutivement à une pneumonie ; un autre, au même âge, après une angine ; un septième à 6 ans, comme effet de la masturbation ; enfin les deux derniers devinrent incontinents à 3 et à 4 ans, sans cause appréciable.

Liébault a également guéri, par suggestion, trois adultes atteints d'une incontinence d'urine survenue à la suite d'une fausse couche, d'un accouchement et de grands chagrins[1].

Cet auteur s'est également occupé de traiter par suggestion les enfants peu intelligents et vicieux ; ses résultats furent très satisfaisants. Il prétend même être parvenu à développer la

---

1. LIÉBAULT, *Association pour l'avancement des sciences.* Congrès de Nancy, 1886.

faculté de l'attention chez un jeune idiot ; au bout de deux mois cet enfant connaissait ses lettres et les quatre règles de l'arithmétique.

Enchanté de ces résultats, Liébault voulut essayer si l'on ne pourrait pas corriger des habitudes vicieuses chez les adultes : il parvint à guérir un homme chez lequel l'abus du tabac et de l'alcool ruinaient la santé.

Bernheim, tout en reconnaissant que la suggestion est une thérapeutique *presque* exclusivement fonctionnelle, la recommande cependant dans bon nombre de maladies organiques : « Si une hémorrhagie cérébrale a détruit la capsule interne, la suggestion n'y pourra rien, mais la clinique nous apprend que la lésion fonctionnelle peut survivre à la lésion organique[1]. » C'est alors que la suggestion peut produire la guérison.

Dans la sclérose en plaques, dans l'ataxie, etc., les troubles fonctionnels peuvent dépasser le champ de la lésion organique, la suggestion peut faire disparaître le tremblement, l'incoordination. « C'est ainsi, dit Bernheim[2], que les maladies organiques du système nerveux peuvent être guéries, si la lésion le permet, ou momentanément amendées, si elles sont de leur nature incurables. .... Les vomissements incoercibles de la grossesse, la névropathie consécutive aux déplacements internes, l'hystérie traumatique, le névrosisme arthritique, l'hystérie saturnine, le vertige stomacal, les convulsions dues aux vers intestinaux, la chorée vermineuse, l'épilepsie par frayeur, les paralysies sympathiques, les palpitations nerveuses du cœur engendrées par la dyspepsie, la migraine liée à la menstruation, les mille et une douleurs, sensations, manifestations diverses qui gravitent autour des lésions, déroutent le diagnostic, déconcertent la thérapeutique, tout cela ne montre-t-il pas que le dynamisme nerveux, venant s'ajouter à la lésion primordiale, joue dans la séméiologie un rôle immense et ouvre à la suggestion un champ d'intervention plus vaste que ne semble le comporter l'organe lésé.

---

1. BERNHEIM, *loc. cit.*, p. 206.
2. ID., *ibid.*, p. 207.

...Contre la maladie organique elle-même, la suggestion ne
peut-elle rien? On voit que le système nerveux agit sur la
nutrition des organes par l'intermédiaire des nerfs trophiques
et vasomoteurs. On voit, d'autre part, que la suggestion peut
réaliser des modifications organiques; nous avons vu de la
rougeur, des vésications, de la diarrhée, des hémorrhagies se
produire par la suggestion; la stigmatisation est un phénomène d'auto-suggestion. J'ai vu un eczéma chronique rebelle,
entretenu peut-être par un état nerveux, guéri par suggestion
hypnotique. »

Bernheim hypnotise ses tuberculeux, non pas pour détruire
le tubercule, mais pour faire dormir les malades, pour leur
donner de l'appétit, pour calmer leur toux, pour dissiper
leurs points de côté, et en soulageant ainsi le malade il agit
peut-être favorablement sur la lésion.

Bernheim traite par suggestion des rhumatismes articulaires
chroniques incurables, et il obtient souvent des succès; il
suggère la disparition de la douleur et l'articulation n'étant plus
immobilisée reprend ses fonctions et guérit insensiblement.

Voyons maintenant quelles sont les affections qui, d'après
l'auteur, sont particulièrement justiciables de la psychothérapeutique. En tête doivent être placées les névroses : l'hystérie
convulsive, la boule, la strangulation, les douleurs, l'anesthésie, la paralysie, les contractures, l'aphonie, l'amblyopie,
les vomissements. Lorsque l'hystérie est récente, la guérison
se manifeste vite; au contraire, si la maladie est ancienne, il
faut des semaines et des mois de traitement. Certains malades
résistent à cette suggestion thérapeutique, c'est, le plus
souvent, qu'ils se suggèrent à eux-mêmes que cela ne servira
à rien.

Après l'hystérie, Bernheim place la neurasthénie, au sujet de
laquelle il faut établir des distinctions : elle peut être acquise
ou héréditaire, locale ou diffuse. Acquise et locale, c'est une
douleur, une oppression, une céphalée; acquise et diffuse, elle
se manifeste par des troubles nerveux généraux, des vertiges,
des irradiations douloureuses, etc.; dans ces deux cas, bien
que la névrose se développe sur un terrain propice, elle n'est

pas héréditaire et la suggestion peut produire des guérisons remarquables. Au contraire, quand la neurasthénie généralisée est héréditaire, quand elle dépend d'un vice natif du système nerveux, Bernheim avoue qu'elle est le plus souvent incurable. Ces malades sont quelquefois difficiles à hypnotiser ; leur cerveau est obsédé par des impressions si nombreuses ou si tenaces, psychiques, sensitives, sensorielles et viscérales, qu'ils sont souvent rebelles à toute suggestion, malgré leur docilité, leur bonne volonté, le désir de se laisser endormir et de guérir[1].

Lorsqu'on obtient une guérison ou une amélioration momentanée, le mal reparaît bien vite dans toute son intensité.

Les maladies de l'esprit sont aussi très rebelles à l'hypnothérapie. Bernheim dit avoir essayé dans des cas de mélancolie, d'hypocondrie, d'obsessions, de manie, de délire de persécution, jamais il n'a réussi à les guérir ; le plus souvent même, il n'est pas parvenu à hypnotiser ces malades. « Les aliénés, dit-il, ne sont pas curables par suggestion, car ce qui domine chez eux, c'est l'auto-suggestion. S'ils étaient suggestibles, ils ne seraient pas aliénés[2]. »

L'épilepsie essentielle est, d'après Bernheim, incurable par la suggestion dans le plus grand nombre de cas ; dans la chorée, au contraire, il a obtenu des résultats, à condition que la maladie ne soit pas trop violente, ni trop ancienne ; en quinze jours, trois semaines, la maladie est notablement atténuée, et au bout d'un mois, souvent l'affection est complètement terminée. Les chorées par imitation cèdent souvent en une séance.

Les tics guérissent souvent aussi par suggestion ; Bernheim dit en avoir guéri qui dataient de plus d'un an ; le tétanos résiste à toute suggestion.

Les névralgies, au contraire, disparaissent rapidement sous l'influence de l'hypnothérapie, à moins qu'il n'y ait une névrite, une diathèse ou une lésion organique quelconque.

Bernheim a guéri par suggestion deux crampes des écrivains datant de plusieurs mois et de plusieurs années ; dans la paralysie agitante, au contraire, l'auteur n'a jamais réussi.

1. BERNHEIM, *loc. cit.*, p. 220.
2. ID., *ibid.*, p. 224.

La morphinomanie peut quelquefois être guérie par suggestion ; d'autres fois, au contraire, Bernheim n'est arrivé à
aucun résultat. L'alcoolisme est plus facile à réprimer, bien
que certains alcooliques invétérés ne soient pas sensibles à
l'hypnose.

Comme je l'ai dit précédemment, Bernheim n'applique
pas seulement la suggestion au traitement des maladies
fonctionnelles, il traite aussi les maladies organiques par la
psychothérapie : il dit avoir fait disparaître des hémichorées,
des hémiathétoses et même des contractures consécutives à
des hémorrhagies cérébrales ; les vertiges, la titubation, la
céphalalgie liées aux maladies intracrâniennes peuvent être
supprimées ; il en est de même de l'incoordination, du tremblement, etc., accompagnant les maladies de la moelle.

Dans les maladies des voies digestives, les crampes, les
douleurs, les hoquets, les vomissements peuvent être combattus par suggestion.

Dans les affections des voies respiratoires et du cœur, la
suggestion peut calmer la toux, l'oppression, rendre le sommeil, l'appétit.

Pour ce qui concerne la matrice, on peut diminuer le flux
menstruel trop abondant, et l'on peut ramener les règles
absentes.

Dans les fièvres cycliques, la suggestion peut diminuer
l'angoisse, les douleurs et tonifier l'organisme.

Bernheim rapporte de nombreuses observations pour prouver
la puissance de la psychothérapie dans ces diverses maladies.
Van Renterghem [1] et Van Eeden sont aussi très enthousiastes :
Sur 178 malades, ils n'en eurent que 7 non hypnotisables et
9 seulement n'auraient éprouvé qu'une légère somnolence ; sur
les 162 autres malades, il y aurait eu 91 guérisons, 46 améliorations et 25 états stationnaires.

Otto et Wetterstrand [2], sur 718 cas de céphalalgie, névralgies, affections de la moelle, épilepsie, chorée, contractures

---

1. VAN RENTERGHEM, *Com. sur l'hypnotisme et la suggestion appliquée à la
pratique médicale (Revue de l'hypnotisme,* t. II, p. 185).

2. OTTO et WETTERSTRAND, *Der Hypnotismus und seine anwendung in der
praktischen Medicin.* Berlin, 1891.

spasmodiques, bégaiements, neurasthénie, anémie, goutte, rhumatisme, hémorrhagies, phtisie pulmonaire, maladies du cœur, affections d'estomac, diarrhées, incontinence d'urine, hystérie, amblyopie, surdité, alcoolisme, etc., n'ont eu que **19 malades réfractaires**; la plupart des autres ont été guéris ou améliorés.

Luys[1], en 1890, sur **128** malades, a obtenu 67 guérisons, 51 améliorations et 10 états stationnaires. Cet auteur, après avoir appliqué l'hypnothérapie aux hystériques et aux épileptiques, en vint à faire l'application de cette méthode aux tabétiques, aux hémiplégiques, aux paraplégiques, aux choréiques, aux saturnins, à la paralysie agitante ; ses résultats furent très satisfaisants.

De Jong, de La Haye, recommande la suggestion dans un grand nombre d'affections psychiques, telles que la mélancolie ; il la conseille encore chez les alcooliques, chez les enfants vicieux, dans les névroses, excepté dans l'épilepsie, où il n'a obtenu aucun résultat.

Mentionnons encore parmi les partisans de l'extension de l'hypnothérapie à une foule de maladies : Tokarsky[2], Bourdon[3], Lloyd Tuckey[4], etc.

Voisin a guéri 3 cas d'aménorrhée par la suggestion et Liébault a obtenu 56 guérisons sur 77 cas d'incontinence d'urine. Voisin, reconnaissant que les aliénés sont difficiles à endormir, eut recours au procédé suivant : les deux yeux furent maintenus ouverts par des écarteurs palpébraux et la lumière d'une lampe au magnésium fut dirigée sur eux pendant **10 minutes**; l'hypnose se produisit et la guérison eut lieu ; il s'agissait d'un début de manie.

Bérillon, secrétaire de la Société d'hypnologie, s'est surtout occupé du traitement hypnothérapique chez les enfants. Voici ses principales conclusions :

Lorsqu'on aura affaire à des enfants paresseux, indociles ou médiocres, on se bornera à faire des suggestions à l'état de

1. LUYS, *Soc. méd. des Hop.*, 1890.
2. TOKARSKY, *Revue de l'hypn.*, 1891-92, p. 58,
3. BOURDON, *Revue de l'hypn.*, 1891-92 p. 78
4, LLOYD TUCKEY, *Revue de l'hypn.*, 1890-94, p. 231.

veille, il faudra inspirer confiance à l'enfant, l'isoler, lui mettre la main sur le front, lui faire les suggestions voulues avec douceur et patience.

Si l'on a affaire à des enfants vicieux, impulsifs, récalcitrants, incapables de la moindre attention, manifestant un penchant irrésistible vers les mauvais instincts, il faudra provoquer l'hypnose. On pourra, de cette manière, développer la faculté d'attention et corriger leurs vices et leurs mauvais instincts.

Autant il serait mauvais de pratiquer l'hypnotisme sur des enfants normaux et bien portants, autant il est salutaire d'hypnotiser les sujets mauvais et vicieux.

XVIII

Des rapports de l'hystérie avec l'hypnotisme.

Liébault, Bernheim, Liégeois, Beaunis, Morselli, De Jong, etc., soutiennent que le sommeil hypnotique est un phénomène physiologique sans rapport d'aucune espèce avec l'hystérie : « J'estime, dit Bernheim[1], ainsi que cela a été déjà démontré par Braid, que l'hypnose n'a aucun rapport avec l'hystérie. » Sur 72 malades pris au hasard dans son service de clinique interne, Bernheim a pu en hypnotiser 69; les 3 autres étaient un ramolli et des déments chez lesquels l'auteur n'a fait aucune tentative. Tous ces malades étaient donc hypnotisables; sur ces 69 sujets 65 ont présenté l'amnésie au réveil et 51 étaient susceptibles d'hallucinations. « Or, dit Bernheim, je ne crois pas que l'on puisse raisonnablement soutenir que tous ces sujets étaient des hystériques. Ce reviendrait à dire que l'espèce humaine n'est composée que d'hystériques. »

---

1. BERNHEIM, *Des rapports de l'hystérie avec l'hypnotisme (Soc. d'hypn.,* juillet 1891).

De plus, si l'hystérie et l'hypnose étaient de même nature, on hypnotiserait plus facilement les hystériques prononcés; or, c'est le contraire, on réussit mieux chez les personnes moins nerveuses que chez certaines personnes nerveuses. Ainsi on endort beaucoup plus facilement les malades de l'hôpital que ceux de la ville, ces derniers sont cependant plus nerveux.

D'ailleurs, le sommeil naturel permet d'obtenir les mêmes phénomènes que le sommeil hypnotique; dira-t-on pour cela que le sommeil naturel est de l'hystérie?

Bernheim reconnaît cependant qu'il y a un lien de parenté entre l'hystérie et l'hypnose : l'hystérique est un auto-hypnotisé, un auto-suggestionné. Les crises hystériques, les hallucinations, les convulsions, l'anesthésie, l'amaurose hystérique ne sont que des auto-suggestions : « L'état psychique des hystériques est semblable par certains côtés à l'état psychique des hypnotisés, mais pour les raisons que je vous ai données en commençant, cela ne veut dire nullement que l'hypnotisme soit de l'hystérie. »

Bérillon cite comme preuve de la non-existence des rapports entre l'hypnotisme et l'hystérie, ce fait que les enfants sont d'autant plus facilement hypnotisables qu'ils paraissent plus normaux. Le sommeil est d'ailleurs plus facile à provoquer chez l'enfant quoique l'hystérie soit rare chez lui.

XIX

La suggestion mentale.

Liébault et Beaunis ont étudié la suggestion mentale : leurs expériences, bien conduites, paraissent prouver la réalité du phénomène. Voici le récit de l'une d'entre elles, fait par Beaunis à la Société de psychologie physiologique, en novembre 1885.

« Le sujet est un jeune homme, très bon somnambule, bien portant, un peu timide. Il accompagnait chez M. Liébault sa cousine, très bonne somnambule aussi, et qui est traitée par l'hypnotisme pour des accidents nerveux.

« M. Liébault endort le sujet et lui dit pendant son sommeil.

« A votre réveil vous exécuterez l'acte qui vous sera ordonné *mentalement* par les personnes présentes. »

« J'écris alors au crayon sur un papier ces mots : « Embrasser sa cousine. » Ces mots écrits, je montre le papier au D\u1d63 Liébault et aux quelques personnes présentes en leur recommandant de le lire des yeux seulement et sans prononcer, même des lèvres, une seule des paroles qui s'y trouve et j'ajoute : A son réveil, vous penserez fortement à l'acte qu'il doit exécuter, sans rien dire et sans faire aucun signe qui puisse le mettre sur la voie. »

« On réveille alors le sujet et nous attendons tous le résultat de l'expérience.

« Peu après son réveil, nous le voyons rire et se cacher la figure dans ses mains, et ce manège continue quelque temps sans autre résultat. Je lui demande alors :

« Qu'avez-vous?

— Rien.

— A quoi pensez-vous? »

Pas de réponse.

« Vous savez, lui dis-je, que vous devez faire quelque chose à quoi nous pensons. Si vous ne voulez pas le faire, dites-nous au moins à quoi vous pensez.

— Non.

— Alors je lui dis : « Si vous ne voulez pas le dire tout haut, dites-le moi bas à l'oreille, » et je m'approche de lui.

« A embrasser ma cousine, » me dit-il.

« Une fois le premier pas fait, le reste de la suggestion mentale s'accomplit de bonne grâce.

« Y a-t-il une simple coïncidence? Ce serait bien étonnant. A-t-il pu, pendant son sommeil, reconnaître le sens des paroles que j'écrivais à la façon dont je les écrivais sur le papier, ou a-t-il pu les voir? C'est bien peu supposable. Enfin je suis sûr qu'aucune des personnes présentes n'a pu le mettre d'une façon quelconque sur la voie de l'acte qu'il devait accomplir.

« Il y a là évidemment quelque chose qui bouleverse toutes les idées reçues sur les fonctions du cerveau et, pour ma part, jusqu'à ces derniers temps, j'étais parfaitement incrédule sur les faits de ce genre. Aujourd'hui, j'arrive à cette conviction qu'il ne faut pas les repousser, les cas de réussite, quoique rares, étant trop nombreux pour être un simple effet du hasard. Aussi du moment que la question de la *suggestion mentale* était posée devant la Société, j'ai cru pouvoir, quelque étranges que paraissent ces phénomènes, y apporter mon contingent. »

Voici quelques faits observés par Liébault et Guaita.

1° Mˡˡᵉ Louise L.... endormie du sommeil magnétique, fut informée qu'elle allait avoir à répondre à une question qui lui serait faite *mentalement,* sans l'intervention d'aucune parole, ni d'aucun signe. Le Dʳ Liébault, la main appuyée au front du sujet, se recueillit un instant, concentrant sa propre attention sur la demande : « Quand serez-vous guérie? » qu'il avait la volonté de faire. Les lèvres de la somnambule remuèrent soudain. « Bientôt » murmura-t-elle distinctement. On l'invita alors à répéter, devant toutes les personnes présentes la question qu'elle avait instinctivement perçue. Elle la redit dans les termes mêmes où elle avait été formulée dans l'esprit de l'expérimentateur.

2° M. de Guaita, s'étant mis en rapport avec la magnétisée, lui posa *mentalement* une autre question : « Reviendrez-vous la semaine prochaine? » — « Peut-être » fut la réponse du sujet; mais invité à communiquer aux personnes présentes la question mentale, il répondit : Vous m'avez demandé si *vous* reviendriez la semaine prochaine. » Cette confusion, portant sur un mot de la phrase, est très significative. On dirait que la jeune fille a *bronché* en lisant dans le cerveau du magnétiseur

3° Le Dʳ Liébault, afin qu'aucune phrase indicative ne fût prononcée, même à voix basse, écrivit sur un billet : Mademoiselle en se réveillant verra son chapeau noir transformé en chapeau rouge. » Le billet fut passé d'avance à tous les témoins; puis MM. Liébault et de Guaita posèrent en silence leur main sur le front du sujet, en formulant *mentalement* la phrase convenue. Alors, la jeune fille, instruite qu'elle verrait dans la pièce quelque chose d'insolite, fut réveillée. *Sans une hésitation*, elle fixa aussitôt son chapeau et, avec un grand éclat de rire, se récria.

Ce n'était pas son chapeau; elle n'en voulait pas. Il avait bien la même forme; mais cette plaisanterie avait assez duré; il fallait lui rendre son bien.

« Mais enfin, qu'y voyez-vous de changé?

— Vous le savez de reste, vous avez des yeux comme moi.

— Mais encore? »

On dut insister très longtemps pour qu'elle consentît à dire en quoi son chapeau était changé; on voulait se moquer d'elle.

Pressée de questions, elle dit enfin :

« Vous voyez bien qu'il est tout rouge. »

Comme elle refusait de le reprendre, force fut de mettre fin à son hallucination, en lui affirmant qu'il allait revenir à sa couleur première. Le Dr Liébault souffla sur le chapeau, et redevenu le sien à ses yeux, elle consentit à le reprendre.

« Peut-être y a-t-il, dit Beaunis, dans les faits cités quelque condition qui nous échappe et qui en donnerait une explication toute simple ; mais, jusqu'à nouvel ordre, et à moins de mettre en doute la bonne foi de ceux qui les ont observés, il est impossible de les nier. Il est certain, cependant, que ces phénomènes ne pourront entrer dans la science positive que le jour où on pourra les reproduire à volonté, et, par conséquent, quand on connaîtra les conditions de leur production. D'ici là, il faut se contenter de les noter quand ils se présentent. »

Bernheim est moins affirmatif que Liébault et Beaunis. « Je n'ai jamais vu la suggestion mentale, m'a-t-il dit, je ne la nie pas, mais je ne puis, non plus, en certifier l'existence. »

CHAPITRE IV

DOCTRINES DE J.-P. DURAND

(DE GROS)

Durand (de Gros) reproche aux fondateurs modernes de
l'hypnotisme de collectionner les faits sans chercher à les
classifier et à en donner l'explication. « Or, ceux qui se sont
donnés comme les fondateurs de l'hypnotisme savant, dit-il [1],
ne voyant qu'observations et expériences à multiplier, et ayant
une insurmontable aversion pour tout ce qui sent la théorie,
se sont abstenus jusqu'ici de nous tracer un plan, ne fût-ce
même qu'un simple croquis à main levée, du mystérieux
domaine qu'ils se flattent d'avoir ajouté récemment aux vieilles
possessions de la science positive... La promiscuité est, en
effet, entière dans l'esprit de nos savants hypnotistes, entre
les espèces hypnotiques les plus profondément tranchées, et,
sans s'en douter, ils confondent à tout instant les choses les

---

1. DURAND, *Le merveilleux scientifique,* 1894, p. 26 et 27.

plus hétérogènes et les plus disparates. Ainsi, Mesmer provoque le sommeil par des passes magnétiques ou par une forte tension de la volonté, à distance, sans que le patient puisse se douter des manœuvres auxquelles l'opérateur se livre ; Braid, au contraire, fait fixer un objet brillant ; il isole le sujet le plus possible du monde extérieur, et le sommeil arrive comme par le procédé de Mesmer. Et les savants modernes ne voient aucune différence entre le mesmérisme et le braidisme. »

Charcot a trouvé, dans les travaux de ses prédécesseurs, de nombreux matériaux ; les a-t-il façonnés et mis en ordre, les a-t-il assemblés avec harmonie ? « Non, dit Durand [1], rien de tout cela n'a été réalisé par Charcot, uniquement sans doute parce qu'il n'a pas essayé, car je suis loin de lui dénier les capacités d'un architecte scientifique. »

Cependant, d'après l'auteur, les apports de la nouvelle école sont bien faibles, relativement à ceux des auteurs antérieurs : « Sont-ils plus que des grains de sable, en effet, ô mes vieux maîtres, auprès des blocs cyclopéens extraits de la carrière par vos bras puissants, qui se nomment : la découverte de la force mesmérique et de ses applications thérapeutiques, hypnologiques et autres ; la découverte du somnambulisme lucide artificiel ; la découverte de la fascination braidique, la découverte de l'immense et formidable suggestion idéoplastique [2]. »

Pourquoi ces savants n'ont-ils pas tenté la tâche de dégager des faits obscurs de l'hypnotisme les lois qui les dominent et les éclairent ? Parce que, grâce à l'expérimentalisme moderne, tout physiologiste devient un manœuvre, un simple instrument enregistreur ; ensuite, parce que le positivisme a tué les facultés de réflexion.

« Mais, dit Durand [3], avec ou sans la jeune école, et dût-on l'avoir contre soi, on doit, sans plus attendre, inaugurer la seconde période de l'évolution scientifique de l'hypnotisme, celle de sa constitution théorique. »

1. DURAND, *loc. cit.*, p. 36.
2. ID., *ibid.*, p. 37.
3. ID., *ibid.*, p. 39.

Afin d'établir l'édifice théorique de l'hypnotisme, Durand étudie successivement : le Mesmérisme, le Braidisme, le Fario-Grimisme, l'Occultisme et le Spiritisme.

I

Le mesmérisme.

Magnétisme animal, biomagnétisme, agent télépathique, etc.

« Tous les corps de la nature, dit Durand[1], ou vivants ou inertes, possèdent un rayonnement spécial qui n'est autre que la lumière, que la chaleur, que l'électricité et que le magnétisme proprement dit, bien qu'il soit apparemment leur congénère. »

Le rayonnement nommé antérieurement magnétisme terrestre, magnétisme animal,... magnétisme, est appelé par l'auteur *biomagnétisme*.

Les faits sont nombreux qui prouvent l'existence de ce rayonnement ; ce sont des *phénomènes occultes* exercés soit par l'homme sur le monde extérieur, soit réciproquement par le monde extérieur sur lui.

Les phénomènes occultes dans lesquels l'homme joue un rôle actif se produisent soit spontanément, soit sous l'influence de la volonté : ainsi le bâillement se communiquant entre personnes se tournant le dos, le malaise moral inconscient d'un orateur à l'entrée d'une personne antipathique sont des phénomènes spontanés, non voulus. Ne faudrait-il pas encore admettre une *contagion biomagnétique* des maladies, lorsque, par exemple, plusieurs personnes d'une même famille, habitant des endroits différents et n'ayant aucun contact entre elles, sont atteintes d'une même maladie.

---

1. DURAND, *loc. cit.*, p. 41.

Comme phénomènes biomagnétiques voulus, Durand cite la poignée de main, le baiser dont le but paraît d'établir un rapport magnétique de sympathie; la magnétisation à l'aide des passes ou simplement par la tension énergique de la volonté, la transplantation des maladies sont encore un phénomène de biomagnétisme voulu; mais le triomphe du biomagnétisme actif est la télépathie dont Durand[1] s'était occupé trente ans avant les recherches des savants modernes : il avait appelé *hypercinésie* la faculté d'agir à distance par la pensée et *hyperesthésie* la faculté de ressentir l'action occulte de l'agent biomagnétique.

Nous avons étudié antérieurement la télépathie, nous ne croyons pas devoir reprendre cet exposé; Durand[2] croit à ces phénomènes, il les explique par le rayonnement biométrique : « Si les faits semblables, dit-il, qui nous ont été décrits journellement dans les publications de la télépathie scientifique sont avérés, sont prouvés; si, en un mot, force nous est de les admettre, quoi qu'il nous en coûte, eh bien! alors une conséquence me semble découler de là avec la plus limpide et la plus irrésistible évidence. C'est que, à la nature physique apparente est associée une nature physique occulte, qui est fonctionnellement son équivalent, quoique de constitution tout autre. »

L'apparition télépathique ressemble à la reproduction photographique, elle ne reflète pas les erreurs de l'œil ni de la main de l'homme, elle est mathématiquement semblable à l'original; c'est pourquoi Durand admet que cette apparition ne procède qu'accessoirement de la volonté, que le spectre de la chose est réuni à la chose même, à l'état latent, et que la pensée du télépathiseur ne fait qu'invoquer ce spectre latent.

Ce que Reichenbach appelait *Od*, Croockes *matière radiante*, Thurny *force ecténéique*, Durand l'englobe dans son biomagnétisme : « Forces non définies, dit-il[3], force ecténéique,

1. DURAND, *Électrodynamisme vital.* Paris, 1855, p. 317.
2. DURAND, *Le merveilleux scient.*, p. 61.
3. DURAND, *loc. cit.*, p. 69.

force psychique, magnétisme animal, électricité animale, biomagnétisme, sont autant de différentes tentatives pour donner
un corps à une idée encore dans le vague, celle d'un monde
matériel à part, à la fois dynamique et plastique, dont la
nécessité est attestée à la raison par tout un ordre de faits
nouveaux, mais dont la loi nous est aussi peu connue jusqu'à
présent que l'était encore celle de l'électricité il n'y a guère
qu'un siècle. »

C'est cette science nouvelle que Durand appelle Mesmérisme,
réservant les noms de Braidisme et de Fario-Grimisme pour ce
que l'on est convenu d'appeler Hypnotisme.

Le Mesmérisme comprend le merveilleux pur, le Braidisme
et le Fario-Grimisme ne sont que du pseudo-merveilleux : en
effet, dans le mesmérisme, rien n'est explicable par les lois de
la nature apparente, *classique,* tout y décèle une surnature ;
dans le Braidisme et dans le Fario-Grimisme, au contraire, tout
semble régi par la biologie naturelle.

II

Le braidisme.

(Hypotaxie ou fascination sensorielle.)

Braid produisait le sommeil par la fixation d'un objet brillant. Cette méthode a pour effet de constituer une disposition
psycho-physiologique spéciale grâce à laquelle on peut agir
sur toutes les fonctions et les modifier dans un sens voulu, et
cela en persuadant, en faisant croire au sujet que la modification cherchée se trouve réalisée. La méthode de Braid est une
simple préparation à recevoir l'impression mentale produite
par affirmation. Cette préparation est appelée par Durand

Hypotaxie; il désigne sous le nom d'*Idéoplastie* l'impression mentale.

Dans le Braidisme pur, il n'y a pas de suggestion, ni d'influence biomagnétique de l'hypnotiseur : le rôle de ce dernier doit se réduire à faire *poser* l'hypnotisé devant son point de mire et à ne plus se mêler de rien. « Mon moyen, a-t-il dit, consiste à fatiguer les yeux, et par la fatigue des yeux amener celle du cerveau. »

Durand n'admet pas que le sommeil braidique résulte de la fatigue cérébrale : pour lui, le procédé de Braid aurait pour effet de produire l'inertie de la pensée. Cet arrêt de l'action mentale produit une rupture d'équilibre entre la génération et la consommation de la force nerveuse, d'où une « surproduction » et une accumulation anormale de ce produit au cerveau. Et, en effet, ce n'est pas seulement le sens de la vue qui peut produire cette inertie de la pensée, ce sont encore tous les autres sens, dont l'excitation uniforme et continue amène un résultat analogue.

Pour Durand, le Braidisme est donc dû à un « congestionnement » nerveux du cerveau, contrairement à l'avis de Binet et Féré qui le croient dû à une saignée nerveuse.

III

Le fario-grimisme.

(SUGGESTION EXPRIMÉE, IDÉOPLASTIE.)

De même que Braid est le fondateur de l'hypotaxie, Faria est le père de l'*Idéoplastie*, c'est-à-dire qu'il a, le premier, donné un corps théorique aux vagues notions courantes sur l'action physiologique de l'imagination et qu'il en a tiré l'art de la suggestion hypnagogique. Grimes a complété ces données;

sa part de travail est au moins aussi grande que celle de Faria, c'est pourquoi Durand désigne le procédé de la suggestion sous le nom de Fario-Grimisme.

Faria endormait par le simple *commandement,* il s'adressait à l'*obédivité;* Grimes procédait par *affirmation,* il s'adressait à la *créditivité.*

Faria tâchait d'obtenir le sommeil, Grimes semblait vouloir l'éviter, il cherchait à prouver que l'état hypnotique ou de suggestionnabilité peut se cacher sous les apparences de l'état de veille.

Faria subjuguait, écrasait la volonté du sujet, il le rendait passif; Grimes respectait cette volonté, il prouvait que le mécanisme psychique de la suggestion est autre chose que la disparition de la volonté. « Et Grimes a raison, dit Durand, car si je vous affirme que vous ne pouvez bouger de votre chaise et que, pour me démentir vous faites un impétueux effort auquel vos membres n'obéissent pas, ce n'est pas votre volonté qui vous manque, elle réagit; vous trouvez bête et ridicule de ne pouvoir bouger, vous n'avez donc pas la conviction intime de votre impuissance.

« L'acte capital, dans l'action Fario-Grimique, c'est l'impression suggestive, c'est l'idéoplastie[1]. »

Pour que la suggestion s'effectue, il faut que l'esprit du sujet soit fortement frappé, mais cette impression morale n'est pas perçue consciemment par le sujet. Comment expliquer deux vérités si contradictoires? « C'est, a dit Durand il y a bientôt un demi-siècle[2], qu'il n'y a pas qu'un seul individu psychologique, qu'un seul moi, dans l'homme, il y en a une légion; et les *faits de conscience* avérés comme tels qui restent néanmoins étrangers à *notre* conscience, se passent dans d'*autres* consciences asservies à celles-ci dans l'organisme humain en une hiérarchie anatomiquement représentée par la série des centres nerveux céphalorachidiens et celle des centres nerveux du système ganglionnaire. »

---

1. DURAND, *loc. cit.,* p. 148.
2. ID., *ibid.,* p. 181.

Cette théorie du polyzoisme et du polypsychisme fut reprise plus tard par Cl. Bernard et Janet : « Que veut-on dire, dit Janet[1], quand on parle de raisonnements de la moelle et de l'intelligence du cerveau? Rien autre chose, sinon qu'il y a une autre conscience que la nôtre dans la moelle ou dans le cerveau, car un raisonnement sans conscience n'a absolument aucun sens. »

Ceci étant posé, comment Durand explique-t-il la suggestion à terme avec inconscience du sujet durant tout l'intervalle? « L'impression suggestionnelle, dit-il[2], n'a fait que traverser le moi capital, et ce sont en réalité les moi subalternes, les sous-moi — ce que Janet nomme vaguement la subconscience — qui en ont reçu l'empreinte durable; et c'est dans leur intelligence, leur mémoire et leur volonté propres que se déroule le mystère de la longue incubation de la suggestion et de son éclosion soudaine. »

C'est encore par le polypsychisme que Durand explique les suggestions de modifications physiologiques d'ordre végétatif, les suggestions négatives, les suggestions au comptant et n'affectant que les fonctions de relation, c'est-à-dire la pensée, la sensation et le mouvement. Dans ce dernier cas l'hypnotisé ne croit pas à la réalisation des affirmations, c'est avec indignation qu'il en ressent les suites, il veut résister; ce n'est pas lui, à proprement parler, qui obéit, c'est un autre *moi*, un *sous-moi*.

L'intelligence de ces sous-moi posséderait, d'après Durand, la spontanéité, l'indépendance et les pouvoirs de réflexion et d'imagination; il suffit, pour s'en convaincre, d'observer les rêves dans lesquels les sous-moi donnent de véritables représentations théâtrales au moi capital.

Le domaine de l'idéoplastie spontanée est immense dans la vie sociale, nous y sommes suggestionnés à chaque instant.

L'idéoplastie peut rendre des services multiples, elle peut aussi exposer à de grands dangers. Parmi les applications

---

1. JANET, *Automatisme psychologique.* Paris, 1889, p. 30.
2. DURAND, *loc. cit.*, p. 208.

utiles, les plus importantes sont : son emploi comme instrument d'analyse psychologique et comme système d'orthopédie mentale. Ces applications sont mentionnées déjà, en 1860, dans le cours de braidisme, de Durand.

IV

Occultisme et spiritisme.

« Occultisme et spiritisme, dit Durand[1], sont des expressions mal définies, désignant avec un grand vague soit l'ensemble, soit la connaissance ou les recherches, ou l'étude, des prétendus faits qui, au dire des adeptes, proclameraient l'existence d'un autre monde, entendant par là toute une nature cachée formant comme la contre-partie de la nature apparente, et que, pour marquer ce contraste, l'on a appelée le surnaturel. »

Le monde occulte existe-t-il réellement? L'expérience pourra seule y répondre.

Quelles sont les lois qui régissent cette nature occulte, quelles en sont les forces, les êtres? Ces forces et ces êtres sont-ils indépendants du monde apparent, ou bien s'y rattachent-ils par certains liens déterminés. Existe-t-il un criterium pour discerner sûrement ce qui appartient au monde occulte de ce qui appartient au monde apparent? Telles sont les questions que Durand considère comme résumant le programme de l'occultisme scientifique. Mais avant de chercher à résoudre ces questions il pense qu'il faut préciser la signification de certains termes tels que âme, corps, esprit, matière.

Pour Durand les propriétés de la matière résultent de certaines forces qui lui sont intrinsèques ; l'expérience démontre que tous les mouvements dits involontaires qui se produisent en dehors de l'action de l'homme et des animaux peuvent être ramenés à un mode unique d'impulsion connu

1. DURAND, *loc. cit.*, p. 263.

sous le nom *d'attraction* et dont les manifestations sont appelées gravitation, cohésion, adhésion, affinité chimique, magnétisme, électricité, etc. Mais l'attraction est-elle le point de départ extrême, initial de l'impulsion? Non, il existe par-delà une impulsion plus extrême, plus initiale, qui est la *volition*.

La seule réalité démontrable, c'est l'esprit; les qualités de toute chose autre que le moi sont radicalement indémontrables.

« L'existence de quoi que ce soit en dehors de l'esprit est une pure hypothèse, et une hypothèse à jamais impossible à vérifier..... si la matière existe, elle ne peut être supposée d'une autre essence que de l'esprit[1]. »

Voici les conclusions de Durand[2] :

« I. — Il n'existe qu'une première essence, qu'un principe et qu'un moteur dans l'univers, c'est la force consciente, c'est une force constituée par les propriétés de sentir, de penser et de vouloir, et, pour employer un terme consacré par l'usage, c'est l'âme, ce sont les âmes, et tout ce qui se manifeste en est, ou en est formé ;

« II. — L'âme, élément et moteur universel, est elle-même sa loi, et cette loi, adéquate à la raison, est une loi absolue et inviolable des choses ; c'est la loi rationnelle, c'est la mathématique, c'est le logos, qui était au commencement, qui était en Dieu. »

« III. — Toutes les âmes sont essentiellement égales : elles diffèrent seulement dans leurs manifestations actuelles, et cette différence intrinsèque tient tout entière au mode d'agrégation et à l'importance fonctionnelle des agglomérations organiques ou organismes dont elles sont respectivement et pour le temps actuel les centres directeurs.

« IV. — Les organismes, distribués par ordres progressifs d'après leur développement et leur importance, forment une hiérarchie qui s'étend à l'infini, et dont toute âme est appelée à occuper successivement tous les degrés. »

1. DURAND, *loc. cit.*, p. 314.
2. ID., *ibid.*, p. 314.

CHAPITRE V

DOCTRINES DE H. BARADUC

SUR LA FORCE VITALE

Après avoir fait cinq communications (Académie des sciences, 1891, Congrès de Marseille pour l'avancement des sciences, Société de médecine pratique, Société d'hypnologie, Société d'électrothérapie), Baraduc réunit en un volume l'exposé de ses recherches sur la force vitale.

Cet auteur ne s'est pas borné à émettre des idées théoriques sur l'existence d'un fluide vital, il a cherché à prouver expérimentalement son opinion.

A cet effet, il s'est servi du magnétomètre de l'abbé Fortin, (figure 51, pl. 17), appareil d'une grande sensibilité. Baraduc oriente l'aiguille suspendue dans la ligne sud-nord, de façon à ce que cette ligne passe par le plan médian du corps de la personne observée ; ses bras sont appuyés contre le mur ou soutenus par des accoudoirs. La personne présente l'extrémité

digitale d'une main à une des extrémités de l'aiguille, de
façon à ce qu'à travers la cloche de verre la main soit perpen-
diculaire au plan de l'aiguille. Au bout de deux secondes, on
observe un écart de l'aiguille, dont l'allure est différente
suivant les individus en expérience.

Baraduc établit quatre lois fondamentales :

1° *Loi de constatation de l'action*. — Impression de l'appareil
par la force vitale, qui, suivant son mode *en nous*, détermine
l'allure de l'aiguille ;

2° *Loi des formules biométriques*. — L'aiguille reflète notre
formule biométrique, dont l'auteur a constaté dix-sept types
fondamentaux ;

3° *Loi des transformations des formules*. — Ces transformations peuvent dépendre des modes électrothérapiques (physiques), ou bien du verbe, de la volonté exprimée et suggérée (psychiques) ;

4° Établissement de la formule de vitalité normale présentant des alternatives d'*évolution* physico-psychique et
d'*involution* psycho-physique.

L'aiguille manifeste des *attractions* et des *répulsions* : sur
300 cas observés, Baraduc a vu le degré d'attraction comparé
au degré de répulsion, être comme 3 : 1. Il en conclut que
sur quatre unités de force universelle, trois de force de *vie
universelle* pénètrent en nous, que deux y séjournent pour
constituer le *corps vital* et que une retourne à la force cos-
mique universelle.

Sur ces 300 cas, 227 fois la main droite a attiré l'aiguille,
c'est-à-dire 3 fois sur 4, tandis que la main gauche a attiré
107 fois et repoussé 109 fois.

La force vitale est différente des manifestations du mouvement actuellement connu : les modes d'énergie connus sont de
grands consommateurs du mouvement libre, consommation qui
s'accompagne toujours d'attraction, tandis que la force vitale
est caractérisée par un jeu intelligemment établi des mouvements d'attraction et de répulsion.

La température des mains ne modifie pas les mouvements
de l'aiguille : Baraduc a vu les deux mains, qu'elles fussent

chaudes ou froides, repousser ou attirer ensemble, comme séparément (fig. 53).

La force vitale se traduit par des phénomènes d'appel et de restitution de vie ; cette force est partout, pénètre partout ; elle pénètre dans l'homme sans moyen de canalisation, sans avoir besoin d'intermédiaires organiques, sans être modifiée par l'interposition de corps qui arrêtent la chaleur, l'électricité, etc. Pour prouver ce dernier fait, Baraduc interposa un bloc de glace entre la main de la personne en expérience et l'appareil (fig. 52), les mouvements de l'aiguille furent semblables à ceux qui se seraient produits sans interposition de glace ; dans une autre expérience, l'auteur place son appareil sous une cloche, dans laquelle il fait le vide, l'aiguille n'en manifeste pas moins les mêmes déviations (fig. 54) (expérience faite en présence de Richet et Héricourt).

Les modes de l'énergie connus ne modifient ni ne transforment la force vitale, ils aident à son mouvement d'évolution. Les efforts de volonté ont, au contraire, une action puissante sur le mouvement de la force vitale : la fatigue cérébrale produit l'attraction.

Baraduc a cherché à reproduire les expériences de Luys, Reichenback et de Rochas sur la visibilité des effluves ; un sujet endormi déclara voir du côté de la main expansive, répulsive, une projection de lueur bleuâtre sous forme de petites étincelles allant à l'aiguille, tandis que la main attractive était entourée d'un nuage gris bleu en forme d'étoupe, sans étincelles (Fig. 58, pl. xviii).

Ayant endormi une personne, l'auteur lui suggère de repousser l'aiguille, cette dernière recule de 20 degrés ; nous pouvons donc projeter notre force vitale, *extérioriser* notre force psychique, nous pouvons même *intérioriser* en nous de la force de vie, « c'est-à-dire, dit Baraduc, qu'on peut *savoir* se reposer, se refaire, comme *savoir* s'intérioriser, se communiquer..... et la formule change[1] »

Le corps vital fluidique serait, d'après l'auteur, établi par la somme de force ayant pénétré en nous et ne s'étant pas

1. BARADUC, *loc. cit.*, p. 88.

extériorée ; sur 4 degrés il y a 3 degrés d'attraction et un
seul d'extérioration, le corps vital serait donc représenté par
2 degrés. Ces faits sont mathématiques, ainsi un homme
pesant 150 livres donne 15 degrés d'attraction de force vitale
universelle, il ne donne que 5 degrés de répulsion : il possède la formule att. 10/rep. 5.

. Le corps vital subit des modifications analogues à celles de
la formule biométrique, il peut être en déficit, il y a alors
appel extra-cutané de vie universelle et par suite attraction
plus forte qu'à l'ordinaire.

La force vitale humaine peut être considérée comme intermédiaire entre le corps matériel qu'elle anime et l'intelligence ;
on peut représenter systématiquement le corps vital fluidique
par trois cercles concentriques (Fig. 57 et 59, pl. xviii) : le
cercle intérieur I E représente l'intelligence ; le second C V,
le corps vital ; le troisième M, le corps matériel. On y voit le
mouvement fluidique, pénétrant d'un côté, s'exhalant de
l'autre.

L'état du corps vital est donné par la formule biométrique :
l'état d'attraction des deux mains, att./att. indique l'hypotension du corps vital. Cet état se produit à la suite de la
fatigue, de mauvais temps, au moment des époques, de
la grossesse, etc. ; il est persistant chez les neurasthéniques, les
épuisés.

- L'état neutre des deux mains, 0/0, exprime l'équilibre
entre la force de vie générale et le corps vital, il s'observe
chez les gens calmes, indifférents, sans souci.

L'état d'expansion des deux mains, rep./rep., est la formule
d'hypertension, d'expansion vitale, l'opposé de att./att. Il se
produit sous l'influence de la joie, de la volonté, de l'activité ;
mais l'épuisement se produit rapidement et l'on constate alors
le retour à la formule att./att.

L'état d'attraction égale à la répulsion, att. = rep., indique
l'égalité entre l'attraction du corps vital et son extérioration ;
elle caractérise l'égalité d'humeur et de caractère.

Le corps vital se présente encore avec des formules tron-
quées comme att./0 ou bien 0/att., particulières aux névrosés :

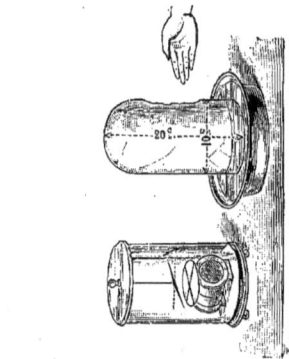

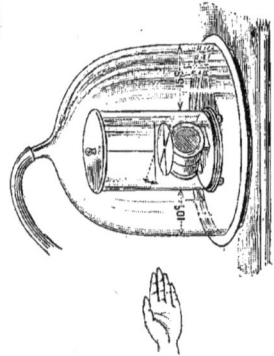

Fig. 52.

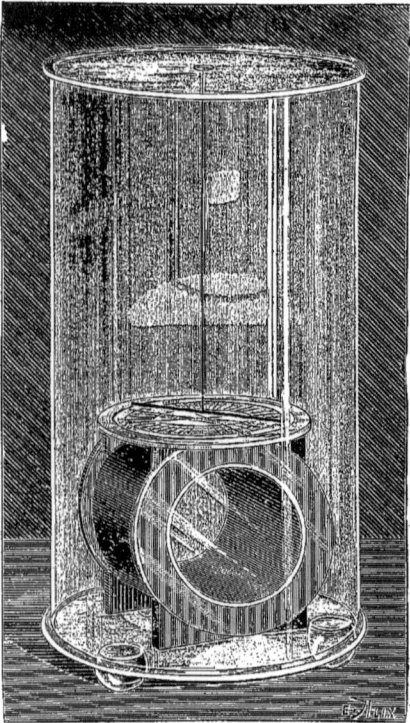

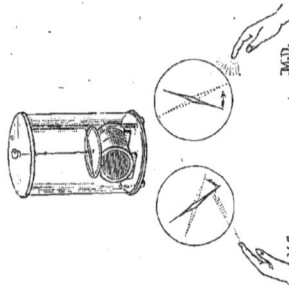

Fig. 53.

Fig. 51.

D'après Baraduc (*La Force Vitale.* — Carré, Éditeur).

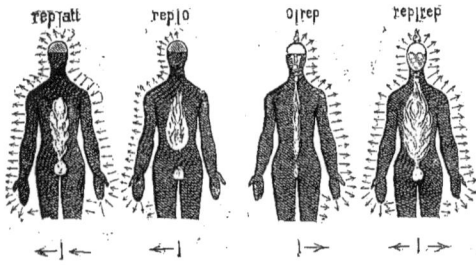

FIG. 55.

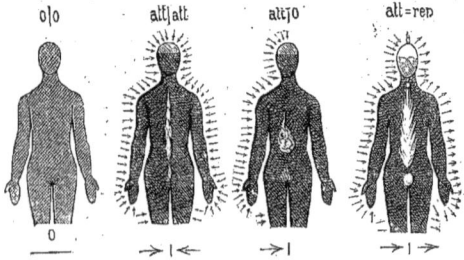

FIG. 56.

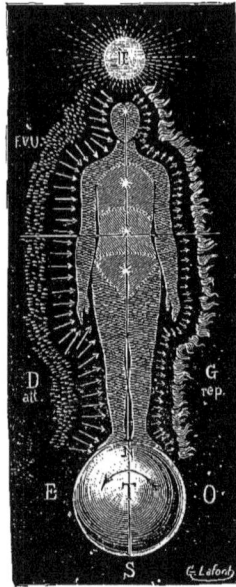

FIG. 57.

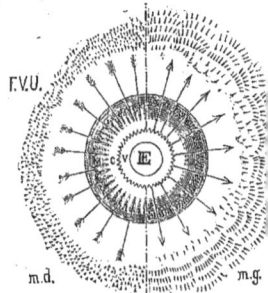

FIG. 59.

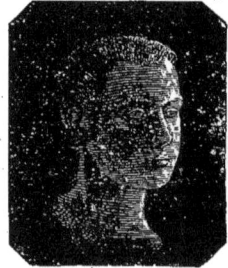

FIG. 58.

D'après BARADUC (*La Force vitale.* — Carré, Éditeur).

la formule att./0 indique une condensation de la force de vie dans le système viscéral, c'est une formule de névrose viscérale et de déséquilibre.

Les formules biométriques anormales peuvent être modifiées par suggestion hypnotique : ainsi une dame, ayant la formule d'hypotension impressive att. 10/att. 15, est amenée, par la suggestion du calme et de la force, à la formule 0/0 + rep. 5. Réveillée, elle se sent forte, calme et sa formule est att. 5/rep. 5.

Les fig. 55 et 56 (pl. xviii) sont la reproduction systématique des états internes correspondant aux formules biométriques externes.

Baraduc développe encore une foule de points que je ne puis décrire dans un aperçu aussi succinct ; il cherche par exemple à déduire de ses formules biométriques l'emploi rationnel de tel ou tel moyen électrothérapique.

CHAPITRE VI

DISCUSSIONS ET OPINIONS PERSONNELLES

I

Les phases du sommeil hypnotique.

Que devons-nous penser des phénomènes du sommeil hypnotique? Devons-nous avec Charcot, Richet, Pitres, Luys, etc.,
admettre que ce sommeil se manifeste sous trois aspects bien
distincts : la léthargie, la catalepsie, et le somnambulisme?
Devons-nous, au contraire, avec Liébault, Bernheim, Liégeois,
etc., considérer l'essai nosographique de la Salpêtrière comme
inexact, artificiel et dû à la suggestion? Ou bien devons-nous
croire, avec Tamburini, que les phénomènes somatiques du
grand hypnotisme se produisent réellement en dehors de toute
suggestion, mais que ces phénomènes appartiennent non pas
à l'hypnotisme mais bien à l'hystérie? Devons-nous avec les
premiers auteurs considérer le sommeil hypnotique comme

pathologique et tout différent du sommeil ordinaire, ou bien devons-nous avec les autres expérimentateurs affirmer que l'hypnose est un état physiologique semblable au sommeil ordinaire?

Avant de discuter ces questions, je vais mentionner l'opinion de quelques auteurs qui ont bien voulu me faire connaître leurs idées :

1° *Le sommeil hypnotique est-il de même nature que le sommeil ordinaire*[1]*?*

DUMONTPALLIER (de Paris). « Non. »

BOIRAC (de Paris). « Non, le sommeil, dit hypnotique, ne me semble pas de même nature que le sommeil ordinaire. Il en diffère profondément par la suggestibilité anormale qu'il développe chez presque tous les sujets, et cette différence doit tenir très probablement à une différence plus profonde encore dans l'état général du système nerveux et de l'organisme. Sans doute, ici, comme ailleurs, la nature obéit à la loi de continuité; les deux sommeils peuvent venir l'un à l'autre par une infinité de degrés, mais il en est de même aussi du sommeil et de la veille. D'ailleurs, les curieuses expériences de Montin, trop peu connues en général du public scientifique, prouvent que la plupart des phénomènes dits hypnotiques (suggestions, contractures, attitudes cataleptiques, etc.), peuvent être obtenus par des manœuvres très simples chez un grand nombre de personnes qu'on n'a jamais endormies, qu'on n'endormira peut-être jamais de leur vie, et qui restent parfaitement éveillées pendant toute la durée des expériences. La vérité selon moi, c'est que le système nerveux est susceptible d'un grand nombre de modalités plus ou moins caractérisées, dont les deux formes extrêmes sont : la *veille* et le *sommeil*, qui nous servent de types pour concevoir et mesurer toutes les autres; mais celles-ci ne sont à proprement parler ni des *veilles,* ni du *sommeil*, quelque ressemblance plus ou moins marquée qu'elles puissent présenter avec l'un ou l'autre de ces types. La plupart de ces modalités restent en puissance chez la grande majorité

---

1. Réponses à mon questionnaire.

des individus ; elles n'apparaissent et ne se *fixent* chez quelques-uns que dans les conditions plus ou moins accidentelles que l'expérience seule peut nous apprendre. »

Ochorowicz (de Varsovie). « Non, mais il y a des transitions et en outre, le sommeil ordinaire, lui aussi, peut être provoqué par suggestion. »

Sanchez Herrero (de Madrid). « Le sommeil hypnotique a plus de différences que d'analogie avec le sommeil ordinaire. »

Luys (de Paris). « Non, c'est un sommeil incomplet, dans lequel une ou plusieurs régions sensorielles de l'écorce continuent à être en éveil. »

Marot (de Paris). « La nature du sommeil naturel étant à peu près inconnue, il est bien difficile de dire si le sommeil hypnotique est de même nature.

« Il y a certes de grands rapports entre eux, en particulier entre les suggestions de l'hypnose et celles que l'on peut donner en dirigeant certains rêves du sommeil ordinaire. A rapprocher aussi de la suggestion dont l'action se prolonge après l'hypnose, l'action prolongée de certains rêves après le réveil, en particulier de certains cauchemars.

« Y a-t-il identité cependant? *Cela ne paraît pas.* Peut-être peut-on en trouver une preuve dans le trouble intellectuel et surtout moral (personnalité) que produit l'hypnose répétée, et aussi dans les relations morales qui paraissent être établies entre l'hypnotisé et l'hypnotiseur. »

Azam (de Bordeaux). « Je ne crois pas, il ressemble plutôt au sommeil spontané et subit qu'on observe souvent chez les hystériques. »

A. Voisin (de Paris). « Le sommeil hypnotique n'est pas de même nature que le sommeil ordinaire. »

Beaunis (de Paris). « Il est difficile de répondre d'une façon précise à cette question, puisque nous ne connaissons pas la nature intime du sommeil naturel. *Cependant, pour ma part, je crois,* malgré les analogies des deux sortes de sommeil, *qu'il y a entre eux des différences assez marquées et caractéristiques.* »

BRÉMAUD (de Brest). « Le sommeil chez les hystériques ou névrosés a des caractères particuliers que n'a pas le sommeil chez les individus complètement sains. Ce n'est pas à la nature particulière d'un sommeil hypnotique que l'on doit rapporter les phénomènes dont il s'agit, mais à la nature particulière du sujet. »

PITRES (de Bordeaux). « Non. »

MESNET (de Paris). « Non. »

G. BALLET (de Paris). « Non. »

BUROT (de Rochefort). « Le sommeil hypnotique est différent du sommeil ordinaire. »

JOIRE (de Lille). « Non. »

LAJOIE (Nashua New-Hamspire). « Oui, mais l'un est provoqué, l'autre spontané. »

DE JONG (de la Haye). « Mes expériences m'ont démontré qu'il y a une grande analogie entre le sommeil hypnotique et le sommeil naturel. »

LE MENANT DES CHESNAIS (de Ville-d'Avray). « Le sommeil hypnotique est de même nature que le sommeil ordinaire, avec cette différence que, dans le premier, toutes les sensations, les images, les rêves sont provoqués et dirigés par l'hypnotiseur, tandis que, dans le sommeil ordinaire, ils résultent simplement de troubles du grand sympathique ou du système médullaire, tenant en activité certaines cellules cérébrales pendant le sommeil des autres. »

DAVID (de Narbonne). « Hypnotique ou naturel, le sommeil est toujours provoqué; dans le premier cas, la cause déterminante vient du dehors; dans le second, elle est inhérente au sujet. Les causes n'étant pas les mêmes, les effets sont nécessairement différents, mais la nature du sommeil ne change pas. Tel un instrument de musique. »

BARON VON SCHRENCK NOTZING (de Munich). « De la même manière que l'on peut, par la suggestion, créer des états anormaux et guérir des désordres fonctionnels, on peut dans beaucoup de cas produire un véritable sommeil qui ne saurait en rien être distingué du sommeil normal. Par l'association des circonstances qui accompagnent le sommeil (position couchée du corps, demi-obscurité, appel de l'attention sur l'idée du sommeil), on provoque les sensations correspondantes du relâchement des membres, de l'occlusion des yeux, de la cessation des représentations et des perceptions, etc. En procédant ainsi, on doit s'efforcer de capturer aussi complètement que possible la conscience par l'association en question. Immédiatement on ne produit ainsi rien d'autre qu'un état passif de repos. Cependant, les excitations représentatives ainsi provoquées artificiellement n'agissent jamais sur l'esprit avec la même intensité que les excitations naturelles, par exemple, que l'épuisement physique du système nerveux qui produit le sommeil normal, ainsi que je l'ai démontré ailleurs. »

HENRIK PETERSEN (de Boston). « Oui. »

2° *Le sommeil hypnotique est-il toujours dû à la suggestion?*

BOIRAC (de Paris). « A la seconde question, je répondrai aussi négativement. Mais pour expliquer ma réponse, il me faudrait entrer dans une discussion approfondie de la doctrine de l'École de Nancy, et je dépasserais de beaucoup les proportions d'une lettre. Peut-être suffira-t-il de dire que la suggestion ne peut pas, selon moi, être la cause profonde et suffisante des phénomènes qu'on lui attribue, étant une cause purement *suggestive* et presque *verbale*, mais qu'elle en est seulement l'occasion, la condition déterminante, La vraie cause doit être une certaine modification (de nature encore inconnue) de l'état circulatoire et nerveux des centres cérébraux et de tout le système cérébro-spinal. Tant que cette modification n'est pas produite, j'ai beau dire à quelqu'un : Vous ne pouvez pas ouvrir les yeux, vous ne pouvez plus plier le bras, la jambe, il se moque de mes suggestions. Or, il n'y a, à priori, aucune raison de supposer que cette modification ne puisse être produite que par la suggestion elle-même là où elle est possible (car elle ne l'est pas chez tout le monde, et il faut aussi que le sujet y soit prédisposé), elle semble bien plutôt pouvoir être produite par un grand nombre de causes différentes, par toutes celles qui troublent assez profondément l'équilibre habituel du système. D'autre part, l'expérience prouve que

17

des pratiques purement physiques, comme par exemple la fixation prolongée d'un point unique (expériences de Braid, Grimes, Philips) la produisent très rapidement chez un grand nombre de sujets et préparent ceux-ci à subir les effets de la suggestion. »

SANCHEZ HERRERO (de Madrid). « Non. »

LUYS (de Paris). « Non, il peut être spontané. »

MAROT (de Paris). « Il semble bien que certains états d'hypnose soient souvent dus à autre chose que la suggestion ; certains états cataleptiques, par exemple, produits chez des nerveux par un grand bruit subit. Je crois aussi que l'action propre de l'hypnotisme n'est pas indifférente. J'ai remarqué, par exemple, une grande analogie dans le sommeil des personnes que j'ai endormies et certaines de celles-là avaient un sommeil très différent endormies par d'autres hypnotiseurs. Je fais allusion en particulier à l'état d'éveil intellectuel. Les passes aussi ont peut-être une action propre ? »

AZAM (de Bordeaux). « Pas toujours ; le fait d'une jeune hystérique qui tombait en sommeil en se regardant à la glace, fait cité à la Société médico-psychologique de Paris, prouve le contraire. »

A. VOISIN (de Paris). « Le sommeil hypnotique n'est pas toujours dû à la suggestion. »

BEAUNIS (de Paris). « Il peut se produire sans suggestion ; mais c'est l'exception. »

BRÉMAUD (de Brest). « Le sommeil peut être dû à la suggestion, il peut survenir normalement, être l'effet de phénomènes morbides. Mais quelle que soit la cause du sommeil, celui-ci présente chez les hystériques ou névrosés, des caractères particuliers. »

PITRES (de Bordeaux). « Non. »

VARINARD (de Paris). « Non. Il peut être tout à fait mécanique et dû à l'action d'une force cachée, dont le nom m'importe peu (électrique, magnétique, neurique). Je crois donc qu'à côté de l'*hypnotisme* il y a le *magnétisme !!!* »

LAJOIE (de Nashua-New-Hamspire). « Non, je fus appelé, il y a 16 mois, auprès d'un enfant qui dormait depuis 20 heures ;

très alarmés, les parents me demandent ce que cela veut dire : Je réveillai l'enfant (12 ans) assez difficilement, en lui suggérant l'idée du réveil. Et ce garçon me montra sur la table une boule reluisante : « Je m'amusais à essayer de regarder le soleil qui donnait sur cette boule, je me suis fatigué et je ne me rappelle plus rien, dit-il. » Il n'y a eu là, évidemment pas de suggestion autre que celle(?) inhérente à la fatigue(?) »

DAVID (de Narbonne). « Le sommeil hypnotique peut être accidentel. Si, dans la pratique de l'hypnotisme, on n'observe pas toutes les règles qu'un opérateur doit connaître, le sujet qui a été endormi est exposé à tomber dans le sommeil hyp-notique accidentel. »

BUROT (de Rochefort). « Non. »

OCHOROWICZ (de Varsovie). « Le plus souvent, mais pas toujours. »

JOIRE (de Lille). « J'ai endormi des sujets, *déjà entraînés*, à leur insu. »

DUMONTPALLIER (de Paris). « Ou a la suggestion, ou à l'auto-suggestion. »

LE MENANT DES CHESNAIS (de Ville-d'Avray). « Je crois que le sommeil hypnotique est toujours dû à la suggestion. »

DE JONG (de la Haye). « Le sommeil hypnotique est toujours un produit de suggestion. »

HENRIK PETERSEN (de Boston). « Oui, car toute fatigue des sens peut être considérée comme auto-suggestion et souvent incons-ciemment. »

G. BALLET (de Paris). « Le plus souvent, peut-être toujours. »

DÉJERINE (de Paris). « Oui. »

BARON VON SCHRENCK NOTZING (de Munich). « Oui. »

3° *Les trois états de Charcot existent-ils ?*

AZAM (de Bordeaux). « Oui. »

A. VOISIN (de Paris). « Les trois états de Charcot existent. »

PITRES (de Bordeaux). « Oui. »

MESNET (de Paris). « Oui. »

LUYS (de Paris). « Oui. »

Lajoie (de Nashua-New-Hamspire). « Oui. »

David (de Narbonne). « Oui, mais non pas chez tous les sujets, et encore ne se manifestent-ils pas invariablement dans l'ordre successif qui a été indiqué. »

G. Ballet (de Paris). « Incontestablement, mais l'exemple, l'éducation inconsciente n'est pas étrangère à leur production. »

Burot (de Rochefort). « Oui, chez les grandes hystériques. »

Dumontpallier (de Paris). « Ils sont artificiels. »

Sanchez Herrero (de Paris). « Non. »

Marot (de Paris). « Certes, mais ils paraissent surtout dus à l'éducation, ou, si l'on veut, à la suggestion. En tout cas on les trouve rarement dans l'ordre et avec les stigmates que leur assignait Charcot. Quand on endort un sujet pour la première fois, c'est dans l'état de somnambulisme qu'on le met le plus généralement, et je n'ai, pour ma part, jamais constaté l'hyperexcitabilité musculaire, que j'ai vue chez des sujets de Charcot. »

Beaunis (de Paris). « Non. »

Brémaud (de Brest). « Les trois états de Charcot existent en tants que faits-observations, c'est-à-dire que l'on peut les constater ou les provoquer *artificiellement*. Ils n'existent pas en tant que syndrôme constant, semblables à eux-mêmes et naissant spontanément, en dehors de suggestion et d'éducation préalable, peut-être involontaire. Sur des centaines de sujets je n'ai jamais, *depuis que je me suis tenu en garde contre la suggestion,* constaté le développement spontané de ces états; ils existent à titre de syndrôme pathologique spontané chez les hystériques à crises. »

De Jong (de la Haye). « Les trois états de Charcot n'existent pas. »

Le Menant des Chesnais (de Ville-d'Avray). « Les trois états de Charcot n'existent pas. »

Déjerine (de Paris). « Non. »

Ochorowicz (de Varsovie). « Les trois états de Charcot, tels qu'ils ont été décrits, par lui, en détail, n'existent pas; cependant, en tant que création artificielle, ils peuvent être reproduits par suggestion volontaire ou involontaire chez un petit nombre de sujets éminemment suggestibles, comme toute autre combinaison de symptômes d'ailleurs. Ce qui existe certainement, ce sont les différents degrés de profondeur de l'hypnose, parmi lesquels on peut distinguer plus ou moins nettement les trois phases suivantes :

« 1° Aïdéie (la léthargie) ;

« 2° Monoïdéie (la catalepsie);

« 3° Polyidéie (somnambulisme passif et actif).

« Mais quant aux phénomènes extérieurs particuliers, il faut les préciser pour chaque sujet individuellement. Les signes extérieurs physiques, l'hyperexcitabilité neuro-musculaire, etc., peuvent se manifester dans toutes ces phases psychiques, même à l'état de veille. »

Joire (de Lille). « Ces trois états existent, mais ils sont purement artificiels et ne se rencontrent franchement isolés que chez les sujets déjà entraînés. »

Baron von Schrenck Notzing (de Munich). « Les trois stades de Charcot sont un mélange de symptômes hystériques et d'états hypnotiques, et je ne les ai jamais rencontrés d'une manière bien nette. »

Le sommeil hypnotique est-il de même nature que le sommeil ordinaire?

Je n'hésite pas à répondre avec Charcot, Richer, Pitres, Luys, Dumontpallier, Boirac, Sanchez Herrero, Marot, Azam, A. Voisin, Beaunis, Brémaud, Pitres et Mesnet : Non, le sommeil hypnotique n'est pas de même nature que le sommeil naturel.

Il m'est arrivé bien souvent, en cherchant à endormir un sujet par la fixation d'un objet brillant, de n'obtenir qu'un sommeil naturel au lieu du sommeil hypnotique. L'aspect du malade était alors tout différent ; si on lui parlait, si on lui suggérait une idée quelconque, il se réveillait.

J'ai eu, tout dernièrement, affaire à un homme de trente ans, alcoolique, chez lequel je ne parvenais pas à produire l'hypnose ; chaque fois que je lui faisais fixer un point brillant, il s'endormait du sommeil du juste, ronflant avec entrain, mais se réveillant dès que je lui adressais la parole. Le commandement et la persuasion n'étaient pas non plus capables d'amener l'hypnose.

Quant à la possibilité de produire des suggestions chez les
dormeurs ordinaires, je crois que c'est une rare exception :
j'ai cherché bien souvent à provoquer ces phénomènes, et c'est
à peine si, sur 100 dormeurs naturels, 2 ou 3 m'ont répondu et
ont obéi aux suggestions que je leur adressais à brûle-pourpoint.

Si, au lieu de suggestionner subitement des dormeurs,
je leur persuadais auparavant de continuer à dormir tranquillement, de me répondre et de m'obéir, beaucoup d'entre eux
devenaient manifestement suggestibles.

C'est que, par cette méthode, j'avais transformé le sommeil
normal en sommeil hypnotique.

Sur quoi puis-je me baser pour avancer une. telle proposition ? Sur ce fait bien simple que, dans le premier cas, en
m'adressant aux dormeurs naturels, j'observais constamment,
ou presque constamment (99 pour 100), la conservation inté-
grale de la sensibilité cutanée à la douleur ; dans le second
cas, lorsque je suggérais le sommeil avant d'expérimenter,
je constatais presque toujours une abolition ou une diminution
de cette sensibilité. Si je n'observais pas constamment cette
anesthésie ou cette analgésie, cela ne prouve nullement que
je n'avais pas transformé le sommeil naturel en sommeil
hypnotique, car on sait que les états superficiels de l'hypnose
se caractérisent par la conservation de la sensibilité.

Mais comment se fait-il que, sans faire aucune manœuvre
dans le but de transformer le sommeil naturel en hypnose,
j'aie obtenu la suggestibilité 2 ou 3 fois sur 100 ? C'est
bien simple : c'est que, parmi ces sujets, les uns étaient des
hystériques éminemment suggestibles, chez lesquels la suggestion opérait aussi bien à l'état de veille, et que les autres
étaient si sensibles au sommeil hypnotique qu'un simple commandement suffisait à les plonger en état hypnotique ; chez
les uns, en effet, la sensibilité persistait intacte, et des stigmates évidents d'hystérie existaient ; chez les autres, la sensibilité était altérée, et aucun stigmate n'était décelable à
l'examen le plus minutieux.

D'ailleurs, l'état de la sensibilité générale n'est-il pas tout
différent dans le sommeil naturel et dans le sommeil hypnotique ? Chez le dormeur naturel, n'y a-t-il pas, en général

conservation de la sensibilité cutanée à la douleur, alors que, chez l'hypnotisé, cette sensibilité est très souvent abolie complètement : si l'on pique un dormeur naturel, il se réveille généralement; si, au contraire, on agit de même sur un hypnotisé, il ne sent rien, pour peu que l'hypnose soit profonde.

Le sommeil hypotique est-il *toujours* dû à la suggestion? Ici encore, je répondrai avec Charcot, Richer, Pitres, Luys, Boirac, Sanchez Herrero, Marot, Azam, A. Voisin, Beaunis, Brémaud, Varinard, Lajoie et David : Non, le sommeil hypnotique n'est pas *toujours* dû à la suggestion.

Pour prouver cette assertion, je ne me baserai pas sur le raisonnement, je n'invoquerai que des faits.

Pour l'école de Nancy, on ne s'endort que par suggestion : « Cependant, ai-je objecté lors de mon séjour à Nancy, lorsque j'endors à l'hôpital une malade, par la simple fixation d'un miroir, sans rien lui dire, ce n'est pas de la suggestion? »

« Si, m'a-t-on répondu, c'est de la suggestion inconsciente, la malade a entendu parler de vous, elle sait que vous avez l'habitude d'endormir, et toutes les manœuvres que vous faites reviennent à donner des ordres. »

— « Pardon, à mon retour de Paris, j'ai hypnotisé une hystérique, à l'hôpital de Molenbeek, par la simple fixation du regard; on ne savait pas, dans cet hôpital, que je m'occupais de la question, et aucune manœuvre de ce genre n'y avait encore été pratiquée. Cette malade a présenté, dès la première séance, le somnambulisme véritable avec insensibilité complète; il n'y a pas de suggestion inconsciente possible dans ces conditions. »

Un fait, cependant, sembla prouver la possibilité d'une telle suggestion : à la consultation externe de l'hôpital de Nancy se présente, *pour la première fois,* une malade anémique. Je dis à M. Sterne, adjoint de M. le professeur Bernheim : « Puisque vous admettez la suggestion inconsciente, endormez cette malade sans le lui suggérer verbalement, sans lui faire fixer un objet brillant et sans faire de passes. » M. Sterne couche la malade, il appuie la main sur la région frontale, sans regarder la jeune fille, et, au bout de quelques secondes, le sommeil hypnotique se manifeste, non pas un sommeil simulé, mais un sommeil somnambulique bien caractérisé.

En comparant ce fait à ma première expérience de l'hôpital de Molenbeek, on pourrait donc admettre que Joséphine, endormie par mon miroir, l'était par simple suggestion insconciente? Non, car l'hôpital de Nancy est bien connu dans les environs pour les guérisons que l'on y obtient par l'hypnotisme; il n'est pas dans la ville un habitant, peut-être, qui ne sache que M. Bernheim endort ses malades pour les guérir. Par conséquent, lorsque la jeune fille en question s'est présentée à la consultation du Dᵣ Bernheim, et surtout lorsqu'on l'a fait coucher, elle a été suggestionnée, parce qu'elle savait que l'on peut endormir par ces moyens; à l'hôpital de Molenbeek, les conditions sont toutes différentes puisqu'on n'y a pas l'habitude d'hypnotiser.

Depuis lors, à tout instant il m'est arrivé d'endormir, par fixation d'un objet brillant, des sujets ignorant absolument ce qu'on leur voulait.

D'ailleurs, les faits rapportés précédemment par Azam et Lajoie viennent à l'appui de cette manière de voir : une hystérique s'endort en se regardant dans une glace, un enfant de 12 ans, chez lequel aucune pratique hypnotique n'a été entreprise, s'endort en s'amusant à regarder une boule brillante, et il s'endort non pas d'un sommeil normal, mais d'un sommeil profond, durant 20 heures, que rien ne fait disparaître et qui nécessite la présence d'un médecin pour être dissipé.

La fascination, si bien décrite par Brémaud, n'est autre qu'un état d'hypnose produit, sans suggestion aucune, par la fixation du regard. La fascination provoque immédiatement la perte de la spontanéité, l'impuissance de se soustraire à l'influence de l'objet ou de la personne qui opère, l'obéissance passive; elle n'est pas particulière à l'homme, le vautour, le faucon, le serpent fascinent leur proie et l'immobilisent.

On peut objecter à ces faits que la fixation du regard est une suggestion inconsciente, que la fatigue du regard donne l'idée du sommeil, mais cela devient de la théorie pure, rien ne prouve que la fixation d'un objet brillant sans suggestion aucune agit par suggestion inconsciente, d'autant plus que certains sujets, incapables d'être hypnotisés par suggestion verbale, s'endorment rapidement par la fixation d'un objet brillant.

Je préfère admettre que le sommeil hypnotique n'est pas toujours dû à la suggestion et qu'il peut être obtenu non seulement par suggestion, mais encore par tous les moyens ayant pour résultat de concentrer l'attention du sujet sur un point unique.

Les trois états de Charcot existent-ils?

Pour répondre à cette question il me suffira de citer un passage de mes conférences au jeune Barreau de Bruxelles, sur l'hypnotisme et le crime[1] : « Que devons-nous penser en présence des deux grandes doctrines si différentes de Charcot et de Bernheim? Laquelle allons-nous admettre?

« Après avoir fait des expériences nous avons pu nous convaincre que le sommeil hypnotique se manifeste presque toujours sous la forme d'un somnambulisme plus ou moins profond. La catalepsie et la léthargie ont été d'une rareté exceptionnelle et ne se sont manifestées que chez des sujets fortement hystériques, dont les accès étaient suivis d'états comateux, représentant assez exactement les phénomènes cataleptiques et léthargiques que l'on pouvait voir apparaître par l'hypnotisation.

« Nous avons cherché à classer les principaux états sous lesquels peut se présenter le sommeil hypnotique ordinaire et nous avons cru pouvoir admettre, parmi les états se rapportant au somnambulisme, deux variétés fondamentales : *les états somnambuloïdes et les états somnambuliques* proprement dits.

« Les états somnambuloïdes sont caractérisés par la conservation de la conscience et de la sensibilité ; les états somnambuliques s'accompagnent de perte de la conscience, d'automatisme et de perte de la sensibilité.

« Parmi les états somnambuloïdes, nous devons admettre quatre variétés essentielles :

1. CROCQ fils, *L'hypnotisme et crime* (conférences au jeune Barreau de Bruxelles), Bruxelles, 1894.

« 1° Engourdissement sans perte de conscience ni de sensibilité, état cessant aussitôt que les moyens hypnogènes sont suspendus ; les yeux sont ouverts.

« 2° Engourdissement plus profond, sans perte de conscience ni de sensibilité, ne cessant pas lorsqu'on suspend les moyens hypnogènes ; les yeux sont fermés ; si on défie le sujet d'ouvrir les yeux, il se réveille.

« 3° Sommeil véritable, sans perte de conscience ni de sensibilité, ne cessant pas lorsqu'on suspend les moyens hypnogènes ; les yeux sont fermés ; si on défie le sujet d'ouvrir les yeux, il fait de vains efforts.

« 4° Sommeil véritable, sans perte de conscience ni de sensibilité, ne cessant pas lorsqu'on suspend les moyens hypnogènes ; les yeux sont fermés ; si on défie le sujet d'ouvrir les yeux, il fait de vains efforts. Si on soulève les paupières, cet état somnambuloïde les yeux fermés, se transforme en état analogue les yeux ouverts.

« Dans tous ces états somnambuloïdes, le sujet est suggestible, mais il n'exécute pas les ordres qui lui déplaisent ; au contraire, dans les états somnambuliques véritables, il agit automatiquement, souvent sans contrôle.

« Il y a deux variétés d'états somnambuliques :

« 1° État somnambulique les yeux fermés ;

« 2° État somnambulique les yeux ouverts.

« Toutes les formes de sommeil hypnotique peuvent trouver place dans ces états types. »

On le voit, cette manière de voir se rapproche beaucoup de celle de Tamburini, qui considère les phénomènes somatiques décrits par Charcot comme pouvant se réaliser, en dehors de toute suggestion, chez les hystériques.

Mais, si j'ai obtenu chez certains sujets une catalepsie et une léthargie spontanée en dehors de toute suggestion, ces phénomènes n'ont cependant pas présenté tous les caractères que leur attribuait Charcot. Ainsi, je n'ai jamais vu la catalepsie se développer subitement, sans suggestion, sous l'influence d'un bruit subit ou d'une lumière vive ; je n'ai jamais pu non plus transformer la léthargie en catalepsie par l'occlusion des paupières.

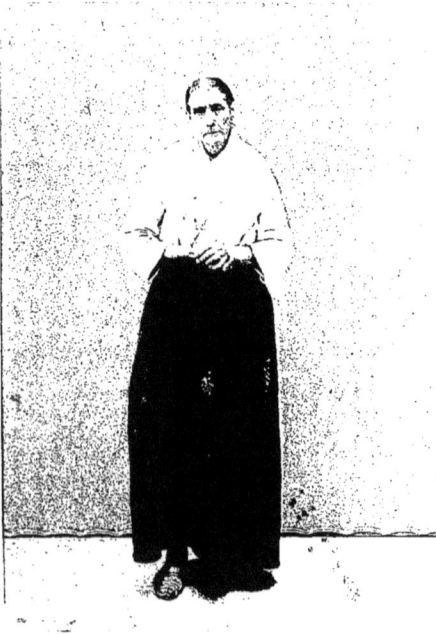

Fig. 60.

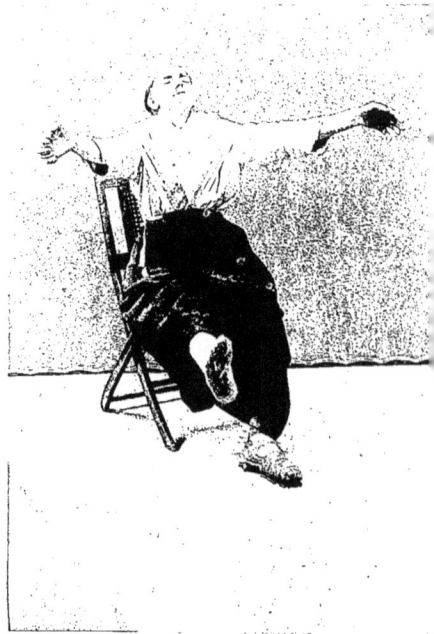

Fig. 61.

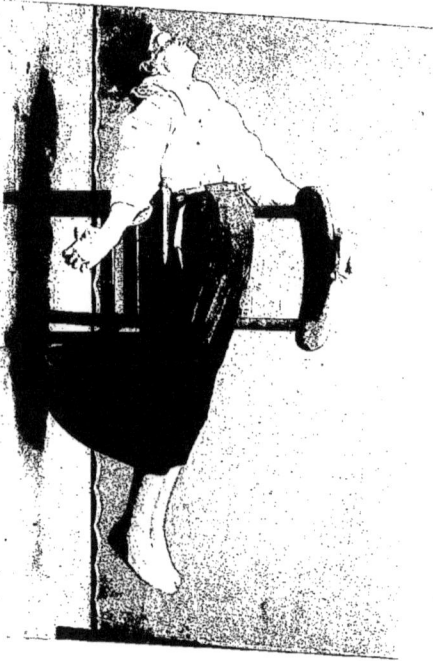

Fig. 62.

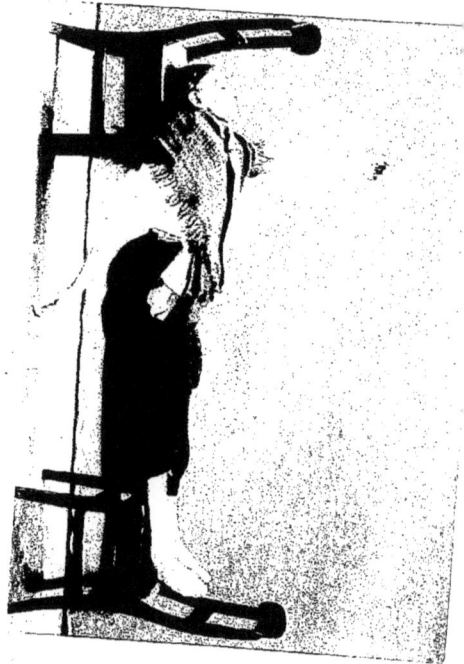

Fig. 63.

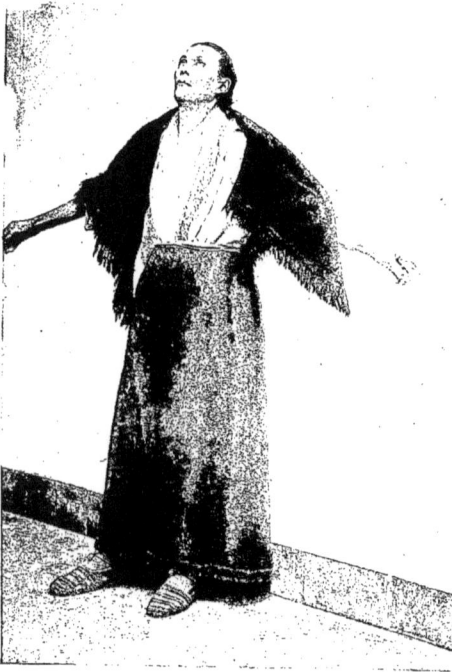

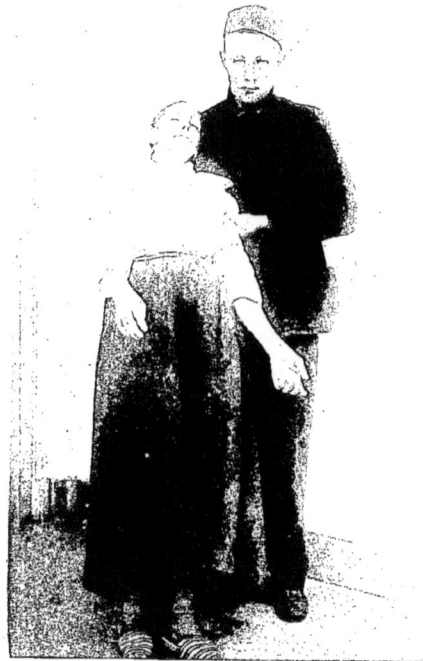

Fig. 64.

Fig. 65.

Lorsque j'ai pu observer la catalepsie chez des sujets neufs, c'est à la suite d'un sommeil somnambulique prolongé, provoqué soit par la fixation d'un objet brillant, soit par des passes : le sujet, qui jusqu'alors présentait tous les caractères du somnambulisme, ne répondait plus, n'obéissait plus aux suggestions ; il était immobile, toutes les parties de son corps conservaient les attitudes qu'on leur communiquait, il était anesthésique et présentait le phénomène de suggestion par attitude. Il était impossible de le réveiller par suggestion ; il fallait, pour arriver à ce résultat, souffler à plusieurs reprises sur ses yeux. Mais cet état cataleptique ne s'accompagnait pas forcément d'ouverture des paupières : les yeux pouvaient être ouverts ou fermés sans que rien ne fût changé aux autres symptômes cataleptiques.

Jamais je n'ai vu l'occlusion des paupières d'un cataleptique provoquer la léthargie. Le sujet en léthargie était inerte, dans la résolution, anesthésique, ses membres étaient mous, flasques ; il paraissait sans communication aucune avec le monde extérieur, ne répondant pas, n'obéissant pas, ne se réveillant pas par sug   n ; ses yeux étaient ouverts ou fermés et leur ouvertu   e produisait pas la catalepsie. La fig. 60 (pl. XIX) représent   une malade à l'état de veille ; la fig. 65 (pl. XXI) montre son attitude à l'état de sommeil ; les fig. 61 (pl. XIX), 62 et 63 (pl. XX) indiquent jusqu'à quel point les attitudes communiquées se conservent, quelle qu'en soit la difficulté ; la fig. 64 (pl. XXI) représente la catalepsie instantanée, *par suggestion*, au bruit d'un coup de revolver.

Quant à l'hyperexcitabilité neuro-musculaire, je ne l'ai observée qu'une seule fois, et encore ne suis-je pas tout à fait certain de ne pas avoir fait une suggestion involontaire.

On le voit, les phénomènes cataleptiques et léthargiques que j'ai observés, diffèrent sensiblement de ceux de Charcot : ils se rapprochent plutôt de ceux que Pitres décrit. Ils sont beaucoup moins extraordinaires que ceux qu'annonce le chef de l'École de Paris.

Pour résumer ma pensée, je dirai que les trois états de Charcot, modifiés selon ce que je viens d'indiquer, peuvent s'observer, indépendamment de toute suggestion consciente ou inconsciente, mais que ces états n'appartiennent pas à l'hypnotisme ordinaire, physiologique, qu'ils dépendent d'un état pathologique, l'hystérie.

L'hypnotisme par lui-même me paraît être un état physiologique, selon les données de l'École de Nancy; il ne se manifeste, par lui-même, que sous forme d'un somnambulisme plus ou moins accusé.

II

Procédés d'hypnotisation et de réveil.

Comme l'a dit Richer, tous les procédés d'hypnotisation sont bons; cependant il est incontestable que, pour obtenir les résultats les plus avantageux, il faut user à la fois de tous les procédés.

Nous avons vu, en parlant de la méthode de Liébault, que cet expérimentateur regarde fixement le sujet en lui suggérant le sommeil ; Bernheim opère souvent de même, quelquefois encore il fait fixer ses doigts par le malade, d'autres fois il fait des passes.

Voici l'opinion de quelques auteurs qui ont bien voulu répondre à la question :

Quel procédé d'hypnotisation et de réveil préférez-vous [1] *?*

SANCHEZ HERRERO (de Madrid). « La fixation de la vue du sujet en la mienne, ou en mon appareil hypnotisateur, et la suggestion. »

MAROT (de Paris). « Éclectisme. Fixation du regard, pression des globes oculaires, souffle pour le réveil, le tout accompagné de suggestions : Vous dormez, etc..., réveillez-vous. »

1. Réponses à mon questionnaire.

Azam (de Bordeaux). « Le procédé de Braid. »

A. Voisin (de Paris). « J'emploie plusieurs procédés d'hypnotisation : application de la main sur le front et les paupières, fixation des yeux, fixation des yeux sur un point brillant, sur un miroir rotateur. Je préfère le réveil par suggestion. »

Beaunis (de Paris). « Au fond, le procédé importe peu. J'emploie plus spécialement la fixation du regard pour l'hypnotisation et l'insufflation avec l'ordre verbal pour le réveil. »

Pitres (de Bordeaux). « Celui de Braid. »

Luys (de Paris). « Le miroir rotatif et la suggestion à l'état de veille. »

G. Ballet (de Paris). « La fixation du regard pour endormir ; le souffle sur la figure pour réveiller. »

Varinard (de Paris). « Suivant le sujet ou même suivant son état actuel. »

Ochorowicz (de Varsovie). « L'application de la main sur la tête pour l'hypnotisation, un léger massage et la suggestion pour le réveil. »

Joire (de Lille). « Fixation du regard accompagné de passes faites avec les mains. Pour le réveil, souffle sur les yeux. »

Dumontpallier (de Paris). « La suggestion verbale. »

Brémaut (de Brest). « Le sommeil par persuasion ; les méthodes dites de force ont des conséquences graves. Le réveil par l'ordre de se réveiller ou une légère insufflation sur le globe oculaire. Cette dernière méthode me semble très souvent être une suggestion. »

De Jong (de la Haye). « Le procédé par suggestion verbale. »

Le Menant des Chesnais (de Ville-d'Avray). « Je crois que la méthode de Bernheim pour endormir et réveiller les malades est la meilleure. C'est celle que je suis. Mais au moment du réveil, je n'oublie jamais, suivant la recommandation de Luys, d'annoncer au malade que je vais le réveiller *complètement*. Je crois, avec Luys, que la prononciation de ce mot est très importante, et je le répète plusieurs fois. D'autre part, pour empêcher mon malade d'être endormi par le premier venu, je le préviens, pendant son sommeil, que désormais il ne pourra être endormi que par un médecin, et qu'il résistera à tout autre individu qui chercherait à l'endormir et d'autant plus énergiquement que l'autre insisterait davantage. »

David (de Narbonne). « Le procédé de Liébault est le plus pratique. »

Lajoie (de Nashua-New-Hamspire). « Par suggestion parlée. »

Henrik Petersen (de Boston). « La volonté, le regard, et la parole. »

Burot (de Rochefort). « La suggestion verbale, avec applica-cation de la main sur le front. »

Baron von Schrenck Notzing (de Munich). « Le procédé de Liébault. »

Pour hypnotiser le plus grand nombre de sujets possible, en un espace de temps relativement restreint, il ne faut négliger aucun des moyens indiqués par la pratique des magnétiseurs et des hypnotiseurs; c'est ainsi que les passes agissent sur certains sujets beaucoup plus vite que la sugges-tion verbale ou que la fixation d'un objet brillant, elles frappent l'imagination du patient qui se croit pénétré d'un fluide particulier, elles agissent par suggestion inconsciente.

Voici comment je procède habituellement : je fais asseoir le sujet, ou je le couche sur un lit, de manière qu'il soit commodément installé et qu'aucun effort corporel n'exige une partie de son attention, puis je lui fais fixer un petit miroir tenu à vingt-cinq ou trente centimètres de son visage de manière que la lumière solaire se réfléchisse dans ses yeux ; je tiens d'abord le miroir immobile; au bout d'un certain temps, qui varie considérablement avec le sujet en expérience, je fais osciller le miroir d'un mouvement régulier, de façon que le rayonnement lumineux passe alternativement sur les yeux, de gauche à droite et de droite à gauche.

Ordinairement, je fais osciller le miroir lorsque le regard du sujet exprime l'extase annonçant l'arrivée prochaine du sommeil. Insensiblement, les yeux du patient se mouillent, les paupières clignotent, puis s'abaissent lentement ; je ralentis alors le mouvement du miroir, et lorsque les yeux sont com-plètement fermés, je pratique quelques passes devant la figure du sujet; en même temps, je lui dis : « Dormez ! » ordre que je répète au besoin. Les passes doivent être régulières et assez lentes, le sujet les sent parfaitement, grâce aux mouvements de l'atmosphère, et l'état hypnotique, qui n'était souvent que très superficiel lorsqu'il a fermé les yeux, devient de plus en plus profond.

On comprend que cette méthode est fatigante pour l'hypnotiseur ; aussi, bien que ce soit celle qui ait le plus souvent réussi, je suis souvent obligé d'avoir recours à un autre procédé. Dans ce cas, j'emploie le miroir rotatif de Luys, dont les effets sont moins constants, mais qui m'a rendu plus d'une fois de réels services.

Cette méthode compliquée n'est nécessaire que chez certains individus, pour les premières séances ; lorsque le sujet a été hypnotisé une ou deux fois, il suffit de quelques passes ou de l'injonction pure et simple, pour le voir s'endormir aussitôt.

Certains sujets deviennent d'une telle sensibilité aux pratiques hypnotiques, que l'on peut les endormir à distance, par lettre ; il suffit de leur écrire qu'à telle heure ils s'endormiront pendant autant de minutes, pour que la suggestion se réalise exactement.

Pour hypnotiser il ne faut pas seulement que l'hypnotiseur sache modifier sa méthode suivant les sujets, il faut encore qu'il ait confiance en ses moyens.

L'assurance de l'hypnotiseur est une qualité capitale, le sujet se rend parfaitement compte de ses moindres hésitations ; c'est pourquoi, lorsqu'on débute dans l'art d'hypnotiser, on réussit relativement si rarement, à tel point que de nombreux expérimentateurs ont abandonné leurs recherches, découragés par leurs résultats premiers.

Après avoir étudié les moyens de provoquer le sommeil hypnotique, on comprend pourquoi l'agent causal de ce phénomène ne peut consister en un fluide, émis du magnétiseur vers le magnétisé : si, en effet, le procédé des passes peut faire croire à l'existence du fluide magnétique, celui qui consiste à ordonner le sommeil, et celui par lequel on fait fixer un objet brillant, prouve en toute évidence que le sommeil hypnotique se développe de toutes pièces dans le cerveau de l'hypnotisé.

Le réveil se fait avec une facilité extrême, il suffit de dire au somnambule : « Réveillez-vous ! » pour le voir aussitôt revenir à l'état de veille ; on peut encore lui dire : « Dans cinq ou dix minutes, vous vous réveillerez ! » et le sujet se réveille exactement à l'heure indiquée. On peut encore rattacher le réveil à un fait quelconque, en disant : « Je vais compter jusqu'à dix ; lorsque j'arriverai au chiffre dix, vous vous réveillerez ! » ou bien : « Quand je mettrai la main sur votre tête, vous vous réveillerez ! » On peut encore varier l'expérience de mille façons.

Mais ces différents procédés, basés uniquement sur la doctrine suggestive de Nancy, ne peuvent réussir dans tous les états du sommeil ; quelquefois, on doit avoir recours à l'insufflation sur les yeux, pratique qui doit parfois être répétée deux ou trois fois pour amener le réveil.

Les partisans de l'école de Nancy eux-mêmes doivent avoir quelquefois recours à l'insufflation, puisque Bernheim et Beaunis recommandent cette méthode dans le cas où l'injonction ne suffirait pas.

L'insufflation serait donc, d'après ces auteurs, une suggestion plus forte que le commandement. Il y a là, me semble-t-il, une contradiction ; il est certain que lorsqu'on a, sans résultat, ordonné plusieurs fois à un sujet de se réveiller, et que, soufflant alors sur ses yeux, on provoque immédiatement le réveil, on ne peut attribuer ce dernier à la suggestion.

De même que, comme je l'ai montré précédemment, Bernheim endort quelquefois ses malades par une méthode mixte, combinant la fixation du regard et les passes avec la suggestion, de même il les réveille dans certains cas en employant l'insufflation.

Il est possible, ai-je dit, d'endormir par simple suggestion ; cela est certain, mais tous les sujets ne sont pas sensibles à ce procédé, de sorte qu'en combinant l'injonction avec la fixation du regard, on arrive à des résultats bien plus constants que si l'on se contentait de pratiquer toujours la suggestion seule ;

les mêmes remarques sont applicables au réveil, pour lequel on est quelquefois obligé de recourir à l'insufflation sur les yeux.

On ne peut objecter que l'insufflation sur les yeux est une suggestion inconsciente, puisqu'elle réussit là où la suggestion ne réussit pas ; de plus, si l'on endort pour la première fois un sujet qui ne sait ce qu'on lui veut et qui n'a jamais entendu parler d'hypnotisme, l'insufflation provoque le réveil sans que l'on ait rien suggéré.

Il y a, dans cette insufflation, une propriété particulière à provoquer le réveil, tout comme il y a dans la fixation d'un objet brillant une propriété particulière à provoquer le sommeil ; si ce dernier procédé possède la vertu de concentrer l'attention du sujet sur un seul point, le premier possède probablement celle de détourner cette attention sur un autre point et de la ramener ainsi à l'état normal.

Tout le monde est-il hypnotisable?

Question importante, au sujet de laquelle nous retrouvons encore l'antagonisme des deux grandes écoles hypnologiques : Pour Charcot, l'hypnotisme ne se développe que chez les hystériques ; pour l'école de Nancy, au contraire, le sommeil provoqué est susceptible de se manifester chez tout individu normal.

Pour résoudre cette question, il faut comparer les statistiques des deux écoles et il faut examiner les conditions dans lesquelles se sont placés les expérimentateurs.

Pour l'école de Nancy, l'hypnose se rencontre chez presque tous les individus ; d'après la statistique de Liébault, 95 sujets pour 100 seraient sensibles au sommeil provoqué. Pour l'école de Paris, au contraire, la proportion des sujets hypnotisables serait d'environ 30 pour 100 ; certains partisans de cette école évaluent même cette proportion à 10 pour 100.

Ces divergences proviennent de la conception différente que se font les auteurs des états primordiaux de l'hypnose : pour les partisans de l'école de Paris il faut, pour certifier l'existence du sommeil hypnotique, des symptômes somatiques mettant à l'abri de toute supercherie. A Nancy, on est beaucoup moins difficile.

18

Quoique admettant avec l'école de Nancy que les sujets normaux peuvent être hypnotisés, je ne puis considérer l'état de certains sujets de Nancy comme appartenant à l'hypnotisme ; je crois qu'il faut au moins, pour pouvoir affirmer un sommeil hypnotique, que le sujet présente les phénomènes décrits plus haut comme appartenant au premier degré des états somnambuloïdes, c'est-à-dire un *engourdissement manifeste, une sorte d'extase ;* cet état est assez difficile à décrire, mais lorsqu'on en a l'habitude il dénote indiscutablement la fascination.

D'après mes expériences, je puis porter à 50 pour cent le nombre des sujets hypnotisables, mais, parmi ces 50 sujets, la plupart n'atteignent que les états superficiels, somnambuloïdes, de l'hypnose ; il n'y a environ que 10 °/₀ d'entre eux qui présentent le somnambulisme véritable.

La sensibilité aux pratiques hypnotiques varie, selon moi, suivant le sexe et suivant l'âge : bien que l'école de Nancy prétende que les hommes sont aussi hypnotisables que les femmes, je crois ces dernières beaucoup plus souvent accessibles au sommeil provoqué.

Les enfants sont plus sensibles au sommeil hypnotique que les adultes, les vieillards le sont au contraire moins ; les personnes anémiques ou épuisées par la maladie sont plus facilement hypnotisables que les autres.

III

Les zones hypnogènes.

Les zones hypnogènes existent-elles ?
Voici les réponses que m'ont adressées quelques auteurs[1].
DAVID (de Narbonne). « Oui ; quand elles n'existent pas, on peut les créer. »

1. Réponses à mon questionnaire.

- HENRIK PETERSEN (de Boston). « Je ne connais définitivement que celle de l'ovaire. »

LUYS (de Paris). « Oui, chez des sujets prédisposés. »

PITRES (de Bordeaux). « Oui. »

SANCHEZ HERRERO (de Madrid). « Elles existent; mais chez de rares sujets, elles sont inconstantes et variables suivant les sujets. »

BUROT. « Oui, mais elles sont variables et peuvent changer. »

G. BALLET. « Oui. »

OCHOROWICZ (de Varsovie). « Individuellement et par association idéo-organique, mais pas dans le sens propre du mot. »

JOIRE (de Lille). « Oui, mais elles sont rares. »

DUMONTPALLIER (de Paris). « Elles sont, quand elles existent, secondaires à la suggestion. »

MAROT (de Paris). « Il me semble qu'elles doivent être rapportées à la suggestion. »

VOISIN (de Paris). « Les zones hypnogènes n'existent qu'en tant que moyen suggestif. »

BEAUNIS (de Paris). « Non, je ne le crois pas ; quand elles existent, elles ont été produites par suggestion. »

BRÉMAUD (de Brest). « J'ai constaté des zones hypnogènes, mais très rarement, toujours chez des sujets observés par d'autres expérimentateurs. Je me demande si elles ne sont pas le plus souvent le résultat de suggestions inconscientes. »

LAJOIE (de Nashua-New-Hamspire). « Je n'en ai jamais rencontré sur 169 malades. »

DE JONG (de la Haye). « Selon mes expériences, ces zones hypnogènes sont des produits de suggestion. »

DÉJERINE (de Paris). « Non. »

Baron VON SCHRENCK NOTZING (de Munich). « Les zones hypnogènes ne sont qu'un produit de suggestion consciente ou inconsciente, ou d'auto-suggestion. »

Ce que je puis certifier, et c'est là le point le plus important, c'est que j'ai rencontré quelquefois, chez les hystériques, des zones circonscrites dont la pression provoque le sommeil hypnotique.

Un problème intéressant consiste à se demander s'il est possible d'endormir le sujet sans qu'il le sache ou sans qu'il le veuille, en comprimant ces zones hypnogènes.

Pitres s'est posé cette question, voici comment il y répond : « Pour répondre avec certitude à cette question, les expériences du laboratoire sont sans valeur. Le fait seul que les malades se trouvent en présence de médecins ou d'étudiants qui les ont déjà endormis ou qu'ils savent capables de les endormir, suffit pour jeter le doute sur les résultats obtenus. La solution du problème posé doit ressortir d'observations accidentelles, réalisées dans des circonstances imprévues, indépendamment de toute intervention des personnes qui pourraient avoir sur les malades une autorité ou une influence quelconque. Je ne connais qu'un fait qui réponde à ces desiderata, encore n'est-il pas absolument irréprochable. »

Pitres ne résoud pas la question, il doute. Cependant, en expérimentant avec Joséphine D..., j'ai facilement pu me convaincre que la pression des zones hypnogènes peut endormir le sujet sans qu'il le sache et sans qu'il le veuille.

Lorsque j'ai recherché pour la première fois les zones hypnogènes de Joséphine, elle ne savait pas ce qui devait se produire, puisqu'elle n'avait jamais assisté à une expérience semblable ; sans rien lui dire, j'ai appuyé légèrement sur le vertex, ses yeux se fermèrent et elle tomba en somnambulisme. Je l'ai alors réveillée et j'ai appuyé de la même manière au-dessus des seins, rien ne se produisit ; j'ai ensuite pratiqué la pression aux bosses frontales et la malade s'endormit aussitôt. L'expérience étant répétée successivement pour les différentes parties du corps, le sommeil ne se produisit que pour les trois régions indiquées. Ceci prouve bien que l'on peut endormir le sujet sans qu'il le sache.

Mais, peut-on l'endormir sans qu'il le veuille ? Oui, et en voici la preuve : un jour que Joséphine refusait obstinément de se laisser endormir, j'ai appuyé sur les régions hypnogènes frontales et, en quelques secondes, le somnambulisme se déclara.

Grâce à ces faits, je puis éviter le doute de Pitres et déclarer que la pression des zones hypnogènes est capable d'endormir le sujet sans qu'il le sache et sans qu'il le veuille.

IV

État de la sensibilité et des fonctions intellectuelles chez les hypnotisés.

1° *État de la sensibilité.* Faut-il, avec Charcot, Richer, Luys, etc., admettre l'anesthésie cutanée à la piqûre comme caractéristique du somnambulisme profond; ou bien faut-il, avec Bernheim, croire que cette anesthésie est inconstante, sans aucun rapport avec la profondeur du sommeil?

2° *État de la mémoire.* Doit-on, avec la plupart des auteurs de l'école de Paris, résumer l'état de la mémoire dans les trois propositions énoncées précédemment; ou bien, doit-on, avec Bernheim, considérer l'amnésie au réveil comme peu constante?

3° *État des facultés intellectuelles :* Doit-on, avec Binet et Féré, admettre que l'intelligence, dans l'hypnose, se développe parallèlement à la sensibilité; ou bien faut-il, avec Bernheim, affirmer que, l'état hypnotique spécial n'existant pas, des suggestibilités diverses pouvant seules se montrer, il n'y a pas d'état psychique particulier à l'hypnose?

4° *Sensibilité élective :* Enfin faut-il, avec Binet, Féré, Liébault, Beaunis, croire à la sensibilité élective des somnambules; ou bien doit-on, à l'exemple de Bernheim, en nier l'existence?

Avant de discuter ces différents points, je dois signaler les réponses de quelques auteurs aux deux questions suivantes :

1° *Quel est l'état de la sensibilité et des fonctions intellectuelles chez les hypnotisés ?*

 - 2° *Quels sont les caractères de la mémoire des hypnotisés* [1] *?*

 - DUMONTPALIER (de Paris). « 1° Sensibilité générale amoindrie et anéantie ; sensibilité sensorielle souvent augmentée, de même que les fonctions intellectuelles. »

 2° « Caractères très variables et soumis à la suggestion. »

 SANCHEZ HERRERO (de Madrid). « 1° La sensibilité est exaltée ou accrue, excepté la sensibilité à la douleur, parce qu'elle n'est pas sensibilité.

 « 2° La mémoire est augmentée et les autres fonctions psychiques très diminuées, jusqu'au point de ne laisser qu'une sombre volonté. »

 MAROT (de Paris). « J'ai, dans un cas, observé ce qui a été d'autres fois signalé, un sujet sentant une piqûre d'épingle d'une personne présente et ne la sentant plus lorsqu'on lui avait dit que la personne était partie. »

 AZAM (de Bordeaux). « 1° Anesthésie et hyperesthésie de la peau et des sens, exaltation des facultés intellectuelles ou bien abolition complète. »

 « 2° Pendant le sommeil hypnotique le patient ignore absolument toute sa vie antérieure, il n'a de souvenir que de ce qui s'est passé pendant les sommeils précédents ; c'est comme une mémoire alternante. »

 A. VOISIN (de Paris). « 1° Chez les hypnotisés, la sensibilité de la peau et des muqueuses est presque toujours nulle ; les organes de l'ouïe, de la vue, sont conservés ; les fonctions intellectuelles sont normales ainsi que l'état moral. »

 « 2° La mémoire des hypnotisés est très vive. »

 BEAUNIS (de Paris). « 1° Elles peuvent être abolies, diminuées, augmentées, déviées, suivant les suggestions faites et l'état du sujet. »

 « 2° Je ne puis que renvoyer au chapitre de la *mémoire* de mon livre *Le somnambulisme provoqué ;* je n'ai rien à modifier de ce que j'ai dit sur ce point. »

 BRÉMAUD (de Brest). « 1° Chez les individus hypnotisés par moi seulement, n'ayant jamais été soumis à d'autres expé-

---

1. Réponses à mon questionnaire.

riences que les miennes, sans intervention aucune d'assistants quelconques, (dont les réflexions, attitudes, expressions de physionomie, peuvent être autant de suggestions), je n'ai jamais observé que la sensibilité de l'état de veille (comme distribution). L'ouïe, le plus souvent très fine, plus fine qu'à l'état de veille; la vue m'a semblé plus perçante, reconnaissant des particularités auxquelles le sujet, dans l'état de veille, n'aurait certainement porté aucune attention. Dans ces derniers cas, ce n'est probablement pas la vue, l'ouïe, qui devient plus perçante, mais l'attention qui s'attache davantage aux objets.

« Les fonctions intellectuelles m'ont paru souvent surexcitées, j'ai cité autrefois l'exemple d'un de mes jeunes parents qui résolvait avec facilité, étant endormi, des problèmes qu'il ne pouvait démêler étant éveillé. C'est encore dans d'autres cas semblables que j'ai pu observer, moins une augmentation de l'intelligence qu'une concentration plus marquée d'attention qui est complètement absorbée sur un point déterminé. Dans les cas de ce genre, pendant l'expérience (résolutions de problèmes), j'ai constaté de l'analgésie très marquée tout le temps que duraient les recherches du sujet. Une fois le résultat obtenu, le sommeil continuait, la sensibilité redevenait normale. Ce n'est en somme que l'histoire bien connue d'Archimède. »

« 2° J'en dirai autant de la mémoire. Je n'ai jamais observé ces faits d'individus répétant des longues tirades de langues étrangères, à eux inconnues. Je n'ai point vu de faits merveilleux. Mais j'ai vu, et fait voir, des individus endormis pouvant répéter, avec une imitation parfaite d'intonation, de courtes phrases prononcées devant eux en anglais, allemand, polonais, chinois, langues qu'ils ne connaissaient pas.

« La mémoire de l'hypnotisé, bien concentrée sur un point particulier, a une facilité particulière de reviviscence et j'ai constaté à différentes reprises, que le réveil étant survenu, les idées, les faits énoncés pendant le sommeil, paraissaient n'exister quelquefois plus, dans la mémoire du sujet.

« Un sujet a oublié complètement tel fait : je l'endors, il énonce clairement le fait en question; je l'éveille, il cherche vainement ce même fait. Mais si, pendant le sommeil, je lui ai ordonné de se rappeler au réveil, la suggestion est suivie d'effet. »

PITRES (de Bordeaux). « Très différent suivant les états. »

LUYS (de Paris). « 1° La sensibilité ordinaire rétrocède, les sensibilités sensorielles sont réciproquement en état de surexcitation. L'intelligence est en surexcitation.

« 2° Surexcitation. »

LAJOIE (de Nashua-New-Hamspire). « 1° Normale »

2° Amnésie ou souvenance parfaite suivant les sujets. »

DE JONG (de la Haye). « 1° L'état de la sensibilité et des fonctions intellectuelles chez les hypnotisés dépend de la profondeur du sommeil ; en général on peut dire que toutes les deux sont diminuées dans l'état de somnambulisme. Je puis constater une augmentation de sensibilité par suggestion, je n'en puis constater sur les facultés intellectuelles. »

« 2° Je ne crois pas que la mémoire est augmentée en état hypnotique. »

LE MENANT DES CHESNAIS (de Ville-d'Avray). « Pendant le sommeil hypnotique le sujet est souvent complètement étranger aux choses du dehors et toute son attention est uniquement portée vers ce que lui dit ou lui suggère d'une manière quelconque son hypnotiseur. Et l'énergie des cellules nerveuses qui servent à l'exercice des facultés que l'hypnotiseur tient en activité se trouve renforcée de toute l'énergie non dépensée par les distractions de la vie ordinaire, d'où hyperexcitabilité physico-psychique.

« L'hypnotiseur n'agit pas directement sur les facultés, mais sur les cellules qui leur servent d'instrument pour leurs manifestations, il en augmente ou en diminue l'énergie.

« Il agit de même sur la mémoire, sur les centres respiratoires et circulatoires. En un mot l'hypnotiseur tient sous sa dépendance, plus ou moins complètement, suivant les sujets, le système nerveux tout entier, cérébral, spinal et sympathique.

« Pour ma part, j'ai rendu aux facultés intellectuelles leur libre exercice, réveillé la mémoire, triomphé de la surdité non organique, de paralysies diverses, calmé la dyspnée, la toux, ralenti la circulation, décongestionné des organes, provoqué les règles, la défécation, arrêté des hémorrhagies, des vomissements, réveillé l'appétit etc... par suggestion dans le sommeil et à l'état de veille. »

DAVID (de Narbonne). « La sensibilité est exaltée ou annihilée suivant la volonté de l'opérateur. Les fonctions intellectuelles sont quelquefois un peu plus développées; souvent elles restent les mèmes qu'à l'état de veille. »

HENRIK PETERSEN (de Boston). « Selon la susceptibilité de l'individu, la méthode employée, la profondeur de l'hypnose s'est produite. Les fonctions intellectuelles sont quelquefois d'un ordre beaucoup plus élevé que dans l'état éveillé, ce qui me semble contredire la théorie de Brown-Séquard de l'inhibition de l'activité intellectuelle comme cause du sommeil. »

BUROT (de Rochefort) : « 1° Tantôt la sensibilité est exaltée, tantôt elle est diminuée, il en est de même des fonctions intellectuelles ».

« 2° La mémoire varie avec les états de conscience. »

G. BALLET (de Paris). « Dans l'état somnambulique, il y a une hyperacuité sensorielle et une hypermnésie remarquables. »

OCHOROWICZ (de Varsovie) : « 1° Inhibition partielle, dynamogénie partielle, dans toutes leurs combinaisons. Il y a autant d'hypnoses que d'hypnotisés. »

« 2° Rétrécissement du champ psychique en général et par conséquent de la mémoire, qui est plus vive dans certains groupes de souvenirs et affaiblie dans tous les autres. »

Afin de faciliter la discussion de l'étude de la sensibilité, des fonctions intellectuelles et de la mémoire des hypnotisés, nous envisagerons successivement quatre parties, suivant la méthode admise précédemment pour l'exposé des doctrines des maîtres.

I. — ÉTAT DE LA SENSIBILITÉ

Examinons tout d'abord l'état de la sensibilité en dehors de toute suggestion, celui qui se présente spontanément sous l'influence du sommeil hypnotique pur et simple.

A. — ÉTAT DE LA SENSIBILITÉ EN DEHORS DE TOUTE SUGGESTION.

a. *Sensibilité générale.* — Il faut distinguer la sensibilité cutanée à la douleur, au contact et à la température.

Les modifications de la sensibilité à la douleur pendant l'hypnose, étudiées chez des sujets vierges de toute expérience, m'ont paru, en général, suivre une marche assez constante ; le plus souvent la diminution de la sensibilité à la douleur est en rapport direct avec la profondeur du sommeil. C'est ce qui m'a autorisé à considérer l'état de la sensibilité cutanée comme un des caractères principaux des différents états hypnotiques. Lorsque le sommeil est léger, lorsqu'il ne se manifeste que par un engourdissement plus ou moins profond, le sujet sent la piqûre ou le pincement, il se réveille, ou bien sa figure se contracte, elle prend l'expression de la douleur et la partie du corps lésée tend à s'écarter de la main qui pique ou qui pince. C'est ce que l'on rencontre dans les états que j'ai appelés « *somnambuloïdes* ».

Il est certain que la sensibilité à la douleur dans les états somnambuloïdes, n'est pas toujours aussi nette qu'à l'état de veille, il existe des transitions insensibles, formant un trait d'union ininterrompu aux états somnambuliques, dans lesquels cette sensibilité est généralement abolie. Ainsi, dans les deux premiers degrés des états somnambuloïdes, la sensibilité est presque toujours intacte, tandis que, dans les deux derniers degrés, elle s'émousse d'habitude de plus en plus, à mesure que le sommeil devient plus profond.

C'est pourquoi, lorsqu'on hypnotise pour la première fois une personne, et qu'elle n'atteint qu'un des deux premiers degrés de sommeil, sa sensibilité est normale ; lorsqu'au contraire on répète les séances d'hypnotisation, et que le sommeil devient de plus en plus profond, la sensibilité à la douleur diminue graduellement jusqu'à être complètement abolie, et cela *sans suggestion aucune.*

Dans les états profonds, somnambuliques véritables, l'anesthésie spontanée est la règle presque absolue ; on peut presque toujours alors piquer, pincer le sujet sans réveiller aucune réaction ; on peut couper impunément, ainsi que l'attestent les opérations chirurgicales que l'on pratique en somnambulisme profond, sans provoquer la moindre douleur. Ici encore, des transitions insensibles existent depuis la simple hypoesthésie, propre aux derniers degrés des états somnambuloïdes, jusqu'à l'anesthésie complète, caractéristique du sommeil le plus profond.

Ces données relatives à l'état de la sensibilité cutanée m'ont été suggérées par de très nombreuses expériences ; elles représentent la règle.

Mais il n'y a pas de règle sans exception, aussi ai-je toujours eu soin de restreindre mes affirmations par les mots : généralement, le plus souvent, d'habitude, etc.

C'est que, dans quelques cas, j'ai observé des états de sensibilité qui n'étaient nullement en rapport avec la profondeur du sommeil ; j'ai vu des sujets profondément endormis, suggestibles au dernier point, automates parfaits, jusqu'à réaliser les suggestions les plus criminelles, chez lesquels la sensibilité cutanée était intacte. Dans d'autres cas des sujets peu suggestibles, en états somnambuloïdes, étaient complètement anesthésiques. Ces cas existent, ils doivent être signalés, mais étant exceptionnels, ils ne peuvent justifier l'opinion que rien n'est constant dans l'état de la sensibilité des hypnotisés.

La sensibilité au contact et à la température paraît suivre les mêmes règles que la sensibilité à la douleur, il m'a cependant semblé que les exceptions à la règle sont plus nombreuses pour la sensibilité thermique, c'est-à-dire que les sujets réagissent plus souvent pour ce genre de sensibilité que pour les deux autres. Chez tous mes sujets j'ai étudié les trois genres de sensibilité (la première en perçant d'outre en outre la peau du sujet, la seconde en produisant un contact quelconque, la troisième en plaçant subitement un cigare allumé contre le bras) et j'ai remarqué que certains sujets, insensibles à la piqûre, réagissent à la brûlure ; au contraire, tous les sujets insensibles à la brûlure l'étaient également à la piqûre.

B. *Sensibilités spéciales.* — Ici encore nous devons d'abord étudier l'état de la sensibilité sensorielle en dehors de toute suggestion. Généralement, lorsqu'on endort un sujet, ses yeux se ferment. Il n'y a que le premier degré des états somnambuloïdes dans lequel les yeux soient ouverts, et encore, dans cet état, les yeux sont immobiles, fixes, absorbés dans la contemplation soit du regard de l'hypnotiseur, soit du miroir, soit des doigts, soit d'un point de repère extérieur quelconque, ils ne voient pas.

On peut donc dire que, normalement, chez les sujets vierges de toute expérience, le sommeil hypnotique s'accompagne d'abolition ou de diminution notable du sens de la vue. Si l'on soulève les paupières, le sujet voit, répondra-t-on ! Oui, mais l'acte de découvrir l'œil, n'est-il pas une suggestion involontaire ? Nous ne devons envisager ici que l'état de la sensibilité, sans l'intervention d'aucune suggestion, c'est pourquoi je conclus à l'abolition presque constante de la vision. Il faut même remarquer que la sensibilité visuelle disparaît beaucoup plus rapidement que la sensibilité cutanée, puisque la plupart des sujets qui conservent cette dernière sensibilité, ont les yeux fermés.

Pour ce qui concerne la sensibilité auditive, on peut dire, qu'en général, elle ne s'éteint jamais ; j'ai bien observé des sujets qui ne me répondaient pas, qui ne m'obéissaient pas, qui semblaient étrangers à tout ce qui se disait autour d'eux, ne se réveillant même pas par suggestion verbale, mais je dois reconnaître que *ce sont là des cas tout à fait exceptionnels, je dirai pathologiques :* les malades qui ont présenté ce phéno-

mène, ont aussi très souvent manifesté les symptômes hystériques de catalepsie et de léthargie de Charcot.

La sensibilité olfactive et gustative m'a paru se modifier en
raison des altérations de la sensibilité cutanée à la douleur :
les sujets en états somnambuloïdes sentaient plus ou moins
fortement l'ammoniaque, ceux qui atteignaient les états somnambuliques restaient insensibles à ce produit. Des résultats
analogues ont été obtenus pour la sensibilité gustative explorée
à l'aide de sel, d'acides, etc. Il est bien évident, comme c'est
du reste le cas pour la sensibilité cutanée à la douleur, qu'il
existe des transitions insensibles entre la sensibilité intacte de
ces sens et leur anesthésie complète. On peut aussi rencontrer
des cas exceptionnels, dans lesquels ces sens sont normaux
alors que la sensibilité cutanée est abolie.

Le sens musculaire paraît suivre les mêmes règles; en
général, dans les états superficiels de l'hypnose, le sujet a
conscience des attitudes que l'on imprime à ses membres ;
dans les états profonds, au contraire, il ignore absolument la
position qu'on leur donne, ce qui peut faciliter singulièrement la perpétration du viol et des attentats à la pudeur.

Cependant, objectera-t-on peut-être, dans certains cas, le
sens musculaire paraît exalté, puisqu'on peut produire des
suggestions par attitudes communiquées! On peut certes produire des suggestions par le sens musculaire, mais, encore
une fois, nous ne devons étudier ici que l'état de la sensibilité
en dehors de toute suggestion; en donnant à un sujet une attitude particulière, celle de la prière, par exemple, on lui suggère l'idée de la prière, on réveille le sens musculaire en
manipulant le sujet. Si l'on place tout simplement un membre
dans une attitude quelconque et que l'on interroge le sujet
sur la position qu'occupe ce membre, il répondra généralement :
« Je ne sais pas », à condition bien entendu que l'hypnose soit
suffisamment profonde.

Les sensations viscérales subissent-elles des modifications
spontanées pendant l'hypnose? Certainement, et la preuve en
est dans la possibilité de pratiquer sans douleur des opérations chirurgicales dans les états profonds de l'hypnose.

- En résumé donc, on peut dire que sans suggestion, spontanément, par le seul fait de l'hypnose, les sensibilités tant générales que spéciales subissent des modifications, en général d'autant plus intenses que le sommeil est plus profond; de toutes les sensibilités celle qui s'émousse le plus rapidement c'est la vision, celle qui s'émousse le moins rapidement c'est l'ouïe.

Comment se fait-il que l'ouïe seule ne subit pas l'influence hypoesthésiante du sommeil hypnotique : c'est que l'hypnotiseur restant en communication avec son sujet, par ce sens, lui suggère involontairement d'entendre.

B — État de la sensibilité modifiée par suggestion.

Les sensibilités générales et spéciales étant, sous l'influence du sommeil provoqué, dans l'état que nous venons de décrire, on peut, par suggestion, les modifier comme on veut : on peut les amoindrir, les abolir, les exalter au gré de l'hypnotiseur. C'est ainsi qu'on peut produire une finesse excessive de la sensibilité douloureuse, thermique, tactile, visuelle, olfactive, gustative, musculaire ou viscérale. Ce sont là des états artificiels suggérés, nullement inhérents au sommeil hypnotique même. Il serait tout aussi absurde d'admettre l'exaltation des sensibilités chez l'hypnotisé comme un caractère de l'hypnose, que de considérer la criminalité comme inhérente à cet état. On peut par suggestion provoquer cette exaltation comme on peut par suggestion produire des actes criminels.

Pour résumer ma pensée, je dirai que les sensibilités de l'hypnotisé peuvent être amoindries, abolies, exaltées, perverties au gré de l'hypnotiseur, mais que ces modifications suggestives n'altèrent en rien la réalité des modifications spontanées que subissent ces sensibilités sous l'influence spéciale de l'hypnose.

II. — ÉTAT DE LA MÉMOIRE

Comme pour la sensibilité, nous devons envisager successivement l'état de la mémoire, sous l'influence pure et simple de l'hypnose en dehors de toute suggestion, puis l'état de la mémoire modifiée par suggestion.

A. — État de la mémoire en dehors de toute suggestion.

La plupart des auteurs admettent l'existence d'une exaltation de la mémoire pendant le sommeil hypnotique. Sur quoi se basent-ils pour avancer cette opinion ?

1° Sur des faits analogues à celui rapporté par Richet : on récite des vers devant une somnambule, on l'éveille, elle n'en a conservé aucun souvenir ; on la rendort, elle répète parfaitement les vers.

2° Sur ce que les somnambules ne se rappellent pas au réveil ce qui s'est passé pendant leur sommeil et qu'endormies de nouveau elles en précisent les moindres détails.

Afin de discuter cette manière de voir, il faut distinguer la mémoire de *conservation* et la mémoire de *rappel* : la première est celle en vertu de laquelle un fait se grave dans notre cerveau et y reste latent, la seconde constitue la force nécessaire à évoquer le fait enmagasiné dans le cerveau.

Nous croyons souvent avoir oublié une chose alors qu'un effort intellectuel suffit pour nous la rappeler dans tous ses détails : c'est que le souvenir était latent, emmagasiné par la mémoire de conservation ; ce qui manque pour que ce souvenir latent devienne un souvenir réel, c'était l'effort cérébral qui constitue la mémoire de rappel.

Dans le premier fait énoncé plus haut, laquelle de ces deux mémoires était exaltée ? La somnambule éveillée ne se rappelait pas les vers énoncés pendant son sommeil, mais rendormie elle les récitait parfaitement ; on pourrait en conclure

que la mémoire de conservation était exaltée pendant le sommeil (puisque le sujet a pu emmagasiner des vers qui n'auraient
pu étre retenus à l'état de veille) et que la mémoire de rappel
était également exaltée (puisque le sujet a pu faire l'effort
intellectuel de rappel alors qu'il ne le pouvait à l'état de
veille).

La mémoire de conservation était-elle réellement exaltée?
Non, car on peut faire une expérience analogue concernant un
fait accompli pendant la veille : si je demande, par exemple,
à un individu quelconque, à brûle-pourpoint : « Qu'avez-vous
fait tel jour, à telle heure, qu'avez-vous mangé ce jour-là? »;
il est plus que probable qu'il ne pourra répondre. Si alors
j'endors cet individu, et que je lui suggère de se rappeler ce
qu'il a fait et ce qu'il a mangé à la date indiquée, il répondra
souvent sans hésiter, il se rappellera parfaitement ce qu'il ne
pouvait se remémorer à l'état de veille.

Que s'est-il passé? Ai-je modifié en rien la mémoire de
conservation? Non, je n'ai pu qu'exalter, par suggestion, la
mémoire de rappel. Il est évident que si le souvenir avait été
effacé du cerveau du sujet, je n'aurais pu le créer de toute
pièce par suggestion; si j'ai réussi, c'est que le souvenir était
latent, emmagasiné, que le sujet croyait, à l'état de veille,
l'avoir oublié parce qu'il ne pouvait faire l'effort intellectuel
nécessaire pour rappeler ce souvenir.

Dans ce dernier cas la mémoire de conservation à l'état de
veille ne doit-elle pas être considérée comme aussi développée
que pendant le sommeil, dans le fait de Richet? Évidemment
oui, et pour ma part, je crois que les cas de ce genre ne
suffisent pas à prouver une exaltation de la mémoire.

Mais on m'objectera que la mémoire de rappel était exaltée;
oui, elle l'était, mais par suggestion, non pas spontanément;
or, nous n'étudions ici que l'état de la mémoire des hypnotisés
en dehors de toute suggestion, nous parlerons plus loin des
modifications que cette faculté peut subir par la suggestion.

Les seconds faits énoncés par les auteurs à l'appui de la
théorie de l'exaltation de la mémoire des hypnotisés sont-ils
plus convaincants? Non, ils sont absolument analogues au

premier : les somnambules oublient au réveil ce qui s'est passé pendant leur sommeil, ils s'en rappellent, au contraire, pendant un sommeil ultérieur. Ils s'en rappellent par suggestion, non pas spontanément, absolument comme un sujet se rappelle par suggestion une chose exécutée à l'état de veille, chose qu'il était incapable de se remémorer pendant la veille; ici encore rien ne prouve une exaltation de la mémoire de conservation, et la mémoire de rappel n'a été exaltée que par la suggestion.

D'ailleurs il n'est pas nécessaire d'endormir le sujet pour rappeler ces souvenirs; Bernheim et Delbœuf ont parfaitement démontré que, dans bien des cas, on peut par suggestion à l'état de veille, faire renaître le souvenir des actes accomplis, des paroles prononcées pendant le sommeil.

Je crois donc pouvoir conclure que rien ne prouve l'exaltation *spontanée* de la mémoire des hypnotisés; tout, au contraire, porte à faire croire que la mémoire, tant de conservation que de rappel, est semblable pendant l'hypnose à ce qu'elle est à l'état de veille (*il est bien entendu que c'est en dehors de toute suggestion*).

Après avoir étudié l'état de la mémoire en elle-même chez les hypnotisés, nous devons comparer la mémoire du somnambule à celle de l'individu éveillé.

La plupart des auteurs admettent que :

1° Les personnes hypnotisées se rappellent dans l'état de sommeil, tout ce qu'elles ont appris antérieurement lorsqu'elles étaient à l'état de veille.

2° Les personnes qui ont été hypnotisées ne conservent au réveil aucun souvenir de ce qu'elles ont fait ou appris pendant qu'elles étaient en état de sommeil hypnotique.

3° Les personnes en état de somnambulisme spontané ou provoqué se souviennent de tout ce qu'elles ont appris, soit dans l'état de veille normale, soit dans les états hypnotiques antérieurs.

Ces propositions reposent sur un grand nombre de faits observés par différents auteurs; afin de rester fidèle à la ligne de conduite que j'ai admise pour l'étude des phénomènes hypnotiques, je ne puis me faire une opinion que d'après mes expériences personnelles.

La première proposition est exacte ; dans les cas que j'ai eu l'occasion d'observer, le sujet endormi se rappelait toujours ce qu'il avait appris antérieurement à l'état de veille.

Examinons maintenant la deuxième proposition : les sujets ne conservent-ils au réveil aucun souvenir de ce qu'ils ont fait ou appris pendant qu'ils dormaient ? Cette question, résolue affirmativement par certains auteurs, doit être l'objet d'une distinction que l'on a trop négligée. Comme je l'ai établi, le somnambulisme comprend une foule d'états intermédiaires le reliant à l'état de veille ; pour tous ces états, le sujet ne se rappelle-t-il pas au réveil de ce qui s'est passé pendant le sommeil ?

Les sujets qui ont manifesté les états somnambuloïdes se sont souvent rappelé ce qui s'est passé pendant le sommeil ; au contraire, les sujets qui ont manifesté des états somnambuliques véritables, avec perte de conscience et de sensibilité, ont généralement présenté au réveil une amnésie complète de tout ce qui avait eu lieu pendant le sommeil. Ma division en états somnambuloïdes et somnambuliques trouve ici encore sa raison d'être, et, indépendamment du caractère si important qui les différenciait déjà, à savoir la conservation ou l'absence de la conscience et de la sensibilité, je trouve, dans la réminiscence au réveil, des faits écoulés pendant le sommeil, un phénomène capital qui sépare complètement ces deux ordres d'états.

Je conclus donc, pour la seconde proposition, que le souvenir au réveil, des faits écoulés pendant le sommeil, se produit ordinairement dans certains états hypnotiques que j'appelle somnambuloïdes ; dans les phases plus profondes, l'amnésie au réveil est la règle.

Ces données sont du reste conformes aux résultats de Bernheim et de Delbœuf.

Pour la troisième proposition, mes résultats n'ont pas été semblables à ceux des autres auteurs : ici encore je dois faire la distinction entre les états somnambuloïdes et les états somnambuliques : pour les premiers, puisqu'il n'y a pas de perte de conscience et que les sujets se rappellent au réveil ce qui s'est passé pendant le sommeil, il est évident que si l'on recommence l'hypnotisation, le sujet se rappellera ce qui s'est passé pendant son sommeil précédent, comme il s'en rappellerait à l'état de veille. Dans les états somnambuliques véritables, mes sujets n'ont souvent pas pu se rappeler des faits écoulés pendant un sommeil antérieur.

B. — ÉTAT DE LA MÉMOIRE MODIFIÉE PAR SUGGESTION.

On peut, par suggestion, exalter considérablement la mémoire de l'hypnotisé. Pour exalter la mémoire de conservation il n'y aura qu'à affirmer au sujet qu'il retiendra tel fait, que ce souvenir restera latent, inconscient jusqu'à telle époque éloignée ; si l'on interroge alors le sujet, on pourra constater que la mémoire de conservation a été exaltée par suggestion.

Pour exalter la mémoire de rappel, il suffira de suggérer au sujet le rappel d'un fait plus ou moins éloigné accompli soit à l'état d'hypnose, soit à l'état de veille.

Mais peut-on diminuer la mémoire de conservation ou de rappel, en ordonnant à l'hypnotisé qu'un fait quelconque est complètement sorti de sa mémoire, qu'il ne pourra s'en rappeler : peut-on ainsi suggérer l'amnésie pour une chose perçue soit à l'état de veille, soit à l'état de sommeil ? Peut-on inférer, de ce que cette amnésie se réalise, que c'est bien réellement la mémoire qui est atteinte ?

Si, par exemple, je fais commettre un crime par un somnambule, et si, lui ayant suggéré qu'il ne se rappellera pas que je suis l'auteur de la suggestion, ce sujet paraît ne pas se rappeler mon nom, on aura beau l'interroger soit à l'état de veille, soit à l'état de somnambulisme, il ne sait rien ; pourra-t-on en conclure que sa mémoire est altérée par suggestion ? Non, car si, selon l'ingénieux procédé de Liégeois, on fait une suggestion indirecte, on verra que ce sujet se rappelle parfaitement qui lui a fait la suggestion criminelle : si on lui dit, par exemple, « Des soupçons pèsent sur celui qui vous a fait cette suggestion, courez vite le défendre, » il s'élancera vers ma demeure pour me défendre.

La mémoire de conservation était donc intacte ; était-ce sa mémoire de rappel qui était diminuée? Pas davantage, puisqu'il suffit d'une suggestion indirecte pour qu'elle se manifeste dans toute sa force. Le sujet a tout simplement transformé la suggestion négative en suggestion positive : on lui a dit qu'il ne se rappellerait pas le nom de son hypnotiseur, il s'en rappelle, mais il sait qu'il ne peut le dénoncer.

Il semble donc qu'on ne peut diminuer ou abolir la mémoire par suggestion ; mais peut-on la pervertir ?

L'hallucination rétroactive prouve-t-elle une perversion de la mémoire de conservation ou de rappel? Je suggère, par exemple, à un sujet qu'en passant hier telle rue, à telle heure, il a entendu tel individu raconter à un complice qu'il était l'auteur du crime qui passionne en ce moment les esprits ; réveillé, mon sujet affirme avoir vu et entendu ces individus, il précise, il décrit leur costume, leur physionomie, etc. ; mais cette hallucination suggérée constitue-t-elle une véritable perversion de la mémoire, c'est-à-dire ce souvenir fictif sera-t-il emmagasiné dans son cerveau en lieu et place du souvenir réel? Non, car si l'hypnotiseur criminel n'a pas suggéré l'amnésie, on pourra, en interrogeant le sujet en somnambulisme, connaître la vérité, c'est donc que la suggestion n'a pas perverti la mémoire réelle des choses, qu'elle n'a pu déraciner les impressions recueillies par la mémoire de conservation ni empêcher la mémoire de rappel de se manifester.

Dans le cas où l'hypnotiseur aurait suggéré l'amnésie, la mémoire réelle des faits n'en serait pas encore véritablement pervertie ; on pourrait encore, par suggestion indirecte, prouver l'intégrité des deux mémoires de conservation et de rappel.

Je concluerai donc que l'on peut, par suggestion, exalter la mémoire des hypnotisés, mais qu'à mon avis, la diminution et la perversion de la mémoire sont plus apparentes que réelles ; en allant au fond des choses, on constate que le fonctionnement intime de la mémoire s'exécute normalement malgré les suggestions contradictoires.

J'ai dit que le somnambule peut, dans certains cas, se rappeler spontanément au réveil des faits écoulés pendant le sommeil, j'ai dit également que lorsqu'il ne s'en rappelle pas spontanément, on peut quelquefois, par suggestion, provoquer cette réminiscence, enfin j'ai dit que très souvent le somnambule se rappelle pendant son sommeil ce qui s'est passé pendant ses sommeils antérieurs. Il semble résulter de ces trois propositions que l'on pourrait, dans bien des cas, soit à l'état de veille, soit à l'état de sommeil, obtenir du sujet la révélation des faits et gestes de son hypnotiseur. La justice pourrait dès lors être éclairée, et les dangers médico-légaux de l'hypnotisme en seraient singulièrement amoindris. Mais un hypnotiseur criminel, s'il est habile, ne se contentera pas de compter sur l'aide du hasard pour s'assurer l'impunité, il aura soin, avant de réveiller le somnambule, de lui suggérer l'amnésie complète.

Cette amnésie suggérée doit nous arrêter un instant, elle possède au point de vue juridique une importance effrayante. Si, en effet, le sujet auquel l'hypnotiseur a suggéré l'amnésie est incapable de se rappeler, soit spontanément, soit par suggestion, ce qui s'est passé pendant le sommeil, un criminel habile pourra toujours s'assurer l'impunité en usant de ce moyen ; si, au contraire, le sujet peut, malgré l'ordre de l'hypnotiseur, se ressouvenir de certains faits, ou bien si, en endormant ce sujet, on peut obtenir de lui la révélation de ces faits, l'hypnotiseur criminel ne pourra être certain de l'impunité et l'hypnotisme lui paraîtra un moyen peu sûr pour arriver à ses fins.

Deux questions se posent pour résoudre ce problème :

1° *Un somnambule peut-il, malgré la défense de son hypnotiseur, se rappeler à l'état de veille, ce qui s'est passé pendant son sommeil ?*

2° *Un somnambule peut-il, malgré la défense de son hypnotiseur, se rappeler pendant le sommeil ce qui s'est passé pendant le sommeil antérieur ?*

1° Pour résoudre la première de ces questions, il est nécessaire de rapporter quelques expériences.

Joséphine D., endormie, présente le somnambulisme véritable avec perte de la sensibilité ; au réveil elle se rappelle spontanément ce qui s'est passé pendant son sommeil. Si je lui dis : « Marchez, asseyez-vous, vous avez une attaque de nerf, » elle marche, s'assied, une crise se développe ; mais, à son réveil, elle se souvient de tout.

Un jour je lui dis :

« Mettez mon chapeau sur votre tête. »

Elle rit.

« Voyons, obéissez. »

Elle obéit.

« Vous ne vous souviendrez pas de ce que vous avez fait, je vous le défends. »

Je la réveille, elle s'étonne d'avoir mon chapeau sur la tête :

« Mais c'est vous-même qui l'y avez mis !

— Moi, par exemple, je ne ferais pas une chose pareille.

— Vous ne vous souvenez pas que, sur mon ordre, vous avez mis mon chapeau sur votre tête ?

— Pas du tout, du reste vous ne m'avez pas endormie. »

Je n'ai pu suggérer à Joséphine que des actes peu importants, elle refusait de réaliser tout ordre contraire à ses sentiments instinctifs, soit qu'il blesse son amour-propre, soit qu'il révolte son sens moral. L'amnésie suggestive n'en est que plus intéressante ; si elle se produit chez un sujet peu sensible aux suggestions, elle pourra d'autant plus facilement se réaliser chez les sujets très suggestibles. D'ailleurs, dans les expériences que j'ai faites, l'amnésie suggérée a très souvent réussi, c'est-à-dire que, presque toujours, les somnambules qui d'habitude se rappelaient au réveil les faits écoulés pendant le sommeil, en perdaient tout souvenir si je leur suggérais l'amnésie.

Je ne puis cependant généraliser et admettre que cette amnésie suggestive est infaillible, j'ai été témoin de faits, exceptionnels il est vrai, mais réels, qui prouvent que quelquefois, malgré la défense de l'hypnotiseur, le somnambule peut se rappeler certains actes exécutés, certaines paroles prononcées pendant son sommeil.

Emma B. se souvient spontanément, au réveil, de ce qui s'est passé pendant son sommeil; elle est très suggestible. Je lui dis : « Il y a sur la table une montre et une chaîne en or; quand je vous réveillerai, vous irez furtivement les prendre, sans que personne ne s'en aperçoive, et vous me les donnerez; elles appartiennent à M. X..., mais je veux les lui prendre. Surtout, retenez que vous devez oublier que l'on vous a dit de commettre cet acte, vous le ferez de votre propre initiative. »

Je réveille Emma, deux personnes sont présentes, elles feignent de s'occuper à feuilleter un livre; la somnambule s'approche lentement de la table, elle observe les deux témoins et, rapidement, elle prend les objets désignés, elle revient vers moi et me les donne, je les mets en poche.

Au bout de quelques instants, l'une des personnes présentes regarde à l'endroit où se trouvait la montre et dit :

« Tiens, j'avais mis ma montre et ma chaîne sur la table, où sont-elles donc?

— Je viens de voir Mademoiselle s'en emparer, dit le second témoin.

— Moi! dit Emma, me prenez-vous pour une voleuse?

— Cependant Monsieur a vu ce qu'il avance, dis-je.

— Je vous assure que je n'ai rien pris, fouillez-moi si vous en doutez.

— Songez bien à ce que vous dites, Mademoiselle, reprend le premier témoin, rappelez-vous : vous vous êtes approchée de la table, vous avez pris les objets en question et vous vous êtes dirigée vers Monsieur.

— Je me rappelle à présent, dit-elle, oui, j'ai pris la montre et je l'ai donnée à Monsieur; mais je ne suis pas une voleuse, je n'ai agi ainsi que parce qu'on me l'avait ordonné pendant mon sommeil.

— Qui vous avait ordonné cela? dit le premier témoin.

— Monsieur, dit-elle en me désignant.

— Êtes-vous bien sûre de ce que vous avancez?

— Parfaitement bien, je me souviens même qu'il m'a défendu de me rappeler, je devais agir spontanément.

— Vous êtes folle, dis-je, je ne vous ai jamais ordonné de voler.

— Je me rappelle parfaitement, Monsieur, de tout ce que vous m'avez dit, et je suis certaine que la montre se trouve encore dans votre poche. »

Emma se rappelait tout, malgré l'amnésie suggérée. Ces cas sont assez rares, mais ils existent, ils montrent que l'on ne peut être exclusif. Nous devons conclure à ces expériences, *qu'un somnambule peut, malgré la défense de son hypnotiseur, se rappeler spontanément à l'état de veille ce qui s'est passé pendant son sommeil.*

2° Le sujet est interrogé en somnambulisme.

On comprend *à priori* que, s'il est possible d'obtenir à l'état de veille, la révélation des faits écoulés pendant le sommeil, malgré la défense formelle de l'hypnotiseur, il sera également possible d'obtenir cette révélation du somnambule endormi.

L'expérimentation confirme ce raisonnement théorique.

Joséphine D..., dont je viens de parler, ne peut se rappeler à son réveil qu'elle a mis mon chapeau sur sa tête parce que je lui ai suggéré l'amnésie; si je l'endors et que je lui dis :

« Qui a mis mon chapeau sur votre tête?

— Je ne sais pas.

— Rappelez-vous bien?

— Je vous assure que je ne le sais pas.

— Mais c'est vous qui avez agi sous mon impulsion.

— Moi!... Jamais de la vie.

— Mais si, je vous ai endormie et je vous ai commandé de mettre mon chapeau sur votre tête.

— Je ne me rappelle de rien. »

Tel est le résultat habituel; généralement l'amnésie suggérée persiste malgré tout, mais il y a des exceptions qui prouvent comme tantôt que l'on ne peut être exclusif.

Eudoxie M. se souvient ordinairement, pendant son sommeil, des faits écoulés pendant un sommeil antérieur; un jour je lui dis :

« Il y a près de vous une personne qui dort, elle porte à la main gauche une bague; je désire lui prendre cette bague,

vous allez la lui enlever doucement et vous me la donnerez ;
vous agirez de vous-même et je vous défends de vous souvenir
que c'est moi qui vous ai ordonné cet acte. »

Je réveille Eudoxie ; il y a, à quelques pas d'elle, une autre
somnambule qui porte une bague à la main gauche ; elle se
dirige vers cette dernière, prend la bague et me la donne.

Je réveille la somnambule volée, elle s'aperçoit que sa
bague manque.

« Qui a pris la bague ? est-ce vous, Eudoxie ?

— Moi ! non. »

Je l'endors.

« Qui a pris la bague ?

— C'est moi.

— Pourquoi avez-vous commis ce vol ?

— C'est vous qui me l'avez ordonné, j'ai obéi.

— Je vous avais pourtant ordonné de ne pas vous en rappeler.

— Je m'en rappelle cependant. »

De ces expériences nous devons conclure *qu'un somnambule
peut, malgré la défense de l'hypnotiseur, se rappeler pendant
le sommeil ce qui s'est passé pendant un sommeil antérieur.*

L'amnésie suggérée n'est donc jamais infaillible, un indice
insignifiant, une question d'une personne de l'entourage, peut
faire renaître, dans l'esprit du sujet, le tableau complet de
ce qui s'est passé pendant son sommeil ; c'est là un fait très
important au point de vue médico-légal : j'aurai l'occasion
d'y revenir.

C. — ÉTAT DES FACULTÉS INTELLECTUELLES.

En opérant sur des sujets neufs, il m'a semblé que l'opinion
de Beaunis au sujet de l'état mental des hypnotisés est exacte :
il y a repos de la pensée, tant que des suggestions ne viennent pas réveiller les facultés intellectuelles. Je ne dirai pas
repos absolu, parce qu'une foule d'états intermédiaires existent
depuis l'état de veille jusqu'au somnambulisme profond : en

général le repos intellectuel s'accentue à mesure que le sommeil devient plus profond, il suit une marche analogue à celle
de l'anesthésie. Comme le fait remarquer Beaunis, cette inertie
n'est que *conditionnelle*, il suffit de la moindre suggestion pour
que le cerveau fonctionne et s'exalte même : ainsi s'explique
le cas du malade de Brémaud, qui résolvait en somnambulisme
des problèmes qu'il ne pouvait démêler à l'état de veille.

Les hypnotisés peuvent-ils mentir, selon l'opinion de Pitres,
ou ne le peuvent-ils pas, selon l'avis de Beaunis ?

Il est certain que tous les sujets ne mentent pas, mais
quelques-uns d'entre eux cependant, pour cacher des choses
qu'à l'état de veille ils ne voudraient divulguer, nient, étant
endormis, des faits parfaitement exacts ; en voici un exemple :

La mère d'une somnambule m'apprit, un jour que sa fille
était la maîtresse de M. X., elle ne le lui avait jamais avoué,
mais des preuves irrécusables existaient, paraît-il. J'endors la
jeune fille en présence de sa mère et je lui demande :

« Avez-vous un amant ?

— Non.

— Vous n'avez jamais eu d'amant ?

— Non.

— Cependant on m'a dit que M. X. est votre amant.

— Cela n'est pas vrai, je n'ai jamais eu d'amant. »

Cette jeune fille était enceinte de M. X. ; elle niait, endormie,
comme elle avait coutume de nier éveillée. Je pourrais
citer d'autres exemples encore, se rapportant tous à des
questions que le sujet est habitué à nier ou qu'il tient fort à
ne pas avouer.

Je conclus que certains sujets hypnotisés peuvent mentir,
ils ne constituent peut-être pas la majorité, mais ils existent ;
c'est là le fait important au point de vue médico-légal.

D. — SENSIBILITÉ ÉLECTIVE.

Nous avons vu Binet, Féré, Liébault, Beaunis admettre
l'existence d'un certain rapport entre l'hypnotiseur et le sujet,

rapport grâce auquel certains somnambules n'entendraient et n'obéiraient qu'à leur hypnotiseur, ne conserveraient même que les attitudes que ce dernier seul leur communique ; Bernheim n'admet pas ce rapport. Il est incontestable cependant que, lorsqu'on ne suggère pas, ni volontairement, ni inconsciemment, au sujet de se mettre en rapport avec les personnes présentes, l'hypnotisé n'est, le plus souvent, en rapport qu'avec l'hypnotiseur. J'ai vu bien souvent de ces sujets auxquels je pouvais seul suggérer un acte ou imprimer une attitude ; il suffisait alors du moindre indice pouvant faire deviner au sujet qu'il pouvait se mettre en rapport avec les personnes présentes pour qu'aussitôt il obéît à tout le monde.

Le phénomène ne s'observe certes pas chez tous les somnambules, mais on le rencontre cependant chez beaucoup d'entre eux ; il s'explique facilement lorsqu'on songe que le sujet s'endort, concentre son attention, devient de plus en plus étranger au monde extérieur et ne reste le plus souvent attentif qu'aux faits et gestes de son hypnotiseur.

V

Cause du sommeil hypnotique.

Quelle est la cause du sommeil hypnotique ?
Voici les réponses des auteurs [1].

DUMONTPALLIER (de Paris). « Cause première ignorée, causes secondes ou déterminantes : attention et volonté. »

SANCHEZ HERRERO (de Madrid). « La cause du sommeil hypnotique est une inhibition ou interférence psychique. »

MAROT (de Paris). « ? ? ? »

A. VOISIN (de Paris). « Le sommeil hypnotique est de cause inhibitoire. »

---

1. Réponses à mon questionnaire.

Beaunis (de Paris). « C'est un phénomène d'inhibition produit par la volonté de l'hypnotiseur sur l'activité cérébrale du sujet. »

Brémaud (de Brest). « L'état particulier du sujet. »

Pitres (de Bordeaux). « ? »

Luys (de Paris). « Un état spécial du système nerveux. »

Lajoie (de Nashua-New-Hamspire). « Je ne sais si je comprends bien la question, mais voici : perte lente ou subite de l'extériorisation, due au commandement chez le sujet entraîné, ou à la poursuite suivie de l'idée du sommeil chez les autres, ou sans cause apparente, comme chez mon enfant de 12 ans. »

De Jong (de la Haye). « La cause du sommeil hypnotique est la conviction du sommeil (donnée par suggestion). »

Le Menant des Chesnais (de Ville-d'Avray). « La cause physique du sommeil hypnotique est une certaine modification du fonctionnement organique du sujet, due à une disposition psychique spéciale de ce dernier et de son hypnotiseur consistant dans les faits suivants : plus le sujet a foi dans la puissance de son hypnotiseur, plus il soustrait son organisme à l'action de ses facultés supérieures.

Et inversement, plus l'hypnotiseur sent ou suppose son sujet passif, plus il devient actif et donne, même à son insu, une plus grande énergie à son regard, à sa voix, à ses affirmations.

Dès lors, il se passe dans la profondeur de l'organisme du sujet un fait très intéressant. La vibration organique toute entière de ce dernier est modifiée par celle de l'hypnotiseur avec tendances harmoniques variables.

Dans cet état, toutes les suggestions peuvent être acceptées par le sujet, aussi bien celle du sommeil que toute autre, et souvent sans qu'il lui soit possible de s'en rendre compte.

Je ne puis ici développer ce point qui est pour moi l'objet d'une étude particulière; il suffit du reste à votre travail actuel qu'il vous soit signalé. »

David (de Narbonne). « L'état inhibitoire des centres intellectuels : la disparition du moi. »

Henrik Petersen (de Boston). « La suggestion principalement, aidée, peut-être, d'une irritation périphérique. »

BUROT (de Rochefort). « Différence d'équilibre (ou de poten-tiel) entre l'influx cérébral conscient et inconscient. »

OCHOROWICZ (de Varsovie). « Les causes sont toujours mul-tiples, mais l'auto-suggestion en est la principale. »

On le voit, la question posée n'a pas été comprise, dans le sens que je lui attribuais, par tous les auteurs qui ont bien voulu me répondre ; en demandant quelle est la cause de l'hypnose, je faisais allusion à la cause interne, organique ou fonctionnelle, qui correspond à cet état.

Faut-il, par exemple, admettre la théorie de Rumpf, de Preyer, de Carpenter, de Brown-Séquard ou de Liébault ? Sanchez Herrero, Voisin, Beaunis, David, Bernheim, admettent la théorie inhibitoire de Brown-Séquard. C'est cette théorie qui, jusqu'à présent, est la plus satisfaisante ; je m'y rallie volontiers : je dirai donc que, dans l'état actuel de la science, la cause intime de l'hypnose réside essentiellement dans des actes d'inhibition et de dynamogénie ; l'inhibition frappant certains centres, d'autres centres présentent une exaltation proportionnelle à l'inhibition des premiers. Ainsi s'explique la disparition plus ou moins profonde de la volonté, de la sen-sibilité à la douleur, l'exaltation fréquente de certains sens spéciaux, la soudaineté des réactions motrices, l'exaltation de l'imagination, de la mémoire, l'automatisme. Mais les centres inhibitoires cérébraux possèdent aussi une action modératrice sur les réflexes bulbaires et médullaires ; d'où, pendant l'hyp-nose, exagération des réflexes spinaux.

VI

Modifications de la respiration et de la circulation chez les hypnotisés.

Voici les réponses de quelques auteurs à la question suivante : *Y a-t-il des modifications de la respiration et de la
circulation?*[1]

Dumontpallier (de Paris). « Oui. »

Sanchez Herrero (de Madrid). « Non, du moins comme phénomène constant, parfois elles s'accélèrent. »

Marot (de Paris). « ? »

Azam (de Bordeaux). « Il m'a semblé que le pouls était plus
rapide et la respiration plus fréquente, mais ces variations
sont peu importantes.

A. Voisin (de Paris). « Peu de modifications de la respiration et de la circulation. »

Beaunis (de Paris). « Les modifications du début, de la circulation et de la respiration sont dues à l'appréhension du
sujet ou au manque d'habitude de l'hypnotiseur. Une fois le
sommeil hypnotique bien établi, la respiration et la circulation
sont calmes et régulières. »

Brémaud (de Brest). « Quand j'endormais les malades par
ordre énergique, je constatais toujours une augmentation
momentanée et courte de la respiration et des mouvements du
pouls. En endormant par persuasion, je n'ai jamais observé
aucun changement notable, quelquefois un léger ralentissement. »

Pitres (de Bordeaux). « ? »

Luys (de Paris). « Oui. »

G. Ballet (de Paris). « Oui. »

1. Réponses à mon questionnaire.

Lajoie (de Nashua-New-Hamspire). « Non, si ce n'est celle d'un sommeil ordinaire, calme. »

De Jong (de la Haye). « Je n'ai pu en constater, si ce n'est sous l'influence de la suggestion. »

David (de Narbonne). « Oui, suivant les procédés d'hypnotisation. Avec le procédé de Liébault, ces modifications ne doivent pas se manifester. »

Henrik Petersen (de Boston). « Dans les cas les plus favorables, les modifications sont presque nulles, s'il y en a. »

Burot (de Rochefort). « Il peut y en avoir. »

Ochorowicz (de Varsovie). « Oui, mais sans règle générale. Il paraît que, le plus souvent, il y a hyperémie, du moins partielle, du cerveau. Il est certain qu'après une hypnotisation bien conduite, la circulation se régularise dans les extrémités et par conséquent dans tout le corps. »

Baron von Schrenck Notzing (de Munich). « La respiration et la circulation se comportent dans l'hypnose profonde comme dans le sommeil normal. »

Sans faire intervenir la suggestion, je n'ai observé que des modifications bien peu accentuées de la respiration et de la circulation : j'ai généralement observé une accélération momentanée de ces deux fonctions au moment de l'invasion de l'hypnose, mais je pense, avec Beaunis, que cette accélération est due à l'appréhension du sujet; elle ne peut être inhérente à l'hypnose même, puisqu'elle n'existe qu'au moment de l'invasion. D'ailleurs ces phénomènes ne se manifestent généralement que lors des premières séances d'hypnotisation; lorsque le sujet est entraîné, il s'endort instantanément, sans présenter aucun symptôme respiratoire ni circulatoire.

La suggestion peut, au contraire, produire des perturbations notables de ces deux fonctions : si l'on suggère au sujet une vive frayeur, ou une émotion violente, on provoque l'accélération réelle des fonctions cardio-pulmonaires.

Bien que n'ayant pu, comme Beaunis, accélérer et ralentir directement ces fonctions par suggestion, je crois à ces expériences; elles sont précises, mathématiques, et elles ont été exécutées par un physiologiste habitué à ce genre de recherches.

VII

Les zones idéogènes.

Les zones idéogènes existent-elles?
Voici les réponses de plusieurs auteurs[1].
DUMONTPALLIER (de Paris). « Oui. »
MAROT (de Paris). « ? »
PITRES (de Bordeaux). « Oui. »
LUYS (de Paris). « ? »
DAVID (de Narbonne). « L'expérience démontre leur exis-
tence. »
BUROT (de Rochefort). « Elles peuvent exister. »
G. BALLET (de Paris). « Oui. »
JOIRE (de Lille). « Oui, si l'on entend par là que des varia-
tions dans la sensibilité de différentes zones provoquent l'ap-
parition et la disparition d'idées et de sentiments divers. »
HENRIK PETERSEN (de Boston). « Je n'en sais rien. »
SANCHEZ HERRERO (de Madrid). « Non. »
BEAUNIS (de Paris). « Je ne le crois pas. »
BRÉMAUD (de Brest). « Je n'ai jamais observé de zones idéo-
gènes que sur des sujets ayant déjà passé par d'autres mains.
Les sujets que j'ai pu observer et qui sont restés vierges de
tout contact étranger n'ont jamais présenté de zones idéogènes.
Sans les nier, je les crois le plus souvent le résultat de sug-
gestions inconscientes, et combien il est facile de suggérer
quelque chose sans le vouloir à un hypnotisé suggestible! »
LAJOIE (de Nashua-New-Hamspire). « Je n'en ai jamais
observé, si ce n'est chez des sujets qui le *savaient*, c'est-à-dire
entraînés. »
DE JONG (de la Haye). « Les zones idéogènes n'existent pas
selon mes expériences. »

1. Réponses à mon questionnaire.

Le Menant des Chesnais (de Ville-d'Avray). « Je crois que les zones idéogènes sont une création de l'hypnotiseur. »

Déjerine (de Paris). « Non. »

Ochórowicz (de Varsovie). « Je crois que non, mais on forme facilement des associations organo-idéiques, qui simulent les phénomènes en question. »

Baron von Schrenck Notzing (de Munich). Elles sont un produit de suggestion. »

En somme, bien peu d'auteurs se sont déclarés partisans des zones idéogènes; pour ma part, je ne connais que Pitres, Dumontpallier, David et Burot qui les aient observées. Ce n'est pas une raison pour conclure, avec la majorité, à la non-existence de ces zones en dehors de toute suggestion.

Je ne suis jamais parvenu à les découvrir chez un sujet vierge de toute autre expérimentation, mais peut-être n'ai-je pas rencontré le sujet qui les présente. Les expériences de Pitres sont trop sérieuses pour que l'on puisse les nier en se basant sur quelques recherches; il est inadmissible que cet auteur ne se soit pas prémuni contre la suggestion inconsciente. D'ailleurs, n'y a-t-il pas une certaine analogie entre les zones hypnogènes et les zones idéogènes. Si la compression de certaines zones donne l'idée du sommeil, celle d'autres régions ne peut-elle pas engendrer l'idée du rire, du dédain, etc.?

Je ne crois pas que l'on puisse nier absolument l'existence des zones idéogènes.

Quant à l'explication de ce phénomène, il se pourrait bien qu'il dépende d'une auto-suggestion inconsciente du sujet, par suite d'associations d'idées et de sensations dont les règles nous échappent.

VII

L'hypnose unilatérale.

L'hypnose unilatérale existe-t-elle ? [1]

Dumontpallier (de Paris). « Oui. »

Marot (de Paris). « ? »

Pitres (de Bordeaux). « Oui. »

Luys (de Paris). « Oui. »

David (de Narbonne). « L'hypnose unilatérale est incontestable. »

Burot (de Rochefort). « L'hypnose unilatérale peut exister. »

Sanchez Herrero (de Madrid). « Oui, très peu fréquente. »

Ochorowicz (de Varsovie). « Oui, relative. »

Joire (de Lille). « Oui, mais chez des sujets rares ou ayant subi un entraînement. »

Brémaud (de Brest). « J'ai cru l'avoir constaté au début de mes recherches. Maintenant je ne la constate plus, mais il m'arrive très facilement de la provoquer sciemment (je fais une distinction entre l'hypnotisé sain et l'hypnotisé à crises hystériques). L'hypnotisé à crises hystériques a presque toujours été expérimenté par tant de gens que je le juge un mauvais sujet d'études. En fait d'expériences probantes, je ne crois plus qu'en l'expérience faite la première fois sur un sujet vierge. Dès la seconde expérience, il y a répétition et souvent suggestion.

« Un jour j'hypnotise pour la première fois un jeune homme, je le fais regarder ses hallucinations à travers un prisme, une lentille, le résultat est en tout conforme aux lois de la phy-

---

1. Réponses à mon questionnaire.

sique. Je veux répéter l'expérience devant quelques confrères, — four complet — le sujet répétait les résultats de la première expérience dans l'ordre du prisme, lentille, etc., observés la veille ; et pas du tout dans l'ordre du corps présenté sur le moment. Mes notes en feraient foi. Depuis ce jour, je suis devenu sceptique sur l'interprétation des expériences et ne crois à l'entière valeur que de la première, et encore faut-il que l'expérimentateur s'observe singulièrement et puisse se critiquer lui-même. »

De Jong (de la Haye). « Je ne crois pas à l'hypnose unilatérale, c'est un produit de suggestion. »

Baron von Schrenck Notzing (de Munich). « Elle est due à la suggestion. »

Pour ma part, je n'ai jamais pu produire l'hypnose unilatérale, sans suggestion, *chez des sujets vierges.* J'ai eu beau faire fixer un objet brillant par un seul œil, comprimer un seul globe oculaire, comprimer une seule zone hypnogène, je n'ai jamais obtenu qu'un sommeil hypnotique bilatéral. Si au contraire, par une parole, par un geste d'une des personnes présentes, le sujet pouvait se douter du résultat qu'on attendait de lui, le phénomène d'hypnose unilatérale se produisait. J'ai essayé maintes fois de reproduire ce phénomène, jamais je n'ai réussi sans suggestion ; aussi je n'hésite pas à répondre négativement à la question posée précédemment : à mon avis, l'hypnose unilatérale spontanée n'existe pas.

Il est bien certain que l'on ne peut se baser sur cette hypnose unilatérale suggérée pour expliquer l'indépendance fonctionnelle des hémisphères cérébraux : si, en effet, un seul côté du corps paraît endormi, ce n'est pas qu'un seul hémisphère fonctionne, c'est que le sujet croit que la moitié de son corps seule présente les phénomènes de l'hypnose.

IX

Action des aimants sur les sujets hypnotisés.

LE TRANSFERT.

J'ai posé la question suivante :
Le transfert existe-t-il ? [1]
a. Transfert ordinaire de Charcot, etc. ?
b. Transfert à l'aide des couronnes aimantées de Luys ?
c. Transfert des hallucinations ?
d. Transfert bilatéral ou polarisation de Binet et de Féré ?
e. Hypnoscope d'Ochorowicz ?
f. Visibilité des effluves magnétiques et électriques de Luys ?
Voici les réponses :
DUMONTPALLIER (de Paris). « Certainement. »
e. « Je n'ai jamais rien constaté personnellement. »
f. « *Idem.* »
MAROT (de Paris). « ? »
PITRES (de Bordeaux). « Oui. »
a. « Oui. »
b. c. d. e. f. « ? »
LUYS (de Paris).
a. b. c. « Assurément oui. »
d. « *Nescio.* »
e. « Rien de bon. »
f. « Assurément. »
JOIRE (de Lille).
a. « Oui. »
b. « Oui. »

1. Réponses à mon questionnaire.

c. « Je ne l'ai jamais constaté, mais par déduction, je le crois possible. »

d. « Jamais constaté. »

e. « Jamais constaté. »

f. « Jamais constaté. »

DAVID (de Narbonne). « Le transfert est indéniable. »

a. « Le transfert ordinaire se rencontre généralement chez tous les sujets hypnotisés. »

b. « Le transfert à l'aide des couronnes aimantées de Luys se montre fréquemment. »

c. « Le transfert des hallucinations n'est pas rare. »

d. « Le transfert bilatéral se rencontre chez les sujets préparés à cet effet. »

e. « L'hypnoscope d'Ochorowicz réussit surtout chez les sujets préparés. »

f. « La visibilité des effluves magnétiques et électriques de Luys est incontestable, mais il faut des sujets exceptionnels. »

BUROT (de Rochefort). « Le transfert existe dans les grands états hypnotiques, mais il faut une certaine mobilité dans les vibrations nerveuses. Il peut se faire par différents moyens.

« La visibilité des effluves n'est pas impossible. »

OCHOROWICZ (de Varsovie). « Certainement, avec ou sans suggestion, dans toutes ses formes. L'hypnoscope agit principalement par *attention expectante,* mais l'action physique de l'aimant peut être prouvée quelquefois, quoique rarement, dans de bonnes conditions. Il ne faut pas tenir compte des sensations, mais de l'anesthésie qu'il provoque. Je n'ai jamais vu une personne éminemment hypnotisable et insensible à l'hypnoscope, et réciproquement. La suggestion peut anéantir l'action de l'hypnoscope ; elle peut simuler l'action avec un hypnoscope faux (en bois, etc.). Mais la réussite seule d'une expérience hypnoscopique (sur le doigt indicateur), par n'importe quel moyen, prouve toujours une sensibilité hypnotique proportionnelle au degré de l'anesthésie obtenue. C'est un moyen précieux de *diagnostic,* non seulement au point de vue de l'hypnotisme, mais comme signe de l'état particulier du système nerveux en général, physiologique ou pathologique, surtout lorsqu'on expérimente des deux côtés et sur différents membres de la même famille. Je n'ai pas pu vérifier la visibilité des effluves magnétiques de Reichenbach (Luys). »

G. Ballet (de Paris). « Oui. »

a. « Oui. »

b. « Rien de moins prouvé. »

c. « Oui. »

Beaunis (de Paris).

a. « Non. »

b. « Je ne le crois pas. »

c. d. e. f. « Je n'ai pas d'expériences sur ce sujet. »

Lajoie (de Nashua-New-Hamspire). « Le transfert peut se faire ou d'une partie du corps à une autre, ou à un objet inanimé.

« Voici une expérience faite le 8 mai 1892. Une dame M…, âgée de 26 ans, santé excellente, mais souffrant depuis des semaines d'une sciatique gauche ; je lui suggérai, à la troisième séance d'hypnose, de briser le pied d'une vieille chaise et de tout jeter dans sa cave, et qu'elle serait guérie ; pas d'amnésie au réveil, et Mme M… me demande si j'espère la guérir par un moyen aussi singulier. Je la renvoie, elle exécute mes ordres et fut guérie. J'avais averti son mari de faire réparer la chaise au bout d'une dizaine de jours. Mme M…, quatorze jours après avoir brisé la chaise, est revenue à mon cabinet et souffrait de nouveau de sa sciatique depuis la veille, c'est-à-dire depuis qu'elle avait vu la chaise *réparée*. Alors, sans l'endormir, je lui dis de briser le pied une seconde fois et de tout brûler. Il y a plus de deux ans de cela et la sciatique n'est pas revenue. »

b. « Je n'ai pu l'obtenir. »

c. d. e. « ? »

f. « Oui. »

De Jong (de la Haye). « Le transfert est un produit de suggestion et se manifeste seulement si le sujet comprend la signification de l'expérience ; un grand nombre d'expériences m'ont démontré ça. »

Brémaud (de Brest). « On obtient tout cela par suggestion. En dehors de la suggestion : l'électricité, l'aimant, ont-ils une action quelconque? J'ai essayé et n'ai obtenu aucun résultat.

« Une feuille de papier qu'on dit magnétisée peut faire un excellent hypnoscope.

« Des hystériques hypnotisés peuvent voir tout ce qu'on leur ordonne de voir. Des hypnotisés qui ne voyaient aucune effluve et affirmaient ne rien voir, en voyaient de toutes les couleurs quand on les avait suffisamment dirigés dans cette voie. Présentée par un confrère non prévenu celui-ci pourrait prendre cette visibilité comme sincère. Il est, je crois, très facile de mystifier un homme de bonne foi. Je ne crois qu'aux premières expériences sur des sujets vierges. »

Henrik Petersen (de Boston). « Autrement que par la suggestion, je ne crois pas; ma conviction est que l'aimant n'exerce aucune influence sur le système nerveux et l'état psychique. »

a. b. c. d. e. « Non. »

f. Oui, comme lumière ou clarté, sans pouvoir les classer magnétiques ou électriques.

Déjerine (de Paris). « Le transfert sous toutes ses formes est pour moi uniquement dû à la suggestion. »

Baron von Schrenk Notzing (de Munich). « Je ne puis le considérer que comme un produit de suggestion. »

« Également l'hypnoscope avec lequel j'ai constaté de nombreuses expériences de contrôle, n'agit d'après moi que par suggestion. »

Donc, pour Dumontpallier, Pitres, Luys, David, G. Ballet, Burot, Lajoie, Joire et Ochorowicz le transfert ordinaire existe; pour Beaunis, de Jong, Brémaud, Henrik Petersen, Déjerine et von Schrenck, il n'est qu'un effet de la suggestion. Pour Dumontpallier, Luys, David, Burot, Joire et Ochorowicz, le transfert à l'aide de couronnes aimantées est réel, Pitres en doute, Lajoie, Beaunis, de Jong, Brémaud, Henrik Petersen, Déjerine et von Schrenck en nient l'existence.

Dumontpallier, Luys, David, Burot, G. Ballet, Joire et Ochorowicz croient au transfert des hallucinations; Pitres et Lajoie en doutent; De Jong, Brémaud, Henrik Petersen, Déjerine et von Schrenck n'y croient pas.

Le transfert bilatéral existe pour Dumontpallier, David, Burot et Ochorowicz; il est douteux pour Pitres, Luys, Joire et Lajoie, et n'existe pas pour De Jong, Brémaud, Henrik Petersen, Déjerine et von Schrenck.

L'hypnoscope possède une réelle valeur selon David et Burot; son action est problématique pour Pitres, Joire et Lajoie; elle est nulle pour Dumontpallier, Luys, De Jong, Brémaud, Henrik Petersen, Déjerine et von Schrenck.

Enfin, la visibilité des effluves magnétiques et électriques est admise par Luys, David, Burot, Lajoie et Henrik Petersen; elle est douteuse pour Pitres et Joire et elle n'existe pas pour Dumontpallier, De Jong, Brémaud, Déjerine et von Schrenck.

Je ne puis mieux faire, pour exposer ma manière de voir à propos de ces questions, que de reproduire un extrait de la communication que je fis en juin 1894 à la Société des Sciences médicales de Bruxelles[1].

ACTION DES AIMANTS SUR LES SUJETS HYPNOTISÉS

LE TRANSFERT. — LES COURONNES AIMANTÉES. — LES EFFLUVES MAGNÉTIQUES.

« Le transfert fut découvert en 1879 par Charcot, Luys et Dumontpallier[2] qui avaient été chargés par la Société de Biologie d'examiner les données de Burcq sur la métalloscopie. Ces auteurs crurent remarquer que les métaux, et surtout les aimants, sont capables, par la simple application sur la peau, de faire passer d'un côté du corps à l'autre des anesthésies, des contractures, des paralysies, etc.

---

1. CROCQ fils, *Expériences de suggestion* (*Journ. de Méd. de Bruxelles,* août 1894).
2. CHARCOT, LUYS et DUMONTPALLIER (*Communication à la Société de Biologie,* 1879).

Babinski[1] reprit cette étude en 1886 et déclara que ces transferts peuvent même se produire d'un sujet à un autre.

En 1890, Luys[2] communiqua à la Société de Biologie une note intitulée : « *Du transfert à distance, à l'aide d'une couronne aimantée, d'états névropathiques variés d'un sujet à l'état de veille à un autre à l'état hypnotique.* D'après l'auteur, on pourrait ainsi transporter sur l'aimant un état psychique d'un sujet à un autre; en plaçant, par exemple, la couronne pendant cinq minutes sur la tête d'un mélancolique, cette couronne se charge d'une partie de la mélancolie du malade; si alors on la place sur la tête d'un sujet sain endormi, ce dernier manifeste bientôt tous les symptômes de mélancolie présentés par le malade. La mélancolie développée artificiellement se dissipe du reste fort facilement.

Le transfert de Charcot, de Babinski, est unilatéral; celui que Luys produit avec ses couronnes aimantées peut être considéré comme bilatéral.

C'est aussi un transfert bilatéral que Binet et Féré[3] ont appelé *polarisation humaine* et qui consiste dans la disparition momentanée d'une hallucination visuelle ou de la vision réelle d'un objet sous l'influence de l'aimant; on prie un sujet éveillé de regarder attentivement un gong, on approche l'aimant de sa tête, le gong disparaît à sa vue.

La polarisation serait encore capable de produire des phénomènes complémentaires; on suggère à un sujet l'hallucination d'une croix rouge; on approche, à son insu, un aimant de sa tête; le sujet voit apparaître des rayons verts entre les bras de la croix; peu à peu ces rayons verts s'allongent, la croix devient rose, puis verte, et enfin le sujet voit une croix vide, un trou en forme de croix, entouré de rayons verts.

Pour terminer ce qui se rapporte à l'action des aimants sur les sujets hypnotisés, je dois vous parler des recherches de

1. BABINSKI (*Soc. de psychol. psysiol.* Octobre 1886 et *Soc. de Biologie.* Nov. 1886).
2. LUYS (*Société de Biologie.* Nov. 1890).
3. BINET et FÉRÉ, *Le magnétisme animal.* Paris, 1887, p. 199, et *Revue philos.,* 1885, p. 369.

Luys[1] sur la visibilité des effluves magnétiques et électriques
chez les sujets placés en état hypnotique. « Parmi les aptitudes
des sujets placés en état hypnotique, dit Luys, il en existe
une très remarquable : c'est de devenir sensibles à l'action
des effluves aimantés, d'être attirés et repoussés par ces
effluves, et surtout de percevoir les différences de coloration
des effluves qui émanent soit du pôle positif (rouge), soit du
pôle négatif (bleu). »

Ces phénomènes, que l'on pourrait qualifier de merveilleux,
ont été diversement interprétés; certains auteurs s'en sont
déclarés partisans, d'autres les ont niés.

Je voudrais aujourd'hui, Messieurs, vous démontrer que
*tous ces phénomènes existent réellement, mais qu'ils sont tous
d'ordre suggestif.*

Faisons rentrer Léon, que nous avons eu soin de faire
sortir pendant ces préliminaires, endormons-le et voyons ce
qui va se produire.

Je lève le bras droit du sujet : ce bras reste immobile, dans
la position que je lui ai donnée; j'approche un aimant, *sans
rien dire,* de son bras gauche; au bout de quelques secondes,
le bras droit s'abaisse insensiblement, le gauche s'élève et
prend la position de l'autre. Je recommence cette expérience,
elle réussit toujours; je la fais aux membres inférieurs, même
résultat; je place l'aimant derrière la tête du sujet : ses bras
s'élèvent, d'abord le droit, puis le gauche. On pourrait croire
que le sujet se guide sur ma présence d'un côté ou de l'autre
de son corps et qu'il sait ainsi de quel côté j'approche l'aimant,
bien que ses yeux soient bandés. Il n'en est rien. Vous voyez,
Messieurs, que je viens de prier, par signes, M. R. Verhoogen
d'approcher l'aimant pendant que je parlais à dessein du côté
opposé; le transfert s'est produit. M. Gratia pense qu'il
pourrait y avoir suggestion mentale; je me place loin du
sujet, je lui tourne le dos, je ne sais ce qu'il doit faire, et le
transfert réussit encore. Tout ceci semblerait indiquer l'existence
réelle de l'action de l'aimant sur les sujets endormis; mais si

---

1. LUYS, *De la visibilité des effluves magnétiques et électriques chez les sujets
en état hypnotique* (Ann. de psych. et d'hypn., 1892, p. 193).

j'approche mes poings au lieu d'approcher l'aimant, les mêmes phénomènes se reproduisent de rechef !

On pourrait m'objecter que si Charcot, Luys etc., attribuent au fluide magnétique certaines actions sur les somnambules, Luys, de Rochas, etc., croient que l'homme est chargé d'un fluide analogue et que, par conséquent, quand j'approche mes poings, le fluide qui s'en dégage peut agir semblablement sur le somnambule.

Malheureusement, si j'approche ma canne au lieu d'approcher l'aimant ou mes poings, le transfert se fait encore ; je puis approcher un objet quelconque, toujours le phénomène se réalise. Il faudrait donc admettre que tous les corps sont bons conducteurs du fluide humain et que ce fluide humain est analogue au fluide de l'aimant.

Je ne crois pas pouvoir accepter une telle théorie et je préfère conclure de ces expériences une chose bien simple : c'est que mon sujet sent lorsqu'on approche un objet quelconque de son corps, qu'il est hyperesthésié, qu'il possède en somme une sensibilité très grande, une espèce de pseudo-extériorisation de la sensibilité.

On pourrait objecter à cette manière de voir que Léon est anesthésique, puisqu'on peut, comme je l'ai fait tantôt, le piquer, le brûler sans produire de réaction. Je répondrai à cela que mon sujet peut parfaitement être en même temps anesthésique et hyperesthésique pour certaines sensations, qu'il peut présenter une *disssociation* sensorielle analogue à celle des noctambules qui ne voient, qui ne sentent, n'entendent que ce qui fait partie de leur rêve. Un noctambule se lève, il allume sa bougie, il travaille ; plusieurs personnes entrent, il ne les voit pas ; elles allument d'autres bougies, il ne s'aperçoit de rien et continue à travailler ; quelqu'un éteint la bougie allumée par le noctambule, aussitôt ce dernier ne voit plus, il tâtonne, cherche des allumettes, se heurte aux meubles ; il ne voit que lorsque sa bougie est allumée ; les autres lumières ne l'éclairent pas, il ne les voit pas.

Eh bien, Messieurs, je crois que Léon présente une dissociation analogue ; son rêve, à lui, c'est ce que je veux lui faire

faire, c'est la suggestion. Je ne lui ai jamais dit de présenter
ces phénomènes, mais certaines phrases peuvent m'avoir
échappé et avoir produit chez lui une véritable suggestion ; je
dirai avec Bernheim[1], « qu'on ne saurait croire avec quelle
finesse certains hypnotisés *flairent*, si je puis dire ainsi, l'idée
qu'ils doivent réaliser ; un mot, un geste, une intonation les
mettent sur la voie. »

Pour moi, tous ces phénomènes sont dus à de la suggestion
inconsciente, involontaire.

Quant au transfert de Babinski, d'un sujet à un autre, j'en
ai vu de nombreux exemples à la Charité, dans le service de
Luys. Je suppose un individu atteint de contractures hystériques ; on le fait asseoir, on lui place les mains dans celles
d'un sujet endormi, assis en face de lui, les genoux de l'un
touchant ceux de l'autre. On promène un aimant tout le long
des bras des deux individus en passant par leur poitrine ;
bientôt la contracture se manifeste chez le sujet endormi, en
tout semblable à ce qu'elle était chez l'hystérique éveillé.

On peut reproduire ces expériences, mais elles ne réussissent
que quand le sujet endormi sait quelle maladie il doit présenter ; si on lui bande fortement les yeux, si on l'amène ensuite
auprès d'un malade qu'il n'a jamais vu, si l'on a surtout soin
de ne laisser échapper aucune parole, de ne faire aucun geste,
le sujet présente des phénomènes qui peuvent encore, par
hasard, être exacts, mais qui, le plus souvent, sont inexacts.

Pour prouver d'une manière irréfutable la nature suggestive
du transfert de Babinski, je puis procéder comme je l'ai fait
pour le transfert ordinaire : au lieu de me servir de l'aimant,
je promène mes poings ou une canne sur les bras des deux
individus en expérience, et le transfert se reproduit tout aussi
bien qu'avec l'aimant.

Cela diminue-t-il la valeur thérapeutique du transfert de
Babinski, tel que Luys l'employait à la Charité? Nullement,
car si tout, dans le transfert, est suggestif, ce transfert frappe

1. BERNHEIM, *De l'action médicamenteuse à distance* (*Revue de l'hypnotisme,*
1888, p. 164.)

fortement l'imagination du malade qui voit son mal passer à un autre individu et qui s'en trouve véritablement soulagé. Le transfert peut être un puissant moyen curatif par suggestion, bien qu'il n'ait, à mon avis, aucune valeur scientifique.

Est-il nécessaire de dire que le transfert à distance d'états névropathiques variés à l'aide d'une couronne aimantée, procédé recommandé par Luys, n'est aussi qu'une manière de suggestion?

Ici encore, comme pour le transfert ordinaire et le transfert de Babinski, on peut obtenir des expériences très belles et très concluantes; mais c'est toujours que le sujet endormi, chez lequel doivent se manifester les symptômes névropathiques, a flairé, deviné par un indice quelconque ce qu'il doit présenter; cette sensibilité exquise que vous avez remarquée, Messieurs, dans les expériences de transfert, le sujet la met à son service pour recueillir les moindres impressions pouvant lui faire deviner ce qu'il doit faire. Ici encore, si l'on fait l'expérience avec un malade que le sujet ne connaît pas, si l'on a soin de ne lui donner aucun indice, les résultats sont vagues, inconstants; si l'on se sert d'une fausse couronne aimantée, en fer ou en bois, l'expérience réussit tout aussi bien qu'avec la couronne aimantée véritable.

Je crois donc que la valeur scientifique de ces couronnes aimantées est douteuse, mais, je crois que leur valeur thérapeutique est, au contraire, très grande; j'ai été témoin, à la Charité, d'améliorations et même de guérisons par l'application journalière de ces couronnes. C'est que, de même que le transfert, l'application de ces couronnes est un moyen puissant de suggestion : le mélancolique, le neurasthénique, le névropathe quelconque qui voit la maladie qui l'obsède passer ainsi de son cerveau à celui d'un autre individu croit réellement être débarrassé d'une partie de son mal et guérit, ou est soulagé par suggestion.

La *polarisation psychique* de Binet et Féré se réalise dans les mêmes circonstances : Si je donne à Léon l'hallucination d'un singe, ou si je lui fais regarder pendant son sommeil (les yeux ouverts) un banc ou un objet quelconque, l'hallucination du singe ou la vision réelle du banc disparaissent au moment où j'approche l'aimant; c'est encore que mon sujet sait ce qu'il doit faire, c'est qu'il possède l'hyperesthésie spéciale qui lui indique l'approche d'un corps quelconque de son tégument cutané.

D'ailleurs, si, au lieu d'approcher l'aimant, j'approche mes poings, ma canne, etc., la polarisation s'effectue tout aussi bien.

Ces remarques sont applicables aux phénomènes *complémentaires* décrits par Binet et Féré : la croix rouge devient rose, verte, etc., aussi bien avec mes poings et ma canne qu'avec l'aimant.

Quant à la visibilité des effluves magnétiques, *bleus* au pôle négatif, *rouge* au pôle positif, les premiers attirant le malade, les seconds donnant, au contraire, une sensation de répulsion, je dois dire que le sujet que j'ai vu à la Charité présentait ces phénomènes d'une manière frappante : pour réaliser ces expériences, on se sert ordinairement d'un barreau aimanté droit; il suffit de présenter subitement, après l'avoir caché derrière le dos, le pôle négatif de l'aimant pour voir aussitôt, sans un moment de réflexion, le sujet fasciné s'élancer sur ce pôle, le caresser et le regarder avec délices. Si, au contraire, on présentait le pôle positif, le sujet était subitement pris d'horreur, il allait se cacher pour ne plus voir les effluves rouges. M. Luys réussissait *toujours* ces expériences ; j'ai voulu me convaincre de la réalité de ces phénomènes, et je dois dire qu'au début de mes essais avec le sujet de M. Luys, j'ai parfaitement réussi : je cachais l'aimant et brusquement je lui présentais un pôle quelconque ; j'enregistrais les phénomènes, puis je regardais à quel pôle j'avais affaire et toujours je réussissais.

Le barreau aimanté était composé de trois parties métalliques, retenues en contact par un ruban bleu ; je crus remarquer un jour que ce ruban avançait un peu plus d'un côté que de l'autre ; je le remis bien au milieu et subitement je présentai le pôle *négatif* au sujet ; il manifesta une profonde horreur et s'enfuit : il avait donc vu des effluves *rouges ;* or il

aurait dû voir des effluves *bleus,* il aurait dû être attiré. Ma
conviction fut dès lors fortement ébranlée, et de retour à
Bruxelles, je m'empressai de répéter ces expériences. N'ayant
pu trouver un sujet qui présentât la visibilité spontanée des
effluves magnétiques, j'imaginai d'en créer un : je suggérai
à Joséphine qu'elle verrait d'un côté de l'aimant des effluves
rouges, de l'autre des effluves bleus.

Cette Joséphine était un sujet hystérique très sensible, qui
présentait une hyperesthésie sensorielle analogue à celle de
Léon ; cette malade, que j'ai du reste eu l'honneur de montrer
à la Société, présentait une pseudo-extériorisation *artificielle*
de la sensibilité ; elle sentait, comme Léon, l'approche d'un
corps quelconque à une distance de quelques centimètres de
la peau. Eh bien, Messieurs, Joséphine réalisa très bien la
visibilité des effluves magnétiques ; je lui présentais subitement un pôle quelconque de l'aimant : elle devinait souvent
juste ; quelquefois cependant elle se trompait, plus souvent
certainement que le sujet de Luys, mais je ne l'avais dressée
que pendant une quinzaine de jours ; Luys connaissait son sujet
depuis des années.

Comment Joséphine s'y prenait-elle pour se tromper si rarement? Je crois qu'on peut encore expliquer ce phénomène
par cette espèce d'hyperesthésie que manifestent certains sujets
hypnotisés ; les barreaux aimantés présentent généralement
de petites taches, la couleur qui recouvre le milieu du barreau
offre certaines éraillures, les deux bouts de l'aimant peuvent
avoir des formes différentes, etc. ; nous distinguons à peine
ces particularités qui sont des indices certains pour des sujets
hyperesthésiés.

C'est donc toujours cette espèce de flair que possèdent certains sujets, qui les met à même de réaliser ces expériences
merveilleuses que l'on peut, je crois, qualifier toutes de suggestives. »

Quant à l'hypnoscope d'Ochorowicz, je n'ai jamais observé
d'action bien constante ; tout a toujours dépendu de l'auto-
suggestion : les malades qui s'imaginaient devoir ressentir
quelque chose réagissaient parfaitement, les autres ne présentaient aucun phénomène.

X

De l'extériorisation de la sensibilité.

A la question suivante :

« *L'extériorisation de la sensibilité existe-t-elle?* il a été répondu par[1] :

SANCHEZ HERRERO (de Madrid). « Je crois que oui. »

BUROT (de Rochefort). « L'extériorisation de l'influx nerveux est très probable ; elle doit se développer dans de certaines conditions. »

DAVID (de Narbonne). « J'ai constaté d'une façon irréfutable l'extériorisation de la sensibilité même à l'état de veille, chez des sujets n'ayant jamais été hypnotisés. »

LUYS (de Paris). « Oui. »

PITRES (de Bordeaux). « ? »

MAROT (de Paris). « J'ai refait et réussi quelques-unes des expériences de Barety ; en particulier un objet ou une personne étant vus par l'hypnotisé lorsqu'ils étaient touchés du doigt par l'hypnotiseur, et disparaissant pour l'hypnotisé, dès que le doigt ne les touchait plus. Bien entendu, toutes les précautions ayant été prises pour éviter les suggestions, l'hypnotisé ne pouvant s'apercevoir en rien de ce que l'on faisait, et parlant sans être questionné. »

OCHOROWICZ (de Varsovie). « Probablement, mais je n'ai pas eu de preuves suffisantes. Se méfier de la suggestion mentale et autres suggestions involontaires. »

DUMONTPALLIER (de Paris). « Je ne sais. »

LE MENANT DES CHESNAIS (de Ville-d'Avray). « Les quelques expériences que j'ai faites d'extériorisation de la sensibilité ont été négatives. Je n'ai pas encore d'opinion personnelle sur ce point, pas plus que sur la question du transfert. »

1. Réponses à mon questionnaire.

HENRIK PETERSEN (de Boston). « Jusqu'à présent mes expériences restent sans résultat définitif. »

BEAUNIS (de Paris). « Je n'ai jamais pu la constater. »

JOIRE (de Lille). « Je n'admets pas l'extériorisation de la sensibilité, mais j'explique les expériences de Rochas par le phénomène de sensibilité à distance que j'ai prouvé (*Neurohypnologie*, p. 119. — Voir la discussion et l'application de ce fait aux expériences de de Rochas, *Revue de l'Hypnotisme*, déc. 1893, p. 172. »

BRÉMAUD (de Brest). « Je serais très désireux de voir des expériences sincères, j'ai recherché, je n'ai rien trouvé. Quand j'ai VOULU extérioriser la sensibilité, chez un certain nombre j'ai réussi en quelques minutes; un hystérique hypnotisé est suggestible à l'infini; un geste, un froncement de sourcil lui indiquent ce qu'il faut qu'il fasse ou qu'il dise. »

DE JONG (de la Haye). « Je n'ai pu constater l'extériorisation de la sensibilité. »

LAJOIE (de Nashua-New-Hamspire). « ? »

DÉJERINE (de Paris). « L'extériorisation de la sensibilité est uniquement due à la suggestion. »

G. BALLET (de Paris). « Rien ne l'établit. Les expériences de de Rochas sont des plus défectueuses. »

Voici ce que j'ai dit, en juillet 1893, dans la *Revue de l'hypnotisme* (p. 36 à 38).

« 1° *Pseudo-extériorisation spontanée.* — Collette H... présentait, *dès la première séance,* les phénomènes suivants : la sensibilité était complètement absente; si au lieu de piquer dans la peau, on piquait à plusieurs reprises dans l'atmosphère, à une distance de un à deux centimètres, la malade, interrogée, indiquait parfaitement l'endroit exact où l'on opérait; si l'on piquait à une distance plus grande, elle ne ressentait rien.

Ayant constaté ce premier point, j'ai voulu essayer de charger une statuette de cire ou un verre d'eau de cette sensibilité : une statuette de cire étant placée dans la main de Collette, je pique cette statuette à l'aide d'une épingle, la

21

malade ne ressent rien ; si je pratique la même expérience en
plaçant la poupée sur la poitrine de la malade, elle ne ressent
pas davantage la piqûre ; si je pique la figurine après l'avoir
enlevée du contact de Collette, aucune sensation n'est non
plus perçue.

Avec des plaques photographiques je n'ai rien obtenu ;
celles-ci, étant appliquées au contact du sujet extériorisé, et
reproduisant ensuite l'image de ce dernier, n'ont pas présenté
les particularités qu'ont observées de Rochas et Luys.

Ces expériences, faites sans parti pris, car j'avoue n'avoir
pas cru jusqu'ici à ces phénomènes, prouvent que, *chez certains
sujets spéciaux*, il y a *un semblant* d'extériorisation de la sensibilité, existant *spontanément* pendant le sommeil hypnotique.

Je ne puis être aussi affirmatif que de Rochas, qui semble
dire que l'extériorisation de la sensibilité est la règle chez les
sujets en état somnambulique. Quant à la possibilité de charger
un corps de la sensibilité de la personne extériorisée, je ne
pourrai l'admettre que lorsque je serai parvenu à le reproduire
chez un sujet non habitué aux manœuvres hypnotiques. Le
doute persiste en mon esprit à cet égard, mais j'espère, si le
fait existe réellement, pouvoir bientôt m'en assurer d'une
manière indéniable.

2° *Pseudo-extériorisation artificielle.* — J'ai appelé pseudo-
extériorisation spontanée celle qui se manifeste d'elle-même,
sans suggestion aucune ; pour mettre les expérimentateurs à
l'abri de toute cause d'erreur, je vais montrer que l'on peut
produire par suggestion une pseudo-extériorisation artificielle
absolument semblable à la précédente.

*La première fois que j'ai hypnotisé Joséphine, elle ne
présentait aucun phénomène d'extériorisation de la sensibilité ;* comme elle est très intelligente, je lui dis : « Écoutez
bien : votre sensibilité, au lieu d'être sur votre peau, sera
maintenant au-dessus de votre peau, de telle sorte que, quand
je piquerai la peau, vous continuerez à ne rien sentir, et quand,
au contraire, je piquerai dans l'air qui se trouve au-dessus de
la peau, vous sentirez. Est-ce bien compris » ? La malade
répond affirmativement et aussitôt elle présente une extériori-

sation de la sensibilité aussi développée que celle de Colette.

Si je lui place la figurine de cire en mains, elle ne sent pas quand je pique dans la cire ; à la poitrine, les résultats sont les mêmes ; avec un verre d'eau, les phénomènes sont semblables. Comme précédemment aussi, si j'enlève l'objet de la zone sensible, le sujet ne ressent pas les piqûres.

Avec des plaques photographiques sensibilisées, les résultats ont été aussi négatifs.

Ces phénomènes se sont reproduits chaque fois que j'ai hypnotisé la malade *sans nouvelle suggestion.* Cette pseudo-extériorisation artificielle de la sensibilité n'a pu être reproduite chez aucun autre sujet ; il faut donc admettre une particularité individuelle, comme pour la pseudo-extériorisation spontanée.

Je concluerai donc que *chez certains sujets spéciaux, on peut produire par suggestion une pseudo-extériorisation artificielle de la sensibilité, en tout semblable à la pseudo-extériorisation spontanée.*

J'ai appelé à dessein *pseudo-extériorisation* ce que de Rochas appelle extériorisation, parce que je crois que ces phénomènes doivent être expliqués tout autrement qu'on ne l'a fait jusqu'à présent. Ce qui paraît surnaturel pourrait bien n'être qu'un phénomène physique très simple tel que : vibration de l'air, température de l'objet approché du corps, etc. Ceci ne peut encore être expliqué scientifiquement, ce n'est pas une raison pour croire aussitôt au surnaturel[1].

Cette première publication fut mal comprise par Mavroukakis, qui me prit pour un chaud partisan de la théorie de de Rochas. Voici ce que je répondis[2] :

« Dans une communication à la Société d'hypnologie, M. Mavroukakis a rapporté quelques expériences faites dans le but de s'assurer de la réalité de l'extériorisation de la sen-

---

1. CROCQ fils, *De la pseudo-extériorisation de la sensibilité (Comm. à la Soc. des sciences méd.,* et *Revue de l'Hypn.,* 1893, p. 362).

2. CROCQ fils, *A propos de la pseudo-extériorisation de la sensibilité (Revue de l'Hypnotisme,* 1894, p. 217).

sibilité : « En cherchant à vérifier ce phénomène, a-t-il dit, j'ai remarqué que cette sensibilité extériorisée était un phénomène produit par la suggestion... J'ai conclu que ce n'était pas le fluide magnétique qui provoquait cette prétendue extériorisation de la sensibilité, mais que c'était tout simplement la suggestion.. ».

Pour prouver ce fait, l'auteur se place à quatre mètres d'une somnambule, il lui dit : « Madame, je vais vous piquer à la main gauche où vous ressentirez une très forte douleur; » dans une autre expérience, l'auteur place un verre d'eau dans la main du sujet, il lui dit : « Une partie de votre sensibilité va passer dans le verre; chaque fois que je le piquerai, c'est vous qui sentirez la douleur; » s'il piquait le verre sans bruit, il n'y avait aucune sensation; s'il touchait le verre en produisant un son, le sujet ressentait la piqûre.

Les expériences rapportées par M. Mavroukakis sont probablement réalisables chez toutes les somnambules : elles sont d'une simplicité extraordinaire et l'on s'étonne réellement de voir citer des expériences de suggestion aussi élémentaires pour arriver à conclure que l'extériorisation de la sensibilité n'est que de la suggestion.

M. Mavroukakis cite « Crocq (de Bruxelles) et de Rochas » comme s'étant occupés de l'extériorisation de la sensibilité; il ajoute : « Ces expériences m'ont convaincu que ce n'est pas le fluide magnétique qui agit dans ces cas, mais tout simplement la suggestion, et que, probablement, les auteurs de la pseudo-extériorisation de la sensibilité ont été trompés par les faits. »

Il ressort clairement de la communication de M. Mavroukakis qu'il me considère comme partisan de l'extériorisation de la sensibilité, telle que de Rochas l'a décrite et que, par conséquent, il a mal compris mon récent article sur la pseudo-extériorisation de la sensibilité.

Je dois d'abord faire remarquer que j'ai été le premier à appeler *pseudo-extériorisation* de la sensibilité le phénomène décrit par Rochas et Luys sous le nom d'extériorisation de la sensibilité. Je voulais par cette dénomination indiquer nettement que le phénomène considéré par son inventeur comme une manifestation fluidique et surnaturelle, je le considérais au contraire comme purement physique.

Il y a six mois déjà, j'ai pu produire une pseudo-extériorisation artificielle bien plus caractéristique que celle que rapporte M. Mavroukakis, je n'ai cependant pas conclu à la non-existence de la pseudo-extériorisation spontanée de la sensibilité. Je le répète, mes vues diffèrent totalement de celles de M. de Rochas; tandis que ce dernier auteur considère le phénomène qui nous occupe comme fréquent, je le crois d'une rareté exceptionnelle; au lieu de considérer cette extériorisation comme due à des émanations fluidiques, je crois qu'elle dépend tout simplement de phénomènes physiques inconnus; enfin je n'ai pu réaliser la pseudo-extériorisation qu'en expérimentant à une distance de un centimètre de la peau du sujet, toutes les autres expériences rapportées par de Rochas n'ont pu être réalisées; jamais le verre d'eau ou la statuette de cire, ni les plaques photographiques ne se sont chargées de la sensibilité du sujet, ce qui tend à prouver qu'il s'agit simplement de phénomènes physiques ressentis par un sujet hypnotisé. »

XI

Action à distance des substances toxiques et médicamenteuses.

Que pensez-vous de l'action des médicaments à distance ?[1]

Luys (de Paris). « C'est indiscutable. »

Burot (de Rochefort). « Ce n'est pas seulement un effet de suggestion. »

David (de Narbonne). « Elle est le résultat de la transmission de la pensée de l'opérateur. »

1. Réponses à mon questionnaire.

Ochorowicz (de Varsovie). « Il y a quelque chose là dedans, mais rien de positif pour le moment. En tout cas, ce sont plutôt des idiosyncrasies sans règle générale. »

Pitres (de Bordeaux). « ? ».

Marot (de Paris). « ? ».

Sanchez Herrero (de Madrid). « Je n'ai obtenu qu'insuccès. »

A. Voisin (de Paris). « Les médicaments n'opèrent pas à distance. »

Dumontpallier (de Paris). « Mes expériences personnelles ont toujours été négatives. »

Beaunis (de Paris). « Je n'y crois pas, cependant je n'ai pas fait d'expériences personnelles à cet égard. »

Joire (de Lille). « Je crois que cette action doit être attribuée à la suggestion et au contact. »

Brémaud (de Brest). « Je n'ai rien obtenu; rien que par mon attitude, mon air d'attente, de crainte, de satisfaction, de mécontentement, sans prononcer un mot, j'ai pu empoisonner des sujets endormis, avec de l'eau claire, et constater que la strychnine, l'ipéca restaient sans effet. »

De Jong (de la Haye). « L'action des médicaments à distance n'existe pas, selon mes expériences; les effets sont des produits de suggestion. »

Lajoie (de Nashua-New-Amspire). « Je crois que c'est de la suggestion plus ou moins ouverte. »

Déjerine (de Paris). « C'est de la suggestion. »

G. Ballet (de Paris). « Rien ne le prouve, pas une expérience valable. »

Burot et Luys sont les inventeurs de l'action des médicaments à distance, il n'y a donc que David et Ochorowicz qui s'en déclarent partisans; tous les autres auteurs ont répondu négativement, excepté Pitres et Marot qui doutent.

Je ne puis mieux exposer ma manière de voir à ce sujet qu'en reproduisant ce que j'ai dit à la Société des Sciences médicales en juin dernier[1].

1. Voir *Journal de Méd.*, août 1894.

« *Actions à distance des substances toxiques et médicamen-teuses.* MM. Bourru et Burot[1], professeurs à l'École de médecine de Rochefort, voulant étudier les phénomènes produits par le contact des métaux chez les hypnotisés, imaginèrent, pour contrôler leurs résultats premiers, d'avoir recours à des solutions salines. Ils virent, à leur grande surprise, ces solutions agir, par le simple contact sur la peau, comme si on les avait fait ingérer aux sujets ; avec l'iodure de potassium ils produisirent des bâillements et des éternuements.

Ils expérimentèrent alors avec les alcaloïdes et ils virent que l'opium produit le sommeil ; l'atropine, la dilatation de la pupille ; le chloral, un sommeil avec ronflement ; la digitaline, des vomissements ; le jaborandi, une salivation abondante et de la sudation, etc.

Les auteurs se servent de tubes qui doivent, autant que possible, ne pas être fermés hermétiquement ; ces tubes, que les auteurs appliquaient d'abord contre la peau, doivent plutôt être placés à 5 centimètres de cette dernière, de crainte d'ob-tenir des résultats trop forts ; les solutions contenues dans les tubes doivent être diluées afin d'éviter les actions brutales, toxiques des substances ; la durée de l'application doit varier de deux à cinq minutes et quelquefois même beaucoup plus longtemps.

Luys reprit ces recherches ; il fut convaincu de la réalité des théories de Bourru et Burot et il n'hésita pas à commu-niquer ses résultats à l'Académie de médecine et à la Société de Biologie (1888).

L'Académie nomma une commission pour vérifier ces phé-nomènes, et Dujardin-Beaumetz[2], rapporteur, conclut à leur non-existence.

Voisin[3] et Bernheim[4] reprirent les expériences de Bourru, Burot et Luys, et ils conclurent que tous ces phénomènes sont dus à la suggestion.

---

1. BOURRU et BUROT, *Société de psychol. philosophie,* décemb. 1885 (*Revue philos.* mars 1886.)
2. DUJARDIN-BEAUMETZ, *Comptes rendus, Acad. méd.,* août 1888.
3. VOISIN, *Action des médic. à distance* (*Soc. méd.-psych.,* octobre 1887).
4. BERNHEIM, *De l'action médicamenteuse à distance* (*Rev. de l'Hypnot.,* 1888, p. 161).

Mon sujet, Léon, réalise parfaitement l'action des médicaments à distance : voici quatre tubes contenant des substances diverses ; j'en ai pris un au hasard, je l'ai placé dans le cou de mon sujet et vous avez vu qu'il a manifesté une agitation extrême sans que j'aie prononcé une parole : c'est de l'ammoniaque.

Avec cet autre tube, j'ai obtenu encore une agitation très grande : c'est du chloroforme.

Avec celui-ci, j'ai obtenu le calme et le sommeil : c'est de l'éther.

Avec le dernier, j'ai obtenu du malaise, des maux de tête : c'est une solution de morphine.

Recommençons cette série d'expériences.

J'ai pris un tube quelconque, il y a eu sommeil profond : c'est du chloroforme.

Avec un second tube j'ai obtenu de l'agitation : c'est l'ammoniaque.

Avec un troisième tube, il s'est manifesté de l'agitation encore : c'est l'éther.

Enfin, avec le quatrième tube s'est produit le sommeil.

Vous voyez, Messieurs, que mon sujet essaie inconsciemment de me contenter ; il manifeste certains symptômes particuliers lorsque j'approche un tube, mais ces symptômes ne sont nullement constants, ils varient pour une même substance, d'une expérience à l'autre.

Quelquefois le sujet devine juste, et si on annonce ce qui doit se produire, il réussit toujours. J'ai essayé avec d'autres substances, avec de l'eau, avec un tube vide, et toujours il a manifesté certains phénomènes vagues pouvant être interprétés différemment, suivant l'idée préconçue de l'expérimentateur.

Ici encore je crois qu'il s'agit de suggestion inconsciente ; je crois que le sujet tâche de se guider par ce flair si caractéristique que présentent les somnambules hyperesthésiques. »

XII

Des suggestions hypnotiques.

Que faut-il entendre par suggestion ?

Consiste-t-elle, comme Gilles de la Tourette le croit, en ce fait que, pendant les états hypnotiques, l'expérimentateur peut, dans certaines conditions, faire accepter au sujet d'expériences des idées capables de se traduire par des actes qui, non seulement pourront être effectués pendant le sommeil, mais encore s'accompliront fatalement au réveil ?

Consiste-t-elle, selon la définition de Binet et Féré, à introduire, cultiver et renforcer, dans l'esprit du sujet en expérience, une idée ?

Ou bien est-ce, comme Bernheim l'affirme, l'acte par lequel une idée est introduite dans le cerveau et acceptée par lui ?

D'une part, la définition de Gilles de la Tourette paraît, à première vue, trop exclusive, elle indique que la suggestion ne peut se faire que pendant un état hypnotique ; d'autre part, celle de Binet et Féré et de Bernheim paraît trop large. On pourrait croire, en effet, que la suggestion à l'état de veille ne peut être comprise dans la première définition et l'on pourrait reprocher à la seconde d'embrasser une foule d'actes de la vie usuelle, tels que les conseils, les leçons etc...

Cependant, en examinant cette question de plus près, on s'aperçoit que la définition de Gilles de la Tourette n'est pas si incomplète qu'elle le paraît à priori ; elle contient la suggestion hypnotique à l'état de veille qui, ainsi que j'essaierai de le prouver plus loin, ne peut se produire que grâce à un état d'hypnose spécial, intermédiaire entre la veille et le sommeil, état dénommé par Beaunis, veille somnambulique. La suggestion hypnotique faite à l'état de veille ne peut, comme je le dirai bientôt, se manifester que chez des sujets hypnotisables ; les suggestions faites chez des personnes non hypnotisables ne dépendent pas de l'hypnotisme, phénomène physiologique, mais bien de l'hystérie, phénomène pathologique.

La définition de Bernheim est trop vague, à mon avis; si je donne un conseil à un ami et que cet ami suit mon conseil, lui ai-je fait une suggestion? Oui, mais pas une suggestion hypnotique. *Il y a entre la suggestion de la vie courante et la suggestion hypnotique, la différence qu'il y a entre le sommeil ordinaire et le sommeil hypnotique;* tous deux sont physiologiques, mais chacun a ses caractères propres. Si je conseille à quelqu'un de se coucher, son sommeil sera-t-il l'hypnose? Nullement. De même si je conseille à un ami de commettre un acte, ce sera bien une suggestion, mais pas une suggestion hypnotique, de même que le sommeil de tantôt était bien du sommeil, mais non pas un sommeil hypnotique.

Il y a certes une série de transitions insensibles entre la suggestion de la vie courante et la suggestion hypnotique. Mais je crois que, dans l'intérêt même de la compréhension du sujet, il faut bien différencier la suggestion journalière de la suggestion hypnotique.

Ma manière de voir ne peut être complètement comprise qu'en lisant ce que je pense de la suggestion à l'état de veille, je renvoie donc au chapitre qui en traite et je conclus que la définition de Gilles de la Tourette me paraît suffire pour expliquer ce qu'est la suggestion *hypnotique.*

Ceci étant posé, j'admets avec Bernheim que la suggestion implique deux facteurs : la sensation et l'impression, le germe et le terrain psychique. Il ne suffit pas que la sensation soit déposée dans le cerveau pour qu'il y ait suggestion, il faut que cette sensation soit acceptée.

Or, pour que la sensation soit acceptée, il faut, généralement, que le sujet soit jeté dans un état de réceptivité spéciale dont l'hypnotisme est le facteur principal, mais dont l'hystérie peut aussi être cause.

La suggestion *hypnotique* (la seule dont nous ayons à nous occuper) me paraît due au monoïdéisme, à la concentration de la pensée qui a pour effet très probable de paralyser certains centres nihilitoires.

Pour étudier les suggestions hypnotiques j'adopterai la classification de Richer :

I. — Suggestions par le sens musculaire.

Peut-on produire des suggestions par attitudes communiquées et par expressions de physionomie? Les auteurs ont été unanimes à me répondre affirmativement[1].

Dumontpallier (de Paris). « Certainement. »

Sanchez Herrero (de Madrid). « Oui. »

Marot (de Paris). « Il semble bien ; en particulier les expériences de Charcot dans l'état catalepsique.

Azam (de Bordeaux). « La chose est certaine ; j'ai très souvent constaté que chez les hypnotisés en catalepsie l'attitude de la prière, par exemple, provoquait les idées pieuses, ainsi pour la colère, la joie, etc., et toute autre manifestation du sentiment. En un mot, j'ai la conviction que chez les hypnotisés et peut-être chez d'autres (question importante à étudier) l'attitude précède l'idée et probablement l'engendre. »

Pitres (de Bordeaux). « Oui. »

Brémaud (de Brest). « La question me semble ambiguë : l'attitude imposée au sujet peut développer des suggestions conformes, si le sujet est intelligent, quelque peu instruit, s'il a la *mimique faciale*. Sur des méridionaux la suggestion n'a jamais manqué ; sur des Bretons (Celtes), gens froids, peu communicatifs, ne gesticulant jamais, figure impassible et impénétrable, l'attitude communiquée n'a jamais développé la suggestion attendue, mais le moindre mot en rapport avec l'attitude et la suggestion attendue mettait le feu aux poudres.

« Qu'entendez-vous par expressions de physionomie? Est-ce l'expression de la physionomie de l'expérimentateur? En ce cas, oui, cent fois oui, l'expérimentateur doit se faire un masque d'airain, ni faire aucun geste, si futile paraisse-t-il, qui puisse être interprété, ni donner aucun signe de contentement,

---

1. Réponses à mon questionnaire.

d'impatience, etc. Si vous parlez d'expressions de physionomie imposées au sujet en excitant tel ou tel muscle de la face, je répondrai comme pour les attitudes. »

Le Menant des Chesnais (de Ville-d'Avray). « Les attitudes communiquées et les expressions de physionomie sont certainement des procédés de suggestion et certains malades s'y montrent d'une remarquable sensibilité. »

Henrik Petersen (de Boston). « Oui, subjectivement et objectivement. »

Lajoie (de Nashua-New-Hamspire). « Oui, avec un sujet entraîné. »

De Jong (de la Haye). « Oui, si le sujet comprend ce que l'on veut. »

David (de Narbonne). « Évidemment. »

Burot (de Narbonne). « Oui. »

Luys (de Paris). « Oui. »

G. Ballet (de Paris). « Oui, sans aucun doute. »

Ochorowicz (de Varsovie). « Certainement. »

Béaunis (de Paris). « Oui. »

Joire (de Lille). « Oui, je l'ai observé bien souvent. »

Baron von Schrenk Notzing (de Munich). « Oui. »

Afin d'étudier les suggestions par attitude et par expressions de physionomie, je dois envisager successivement l'influence, de l'attitude communiquée sur la physionomie et l'influence des changements de physionomie sur le geste.

Ces suggestions ont été étudiées, à la Salpêtrière, sur les cataleptiques; j'ai essayé de les reproduire chez mes sujets hystériques qui présentaient l'état décrit plus haut comme se rapprochant de la catalepsie. Je n'ai jamais réussi; ces sujets restaient inertes, sans communication avec le monde extérieur. Mais en opérant chez des somnambules profonds, voici ce que j'ai pu observer :

a) L'influence de l'attitude communiquée sur la physionomie a fort souvent réussi; il suffisait, par exemple, de placer le sujet à genoux pour qu'aussitôt sa physionomie prenne l'expression de la prière et même pour que ses lèvres se mettent

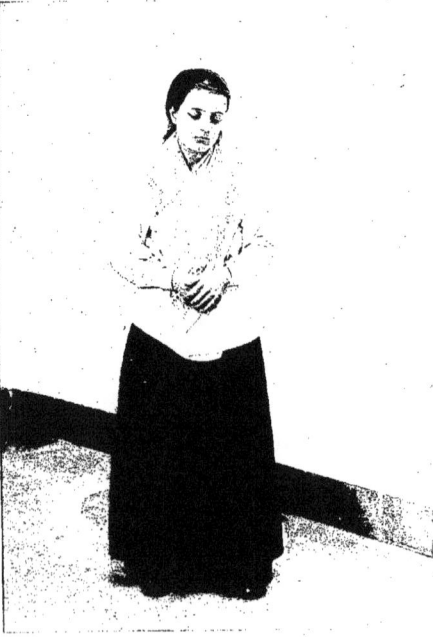

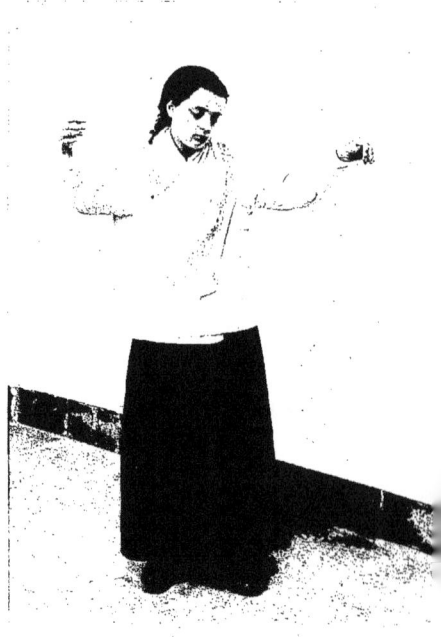

Fig. 66.

Fig. 67.

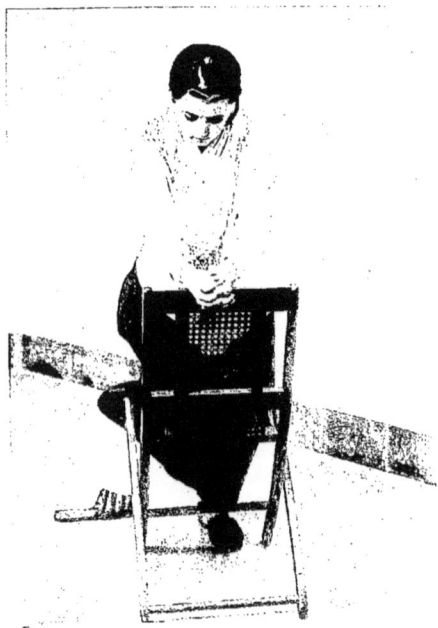

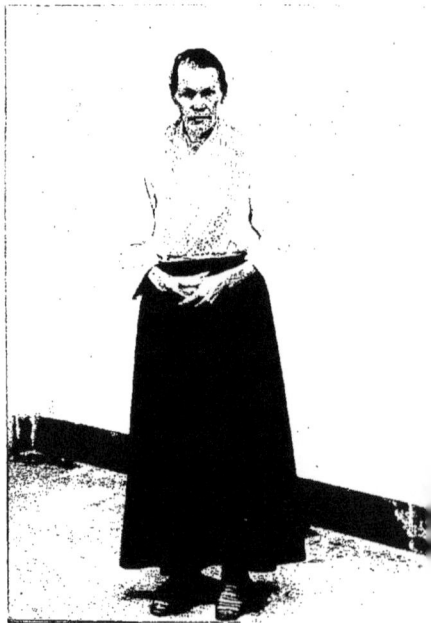

Fig. 68.

Fig. 69.

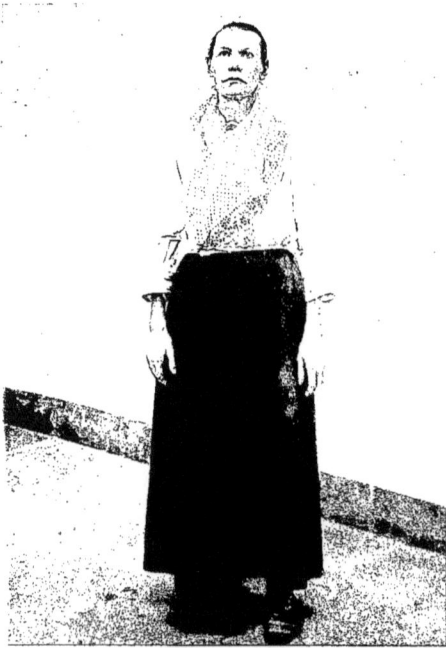

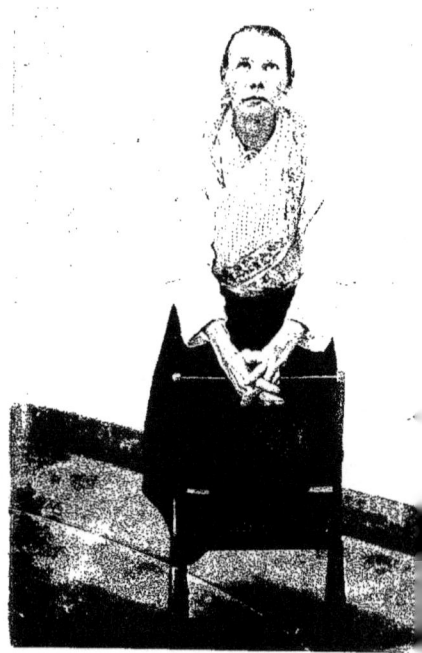

FIG. 70.

FIG. 71.

en mouvement comme s'il priait réellement ; j'ai pu également obtenir le sourire en plaçant les mains à la bouche, comme pour envoyer un baiser ; la colère en fermant les poings, etc. Mais je n'ai pu arriver à ces résultats que chez les sujets intelligents, comprenant l'attitude qu'on leur imprimait et chez lesquels la position donnée était équivalente à une suggestion verbale. Cette remarque vient à l'appui des idées émises par Brémaud et de Jong.

Les figures 66 et 67 (pl. XXII) représentent une jeune malade à l'état de sommeil ; la figure 68 (pl. XXIII) montre son attitude lorsqu'on la met à genoux ; la figure 69 représente une autre malade à l'état de veille ; sur la figure 70 (pl. XXIV) elle est en somnambulisme les yeux ouverts ; on la place à genoux, elle marmotte des prières (fig. 71).

b) Quant à l'influence des changements de physionomie imprimés au sujet par l'électrisation des muscles du visage, je n'ai jamais pu l'observer.

Les Belges sont-ils gens froids comme les Bretons observés par Brémaud ? C'est possible. Je crois que la seule condition nécessaire à la réussite de ces expériences, c'est que le sujet comprenne ce qu'on veut obtenir de lui. Lorsqu'en effet j'indiquais au sujet, par un simple mot, le résultat que j'attendais, l'attitude s'adaptait immédiatement au jeu de physionomie provoqué.

Je conclus donc que la suggestion par attitudes communiquées et par expressions de physionomie est réalisable, *à condition que le sujet comprenne ce qu'on attend de lui.*

II. — SUGGESTIONS PAR LA VUE.

Ici encore je n'ai rien obtenu chez les cataleptiques. Comme je l'ai indiqué précédemment, cet état s'est présenté, les yeux étant ouverts ou fermés. Si devant un cataleptique ayant les yeux ouverts, je faisais osciller un objet, il ne le remarquait généralement pas ; lorsque je plaçais cet objet assez près de ses yeux, son regard s'y attachait et le suivait même, stupidement, sans expression; jamais le regard dirigé en haut n'a exprimé la joie, dirigé en bas il n'a pas davantage pris une expression de tristesse.

Je n'ai pas non plus réussi à faire obéir un cataleptique par geste; si je parvenais à faire fixer son regard sur mon doigt, il le regardait stupidement, sans comprendre l'intention.

En somnambulisme il en a été tout autrement et j'ai pu réaliser une foule de suggestions par la vue. La prise du regard n'est autre chose qu'une suggestion de ce genre : on place deux doigts devant les yeux ouverts d'un sujet, il les fixe, il est fasciné, il les suit partout où on les porte; si on les cache il s'efforce d'ôter ce qui les recouvre et cela souvent avec une impulsivité extraordinaire. C'est qu'il a compris l'ordre de son hypnotiseur, il sait qu'il doit fixer les doigts qu'on lui présente; d'ailleurs il suffit que la main fascinatrice désigne une personne ou un objet quelconque pour que le regard du sujet s'y attache avec la même ténacité : c'était bien à l'ordre tacite de son hypnotiseur que le sujet obéissait puisqu'un simple geste a suffi pour changer son idée fixe.

Les somnambules obéissent également bien aux ordres par gestes, c'est là une question d'éducation; on peut les faire lever, s'asseoir, jouer d'un instrument quelconque par un simple signe.

La suggestion par la vue équivaut en somme à la suggestion verbale, le sujet la réalise quand il la comprend.

III. — SUGGESTIONS PAR LE SENS DE L'OUÏE.

La suggestion peut encore être faite par le sens de l'ouïe; il suffit de jouer une valse pour que le sujet en somnambulisme danse; un air d'église le fait tomber à genoux, un coup de feu l'effraie : tout cela à condition qu'il comprenne ce qu'on attend de lui, et qu'il soit entraîné.

Mais peut-on produire l'écholalie, sans suggestion? J'ai posé cette question à quelques savants, voici leurs réponses[1] :

1. Réponses à mon questionnaire.

DAVID (de Narbonne). « L'écholalie est la mise en mouvement des centres nerveux par un courant venu de l'extérieur. »

BUROT (de Rochefort). « L'écholalie n'est pas toujours suggestive. »

OCHOROWICZ (de Varsovie). « Je ne le crois pas, car elle se manifeste quelquefois d'une façon tout à fait inattendue. »

LUYS (de Paris). « *Nescio.* »

MAROT (de Paris). « ? »

PITRES (de Bordeaux). « ? »

BEAUNIS (de Paris). « ? »

JOIRE (de Lille). « Je ne le crois pas, mais c'est un phénomène très rare à mon avis : je ne l'ai observé qu'une seule fois sur 15 ans. »

SANCHEZ HERRERO (de Madrid). « Purement suggestive. »

BRÉMAUD (de Brest). « Je n'ai observé l'écholalie que phénomène de suggestion ou obéissant à un ordre nettement formulé ; l'attitude de l'expérimentateur en prononçant une phrase est à elle seule souvent une suggestion ; l'intonation caressante, persuasive, autoritaire, négative de l'expérimentateur est une suggestion constante. Donnez-moi un texte où vous aurez souligné la phrase que le sujet devra répéter ; celle qu'il devra taire, sans prononcer aucun mot hors du texte, sans faire aucun geste, rien qu'à la voix j'obtiendrai le résultat demandé, non peut-être sans quelques erreurs, mais d'une façon cent fois suffisante pour démontrer la facilité de la suggestion. Or, l'écholalie n'a été observée à l'état dit spontané que dans le cours d'expériences faites pour contrôler ou rechercher.

Quels étaient l'attitude, le ton de l'expérimentateur ? »

LAJOIE (de Nashua-New-Hamspire). « Je le crois. »

DE JONG (de la Haye). « L'écholalie est purement suggestive. »

BARON VON SCHRENCK NOTZING (de Munich). « L'écholalie est un phénomène de suggestion. »

L'écholalie m'a paru être de nature suggestive : je n'ai pu l'obtenir que chez des sujets qui *savaient* plus ou moins consciemment ce qu'ils devaient faire. Elle s'est montrée aussi bien.

en plaçant une main sur le front et l'autre sur la nuque qu'en ne touchant pas le sujet; cela dépendait uniquement de l'éducation de ce dernier.

Comme le fait remarquer Brémaud, cette éducation peut se faire inconsciemment grâce à des signes, en apparence insignifiants.

Pour la suggestion par l'ouïe, comme pour celle par le sens musculaire et par le sens de la vue, le succès dépend uniquement de ce que le sujet comprend l'ordre tacite de son hypnotiseur.

IV. — SUGGESTIONS PAR PLUSIEURS SENS A LA FOIS.

Si l'on attire l'attention d'un somnambule sur un objet dont il connaît l'usage, il exécute l'acte pour lequel l'objet est destiné.

C'est là un fait qui a déjà été indiqué à propos de la suggestion par la vue; si l'on désigne un piano, le sujet se met à en jouer à condition qu'il sache à quoi sert l'instrument.

V. — SUGGESTIONS VERBALES.

Je diviserai, avec Richer, les suggestions verbales en illusions et hallucinations, phénomènes d'amnésie provoquée, paralysie psychique et idées fixes, impulsions irrésistibles.

Je n'ai pas plus obtenu la réalisation des suggestions verbales chez mes cataleptiques que celles des suggestions par le sens musculaire, par la vue et par l'ouïe. Tout ce que je vais dire se rapporte donc à l'étude des suggestions verbales chez les somnambules.

a. Les hallucinations suggérées sont très faciles à obtenir, il suffit par exemple de dire à un sujet : « Voilà un tigre », pour qu'il se mette à trembler; ou bien : « Il y a un oiseau sur votre main », il sourit et caresse l'animal imaginaire, etc.

Tous les sujets cependant ne réalisent pas ces phénomènes, certains d'entre eux résistent absolument à toutes les hallucinations qu'on veut leur suggérer. J'ai eu l'occasion d'observer une malade, nommée Joséphine, à laquelle je disais : « Voyez ce petit singe, comme il est gentil, il fait des grimaces », elle répondait invariablement : « Je ne vois rien. » J'avais beau insister, aucune hallucination ne se produisait.

L'hallucinabilité est-elle en rapport avec la profondeur du sommeil? En général, oui; c'est-à-dire que, sur cinquante sujets en états somnambuliques véritables, quarante sont hallucinables, alors que sur le même nombre de sujets en états somnambuloïdes, il y en a seulement dix. Il y a donc des exceptions assez nombreuses à cette règle.

Les hallucinations suggérées entraînent-elles des modifications dans l'état physique des organes des sens? (FÉRÉ).

Voici les réponses de quelques savants à cette question[1] :

Sanchez Herrero (de Madrid). « Oui. »

Marot (de Paris). « ? »

Pitres (de Bordeaux). « Oui. ».

Luys (de Paris). « Oui. »

Burot (de Rochefort). « Les hallucinations suggérées peuvent entraîner des modifications dans l'état physique des organes des sens. »

Lajoie (de Nashua-New-Hamspire). « Oui. »

Henrik Petersen (de Boston). « Oui, pour le moment, les sens physiques sont subordonnés à la suggestion qui produit une condition psychique, dominante. Je n'ai pu constater la dilatation ou la contraction des pupilles en fixant des objets pendant l'hypnose. »

David (de Narbonne). « C'est probable. »

Ballet (de Paris). « Oui, souvent. »

Beaunis (de Paris). « Oui. »

Ochorowicz (de Varsovie). « Probablement quelquefois. »

De Jong (de la Haye). « Je ne le crois pas, je crois que ce sont seulement des reproductions psychiques. »

---

1. Réponses à mon questionnaire.

DUMONTPALLIER (de Paris). « Je ne le crois pas, si l'on a soin, pour faire cesser l'hallucination, de procéder méthodiquement. »

JOIRE (de Lille). « Non. »

J'ai observé plusieurs fois des modifications des organes des sens produits par les hallucinations suggérées ; j'ai vu la dilatation et le rétrécissement pupillaire succéder à la suggestion d'une hallucination éloignée et rapprochée.

Ces modifications ne se manifestent certes pas chez tous les sujets : elles dépendent avant tout de la nature même de ces sujets qui se représentent plus ou moins parfaitement l'hallucination.

Il n'est pas difficile de comprendre que l'organe visuel, étant habitué à réagir d'une certaine façon pour s'adapter à une vue réelle plus ou moins éloignée, réagisse de même pour l'hallucination suggérée qui, chez certains sujets, peut prendre toutes les apparences de la réalité.

Inversement, certaines modifications des organes des sens entraînent-elles des modifications dans des hallucinations? [1]

SANCHEZ HERRERO (de Madrid). « Oui. »

PITRES (de Bordeaux). « Oui. »

BUROT (de Rochefort). « Oui. »

BEAUNIS (de Paris). « Oui. »

OCHOROWICZ (de Varsovie). « Probablement quelquefois. »

JOIRE (de Lille). « Oui. »

MAROT (de Paris). « ? »

LUYS (de Paris). « *Nescio.* »

LAJOIE (de Nashua-New-Hamspire). « ? »

DAVID (de Narbonne). « C'est possible. »

HENRIK PETERSEN (de Boston). « Oui, si entièrement dû à la suggestion ; mais, par mon expérience personnelle, je ne puis dire si le sourd, l'aveugle, etc., peuvent ou non avoir des hallucinations de l'ouïe, de la vision, etc. »

DE JONG (de la Haye). « Je crois que ce sont seulement des reproductions psychiques. »

1. Réponses à mon questionnaire.

Je crois que, le plus souvent, les modifications des organes des sens entraînent des perversions dans les hallucinations suggérées ; j'ai pu observer un sujet dont un œil achromatopsique ne pouvait plus voir, par suggestion, les hallucinations colorées ; une pomme lui apparaissait grise, un coquelicot noir, un bluet blanc, etc. Il y a cependant des exceptions à cette règle : j'ai vu un borgne dont l'œil insensible voyait parfaitement l'objet qu'on lui suggérait. Ici encore, tout dépend du sujet : s'il s'auto-suggestionne que son sens malade ne peut rien percevoir, le résultat sera négatif, c'est le cas le plus fréquent ; si, au contraire, il n'a aucune idée fixe, l'hallucination pourra très bien se créer de toutes pièces dans son cerveau.

L'hallucination suggérée se comporte-t-elle comme une sensation physique (miroir, loupe, lorgnette, etc.)[1] ?

Sanchez Herrero (de Madrid) « Oui. »

Brémaud (de Brest). « Oui. »

Pitres (de Bordeaux). « Oui. »

David (de Narbonne). « C'est mon avis. »

Lajoie (de Nashua-New-Hamspire). « Oui. »

Burot (de Rochefort). « Oui. »

G. Ballet (de Paris). « L'hallucination s'associe souvent à un point de repère, elle se comporte par suite à l'égard du miroir, de la lorgnette, comme ce point de repère. »

Ochorowicz (de Varsovie). « Quelquefois. »

Beaunis (de Paris). « ? »

Dumontpallier (de Paris). « Je ne sais. »

Marot (de Paris). « ? »

Luys (de Paris). « *Nescio.* »

De Jong (de la Haye). « J'ai constaté seulement des expériences avec les prismes et j'ai trouvé que les objets suggérés ne se dédoublent pas, que le dédoublement est de la logique, une création du sujet, parce qu'il voit que les objets qui se trouvent dans la chambre se dédoublent. »

Henrik Petersen (de Boston). « Non. »

1. Réponses à mon questionnaire.

Joire (de Lille). « Non, le plus souvent, l'hallucination suggérée est purement psychique. »

Tous ces auteurs admettent que l'hallucination suggérée se comporte comme une sensation réelle, excepté Dumontpallier, Marot, Luys et Beaunis, qui doutent; Henrik Petersen et Joire, qui nient.

Bernheim admet ce phénomène et, à l'exemple de Brémaud, Binet et Feré, il croit qu'il dépend uniquement de la suggestion : si le prisme dédouble l'hallucination, si la lorgnette la rapproche ou l'éloigne, si le miroir la réfléchit, si la loupe la grossit, c'est que le sujet se guide sur les modifications que subit un point de repère.

Si le sujet reconnaît, entre dix cartons blancs identiques, celui sur lequel on a suggéré un portrait, c'est encore qu'il reconnaît un point de repère, imperceptible pour les personnes éveillées.

J'ai posé la question suivante : *L'hypnotique prend-il des points de repère pour localiser l'hallucination ?*

Voici les réponses [1] :

Sanchez Herrero (de Madrid). « Oui. »

Marot (de Paris). « Expérience de la photographie de Charcot, la carte blanche étant renversée après la suggestion du portrait, le sujet la retourne pour la mettre dans la première position : celle où on lui a donné l'hallucination. »

Brémaud (de Brest). « Oui, j'ai formulé la théorie du point de repère avant que MM. Binet et Féré se soient occupés de la question ; voici textuellement ce que j'écrivais en janvier 1884 (*Des différentes phases de l'hypnotisme et en particulier de la fascination*, p. 13) :

« Maintenant, mettons rapidement devant l'œil droit de Z... un verre prismatique. Sa figure exprime une stupéfaction évidente; demandez-lui la cause de cet étonnement, vous entendrez la réponse. Ils sont deux maintenant. — La conclusion me semble évidente et forcée; des rayons qui n'existent pas ne peuvent pas être réfractés et là il y a eu par un phénomène

1. Réponses à mon questionnaire.

de réfraction doublement de l'image. Cette image avait donc un substratum matériel mais déformé par l'imagination ; l'hallucination n'était qu'apparente et c'est réellement à une illusion qu'il faut rapporter les phénomènes dont vous venez d'être les témoins.

« Une expérience que je n'ai point publiée me semble démonstrative à ce point de vue : Un jour, opérant dans une salle de cours circulaire, je montre à un somnambule (yeux ouverts) un singe imaginaire, en lui indiquant du doigt la frise qui faisait le tour de la salle, au point de jonction des murs et de la voûte. Le sujet voit le singe, mais il en voit d'autres, tout le tour de la frise était occupé par une série de singes tous semblables, tous faisaient les mêmes gestes, et le sujet pivotait sur lui-même pour contempler cette couronne de singes, gambadant avec simultanéité. Le point de repère avait été la frise et tous les points semblables de la frise étaient autant de points de repère multipliant l'hallucination ou mieux l'illusion. »

Pitres (de Bordeaux). « Oui. »

Lajoie (de Nashua-New-Hamspire). « Oui. »

Burot (de Rochefort). « Oui. »

Luys (de Paris). « Oui. »

De Jong (de la Haye). « J'ai constaté, chez certains somnambules, qu'ils prennent des points de repère pour localiser les hallucinations. »

Henrick Petersen (de Boston). « J'en doute. »

David (de Narbonne). « Je ne le crois pas. »

Ochorowicz (de Varsovie). « Oui, inconsciemment. »

G. Ballet (de Paris). « Oui, au moins le plus souvent. »

Beaunis (de Paris). « ? »

Joire (de Lille). « Non. »

Tous ces auteurs sont donc unanimes à admettre le rôle du point de repère, sauf H. Petersen et Beaunis, qui en doutent, David et Joire, qui le nient.

Je crois que la manière de voir de Brémaud, Binet, Féré, Bernheim, etc., peut être admise, elle explique les résultats inconstants de l'expérience : si l'on a, en effet, affaire à un sujet peu intelligent, de même que si le sujet est intelligent, mais qu'il ne peut prendre aucun point de repère, ces expériences échouent.

Quant aux expériences du mélange des couleurs et de contraste chromatique, elles ne réussissent que lorsque le sujet sait ce qui doit se produire. C'est encore de la suggestion.

L'hallucination peut être non seulement positive, mais encore négative ; on peut supprimer l'activité d'un sens, rendre le sujet aveugle, sourd, pour toutes les sensations ou pour une seule. Mais, ainsi que l'indiquent Féré et Richer, cette hallucination négative s'accompagne d'hallucination positive. Si l'on place un écran devenu invisible, devant une personne, le sujet ne pourra dire ce que fait cette personne ; c'est donc bien que l'écran remplit son rôle habituel, le sujet le voit, mais il crée le vide à sa place.

Inversement l'hallucination positive s'accompagne d'hallucination négative ; le sujet devra effacer les images réelles pour y substituer les images fictives.

On peut encore produire ce que Bernheim a appelé des *hallucinations rétroactives,* grâce auxquelles on peut créer de toutes pièces des souvenirs ne correspondant à aucune réalité ; en affirmant à certains sujets qu'à telle époque de leur vie, ils ont fait ou vu telle chose, ils sont persuadés de la réalité de ces affirmations, ils décrivent les faits suggérés en y ajoutant même une foule de détails ; ils croient réellement ce qu'ils disent.

Enfin on peut réaliser par suggestion l'hallucination que Richer a désignée sous le nom d'*objectivation des types,* c'est-à-dire que l'on peut changer la personnalité d'un sujet. En lui suggérant qu'il est paysan, général, religieuse, avocat, etc., l'ensemble de ses mouvements s'adapte à sa nouvelle personnalité, il joue le rôle du personnage suggéré. Si on lui suggère une personnalité animale, celle du singe, du chien, il reproduit immédiatement les allures de ces animaux.

Les figures 72 et 73 (Pl. XXV) représentent Léon T. en somnambulisme ; on lui suggère la personnalité d'un chien (fig. 75,

pl. XXVI), il court lécher un chien réel qui se trouve à quelques
pas de lui (fig. 76, pl. XXVII); si on lui suggère la personnalité
d'un singe, il se gratte la tête, fait mine d'attraper une puce
et la mange (fig. 77, pl. XXVII).

Les hallucinations négatives, rétroactives et l'objectivation
des types ne se montrent pas chez tous les sujets, elles réussissent surtout chez les somnambules intelligents; la condition
nécessaire à leur réussite est, comme pour tous les genres de
suggestions, que le sujet comprenne ce qu'on veut obtenir
de lui.

Quant à la netteté des hallucinations, je crois, avec Beaunis,
qu'elle peut être plus ou moins grande suivant les sujets, et
que certains d'entre eux peuvent voir l'hallucination dans tous
ses détails, la dessiner, la décrire avec toute la précision qu'ils
mettraient s'ils avaient un objet réel devant eux.

b. Les phénomènes d'amnésie provoquée peuvent être obtenus
assez facilement par la suggestion verbale; on peut faire
oublier à un sujet son nom, la date, un événement quelconque,
simplement en le lui affirmant. J'ai suffisamment insisté sur ce
point à propos des modifications suggestives de la mémoire
des hypnotisés.

c. On peut créer aussi, par suggestion verbale, des paralysies psychiques et des idées fixes; il suffit de dire à un sujet :
« Votre bras, votre jambe, est paralysée ou contracturée » pour
qu'aussitôt ces phénomènes se manifestent. Ce sont là des
expériences trop élémentaires et trop connues pour que je m'y
arrête.

d. Enfin on peut suggérer des impulsions irrésistibles, des actes
quelconques plus ou moins compliqués et même des crimes.

Toutes ces suggestions peuvent être réalisées, non seulement
pendant le sommeil hypnotique, mais elles peuvent encore
être produites au réveil, c'est ce qui différencie la suggestion
intra-hypnotique, de la suggestion post-hypnotique.

Quant à la suggestion à échéance, son existence est indiscutable : Un sujet étant endormi, on lui suggère un acte ou une
hallucination devant se réaliser dans huit jours, dans un mois;
à l'heure dite le fait se produit et le sujet se croit absolument

indépendant de toute influence; il commet l'acte suggéré parce que l'idée en naît spontanément dans son cerveau, il assiste à l'hallucination comme si elle était réelle.

Le 15 juillet je dis à Marie X..., en état de somnambulisme : « Écoutez-moi bien, le 15 septembre, vous reviendrez me voir à 2 heures et demie de l'après-midi, je veux que vous reveniez le 15 septembre. » Je réveille la malade qui me demande, ainsi qu'elle en a l'habitude, quand elle doit revenir : « Mais, lui dis-je, vous êtes guérie, il ne faut plus revenir, à moins que vos attaques ne vous reprennent, ce qui est peu probable. » Elle s'en va.

Le 15 septembre, à 2 heures 35, Marie arrive chez moi toute essoufflée.

« Pourquoi êtes-vous aussi essoufflée? lui dis-je.

— A 2 heures, répond-elle, j'ai été prise d'un besoin irrésistible d'aller vous consulter, je voulais arriver à 2 heures et demie et je me suis dépêchée. »

Voilà un bel exemple de suggestion d'acte à échéance; le même sujet m'a fourni un exemple de suggestion sensorielle à échéance.

Un jour je lui dis, pendant son sommeil : « La fois prochaine, quand vous viendrez me consulter, je serai avec mon confrère M. X .. »

Quinze jours après, la malade revient, elle regarde curieusement vers un angle de la chambre :

« Que regardez-vous? lui dis-je.

— Le docteur X...

— Il n'est pas là, il n'y a personne à l'endroit où vous regardez.

— Je vois bien qu'il y est, il me regarde. »

On peut reproduire à échéance, toutes les suggestions que l'on veut. Ces suggestions persistent-elles indéfiniment, pourrait-on par exemple suggérer un acte à exécuter au bout de plusieurs années? L'expérimentation peut seule répondre à cette question.

Les faits de suggestions à huit jours, à un mois d'intervalle sont communs; je viens de prouver qu'elles peuvent encore se réaliser à soixante jours; faut-il, avec Gilles de la Tourette et Pitres, hésiter à dire si l'échéance peut être reculée plus loin encore? Non, les expériences faites à Nancy prouvent que la suggestion peut se faire à cent soixante-douze jours et même à trois cent soixante-cinq jours d'intervalle.

Abordons maintenant l'étude de la résistance aux suggestions. Tous les sujets sont-ils suggestibles au point de présenter ces différentes espèces de suggestions; en d'autres termes, le sujet somnambule est-il toujours un automate? Question qui a soulevé des discussions entre l'École de Paris et celle de Nancy.

« Le somnambule hypnotique, dit Gilles de la Tourette, n'est pas un pur automate, une simple machine que l'on peut faire tourner au gré de tous les vents de l'esprit. Il possède une personnalité, réduite, il est vrai, dans ses termes généraux, mais qui, dans certains cas, persiste entière et s'affirme nettement par la résistance qu'il oppose aux idées suggestives. L'hypnotisé reste toujours quelqu'un, et il peut manifester sa volonté en résistant aux suggestions. »

Richer émet la même opinion : « Une somnambule, dit-il, peut se refuser complètement à accomplir certains actes pendant que, pour tout le reste, elle n'oppose aucune résistance. La somnambule oppose souvent une certaine résistance à la suggestion. Elle discute, elle demande le motif, elle dit non. Le plus souvent ce pouvoir de résistance est faible. L'expérimentateur en a facilement raison; mais quelquefois cette résistance ne peut être vaincue. »

Au contraire, pour Liébault, le fondateur de l'École de Nancy, « les sujets exécutent les suggestions intra-hypnotiques irrésistiblement et par conséquent sans aucune responsabilité : *ils vont à leur but comme la pierre qui tombe.* »

Liégeois émet un avis analogue.

Certains partisans de l'École de Nancy sont cependant moins affirmatifs que Liébault et Liégeois; Beaunis admet la résistance du sujet à exécuter certains actes, il a été témoin de combats intérieurs chez ses sujets, lorsqu'il leur ordonnait des actes contraires à leur sens moral, mais, ne pouvant abandonner les doctrines de son école, il croit cette résistance facile à vaincre : « en tous cas, dit-il, même quand le sujet résiste, il est toujours possible, en insistant, en accentuant la suggestion, de lui faire exécuter l'acte voulu. Au fond, l'automatisme est absolu et le sujet ne conserve de spontanéité et de volonté que ce que veut lui en laisser son hypnotiseur ; il réalise dans le sens strict du mot l'idéal célèbre : il est comme le bâton dans la main du voyageur. »

Bernheim admet également la possibilité d'une résistance aux suggestions intra-hypnotiques.

1° *Le somnambule hypnotique obéit-il aveuglément, est-il un automate parfait ?*

2° *Ou bien n'obéit-il qu'à ce qui lui est agréable ?*

A ces deux questions, les auteurs m'ont répondu comme suit[1] :

A. Voisin (de Paris). « Le somnambule hypnotique obéit aveuglément, il n'obéit pas seulement à ce qui lui est agréable. »

Sanchez Herrero (de Madrid). « Le somnambule parfait, oui ; il obéit plutôt à ce qui lui est agréable. »

Luys (de Paris). « 1° Oui ; 2° Cela dépend de l'hypnotisé et de l'hypnotiseur. »

David (de Narbonne). 1° Le plus souvent ; 2° C'est l'affaire de l'opérateur et une question d'entraînement chez le sujet.

Le Menant des Chesnais (de Ville-d'Avray). « Pour moi, l'automatisme n'est jamais complet, le sujet garde toujours une certaine conscience, qui l'empêche d'obéir d'une façon réellement aveugle, mais suffisante pour résister et ne pas exécuter, au moins jusqu'à un certain point, des choses qui lui sont désagréables. »

Marot (de Paris). « Non, l'hypnotique n'est pas un automate parfait, il résiste souvent, en particulier aux choses désagréables. La résistance peut, semble-t-il, être, en général, vaincue. »

Brémaud (de Brest). « Il y a somnambule et somnambule, les uns dressés, les autres frustes. A un somnambule dressé, entraîné, on peut tout demander, l'automate est parfait.

---

1. Réponses à mon questionnaire.

« Du somnambule non dressé, du somnambule vierge d'expériences, on ne peut obtenir facilement que des choses indifférentes et on blesse facilement sa susceptibilité; il peut se refuser à exécuter l'ordre, tout comme il le ferait pendant la veille. On peut cependant lui faire exécuter (expérience de laboratoire), à peu près tout ce que l'on veut en s'y prenant d'une certaine façon, en décomposant l'acte de façon qu'il ne saisisse pas l'ensemble, en fractionnant les ordres, les insinuations, de façon à l'amener, par une pente insensible, au but final.

« Il y a certainement conscience et sentiment moral chez le somnambule, mais le somnambule n'est point perspicace, son attention est concentrée sur un point particulier, son champ de conscience, son horizon intellectuel sont singulièrement rétrécis; on peut, par une série combinée d'ordres partiels, l'amener à un résultat final dont on lui cache la valeur morale; dans ce cas le somnambule n'a point su ce qu'on lui faisait faire.

« Le somnambule est tellement suggestible qu'on peut, par un mélange d'hallucinations, de suggestions morales, le tromper sur la valeur morale d'un acte et le lui faire exécuter.

« Le somnambule mis en face d'un crime à exécuter, d'un vol à commettre, si l'ordre n'a pas été suffisamment préparé, atténué, voilé, si l'ordre est net et brutal — tu vois ta mère, va la tuer, je le veux — le somnambule se révolte, résiste, se réveille comme d'un cauchemar.

« Mais si l'ordre est présenté solidement, entremêlé de suggestion, ce même somnambule l'exécutera avec plus ou moins d'impassibilité. »

Lajoie (de Nashua-New-Hamspire). « Il ne faut pas être exclusif ni absolu, je crois qu'il est possible d'avoir un sujet parfait automate, mais ce serait l'exception très rare. »

Dumontpallier (de Paris). « 1° Oui, quand il a une extrème confiance dans l'hypnotiseur; 2° Erreur d'École. »

Azam (de Bordeaux). « Non, le somnambule hypnotique n'est pas un automate parfait, je crois qu'il peut résister, mais dans une très faible mesure et aussi, peut-être, suivant la

nature de son caractère particulier. Un hypnotisé à esprit
faible dans son état normal, obéira plus passivement à toute
suggestion et ne résistera pas, même si ces suggestions lui
ordonnent un vol ou un crime. »

VARINARD (de Paris). « Non, il conserve son libre arbitre et se
révolte contre ce qui est contraire à ses opinions. S'il cède,
c'est que la volonté de l'hypnotiseur est plus forte que la
sienne. »

« En ce genre tout dépend de l'expérimentateur, il pourra
faire, je le crois, ce qu'il voudra de n'importe quel sujet,
quelle que soit la susceptibilité morale de ce dernier, mais si
nous recherchons le fond même des choses, nous verrons que
le somnambule a la même valeur morale, le même caractère à
l'état de sommeil qu'à l'état de veille; mais dans ce dernier
état, le raisonnement, la critique, la largeur du champ intellectuel, défendent le sujet, dans l'état de sommeil privé de
ses éléments de résistance, le sujet succombe.

« Il est donc nécessaire, dans l'examen de toute expérience,
de tenir compte des moyens mis en œuvre par l'expérimentateur et de ne pas faire fond uniquement sur le résultat matériel obtenu. Une expérience lue n'est pas une expérience vue,
un expérimentateur de très bonne foi peut suggérer, malgré
lui, telle ou telle chose à son sujet; la question de la responsabilité du somnambule n'est donc pas une question de théorie,
il y a des *faits* qui doivent être analysés *un à un*. Dans bien
des cas, l'analyse est plus que difficile, surtout si le *provoca-
teur* n'est pas capable d'une observation suffisante de lui-même
et des moyens par lui employés. »

PITRES (de Bordeaux). « Non. »

BUROT (de Paris). « 1° Non. 2° Pas toujours. »

HENRIK PETERSEN (de Boston). « 1° Selon les circonstances et
les individus. 2° En principe il me semble que oui. »

MASOIN (de Louvain). « Je crois qu'en certains cas, le somnambule hypnotique obéit aveuglément. »

DE BAETS (abbé de Gand). « C'est se mettre dans une hypothèse généralement fausse que de considérer la possibilité
d'une suggestion criminelle assez forte pour être opérante et

invincible, uniquement au point de vue d'un homme idéal. Il faut tenir compte des tendances du sujet antécédemment à la suggestion. Une suggestion parallèle aux passions sera irrésistible, bien plus aisément qu'une suggestion qui irait à l'encontre de celles-ci. La suggestion pourra devenir un puissant moyen d'exploiter les passions d'un sujet; de rejeter dans l'ornière du vice ou du crime, par exemple, un homme qui déjà y est tombé. »

Joire (de Lille). « Non, dans la plupart des cas. »

Ochorowicz (de Varsovie). « Ce n'est pas la règle, mais cela arrive; les somnambules hypnotisés par des passes ont beaucoup plus de liberté morale que les hypnotisés par d'autres moyens. »

Beaunis (de Paris). « 1° Oui, si le sommeil hypnotique est assez profond et le sujet très suggestible. 2° Si le sommeil hypnotique est incomplet et le sujet peu suggestible. »

De Jong (de la Haye). « Le somnambule n'est pas un automate psychique pour toutes les suggestions. J'ai trouvé qu'il résiste à quelques suggestions, parfaitement, tandis qu'il est comme un automate vis-à-vis des autres (prière de voir mon explication dans le compte rendu des Congrès d'Anthropologie à Bruxelles, 1892).

« Je ne suis pas de l'avis qu'il obéit seulement aux suggestions qui lui sont agréables. »

Pour résoudre une question aussi controversée, on ne peut avoir recours qu'à l'expérimentation; nous devons voir par nous-mêmes ce qu'il y a de vrai dans l'une et dans l'autre théorie.

a. Suggestions intra-hypnotiques. Prenons tout d'abord Mme X...; en état de somnambulisme véritable, cette malade obéit aveuglément aux ordres. Si on lui dit de marcher, de danser, de rire, elle exécute aussitôt ces différentes suggestions; si je lui dis :

« Voyez ce petit singe.

— Qu'il est drôle, répond-elle.

— Voyez quelles grimaces il fait. »

Elle rit aux éclats.

« Votre bras droit est paralysé. »

Aussitôt la malade fait de vains efforts pour relever le bras qui reste inerte.

« Vous ne vous rappelez plus le mois, le jour ni la date. »

Il lui est impossible de se rappeler ces différentes choses qu'elle savait parfaitement avant la suggestion.

Il suffit d'ordonner à cette dame de faire un bon pour une somme quelconque, pour qu'aussitôt elle réalise l'acte suggéré, sans aucune résistance.

Toutes les suggestions sont possibles et Mme X... réalise le type de Liébault, elle est entre les mains de l'hypnotiseur comme le bâton dans la main du voyageur.

Léon de T... est aussi un automate parfait; voici un extrait de ma communication à la Société des sciences médicales à propos de ce sujet.

EXPÉRIENCES DE SUGGESTION.

L'étude de la résistance aux suggestions a soulevé de nombreuses discussions, les uns prétendant avec Brouardel[1], que le somnambule hypnotique ne réalise que les suggestions qui lui sont agréables; les autres proclamant, avec Liégeois[2], que le sujet hypnotisé est un pur automate, un bâton dans la main du voyageur, qui va à son but fatalement, comme la pierre qui tombe. Ces polémiques ont surtout été marquées lorsqu'il s'est agi des suggestions criminelles que les premiers considéraient comme irréalisables, tandis que les seconds les croyaient parfaitement possibles.

Eh bien, Messieurs, les idées émises tant par Brouardel que par Liégeois sont à la fois exactes et inexactes : elles sont exactes en ce sens que l'on peut rencontrer des sujets refusant de réaliser toute suggestion désagréable, et d'autres exécutant,

1. BROUARDEL, Cours de médecine légale (Gaz. Hebdom., nov. 1887).
2. LIÉGEOIS, De la suggestion et du somnambulisme dans leurs rapports avec la jurisprudence et la médecine légale. Paris, 1889, p. 125.

au contraire, aveuglément tous les ordres ; elles sont inexactes parce qu'elles ont été trop généralisées : elles ne s'appliquent toutes deux qu'à certains sujets, elles ne peuvent être érigées en lois invariables.

Les sujets présentant une certaine résistance aux suggestions sont de beaucoup les plus nombreux; les automates parfaits sont relativement assez rares.

Voici un jeune hystérique de vingt ans qui représente bien le type de Liégeois; il est entre mes mains comme un bâton dans la main du voyageur. Réalisons tout d'abord les suggestions intra-hypnotiques : nous les diviserons en sensitives, motrices et psychiques.

1. Les suggestions sensitives peuvent s'adresser à tous les sens.

A. *Vue.* — « Voyez-vous ce petit singe? Que fait-il? » — « Il saute », répond Léon ; sa figure prend une expression souriante, il se représente bien le singe, il le voit et pourrait même le dessiner. — « Voici un tigre! » Léon tremble, il a peur, sa physionomie exprime la crainte.

B. *Goût.* — « Voici un verre de champagne, buvez-le. » Je présente un verre d'eau, Léon se met à boire avidement. — « Je me suis trompé, c'est de l'ammoniaque! » Aussitôt il crache avec dégoût ce qu'il a dans la bouche. — « Voici une pomme, mangez-la. » Je lui présente une pomme de terre crue, il y mord à belles dents.

C. *Odorat.* — « Voici de l'eau de Cologne, sentez! » Il aspire avec délices ; c'est de l'ammoniaque.

D. *Ouïe.* — « Entendez-vous la musique? Quel air joue-t-elle? » — « C'est une valse, » répond-il. Il entend bien l'hallucination suggérée puisqu'il la précise.

E. *Sensibilité générale.* — « Il fait froid! » Léon se met à trembler, il relève son col, il se frotte les mains et bat la semelle. — « Il fait chaud! » Aussitôt il écarte son col, il souffle, il veut ôter son veston.

F. *Sensibilité viscérale.* — « Vous avez des coliques! » Aussitôt il porte les mains au ventre et fait des contorsions comme si réellement il avait mal au ventre.

2° Les suggestions motrices sont aussi facilement réalisables ; je puis dire aux sujets : Votre bras est paralysé ; si on le soulève, il retombe inerte.

Si je lui dis : « Dansez, » il exécute aussitôt un pas de valse ; « Sautez, » il saute, croyant devoir franchir un obstacle.

3° Comme suggestion psychique on peut produire des amnésies plus ou moins accusées ; mais ce qui est plus intéressant, c'est « l'objectivation des types, » c'est-à-dire que l'on peut transformer la personnalité du sujet et que l'ensemble de ses actes s'adaptera à ces différentes personnalités. Je lui dis — « Vous êtes Napoléon ! » Aussitôt il relève la tête d'un air hautain et reste immobile. — « Vous êtes une jeune femme, vous vous promenez. » Il se met à marcher en se dandinant et en tournant la tête de droite et de gauche.

Ces changements de personnalité s'accompagnent de modifications de l'écriture, selon les données de Ferrari, Richet et Héricourt[1] ; ainsi Léon, dans la personnalité de Napoléon, de Victor Hugo, d'un homme à idées larges et généreuses, a une écriture grande et large, une écriture autoritaire ; au contraire, si on lui suggère la personnalité d'un avare, il écrit petit et serré.

On peut non seulement lui donner une personnalité humaine, mais encore une personnalité animale.

« Vous êtes un chien ! » Il s'élance à quatre pattes.

« Qui êtes-vous ? » Pour toute réponse, il aboie ; j'ai beau lui redemander qui il est, il ne répond qu'en aboyant : il est devenu chien.

« C'est un sage chien ? » Il sort la langue de la bouche à différentes reprises. — « Il y a là un petit chien à deux pas de vous. » Il s'élance en grondant ; je suis obligé de le retenir pour qu'il ne se blesse pas, car je sais par expérience qu'il va quelquefois se jeter la tête contre les murs en poursuivant le petit chien imaginaire.

Un jour, j'ai commis l'imprudence de pousser mon chien contre Léon ; ce dernier s'est mis à mordre et une véritable

---

1. FERRARI, HÉRICOURT et RICHET, *La personnalité de l'écriture (Revue philosophique,* avril 1886).

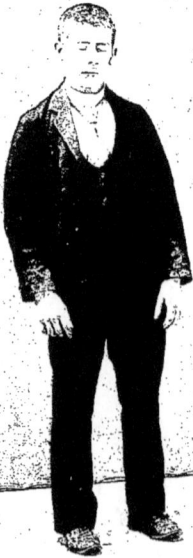

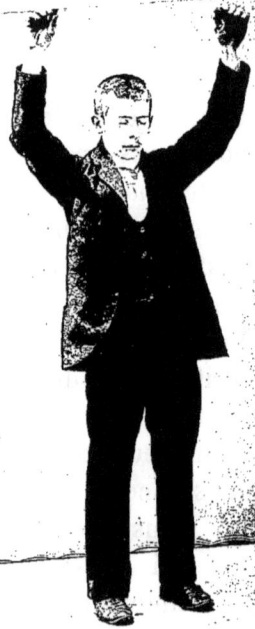

Fig. 72.

Fig. 73.

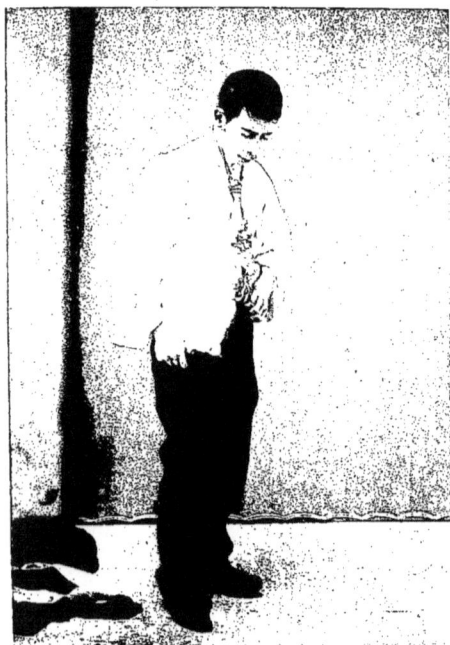

Fig. 74.

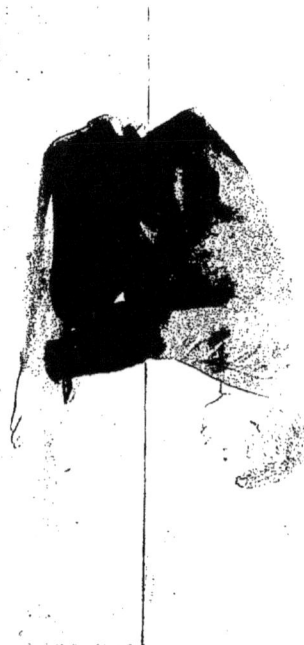

Fig. 75.

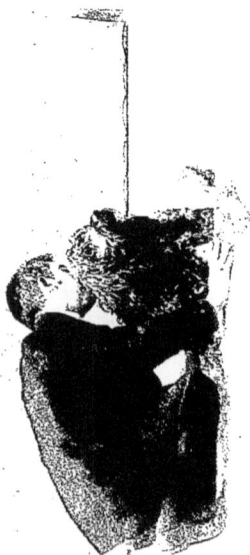

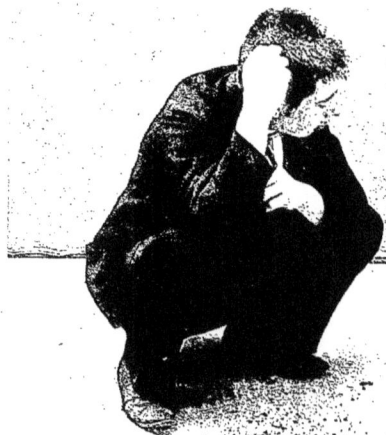

Fig. 76.

Fig. 77.

bataille s'ensuivit; j'eus toutes les peines du monde à les séparer; mon sujet portait plusieurs morsures à la joue, il avait la bouche remplie de poils de chien, preuve qu'il avait lui-même mordu.

« Vous êtes un singe! » Aussitôt Léon se met sur ses pieds, accroupi, dans la position d'un singe. — « Vous avez une puce. » Avec une rapidité extraordinaire il se gratte la tête et fait mine de manger la puce. Je lui jette un morceau de pain, il le mange avidement en le tenant des deux mains et en grignotant.

« Vous êtes Léon. » Il se remet debout.

On peut encore le transformer en chat, en cheval, en tigre, etc., et toujours l'ensemble de ses actes s'adapte à sa nouvelle personnalité.

Tous les phénomènes que je viens de reproduire devant vous par suggestion *intra-hypnotique,* le sujet étant endormi, je pourrais les reproduire après le réveil, par suggestion **post-hypnotique.** Le temps ne me permet pas de recommencer toutes ces expériences; je vais en faire une seule qui vous montrera la facilité avec laquelle ces suggestions peuvent être faites. Notre sujet dort; je lui dis : « Cinq minutes après votre réveil, vous m'entendez bien, juste cinq minutes après, vous viendrez ici chanter devant tout le monde. »

Je le réveille, je le prie de sortir, et cinq minutes exactement après, il entre résolument, se tourne vers M. le président et se met à chanter. »

La fig. 72 (pl. XXV) représente Léon en état de somnambulisme les yeux fermés ; la fig. 73 (pl. XXV) montre qu'il conserve les attitudes qu'on lui donne; la fig. 74 (pl. XXVI) est prise au moment où il se déshabille lorsqu'on lui suggère « Il fait chaud ! »; la fig. 75 (pl. XXVI) reproduit son attitude lorsqu'on lui suggère la personnalité d'un chien; si on le met à la portée d'un chien réel il le lèche comme l'indique la fig. 76 (pl. XXVII); enfin la fig. 77 (pl. XXVII) représente le sujet dans la personnalité d'un singe.

Mais voici Adrienne C., également en somnambulisme véritable, je lui dis : « Levez-vous, asseyez-vous, marchez, » elle

23

obéit; je lui dis : « Dansez, » elle ne bouge pas; je lui répète
l'ordre, elle refuse, elle ne danse pas. Je lui dis : « Déshabillez-
vous, » elle ôte son corsage mais elle n'enlève pas son jupon;
si l'on défait son jupon elle le retient, l'empêche de tomber;
à ce moment je lui demande :

« Que faites-vous donc?

— Je ne fais rien.

— Pourquoi retenez-vous votre jupon?

— Je ne retiens rien. »

Et cependant, de ses deux mains, elle tient son jupon à la
hauteur de ses hanches.

« Voici un œuf, gobez-le, » elle aspire le contenu de l'œuf.

« Maintenant voici une plume et du papier, écrivez. »

Adrienne tâte la table pour trouver le papier, puis elle
prend la position normale de l'écriture. Je lui dis alors :
« Écrivez : bon pour cinq cents francs! » Elle obéit.

Passant à un autre ordre de suggestions, je lui dis :

« Voyez-vous ce grand chien noir qui aboie et cherche à
vous mordre?

— Non.

— Il y a là un grand chien, je veux que vous le voyiez.

— Je ne vois rien. »

Aucune suggestion sensorielle ne peut être provoquée, il
est également impossible de faire naître des suggestions
psychiques.

Voici donc une somnambule qui obéit aux ordres vulgaires
mais qui refuse de danser et d'ôter son jupon, elle écrit sous
la dictée qu'elle doit une somme de cinq cents francs, sans
résistance aucune, enfin elle n'est pas susceptible de présenter
des suggestions sensorielles et psychiques.

Cette personne a conservé dans l'état somnambulique, une
partie de sa personnalité; mais comment se fait-il qu'elle
écrive un bon de cinq cents francs alors qu'elle ne doit rien?
c'est qu'elle ne se rend pas compte de l'importance de l'acte
qu'elle pose; si en effet je lui dis : « Vous allez écrire que vous
me devez cinq cents francs, » elle refuse; mais lorsque je lui
dis « Écrivez, » puis que je lui dicte ce qu'elle doit écrire, son

cerveau a accepté l'idée d'écrire sans résistance parce que rien ne révoltait son sens moral, l'idée d'écrire étant acceptée par elle, la suggestion est faite et la malade obéit.

Lorsque je lui dis d'ôter son jupon, cette jeune fille, qui est très pudibonde, refuse d'exécuter l'ordre ; si je veux ôter le jupon, elle le retient des deux mains, *sans avoir conscience de ce qu'elle fait ;* si au lieu de lui dire : « Lâchez le jupon, » je lui dis « Ouvrez les mains, » elle obéit et le jupon tombe ; elle obéit parce que dans l'ordre donné il n'y a rien qui révolte son sens moral.

Adrienne C. est inconsciente, elle ne raisonne pas, puisque par des subterfuges elle écrit ce qu'on veut et elle laisse ôter son jupon.

Il n'en est pas moins vrai que cette somnambule a présenté une résistance invincible pour certaines suggestions.

Joséphine D. présente encore une résistance plus grande à la suggestion, elle n'exécute que les ordres qui lui conviennent : si on l'hypnotise dans la salle de l'hôpital, en présence des autres malades, elle refuse de sortir de son lit et de marcher au milieu de la salle de peur de se couvrir de ridicule. Il est impossible de lui suggérer des hallucinations, ni de provoquer des paralysies ; cependant Joséphine est profondément endormie, en somnambulisme les yeux ouverts ou fermés, c'est un des sujets les plus sensibles que j'aie rencontrés. Je n'ai jamais pu lui faire écrire un bon de cinq cents francs parce qu'elle comprenait la gravité de l'acte qu'elle allait poser. Ici la suggestibilité est moins grande encore : tandis qu'Adrienne était inconsciente et ne réagissait qu'à l'égard des suggestions contraires à des sentiments devenus chez elle instinctifs, Joséphine refuse d'exécuter tout ordre qui lui déplaît ; elle réalise ce que Brouardel a dit dans son cours de médecine légale en 1887 : « Si un individu agréable à la somnambule lui offre des suggestions agréables ou indifférentes, elle s'y soumet ; mais si ces suggestions mettent en révolte ses affections personnelles ou ses instincts naturels, elle oppose une résistance presque invincible. »

Je pourrais multiplier à l'infini les exemples de résistance aux suggestions intra-hypnotiques, les quatre cas que j'ai décrits paraissent suffisants et typiques : Mme X... et Léon obéissent aveuglément, ils donnent raison à Liébault et Liégeois, ils vont à leur but comme la pierre qui tombe ; Joséphine D... refuse d'exécuter tout ordre qui lui déplaît, elle semble prouver l'exactitude des vues de Gilles de la Tourette et de Brouardel ; enfin Adrienne est intermédiaire entre les deux sujets précédents, le contrôle est chez elle très peu marqué, elle ne comprend que la signification des mots suggérés, elle ne conçoit pas l'importance des actes qu'on lui fait exécuter.

On peut rencontrer des sujets absolument automates, d'autres présentant une résistance relative aux suggestions, d'autres encore n'exécutant que les suggestions qui leur sont agréables.

Quel est celui de ces trois types que l'on rencontre le plus fréquemment : d'après mes recherches personnelles, c'est le second type qui est le plus commun, celui représenté par Adrienne C... ; la plupart des somnambules ne comprennent pas l'importance de leurs actes, ils obéissent aux suggestions intra-hypnotiques, à condition que rien ne choque leurs sentiments instinctifs dans l'ordre qu'on leur donne.

Je reviendrai sur ce sujet à propos des suggestions criminelles dont je n'ai à dessein pas parlé ici, réservant pour ce sujet un chapitre spécial. Qu'il me suffise de faire remarquer que Liébault, Liégeois et Brouardel ont raison et tort tout à la fois, ils ont raison en ce sens que leurs types existent réellement, ils ont tort parce qu'ils sont tous trois trop absolus.

b. Suggestions post-hypnotiques. Si je suggère à Mme X, en somnambulisme, qu'après son réveil elle doit mettre mon chapeau sur la tête de M. X..., elle obéit sans savoir pourquoi elle agit ainsi ; si je lui ordonne qu'à son réveil elle doit me faire un bon de 1 000 francs, elle va vers la table, prend la plume, mais aussitôt elle la rejette brusquement. Je lui dis :

« Que faites-vous ?

— Figurez-vous, me dit-elle, que j'avais envie de vous faire un bon de 1 000 francs, c'est stupide. »

Il y a eu combat entre son sens moral et la suggestion, le sens moral l'a emporté. Mme X..., n'a pas non plus obéi à l'ordre de se déshabiller.

Adrienne C... est endormie, je lui suggère qu'à son réveil elle devra mettre mon chapeau sur la tête de M. X..., elle obéit; je lui suggère qu'elle écrira : « Bon pour 1 000 francs, » elle obéit encore; je lui dis alors : « A votre réveil, vous écrirez un billet par lequel vous reconnaîtrez me devoir 1 000 francs, » elle ne réalise pas la suggestion; de même elle ne se déshabille pas à son réveil quoique je le lui aie suggéré.

Voici enfin Joséphine D..., je lui suggère qu'après son réveil elle mettra mon chapeau sur la tête de M. X..., elle n'en fait rien, elle se souvient que je lui ai ordonné de mettre mon chapeau sur la tête de M. X..., mais elle trouve l'acte ridicule et ne l'exécute pas. A plus forte raison elle ne fait pas un bon de 1 000 francs. Si je lui dis : « A votre réveil vous aurez une attaque de nerfs, » l'acte suggéré se produit; si je lui dis qu'à son réveil elle aura un chatouillement à la joue, elle ressent l'impression suggérée, c'est que ces suggestions ne blessent ni son amour-propre ni son sens moral.

Il est un mode de résistance aux suggestions sur lequel Pitres attire l'attention : certains sujets, auxquels on suggère d'exécuter au réveil un acte qui révolte leur conscience, déclarent formellement qu'ils ne veulent pas obéir et qu'ils ne se laisseront pas réveiller tant qu'on ne leur aura pas assuré qu'ils ne doivent pas exécuter l'acte en question. L'auteur a montré à sa clinique une malade à laquelle il avait suggéré de devenir aphasique à son réveil; celle-ci, ayant eu à différentes reprises des périodes d'aphasie hystérique et connaissant par conséquent les ennuis de cette situation, déclara qu'elle ne voulait pas redevenir aphasique et que si M. Pitres persistait à le lui ordonner, elle ne se laisserait pas réveiller. Le clinicien essaya en vain d'éveiller sa somnambule, il dut transiger et déclarer à la malade qu'elle ne serait pas aphasique à son réveil, il put alors facilement la faire revenir à l'état de veille.

Ces quelques faits montrent que Gilles de la Tourette a raison de dire que les somnambules peuvent offrir une résis-

tance invincible aux suggestions, ils montrent que les faits
énoncés par Liébault et Liégeois existent également : certains
sujets sont de pures automates réalisant toutes les suggestions ;
ils indiquent encore que, dans certains cas, comme Brouardel
l'a dit, les sujets n'exécutent que les suggestions qui-leur sont
agréables.

Comment la suggestion post-hypnotique est-elle réalisable,
puisque, d'après ce qui a été dit précédemment, le somnambule ne se rappelle qu'exceptionnellement au réveil ce qui a
été dit et fait pendant son sommeil.

Le sujet, il est vrai, ne se rappelle généralement pas ce qu'on
lui a dit ou ce qu'il a fait pendant qu'il dormait, mais ces
paroles et ces actes n'ont pas passé dans son cerveau sans y
laisser de traces ; l'impression, bien qu'inconsciente, persiste,
puisqu'on peut quelquefois faire décrire par le somnambule en
état de sommeil les faits écoulés pendant un sommeil antérieur.

Ce qui prouve la persistance de ces impressions dans le
cerveau, ce sont les résultats journaliers que l'on obtient en
thérapeutique par la suggestion ; j'endors une malade hystérique, je lui suggère de ne plus avoir d'attaque, à son réveil
elle ne se rappelle de rien, et cependant le plus souvent les
attaques ne se produisent plus. Je suggère à une hystérique
qui a un retard des règles, que dans autant de jours elle verra
reparaître l'écoulement mensuel, elle ne se rappelle de rien à
son réveil et les menstrues reparaissent. Je suggère à une
malade atteinte de paralysie hystérique qu'elle saura marcher,
elle ne conserve aucun souvenir de la suggestion, et cependant
elle se met à marcher à son réveil.

On peut admettre que les impressions perçues en état d'hypnotisme sommeillent dans le cerveau jusqu'au moment où une
cause quelconque vient les réveiller. Grâce à cette interprétation, on peut concevoir la possibilité des faits indiscutables de
suggestion post-hypnotique, dont l'existence n'est contestée
par personne. Si nous disons à Adrienne C... : « Immédiatement après votre réveil, vous irez mettre mon chapeau sur la
tête de M. X..., » elle obéit, bien qu'étant parfaitement
éveillée et consciente ; elle sait ce qu'elle fait, elle se rend

compte de l'originalité de son acte, elle l'exécute poussée par une force invincible.

Ce ne sont pas seulement les suggestions d'actes qui se réalisent ainsi après le réveil, mais bien tous les genres de suggestions, qu'elles soient sensorielles, psychiques ou motrices.

On peut faire voir à des sujets parfaitement éveillés, des animaux, des plantes et tout ce que l'on veut; on peut leur faire oublier certains faits, leur faire nier qu'ils connaissent des personnes qu'ils voient tous les jours. Dans tous les cas, ces sujets sont parfaitement conscients, ils se rendent bien compte de ce qu'ils font et, fait plus important, ils croient à leur libre arbitre, à leur spontanéité; si je demande à Adrienne pourquoi elle va placer mon chapeau sur la tête de M. X..., elle répond que c'est une idée qui lui passe par la tête.

Après avoir étudié la suggestion intra-hypnotique, post-hypnotique et à échéance, je dois parler de la suggestion à l'état de veille.

Devons-nous, avec Bernheim (édition de 1884) Beaunis, et Liégeois, admettre que la suggestion hypnotique ne peut être produite, à *l'état de veille,* que chez des sujets hypnotisables, grâce à un état spécial de ces sujets, intermédiaire entre le sommeil et la veille, état appelé par Beaunis *veille somnambulique,* par Liégeois *condition seconde;* ou bien devons-nous, avec Bernheim (édition de 1891), dire que la suggestion hypnotique à l'état de veille peut se manifester chez des sujets non hypnotisables ?

Le sujet que l'on suggestionne, sans l'endormir préalablement, semble éveillé, ses yeux sont ouverts, il parle, il agit librement, et cependant la suggestion exécutée est oubliée. On ne peut admettre qu'il se trouve à l'état de veille normale. Ce sujet se rappelle de tout ce qui s'est passé avant et après la suggestion, cette dernière seule a disparu de sa mémoire; c'est qu'à ce moment seulement il se trouvait en état hypnotique. Nous avons en effet vu que de nombreux états hypnotiques peuvent exister, les yeux étant ouverts, avec toutes les apparences de l'état de veille.

Joséphine D.... m'a prouvé la possibilité d'un état hypnotique passager, développé sous l'influence d'une suggestion faite
à l'état de veille : lorsque je disais à cette jeune fille : « Fermez
la main, vous ne pouvez plus l'ouvrir, » elle faisait des efforts
pour desserrer les doigts; si à ce moment j'enfonçais une
épingle dans le bras de la malade, sans qu'elle le sache, elle
ne sentait rien; quelques minutes après la sensibilité revenait.
Je n'avais rien suggéré relativement à la sensibilité, celle-ci
disparaissait sous l'influence d'une suggestion quelconque; c'est
que Joséphine tombait alors en état somnambulique les yeux
ouverts, cet état ne durait que juste le temps nécessaire à
l'exécution de la suggestion. Les faits rapportés par Bernheim
(1884), Liégeois, Baunis, relatifs à des sujets hypnotisables,
peuvent s'expliquer par l'apparition d'un sommeil hypnotique
passager, ne durant que le temps nécessaire à la réalisation de
la suggestion.

Mais plus récèmment Gilles de la Tourette a démontré l'existence de suggestions à l'état de veille chez des individus *non
hypnotisables;* nous ne pouvons plus, dans ce cas, admettre
un sommeil hypnotique se développant par un simple ordre.
C'est que les sujets de Bernheim (1884), et ceux de Gilles de
la Tourette sont absolument différents : le premier expérimentateur, étudiait la veille somnambulique chez des sujets normaux; le second expérimentait, au contraire, sur des hystériques
et des dégénérés. Or, tandis que les sujets normaux, non hypnotisables, ne sont, en général, pas suggestibles à l'état de veille,
les hystériques et les dégénérés sont, au contraire, très sensibles à la suggestion en dehors de toute hypnotisation.

Les faits rapportés par Bernheim (1884), Liégeois, Baunis,
se rapportent bien à l'étude de l'hypnotisme, puisqu'ils ne se
développent que chez des sujets hypnotisables, ceux mentionnés par Gilles de la Tourette et Bernheim (1891) appartiennent,
non pas à l'hypnotisme, mais bien à la dégénérescence. Ne
devant envisager ici que les faits se rapportant à l'hypnologie,
nous concluons que la veille somnambulique ne se produit
que chez des sujets hypnotisables.

La résistance aux suggestions, faites à l'état de veille, est
beaucoup plus grande encore que celle qu'opposent les sujets

aux suggestions à échéances; d'une manière générale on peut dire que le sujet n'exécutera que les suggestions conformes à son sens moral.

LES SUGGESTIONS CRIMINELLES.

Jusqu'ici, je me suis occupé de l'étude générale des suggestions, dans ce chapitre je compte envisager spécialement les suggestions criminelles. Il faut avant tout que j'expose dans quelles circonstances, à mon avis, un délit doit être rapporté à l'hypnotisme.

Si l'on consulte les auteurs qui se sont spécialement occupés de la question, on constate qu'ils rapportent à l'hypnotisme une foule d'actes criminels qui ne doivent être imputés qu'à l'hystérie. Liégeois rapporte dans son livre la description d'une foule de procès qui n'ont rien à voir avec l'hypnotisme, il parle d'outrages à la pudeur, de vols, de meurtres, commis à l'état de veille sur des personnes ou par des personnes n'ayant jamais été hypnotisées, des hystériques dont la suggestibilité est très développée et qui sont susceptibles de présenter un *sommeil pathologique*.

C'est que M. Liégeois, fidèle aux doctrines de Bernheim, considère l'hypnotisme et la suggestion comme une seule et même chose, il rapporte à l'hypnotisme tous les délits accomplis grâce à une suggestion quelconque.

Bernheim rattache à l'hypnotisme les crimes de Gabrielle Fenayrou, de Gabrielle Bompard, qui n'ont rien de commun avec l'hypnotisme, mais qui prouvent l'importance de l'étude de l'hystérie dans ses rapports avec la médecine légale : Gabrielle Fenayrou, jeune femme honnête et douce, devient la maîtresse d'un élève pharmacien, le mari veut se venger, il captive l'esprit de sa femme, lui persuade qu'elle doit tuer son amant. La jeune femme donne rendez-vous au pharmacien, « elle y va, chemin faisant elle entre prier à la Madeleine, puis froidement, sans émotion, elle conduit l'homme qu'elle a aimé à son mari qui l'assassine. »

Le mari n'avait jamais hypnotisé sa femme, il l'a suggestionnée à l'état de veille, parce que son cerveau était faible. « C'était une pâte molle, elle allait au vice comme à la vertu. » Il ne s'agit pas ici d'un être normal auquel le sommeil hypnotique a permis de suggestionner un crime, c'est un esprit déséquilibré, un cerveau de véritable aliéné. Il y a, entre un sujet normal hypnotisé, accomplissant une suggestion criminelle, et Gabrielle Fenayrou, la différence qu'il y a entre un état physiologique et un état pathologique; l'hypnotisme étant, de l'avis même de l'École de Nancy, un phénomène physiologique, on ne peut le rendre responsable des crimes commis sous l'influence d'un état pathologique. En d'autres termes, Gabrielle Fenayrou est une malade, l'hypnotisé qui accomplit la suggestion criminelle peut être parfaitement sain d'esprit.

Le cas de Gabrielle Bompard est identique à celui de Gabrielle Fenayrou : encore enfant presque, elle attire des jeunes gens chez elle ; elle se laisse dominer par Eyraud qui la bat, l'exploite; elle lui amène l'huissier qu'il veut assassiner, elle aide au meurtre, elle coud le sac qui contient le cadavre, tout cela sans aucun remords. Elle fait la connaissance d'un homme intelligent qui la captive, elle lui avoue son crime comme une chose naturelle, elle le raconte en riant, elle s'étonne qu'on la maintienne en prison.

Ici encore, pas d'hypnotisme, de la simple suggestion chez un esprit faible, hystérique, déséquilibré, dégénéré.

Pour bien faire comprendre la différence que je fais entre le délit commis grâce à l'hypnotisme et celui commis grâce à la suggestibilité extraordinaire de certains esprits faibles, il faut que je rappelle ce qui a été dit précédemment à propos de la veille somnambulique : la suggestion ne peut se faire, à l'état de veille, chez des sujets normaux, que s'ils sont hypnotisables, les suggestions pratiquées par Gilles de la Tourette et Bernheim (1891) chez des sujets non hypnotisables ont été faites, non pas chez des sujets normaux, mais chez des hystériques. En admettant cette distinction entre les différentes suggestions faites à l'état de veille, on comprend pourquoi les procès rapportés par Liégeois, Bernheim, etc., n'appartiennent pas à l'hypnotisme mais à la dégénérescence et à l'hystérie. Gabrielle Fenayrou et Gabrielle Bompard, n'ayant jamais été hypnotisées, ne pouvaient obéir aveuglément aux suggestions grâce aux phénomènes hypnotiques ; si elles ont obéi, c'est grâce à un état maladif de leur cerveau les rendant suggestibles. Il ne faut enfin envisager à propos de l'hypnotisme, phénomène physiologique, que les suggestions faites dans cet état physiologique ; les suggestions faites grâce à un état pathologique, inné du cerveau, n'ont rien à voir avec l'hypnotisme.

J'ai tenu à insister sur ce point qui n'est signalé dans aucun auteur ; c'est à cause de la confusion entre les suggestions hypnotiques et les suggestions hystériques que les rapports de l'hypnotisme avec la jurisprudence semblent si obscurs. Et à vrai dire, en lisant les ouvrages parus sur la question, on se demande où finit l'hypnotisme ; pour peu qu'on se laisse persuader d'une chose par quelqu'un, on est taxé d'avoir accepté une suggestion hypnotique. Grâce à la distinction que je viens d'établir on peut délimiter parfaitement ce qui appartient à l'hypnotisme ; je le répète, on ne peut rattacher à l'hypnotisme que des suggestions faites, soit pendant le sommeil, soit à l'état de veille chez les sujets hypnotisables, les suggestions faites à l'état de veille chez des sujets non hypnotisables appartiennent non pas à l'hypnotisme, mais à l'hystérie.

Les délits et les crimes, réalisés grâce à l'hypnotisme, peuvent être de diverses espèces, ce sont : le viol, les faux et captations de testaments, les faux témoignages, les substitutions d'enfants, les attentats à la personne morale, les rapts d'enfants, les viols de la conscience et les crimes proprement dits.

Afin de rendre plus clair l'exposé de ces différents points, je diviserai les délits et crimes commis grâce à l'hypnotisme en deux catégories bien distinctes : ou bien le sujet hypnotisé est *passif*, et ne prend aucune part à la réalisation du crime, ou bien il est *actif*, c'est lui qui commet l'acte répréhensible sous l'influence d'une suggestion.

Dans la première catégorie de délits doivent être rangés : certains viols, certains vols d'enfants et même certains crimes ;

dans la deuxième catégorie nous placerons : certains viols, certains vols, les faux et captations de testaments, les faux témoignages, les attentats à la personne morale, les viols de la conscience et les crimes proprement dits.

1ʳᵉ CATÉGORIE

Le sujet est passif.

I. — LE VIOL.

Le viol est certes le crime le plus facilement réalisable par l'hypnotisme; il ne s'agit pas ici simplement d'expériences de laboratoires, n'ayant en pratique aucune application, le viol commis sur des somnambules a occupé les tribunaux à différentes reprises.

I. — *Affaire Marguerite C...* — En 1858, M. *Coste*, directeur de l'École de médecine de Marseille, et *Brognier*, chirurgien à l'Hôtel-Dieu de cette ville, furent chargés par la justice de faire un rapport médico-légal sur le cas d'une jeune fille qui accusait de viol un magnétiseur-guérisseur installé à Marseille. Voici le rapport de la commission : « La jeune Marguerite A..., âgée de dix-huit ans, se croyant malade, se fit conduire par sa plus jeune sœur, dans le courant du mois de novembre dernier, chez le nommé C... exerçant à Marseille, à ce qu'il paraît, la profession de guérisseur par le magnétisme.

« Chaque jour elle allait prendre sa séance. Vers le commencement d'avril s'étant aperçue qu'elle était enceinte, elle porta plainte à l'autorité; et c'est alors que M. le commissaire de police nous commit tous deux à l'effet de constater la grossesse et l'époque à laquelle elle pouvait remonter, et, en second lieu, de répondre à la question de savoir si la jeune Marguerite A... avait pu être déflorée et rendue mère contrairement à sa volonté, c'est-à-dire si cette volonté avait pu être annihilée complètement ou en partie par l'effet du magnétisme. »

Se basant sur le rapport de Husson, fait en 1831 à l'Acadé-mie de médecine, les rapporteurs émirent cette opinion que « si une jeune fille, sous l'influence du sommeil magnétique, est insensible à toutes les tortures, il semble rationnel d'ad-mettre qu'elle pourra subir l'acte du coït sans qu'il y ait parti-cipation de sa volonté, sans qu'elle en ait conscience, et que, par conséquent, elle ne saurait repousser par la force l'acte qui est consommé sur elle. »

Les commissaires concluent en conséquence :

1° « La fille Marguerite est enceinte.

2° « Sa grossesse ne remonte pas au-delà de quatre mois à quatre mois et demi.

3° « Nous pensons qu'il est possible qu'une jeune fille soit déflorée et rendue mère contrairement à sa volonté, celle-ci pouvant être annihilée par l'effet magnétique. »

Ces conclusions sont extrêmement remarquables eu égard à l'époque à laquelle elles furent formulées; en *1858* le magné-tisme animal était encore considéré comme une duperie, on ne peut s'étonner qu'aucune expérience n'ait été tentée dans le but de s'assurer que Marguerite était hypnotisable et quels étaient les caractères de son sommeil.

II. — *Affaire Lévy.* — En 1879, Brouardel fut chargé de donner son avis dans une affaire de viol commis pendant le sommeil hypnotique. A la fin du mois d'avril Mme B..., blan-chisseuse à Rouen, déposait au parquet de Rouen, une plainte contre le dentiste Lévy qu'elle accusait d'avoir commis le crime de viol sur sa fille. La mère déclarait avoir été présente pen-dant toute la durée des séances que sa fille avait faites chez ce dentiste, et elle disait n'avoir rien vu, rien soupçonné, pas plus que sa fille, jusqu'au moment où Lévy lui-même avait instruit celle-ci des actes qu'il avait commis sur sa personne. Tant de naïveté autorisait quelque scepticisme; mais dès la première confrontation avec l'accusé, le doute sur la réalité des actes commis ne fut plus possible. Devant le juge d'ins-truction, Lévy fit cet aveu étonnant : « Oui, vous étiez pure, vous étiez vierge; vous avez cru, dans votre naïveté, que ce que je faisais était nécessaire, et vous n'avez pas résisté.

Sauvez-moi, sauvez ma femme et mes enfants, dites que je ne vous ai pas violée, et je vous donne tout ce que je possède. »

Ainsi le fait était certain, l'accusé avait eu des rapports avec la fille B... en présence de sa mère. Pour cela Lévy plongeait la jeune fille dans un état plus ou moins insconscient, il plaçait la mère près du feu lui tournant le dos.

Aussitôt assise dans le fauteuil, Berthe B... s'endormait sans que Lévy lui ait présenté aucune substance narcotique; cette jeune fille était très hypnotisable : « Nous lui avons fermé les paupières, dit Brouardel, et, presque immédiatement nous avons senti les globes oculaires agités de petits mouvements convulsifs, portés en haut et en bas dans un strabisme convergent. La tête s'est renversée sur le dossier du fauteuil, les mains qui étaient croisées sont tombées mollement des deux côtés du corps, la respiration est devenue un peu pénible, les parois de la poitrine se sont soulevées davantage et, dans un espace de temps qui n'a pas dépassé une minute, cette jeune fille s'est endormie... Il est donc possible, actuellement, de provoquer de la façon la plus simple et la plus facile un sommeil artificiel chez cette jeune fille, sans employer aucun agent anesthésique... Le procédé par lequel nous avons réussi à endormir la jeune B... est celui de l'application des doigts sur les paupières.

« Rien ne porte à penser que ce procédé ait été employé par Lévy; mais on sait que, chez les personnes qui subissent si facilement ce sommeil hypnotique, il suffit, pour le faire naître, d'employer bien d'autres moyens, de faire regarder à un sujet prédisposé par son état nerveux un objet quelconque, un peu brillant, placé à 15 ou 20 centimètres au-dessus des yeux, ou même encore de forcer les yeux à se diriger en haut, sans point de mire brillant, regardant un objet imaginaire ».

La grossesse de Berthe B... coïncidant avec l'époque des premières visites faites au dentiste Lévy, Brouardel arrive à formuler les conclusions suivantes : « Toutes réserves faites sur les possibilités de simulation, cet exemple doit être joint à ceux qui les avaient portés à admettre (DEVERGIE et TARDIEU) qu'une fille peut être violée pendant que sa volonté est abolie par un état de sommeil nerveux ou hypnotique. »

Les aveux de l'inculpé déterminèrent la conviction du jury et Lévy fut condamné à dix ans de réclusion.

III. — *Affaire Maria F...* — Après les séances de Donato dans la Suisse Romande et dans le canton de Neuchâtel, on vit se produire une véritable « fièvre magnétique » dont voici une des conséquences :

« Le pasteur allemand de la Chaux-de-Fonds recevait, en juillet 1881, la visite d'une jeune fille originaire de Zurich, qui lui demandait d'écrire à sa commune pour obtenir l'autorisation d'aller faire ses couches à la maternité de Berne. Cette jeune fille prétendait être enceinte depuis la veille de Noël. Restée seule un instant ce soir-là avec un jeune homme qui avait l'habitude de la magnétiser, elle fut violée par lui, racontait-elle, après qu'il l'eut endormie. La jeune fille fut reçue à la maternité et accoucha à la fin de septembre.

Mais la lettre du pasteur allemand, qui demandait son entrée à l'hôpital de Berne, tomba sous les yeux du juge d'instruction bernois, qui porta plainte aussitôt auprès du juge de Chaux-de-Fonds. Celui-ci fit une enquête, qu'il transmit au procureur général de la République.

M. le docteur Ladame fut chargé de faire un rapport médico-légal sur cette affaire, il eut à répondre aux questions suivantes :

1° Le récit de Maria F... doit-il être considéré comme vraisemblable dans ses traits généraux ?

2° Le coït a-t-il pu avoir lieu dans les conditions indiquées par elle et sans qu'elle ait pu se rendre compte des attouchements qu'elle subissait ?

3° La volonté était-elle complètement paralysée chez cette jeune fille et n'a-t-elle pu opposer à son séducteur aucune résistance ?

4° La conception est-elle possible lorsque la femme est dans un état d'insensibilité absolue.

A toutes ces questions, après avoir fait des réserves quant à la possibilité d'une simulation, Ladame a répondu par l'affirmative; le rapporteur insiste sur ce point, qu'il serait intéressant d'hypnotiser Maria F..., afin d'obtenir une description plus détaillée de la scène.

Cet intéressant rapport n'entraîna pas la conviction de la Chambre des mises en accusation; voici ce que conclut le juge d'instruction de la Chaux-de-Fonds : « Il résulte, pour moi, de cette enquête, que les dires de la fille F. sont faux, et qu'elle les a inventés pour obtenir une place à la maternité de Berne, pour son accouchement. Jusque-là elle n'a rien dit à personne. Je puis me tromper, mais tout cela me fait l'effet d'un chantage. »

La Chambre des mises en accusation rendit un verdict de non-lieu.

Il est probable qu'en expérimentant sur Maria F., on serait parvenu à savoir la vérité; il est vraiment regrettable que M. Ladame n'ait pu examiner la jeune mère.

IV. — *Affaire C.* — Une jeune fille de quinze ans se plaignait d'avoir été violée par un prétendu médecin magnétiseur.

« Le 3 juillet 1886, dit-elle, dans son cabinet, G. me fit asseoir et il commença par m'électriser un peu, je vis alors qu'il faisait devant ma figure des signes qui ressemblaient à des passes magnétiques, mais elles n'eurent en moi aucune influence; et alors, avec les appareils électriques, il m'a donné de nouvelles décharges électriques beaucoup plus fortes que celles reçues antérieurement. Le résultat de cette nouvelle épreuve fut de me paralyser absolument. Je ne pouvais plus remuer aucun membre et il m'était impossible de desserrer les dents, ni de pousser un cri. G. alors s'est mis à genoux devant moi, il m'a prise par les jambes et m'a tirée sur le bord du fauteuil; il a relevé mes jupons, écarté mes jambes, etc... Je souffrais horriblement sans pouvoir opposer de résistance, ni pousser aucun cri. »

Le Dr Tardieu, chargé d'examiner cette affaire, conclut comme suit :

« 1° L'électricité n'a pu produire, de quelque manière qu'elle ait été appliquée, les effets signalés par la plaignante, ni paralyser ses mouvements, ni l'empêcher de crier;

« 2° La combinaison de l'électricité et des prétendues passes magnétiques n'a pu rien ajouter à ces effets, et aucune influence particulière n'a pu en résulter, qui se serait produite à l'insu de cette jeune fille;

« 3° La déclaration de la jeune C. est en désaccord avec les données les plus positives et les plus élémentaires de la science. ».

Ces trois conclusions, qui pouvaient peut-être paraître justes à l'époque où eut lieu le procès précédent, sont absolument fausses d'après les données actuelles de l'hypnologie : l'électricité peut produire le sommeil hypnotique par suggestion tout comme une foule d'autres moyens, à plus forte raison l'électricité combinée avec les passes, que la malade savait être « magnétiques », devaient agir pour produire le sommeil; par conséquent les déclarations de la jeune C. pouvaient être parfaitement exactes; elles réclameraient, aujourd'hui, une enquête minutieuse.

La description des quatre procès dont je viens de parler montre l'importance pratique de l'étude du viol commis sur des sujets endormis; je dois maintenant examiner dans quelles circonstances cet attentat peut se perpétrer.

D'après Gilles de la Tourette, les états cataleptique et léthargique seraient les plus favorables à l'exécution du viol : « Pendant l'état léthargique ou cataleptique, dit-il, le sujet est une pâte molle, un chiffon inconscient à la merci du premier venu. »... « En thèse générale, dit-il encore, celui qui, lors d'une première hypnotisation, voudra violer une femme, devra plutôt profiter de la léthargie où elle est inerte, que du somnambulisme, où elle peut opposer la plus vive résistance.

« A moins d'hypnotiser pendant longtemps la même personne, de s'en faire aimer comme dans le cas de Bellanger, nous admettons en principe, assuré d'avance que l'expérimentation nous donnera raison, qu'un individu qui plonge une femme en somnambulisme ne la possèdera que si celle-ci veut bien, comme dans la vie normale, céder à ses désirs. »

La catalepsie et la léthargie étant exceptionnellement rares, si l'idée émise par Gilles de la Tourette était exacte, l'importance du viol commis sur les somnambules serait peu considérable, il faudrait la coïncidence d'un hypnotiseur malhonnête et d'un sujet exceptionnel. Il n'en est malheureusement pas ainsi, les femmes en somnambulisme véritable sont très fréquemment à la merci de leur hypnotiseur.

Rappelons-nous la différence que nous avons établie entre les états somnambuloïdes et les états somnambuliques ; les premiers se caractérisent par la conservation de la conscience et de la sensibilité ; les seconds, au contraire, s'accompagnent de la perte de la conscience et de la sensibilité ; le viol ne sera presque jamais possible dans les états somnambuloïdes ; dans les états somnambuliques, au contraire, il pourra fréquemment se réaliser. Le sujet, dans ce dernier cas, est insensible ; on peut le toucher, le pincer, le piquer, il ne sent rien, il est le plus souvent inconscient de la position de son corps, on le couche, on le met debout, on l'assied, il ne peut dire dans quelle position il se trouve ; son corps est absolument automatique, on en fait ce qu'on veut.

On comprend que, dans un tel état, le viol soit possible. Ce qu'il y a de remarquable, c'est que cet automatisme physique se rencontre chez un grand nombre de sujets dont l'automatisme moral est loin d'être absolu. La résistance au viol doit être beaucoup moins marquée que celle que l'on rencontre pour la suggestion verbale ; la somnambule véritable, insensible, ne peut se rendre compte des attouchements dont elle est l'objet ; elle ne résiste pas, parce qu'elle ignore ce qu'on lui fait.

Je ne puis admettre ce que dit Gilles de la Tourette : « Un individu qui plonge une femme en somnambulisme ne la possèdera que si celle-ci veut bien, comme dans la vie normale, céder à ses désirs. Dans toute autre circonstance, il devra la violer, dans la propre acception du mot, ce qui ne se fera pas sans d'énormes difficultés, si l'on se rappelle combien est exaltée, chez les somnambules, la vigueur musculaire, au point qu'une jeune fille devient un véritable athlète. »

Gilles de la Tourette cite à l'appui de son opinion un fait de Dyce où deux individus, introduits par un proxénète auprès d'une somnambule, durent la bâillonner et l'attacher pour vaincre la résistance qu'elle leur opposait.

Liégeois dit, au contraire, que « toute personne mise en état de somnambulisme devient, entre les mains de l'expérimentateur, un pur automate, tant sous le rapport moral que sous le rapport physique. » J'ai montré, à propos de la résistance aux suggestions hypnotiques, l'exagération de cette proposition au point de vue du moral du somnambule ; cette exagération existe peut-être aussi au point de vue de son physique, mais elle est, dans ce cas, beaucoup moins marquée. En d'autres termes, autant je crois la résistance morale des somnambules importante et forte, autant je crois leur résistance physique rare et peu marquée ; c'est pourquoi je considère le viol comme le crime principal imputable à l'hypnotisme.

Quoi qu'en ait dit Gilles de la Tourette, les viols dont nous avons donné la description précédemment semblent avoir été commis pendant le somnambulisme ; à ces exemples nous pouvons encore ajouter les deux suivants :

Une hystérique et somnambule quitte le service de Pitres (de Bordeaux), absolument et sûrement vierge. Elle sort accompagnée d'une autre hystérique, elle rencontre deux messieurs qui leur offrent à déjeuner : « Nous arrivâmes, raconte-t-elle, dans un petit restaurant en dehors de la ville. Un des messieurs voulut m'embrasser ; je me fâchai vivement, et on se mit à déjeuner sans qu'il renouvelât sa tentative.

« Quand le déjeuner fut fini, mon amie me laissa seule avec lui. Il voulut encore m'embrasser ; je me défendis, je le menaçai de crier et je pris une chaise pour me défendre. Il s'élança sur moi et me saisit les bras. Alors je perdis connaissance et je ne sais plus ce qui s'est passé. Je m'aperçus que j'étais mouillée aux parties et que j'y éprouvais un peu de douleur. Je revins à Bordeaux et je rentrai chez moi. » Neuf mois après ce jour la jeune fille accouchait d'un enfant à terme.

Une autre jeune fille, qui était restée pendant quelques semaines à l'Hôtel-Dieu, passe devant un café ; des étudiants

l'appellent, elle les avait connus à l'hôpital, elle va s'asseoir
près d'eux : « Tout à coup, dit-elle, l'un deux se lève et m'ordonne de le suivre, je suis obligée de lui obéir. Il m'emmène
chez lui. Là, il a fait de moi tout ce qu'il a voulu ; puis il m'a
commandé de retourner seule sur le boulevard et de m'asseoir
sur un banc, j'ai encore obéi, et c'est là que je me suis
réveillée. » Cette jeune fille avait été violée par un externe
du service.

Voici un fait analogue rapporté par le docteur Mesnet : le
10 octobre 1889, en arrivant à l'hôpital, il vit, couchée dans
une des salles, une jeune fille de dix-sept ans entrée depuis une
quinzaine de jours. L'interne lui apprit que cette jeune fille
disait avoir été violée dans une attaque de sommeil provoqué.
Mesnet l'endormit, l'examina au spéculum, sans que la malade
en eût la moindre notion.

Éveillée, elle ne savait que ce qu'une amie lui avait dit :
un soir, emmenée par un jeune homme, elle avait passé dehors
une partie de la nuit sans faire de résistance.

Endormie, voici ce qu'elle déclara : « Qu'un jeune homme,
M. X..., la suivait chaque jour, quand elle allait à son atelier
ou qu'elle en revenait ; qu'elle ne lui parlait jamais et cherchait
même à l'éviter.

« Que le 25 avril, à 10 heures du soir, étant entrée dans
un bureau d'omnibus, M. X..., la voyant seule, était venu
près d'elle, lui avait pris les mains ; qu'elle avait voulu fuir,
qu'il l'avait retenue et l'avait endormie en la regardant
fixement.

« Qu'aussitôt endormie, elle avait cessé de s'appartenir et
qu'elle l'avait suivi pas à pas, machinalement ; qu'elle
était montée avec lui dans une voiture ; qu'arrivée place
de la Bastille, il était entré dans un hôtel où elle l'avait
suivi.

« Qu'arrivée là, dans une chambre au premier étage, il lui
avait dit de se coucher ; qu'elle avait résisté, qu'il lui avait
pris de nouveau les mains, en la regardant fixement, et qu'alors,
n'ayant plus ni force ni résistance, il avait fait d'elle ce qu'il
avait voulu.

« Qu'il était descendu vers minuit, qu'elle l'avait suivi encore, et que, vers 1 heure du matin, elle s'était éveillée dans une rue, près du Panthéon.

« Que, rentrée chez elle, elle avait trouvé sa sœur et sa mère très inquiètes de ne point la voir revenir; qu'elle avait été elle-même étonnée de leur entendre dire qu'il était 1 heure et demie du matin, alors qu'elle croyait rentrer à 10 heures.

« Elle perdait bien un peu de sang, mais elle n'en eut aucun souci, se sachant à peu près à l'époque de ses règles. Les deux jours suivants, elle éprouva un peu de fatigue, quelques légers malaises dont elle ne se préoccupa pas. Le troisième jour, vers 2 heures, étant chez elle, occupée à travailler près de sa mère et de sa sœur, elle s'était levée brusquement, avait pris à la hâte son chapeau et son châle et avait voulu sortir.

« Sa mère et sa sœur, lui trouvant une physionomie singulière, le regard fixe, le geste brusque et saccadé, voulurent s'opposer à sa sortie. Elle ne répondait pas aux questions qu'elles lui adressaient, ne les entendant pas.

« Elle les bouscula, franchit la porte, descendit l'escalier en courant et échappa à la concierge qui essayait de lui barrer le passage.

« Elle se dirigea rapidement sur telle rue, tel numéro, marchant tantôt sur le trottoir, tantôt sur la chaussée, suivant que la voie était libre, évitant les passants, comme on évite des obstacles; et arrivée à son but, elle entra dans une maison et dit à M. X. qui l'attendait : « Me voilà. »

Mesnet demanda alors à la jeune fille pourquoi elle était allée trouver M. X.

« Je ne pouvais faire autrement, c'était indépendant de ma volonté ! Il m'avait dit, trois jours avant : *Tel jour, à 2 heures, je serai dans tel endroit, et tu viendras m'y retrouver.* »

Je pose donc en fait que l'on peut violer une femme, non seulement pendant la léthargie et la catalepsie qui sont excessivement rares, mais encore pendant le somnambulisme véritable.

Cette opinion, confirmée par les très intéressantes expériences de Mesnet, est pour moi absolument certaine; au cours des cliniques d'hypnologie que j'ai données, il m'est arrivé, à différentes reprises, de pouvoir prouver expérimentalement la possibilité du viol des somnambules. Léonie, dont la photographie a été reproduite précédemment, avait toujours refusé obstinément de se laisser examiner au spéculum ; un jour, je la fais venir devant environ trente-cinq élèves qui assistaient à la clinique, je l'endors, et lui ordonne de se placer sur le fauteuil, j'écarte ses jambes et j'introduis le spéculum à plusieurs reprises sans qu'elle paraisse s'en apercevoir et sans qu'elle fasse la moindre résistance ; cette malade était cependant bien en somnambulisme véritable. Chaque fois qu'il m'a plu de répéter cette expérience, elle a réussi, à condition que le sujet soit assez profondément endormi ; chez les sujets dont le sommeil n'atteignait que les états somnambuloïdes, il m'était impossible d'écarter les jambes, ces sujets résistaient absolument comme ils l'auraient fait à l'état de veille. Il est certain que si je m'étais adressé à des femmes sans pudeur, ou habituées à l'examen au spéculum, j'aurais pu facilement pratiquer le viol expérimental bien qu'elles s'en rendissent compte, mais j'avais soin de choisir mes sujets de manière à pouvoir comparer les résultats d'après la profondeur du sommeil. Je considère donc comme démontré que le viol est possible en somnambulisme.

Comme pour les faits précédemment étudiés, j'ai voulu connaître l'opinion de quelques auteurs sur ce point ; voici la question qui leur fut posée :

Le viol est-il possible pendant l'hypnose ; dans quelle phase est-il réalisable [1] ?

DUMONTPALLIER (de Paris). « Dans l'état léthargique surtout. »

SANCHEZ HERRERO (de Madrid). « Oui, dans le somnambulisme et dans les degrés post-somnambuliques. »

MAROT (de Paris). « Je le crois possible, même dans la phase de somnambulisme. »

JOIRE (de Lille). « Oui, pendant la léthargie et pendant le somnambulisme. »

---

1. Réponses à mon questionnaire.

BEAUNIS (de Paris). « Oui, dans la phase du sommeil profond. »

AZAM (de Bordeaux). « Parfaitement, pendant la période cataleptique. »

A. VOISIN (de Paris). « Le viol est possible pendant l'hypnose, la léthargie et la catalepsie. »

BRÉMAUD (de Brest). « Le viol est possible, je dirai même, plus facile, tout dépend de l'habileté du misérable qui chercherait à abuser d'une femme endormie. — Il est possible à toutes les périodes de l'hypnose ou dans tous les états.

« Si le sujet est cataleptique, léthargique, c'est une masse inerte, qu'on peut manier en tous sens ; si la femme est en état de somnambulisme, le criminel peut se faire passer pour le mari, pour l'amant, et agir avec un *consentement qui se trompe d'adresse,* ce n'en est pas moins un viol. »

PITRES (de Bordeaux). « Oui. »

LUYS (de Paris). « Oui. »

LAJOIE (de Nashua-New-Hamspire). « Oui, sommeil très profond. »

LE MENANT DES CHESNAIS (de Ville-d'Avray). « Il n'est pas douteux, pour moi, que certaines femmes peuvent avoir, dans le sommeil hypnotique, leur libre arbitre et leur sens moral assez diminués pour se laisser violer. »

DAVID (de Narbonne). « Oui, dans la phase somnambulique, mais la règle n'est pas sans exception. »

HENRICK PETERSEN (de Boston). « Je crois des crimes possibles dans toutes les phases avancées de l'hypnose profonde, aidée par des hallucinations suggérées. »

DÉJERINE (de Paris). « Quant à la question du viol pendant l'hypnose, je le crois possible. »

G. BALLET (de Paris). « Oui, dans la léthargie. »

MASOIN (de Louvain). « Oui. »

PERSAC (de Paris). « Oui. »

BUROT (de Rochefort). « Possible, mais très difficile. »

DE JONGH (de la Haye). « Si le viol est possible en état hypnotique, c'est en état de somnambulisme, chez quelques sujets, et dans l'état de léthargie. »

Ochorowicz (de Varsovie). « Il n'est guère possible qu'exceptionnellement, mais alors indépendamment de la phase du sommeil. »

Baron von Schrenck Notzing (de Munich). « Oui, dans certaines circonstances. »

Tous ces auteurs admettent. donc la possibilité du viol; il n'y a guère que G. Ballet, Azam et A. Voisin qui semblent croire que la catalepsie et la léthargie peuvent seules en permettre l'accomplissement.

Lorsqu'une femme se plaint d'avoir été violée par un étranger ou un inconnu, le juge pourrait s'étonner que cette personne se soit laissée endormir sans avoir sur l'hypnotiseur les garanties de moralité nécessaires; il faut que le magistrat sache qu'on peut endormir une femme sans son consentement et malgré elle par la compression des zones hypnogènes ; nous avons en effet vu précédemment que l'on peut, par la simple compression de certaines zones, provoquer le sommeil hypnotique sans que le sujet le sache et sans qu'il le veuille.

L'hypnotiseur peut-il violer une femme avec la certitude de n'être pas découvert?

Il est certain qu'un criminel habile pourra réduire de beaucoup les chances d'être puni : il aura soin de suggérer l'amnésie avant de réveiller la somnambule, il pourra même lui ordonner de ne se laisser endormir par personne d'autre que lui-même. Ces précautions suffiront souvent pour assurer l'impunité du criminel, mais quelquefois elles échoueront; c'est ainsi qu'un indice quelconque, tel que le désordre de la toilette, une tache sur la chemise, une douleur aux organes génitaux, pourra appeler l'attention de la femme et faire naître dans son esprit un soupçon; si c'est une jeune fille, rentrée chez elle, elle racontera tout à sa mère ; si c'est une jeune femme, elle confiera ses soupçons à son mari ; la mère ou le mari iront trouver l'hypnotiseur qui se troublera, on portera plainte, et l'affaire se terminera bien ou mal, suivant les preuves existantes.

L'hypnotiseur habile, ai-je dit, suggère à son sujet de ne se laisser hypnotiser par personne, mais cette interdiction ne se réalise pas toujours ; souvent on parvient à endormir des sujets après qu'un expérimentateur leur a défendu de se laisser influencer par un autre que par lui-même. Enfin le violateur habile suggère l'amnésie au réveil, mais ici encore il peut arriver que la suggestion ne se réalise pas et que le sujet se souvienne tôt ou tard de ce qui s'est passé pendant son sommeil, surtout si on l'interroge en ce sens.

On le voit, si le viol des somnambules est souvent possible, il faut cependant convenir que le criminel qui commet cet acte pendant le sommeil hypnotique, ne peut toujours se mettre complètement et sûrement à l'abri des poursuites. Tout ce que je viens de dire se rapporte au viol commis sur un sujet passif, j'aurai l'occasion de parler plus loin des cas où le viol peut se commettre sur un sujet actif, qui prend part à l'accomplissement de l'acte.

II. — Le vol.

Le vol peut aussi se commettre au détriment d'une personne hypnotisée, passive, ne prenant aucune part au délit. Je ne connais pas de procès se rapportant au vol commis de cette façon ; il faut cependant que je signale la possibilité de tels actes.

Je suppose une personne allant trouver un hypnotiseur malhonnête ; celui-ci, après l'avoir mise en somnambulisme, peut la dévaliser à son aise ; lui suggérer qu'elle n'avait pas pris avec elle les objets qu'il enlève, lui ordonner l'amnésie au réveil, et la personne s'en va sans se douter du vol dont elle a été l'objet.

Si, au lieu d'aller consulter l'hypnotiseur malhonnête, la personne le fait venir chez elle, les conséquences peuvent être plus graves encore ; la malade étant endormie, le voleur peut opérer à son aise, il peut prendre les clefs de la patiente, enlever ce qui lui convient, puis, après avoir suggéré comme précédemment qu'elle ne se souviendra pas de l'existence des objets dérobés, il la réveillera et s'en ira la tête haute.

Ce sont là des crimes que l'on produit très facilement chez la plupart des sujets.

Mais ici, encore, comme pour le viol, le criminel n'est pas à l'abri de toute accusation; la somnambule peut se souvenir malgré l'amnésie suggérée, les personnes de son entourage peuvent s'apercevoir de la disparition de certains objets coïncidant avec la visite du magnétiseur; le plus petit indice peut alors faire éclore des soupçons; c'est pourquoi celui qui emploierait l'hypnotisme pour voler ne serait certes pas plus à l'abri des poursuites que celui qui userait du même moyen pour violer.

III. — LES SUBSTITUTIONS D'ENFANTS.

L'hypnotisme peut permettre des substitutions d'enfants : grâce aux travaux de Mesnet, Auvart, Varnier, Dumontpallier, etc., on sait qu'une femme peut accoucher en état de somnambulisme. On comprend que dans ces conditions, il serait très facile de faire des substitutions d'enfants, telles que celle d'un enfant mort à un enfant vivant et inversement. C'est là un point sur lequel Laurent attire l'attention, l'auteur s'étonne que les faiseuses d'anges qui cumulent les fonctions de proxénète, de sage-femme et de somnambule, n'y aient pas encore songé.

Il faut évidemment que l'accouchement se soit passé sans témoins ou que les témoins soient complices; mais il peut arriver que la mère, bien qu'insensible et assoupie, ait tout entendu et s'en rappelle à son réveil, c'est pourquoi les auteurs du délit ne sont jamais absolument certains de l'impunité.

IV. — LES CRIMES.

Enfin le somnambulisme passif peut permettre l'accomplissement de certains crimes.

Je suppose qu'un individu ait intérêt à la mort d'un petit enfant, pour une question d'héritage; il choisit un jour où l'enfant est souffrant, sa mère est auprès de lui ; il endort cette dernière sous un prétexte quelconque, il étouffe l'enfant, puis il dit à la somnambule : « Vous vous réveillerez dans une demi-heure, votre enfant sera mort, vous ne vous rappellerez pas avoir dormi, vous ne savez plus que je suis venu vous voir. » Le criminel part et les faits s'exécutent selon son désir. On soupçonnerait plutôt la mère que lui, puisqu'elle dit n'avoir pas quitté son enfant.

L'hypnotiseur n'est cependant pas absolument sûr de l'impunité : les souvenirs de la mère peuvent se réveiller, quelqu'un peut avoir vu entrer ou sortir le criminel; il peut avoir oublié un gant, un mouchoir, etc.; le plus petit indice peut devenir le point de départ d'une accusation écrasante pour l'auteur du crime.

DEUXIÈME CATÉGORIE

Le sujet est actif.

I. — LE VIOL.

Le viol peut non seulement être pratiqué sur des somnambules passives, inconscientes, il peut encore être commis sur des sujets qui savent ce qu'on leur fait, qui se livrent parce qu'on le leur suggère et qui peuvent même prendre une part active à l'acte du coït. Voici un procès se rapportant à cette variété de viol :

Affaire Castellan. — Le docteur Tardieu rapporte dans son *Étude médico-légale sur les attentats aux mœurs,* la communication suivante, qu'il doit au docteur J. Roux : Le 31 mai 1865, vers 6 heures du soir, un homme de vingt-cinq ans, laid, mal vêtu, portant de longs cheveux noirs et une barbe inculte, affligé en outre d'un pied bot, se présentait à la porte

d'une maison du hameau des Gonilo, commune de Solliès-
Iarlide (Var), habitée par un vieillard, le sieur Hughes, et deux
de ses enfants, un jeune garçon d'une quinzaine d'années et
une fille de vingt-six ans, appelée Joséphine. Cet homme, qu'on
a su depuis se nommer Castellan Trinothée, était un ancien
ouvrier bouchonnier qui, à la suite d'une blessure à la main,
avait abandonné son travail pour contracter des habitudes de
vagabondage et se donnant à l'occasion pour un guérisseur,
pour un magnétiseur et même quelque peu pour sorcier. Du
reste il était inconnu dans le hameau et ne s'exprimait que par
gestes, feignant d'être sourd et muet.

On a pitié de sa misère, on le laisse prendre place à table
et l'on remarque qu'il affecte certaines pratiques étranges ; le
lendemain Castellan reste seul avec Joséphine, quelques
voisins se montrent dans la matinée, l'un d'eux remarque en
entrant que Castellan traçait avec la main des signes circulaires
derrière la jeune fille, celle-ci paraissait en éprouver du malaise.
De midi à 4 heures, le mendiant reste seul avec la jeune
fille, ce qui s'est passé pendant ce temps n'est connu que par
la déposition de cette dernière. A midi, poussée, dit-elle, par
un sentiment de compassion, elle invita Castellan à partager
son dîner. Il accepta et s'assit en face d'elle. Elle prit d'abord
une cuillerée de haricots ; au moment où elle allait porter la
deuxième à sa bouche, Castellan, rapprochant le pouce et
l'index, fit geste de projeter quelque chose dans la cuiller,
sans qu'elle y vît rien tomber toutefois. Tout d'un coup, avant
d'avoir pu avaler cette deuxième cuillerée, elle se sentit défaillir.
A partir de ce moment ses souvenirs deviennent plus confus.
Revenue à elle sous l'influence de quelques aspersions d'eau
froide que lui aurait faites Castellan, elle se serait dirigée vers
la porte et se serait évanouie de nouveau avant d'y arriver.
Alors il l'aurait prise dans ses bras, l'aurait emportée dans sa
chambre, couchée sur un lit, et aurait assouvi sur elle sa bru-
tale passion. Elle prétend qu'elle a eu conscience de ce qui se
passait, mais sans pouvoir s'y opposer en aucune manière. Elle
n'a pas eu la force seulement de frapper contre le mur, ce qui
aurait suffi pour attirer les voisins. Elle ne se souvient pas si

Castellan a renouvelé sur elle, plusieurs fois les mêmes actes. Elle croit avoir reçu des coups, mais elle ne peut dire pourquoi. Elle ne sait, enfin, s'il lui a commandé de sortir avec lui; mais elle est convaincue qu'elle y a été poussée par une force irrésistible.

Quoi qu'il en soit, vers 4 heures, on les voit sortir ensemble et s'éloigner, au grand étonnement des voisins, que l'air égaré de Joséphine Hughes remplit de compassion, et qui ne peuvent comprendre qu'une jeune fille dont la réputation est restée intacte jusque-là, puisse suivre ainsi un mendiant, bien fait pour inspirer la répulsion. Elle part avec de grossiers vêtements de travail, jetant aux gens qu'elle rencontre des paroles incohérentes, leur disant qu'elle suit le bon Dieu, etc. Castellan affirme que, sur la route, elle avait pris, suivant un usage en vigueur dans le pays, deux témoins de son départ volontaire; mais les témoins n'ont pas été retrouvés.

Ils errent pendant deux jours; le troisième jour, ils arrivent au hameau de la Capelude; ils entrent dans la maison du sieur Condrozer, et les voisins accourent en foule. La journée se passe pour la jeune fille, dans des alternatives d'exaltation et de calme relatif. Tantôt elle prodigue à Castellan les marques d'une affection passionnée, mêlant à ses caresses des phrases incohérentes dans lesquelles les mots de fleurs, âme, bon Dieu, etc., reviennent à chaque instant; tantôt, au contraire, elle le repousse et manifeste pour lui la plus profonde horreur. Le soir, elle exprime la volonté d'aller coucher avec une jeune fille dans une maison voisine. Castellan refuse de la laisser partir. Pour vaincre sa résistance, il fait quelques signes étranges; d'autres témoins affirment qu'il la touche légèrement au-dessus de la hanche et au front. Elle tombe aussitôt évanouie dans ses bras et reste ainsi près de trois quarts d'heure sans mouvement. Alors, sans qu'elle puisse sortir de cet état, il lui fait monter les quinze marches de l'escalier en la soutenant par les aisselles et lui soulevant les jambes à l'aide de ses genoux. Pendant ce temps, il lui faisait compter à haute voix les marches qu'elle franchissait. « Voulez-vous que je la fasse rire? » dit-il à un des assistants,

et aussitôt elle pousse un éclat de rire insensé. Un voisin aide
à la déshabiller, lui retire ses bas, et, surpris de son état
d'insensibilité, lui chatouille fortement la plante des pieds sans
produire sur elle la moindre impression. Pour la rappeler
à elle, Castellan lui applique trois vigoureux soufflets. Le
lendemain, Joséphine présente le même état que les jours
précédents : tantôt la jeune fille tombe dans ses idées extra-
vagantes, tantôt elle déplore vivement sa position, prie les
gens qui l'entourent de ne pas l'abandonner et repousse
Castellan avec horreur.

Le surlendemain matin ils rencontrent des chasseurs qui
interpellent Castellan; pendant que le mendiant s'arrête, la
jeune fille continue sa route, et, se trouvant masquée par un
pli de terrain, elle fait un détour et arrive en courant à la
maison d'où elle venait de sortir, exprimant toute sa joie
d'avoir échappé à son ennemi et demandant avec instance
qu'on la dérobe à ses recherches.

Castellan ayant été arrêté sous l'inculpation de vagabondage
et de mendicité, le magistrat a soulevé subsidiairement la
question de savoir si, dans ses relations intimes avec la fille
Hughes, le prévenu avait pu, par l'influence des manœuvres
magnétiques, abolir sa liberté morale au point que les relations prissent le caractère du viol.

Les docteurs Auban et J. Roux furent chargés de donner
leur opinion au sujet de cette affaire; avec MM. Tardieu,
Devergie, Coste et de Braquier, ils sont arrivés aux conclusions suivantes :

1° Que par des manœuvres dites magnétiques, on peut
exercer, sur la volonté de toute personne exceptionnellement
disposée par son tempérament nerveux, une influence telle
que sa liberté morale soit pervertie, ou plus ou moins complètement anéantie.

2° Qu'en plongeant une jeune fille dans le sommeil magnétique, on peut avoir avec elle des relations intimes dont elle
n'ait pas conscience au moment où elles s'accomplissent.

3° Qu'il est possible que, par l'effet magnétique, la sensibilité
soit assez émoussée et la volonté suffisamment annihilée chez

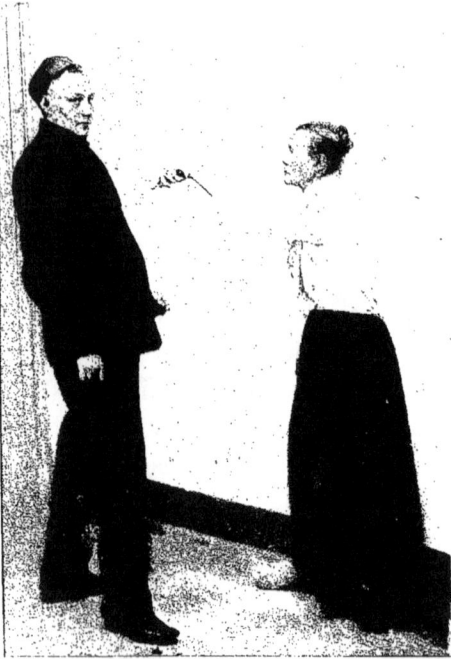

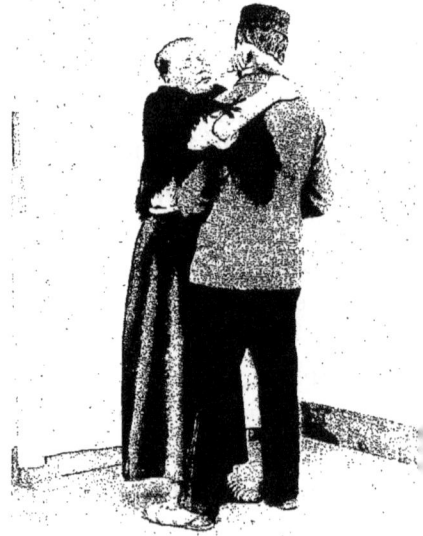

Fig. 79.

Fig. 78.

une jeune fille, pour qu'en dehors du sommeil magnétique complet elle n'ait plus la liberté morale nécessaire pour s'opposer à des relations intimes ou pour y donner un consentement intelligent.

Ces conclusions furent confirmées par les docteurs Hériart, Paulet et Theus appelés à éclairer le jury sur cette affaire mystérieuse et Castellan fut condamné à douze ans de travaux forcés.

L'affaire Castellan est la seule que l'on puisse rapporter au viol d'une somnambule active, mais l'expérimentation prouve que ce crime pourrait être commis dans bien des cas par un hypnotiseur malhonnête. (Expériences de Liégeois).

J'ai pu, avec Léonie, me convaincre de la possibilité de ce genre de viol, il suffisait de lui dire : « Voici votre amant, » pour qu'elle étreigne avec passion le premier élève venu qu'il me plaisait de désigner. La figure 78 (Pl. XXVIII) représente une de ces scènes.

Il est certain que l'on pourrait par ce subterfuge, violer une jeune fille, à plus forte raison une jeune femme, en lui faisant prendre une part active à l'acte du coït.

Toutefois la résistance doit être grande chez les sujets dont le sens moral est très développé; il est certain qu'une jeune fille qui désire ardemment se marier, qui se représente l'état d'épouse, pourra accepter l'illusion du mariage, mais une jeune fille innocente qui n'a jamais songé au mariage que par hasard, n'acceptera, je crois, pas cette illusion. (Expérience de Delbœuf).

Le criminel ne sera du reste jamais certain de l'impunité, les circonstances énoncées précédemment à propos du viol des somnambules passives, peuvent mettre la justice sur la voie de la vérité : l'hypnotiseur malhonnête court toujours de grands dangers.

II. — LE VOL.

Les vols se rapportant à l'hypnotisme, dans l'accomplissement desquels le somnambule prend une part active, doivent

être distingués en vols commis au préjudice du sujet et en
vols commis au préjudice d'une tierce personne: si, par exemple, je suggère à un sujet de me donner 10 000 francs, son
vol appartiendra à la première espèce de délits; si je lui suggère de voler ces 10 000 francs à M. X..., il se rapportera à
la seconde.

1. Les vols commis au préjudice du somnambule se subdivisent en deux catégories, suivant que la suggestion est intra
ou post-hypnotique.

a. Les vols intra-hypnotiques suggérés, commis au préjudice
du somnambule, se rapprochent de ceux que nous avons examinés précédemment dans la catégorie des crimes commis sur
des sujets à l'état passif : dans ce cas le voleur se contentait
de dévaliser son sujet, ici il ordonne à ce dernier de lui donner
l'objet qu'il convoite.

On peut lire dans le Hirlap de Pesth (1891), la description
du fait suivant : on a retrouvé à Londres l'auteur du vol de
bijoux commis sur Mᵐᵉ la baronne de Rothschild lors de son
voyage à Cologne. Le voleur, nommé Pitt, est médecin, il
s'occupe depuis longtemps de l'hypnotisme; son père, ancien
comptable d'une des plus grandes assurances américaines, est
maintenant très bien établi à Boston.

Pitt avoue son vol, mais il prétend avoir voulu faire une
expérience; son intention aurait été de renvoyer les bijoux de
Londres après avoir laissé Mᵐᵉ de Rothschild dans la peur, et
cela parce qu'elle n'avait pas l'air de prendre l'hypnotisme au
sérieux. Voici comment le fait se serait passé : Pitt était avec
la baronne dans un coupé de chemin de fer, on causait d'hypnotisme et Mᵐᵉ de Rothschild doutait de son pouvoir d'hypnotisateur. Pitt, voulant se venger, hypnotisa la baronne et lui
intima l'ordre de lui remettre sa cassette à bijoux, ce qui fut
fait.

Le père Thomas Pitt a consigné par dépêche télégraphique
une caution de plusieurs milliers de dollars, et son fils, après
un emprisonnement d'un jour, fut mis en liberté.

On ne peut affirmer si l'intention de Pitt était bonne ou
mauvaise, ce fait n'en renferme pas moins un précieux ensei-

gnement, il prouve la possibilité du vol dans ces circonstances.

De nombreuses expériences confirment ces données; si je dis à Mme X...: « Donnez-moi votre porte-monnaie, vos boucles d'oreilles, votre montre, » etc, elle obéit aussitôt. Mais tous les somnambules n'obéissent pas de la sorte, leur résistance peut être considérable; si je suggère à Joséphine D..., de me donner 100 francs, elle refuse carrément. Les règles qui président à l'accomplissement des suggestions intra-hypnotiques dirigent la réalisation des vols suggérés : le sujet est un automate absolu, dans ce cas on lui fait donner ce qu'on veut ; ou bien il présente une résistance relative et l'on peut encore, par subterfuges, l'amener à donner l'objet convoité ; ou bien enfin il n'exécute que les suggestions qui lui sont agréables, et dans ce cas on n'arrive jamais à lui faire commettre le délit.

b. Le vol post-hypnotique suggéré, commis au préjudice du somnambule, se comprend aussi aisément que le précédent : si je dis à un sujet endormi : Donnez-moi 10 000 francs, je commets un vol intra-hypnotique; si je lui dis au contraire : A votre réveil ou demain vous me donnerez 10 000 francs, le vol est post-hypnotique. L'expérimentation prouve la possibilité de tels délits: si je dis à une somnambule: « Après votre réveil vous me donnerez la bague que vous portez au doigt, » elle me la donne si elle réalise l'automate parfait, elle n'exécute pas l'ordre si sa volonté est assez forte pour résister aux suggestions contraires à son sens moral.

Le sujet réalise ou ne réalise pas la suggestion, suivant qu'il appartient à l'un ou l'autre des quatre types fondamentaux qui caractérisent la résistance des différents sujets aux suggestions post-hypnotiques :

1° Le sujet obéit aveuglément, il est un automate parfait;

2° Le sujet n'obéit qu'aux suggestions conformes à son sens moral ;

3° Le sujet ne réalise que les suggestions qui lui sont agréables;

4° Le sujet n'obéit à aucune suggestion post-hypnotique.

II. Les vols commis par les somnambules au préjudice d'une tierce personne se subdivisent également en deux catégories, suivant que la suggestion est intra ou post-hypnotique :

a. Les vols intra-hypnotiques suggérés, commis par les somnambules, sont facilement réalisables expérimentalement; il suffit de suggérer à un sujet automate de voler un objet à une personne quelconque pour voir aussitôt l'ordre se réaliser. La résistance varie suivant le sujet, comme il a été dit à propos des vols suggérés commis au détriment du sujet même; ces vols ont d'ailleurs une importance fort peu considérable; on en comprend la possibilité théorique, mais ils ne peuvent avoir d'application pratique. Celui qui voudrait faire commettre un vol par un sujet endormi serait aussitôt découvert.

b. Les vols post-hypnotiques suggérés, commis par des somnambules, sont beaucoup plus importants, ils comportent de nombreuses applications pratiques; qu'il me suffise de rappeler le fait rapporté par Voisin à la Société d'hypnologie de Paris, en 1892.

Le vol post-hypnotique peut se réaliser dans de nombreuses circonstances, l'expérimentation en a été faite par beaucoup d'auteurs. En voici quelques exemples : Le professeur Pitres donne une pièce d'or à une malade nommée Albertine et lui recommande de ne pas se laisser voler; Albertine place la pièce dans son mouchoir et enfonce le mouchoir dans sa poche. A ce moment Pitres endort Albertine par la pression d'une zone hypnogène, il fait approcher une autre malade, Emma, il l'endort par la compression des globes oculaires et lui dit : « Une fois que vous serez réveillée, vous vous dirigerez vers Albertine, qui est couchée au milieu de la salle, vous fouillerez dans les poches de sa robe jusqu'à ce que vous trouviez un mouchoir. Dans ce mouchoir, il y a une pièce d'or. Quand vous aurez trouvé la pièce, vous me l'apporterez, après avoir replié le mouchoir et l'avoir replacé dans la poche d'Albertine. La suggestion se réalise en tous points : « Emma, dit Pitres, n'a pas volé sciemment, elle n'est pas coupable au sens moral du mot, elle a été l'instrument passif d'un acte délictueux dont je suis seul responsable moralement et dont je devrais être seul responsable devant la justice.

J'endors Eudoxie M..., je lui dis : « A votre réveil, vous me volerez mon porte-monnaie qui se trouve dans ma poche droite, mais vous prendrez bien garde de ne pas vous faire voir; pour détourner mon attention, vous me montrerez un gros chien qui passera dans la rue. » Je réveille Eudoxie, elle se dirige vers la fenêtre et me dit :

« Voyez donc ce gros chien, qu'il est drôle.

— Où donc?

— Mais là, au milieu de la rue. »

En ce moment, je sens la main de la malade s'introduire délicatement dans ma poche et en ressortir aussitôt, je feins de ne m'apercevoir de rien.

Je me détourne vers Eudoxie, elle met la main derrière le dos.

« Qu'avez-vous fait?

— Rien.

— Que tenez-vous là dans la main?

— Tiens, un porte-monnaie.

— C'est le mien, vous venez de me le prendre.

— Par exemple, me prenez-vous pour une voleuse? »

A ce moment, j'endors la jeune fille.

« Qu'avez-vous fait?

— J'ai pris votre porte-monnaie parce que vous me l'avez ordonné. »

J'ai essayé cette expérience avec Adrienne C... et Joséphine D..., mais la résistance de ces malades a été suffisante pour ne pas exécuter l'ordre.

Ces expériences confirment ce que j'ai dit de la résistance aux suggestions post-hypnotiques : ou bien le sujet est un automate parfait, on peut lui faire commettre le vol post-hypnotique, ou bien il n'obéit qu'aux suggestions conformes à son sens moral et, dans ce cas, il est presque impossible de lui faire exécuter le vol, enfin il n'obéit à aucune suggestion post-hypnotique, à plus forte raison pas à celles qui ne lui plaisent pas.

Pour les vols comme pour le viol, le criminel qui se sert
de l'hypnotisme pour accomplir son délit ne peut s'assurer
une impunité absolue ; le sujet peut se souvenir, les personnes
de son entourage peuvent remarquer certains faits, etc.

III. — LES RAPTS D'ENFANTS.

Le baron du Potet, dans son traité complet du magnétisme
animal, rapporte le fait suivant extrait du *Glaneur hindochi-*
nois, journal de Malacca du 2 juillet 1820 :

« La curiosité publique a été vivement excitée depuis quelques jours par la découverte d'une bande de *voleurs d'enfants*
des deux sexes. Cette découverte a été faite par le zèle d'un
tisserand en soie, qui, en se promenant dans les rues du
canton, reconnut l'enfant de son maître, qui avait disparu
depuis quelques jours. L'enfant tourna sur lui un regard stupide et refusa de le reconnaître.

Le tisserand l'emmena de force chez son maître. Il restait
toujours comme sous le charme de la stupidité ; mais on n'eut
pas plutôt appelé les prêtres de Bouddha, et pratiqué les cérémonies efficaces célébrées en pareille occasion, que le charme
disparut, et l'enfant, versant des larmes abondantes, reconnut
son maître et son père. L'affaire et le miracle furent immédiatement communiqués au Gouvernement, qui fit cerner le
rendez-vous des voleurs d'enfants. On trouva six hommes et
trois femmes qui faisaient ce métier depuis plus de vingt ans :
ils avaient enlevé pendant ce temps plusieurs milliers d'enfants.
Il n'en restait plus que dix dans la maison, tous sous l'influence du même charme stupéfiant, qui disparut, comme celui
jeté sur l'enfant du tisserand, par les prières et les cérémonies
du prêtre de Bouddha. »

Le Dʳ Esdaille, chirurgien de l'armée anglaise dans l'Inde,
rapporte le fait suivant :

« Dans les premiers jours de juin 1835, je vis, en traversant
le bazar de Thooghly, un rassemblement considérable devant
le bureau de police, j'en demandai la cause ; il me fut répondu

qu'on venait d'arrêter un homme qui volait un enfant, et que les parties étaient dans le corps de garde. Ce qu'entendant, j'entrai aussitôt, et je vis un garçon de dix à douze ans, assis sur les genoux d'un homme qu'on disait son libérateur. Il avait l'air hébété, à moitié stupide et un œil gonflé; c'est pourquoi j'ordonnai de le conduire à l'hôpital. Alors on me montra l'accusé; il me dit qu'il était barbier, et, à l'appui de son assertion, me présenta un paquet qui contenait ses outils. J'examinai très soigneusement ce paquet, mais je n'y trouvai rien autre chose que les instruments ordinaires d'un barbier.

« Le garçon reprit bientôt connaissance et me raconta, avec l'apparence de la plus grande bonne foi, et sans hésiter nullement le fait suivant, récit que je lui ai entendu répéter devant le magistrat et sans aucune variation.

« Il déclara qu'étant allé, le matin, dans un champ voisin de la maison, un étranger quitta le chemin pour venir à lui, et l'aborda en marmottant des charmes, lui prit la main et presque aussitôt lui passa l'autre transversalement devant les yeux. Là-dessus il perdit connaissance; il se souvient seulement que cet étranger *l'emmena, mais sans contrainte*; il se sentait obligé de le suivre.

« Quand il revint à lui, il était à la porte de Chandernagor, à deux milles du lieu où cet homme l'avait accosté. Il n'en savait pas davantage. »

Présumant qu'on l'interrogerait sur la possibilité d'un tel mode d'enlèvement, le Dr Esdaille fit des expériences pour s'éclairer, il conclut de ses recherches que l'on peut parfaitement se faire suivre par un individu quelconque en le magnétisant. Appelé devant le Tribunal, le Dr Esdaille déclara qu'il croyait parfaitement possible un enlèvement pareil; mais les conseillers indigènes ne comprirent pas la chose, ils demandèrent de leur montrer *qu'une personne peut se faire suivre d'une autre qui n'y consent pas.* Le Dr Esdaille fit alors trois expériences très concluantes :

« Je ne veux pas conclure, dit-il, de cette expérience que le barbier s'est servi du mesmérisme pour emmener le garçon; mais ça m'a fourni l'occasion de montrer à tous, que la chose est possible. Personne n'a été tenté de nier publiquement que j'ai enlevé ces hommes; avec les facilités que possèdent les barbiers du pays, je pourrais presque sûrement m'engager à voler en plein jour un homme, une femme ou un démon. Dès que je vis ces effets extrêmes du mesmérisme, je fus convaincu de l'égalité de sa puissance pour le bien comme pour le mal, et je n'en ai poussé si loin la démonstration que dans l'espoir d'attirer l'attention publique sur ses avantages et ses dangers. J'espère que le jour n'est pas loin où l'opinion publique flétrira tous ceux qui l'exerceront dans un but autre que l'utilité médicale ou l'investigation philosophique.

« L'évidence du rapt était telle que le barbier, n'importe comment il l'avait effectué, fut condamné à neuf ans de travaux forcés, et son jugement confirmé par la Cour suprême. Mais le gouvernement, craignant que mes expériences n'eussent trop vivement impressionné les juges, gracia l'individu. »

Il est certain que les rapts d'enfants sont possibles dans ces conditions, d'autant plus que l'on a l'habitude de leur parler des sorciers et de leurs maléfices ; ces enfants, se trouvant en présence d'individus aux allures mystérieuses, se laissent influencer très facilement. Dans notre pays, il est peu probable que l'on puisse rencontrer de tels rapts, mais le cas pourrait se présenter également ici, il faut que l'on soit prévenu.

Les rapts d'enfants rapportés par Esdaille et du Potet prouvent que l'hypnotiseur coupable n'est jamais sûr de l'impunité, il est néanmoins certain que dans de nombreux cas le vol peut réussir.

IV. — LES FAUX ET LES CAPTATIONS DE TESTAMENTS.

Les faux, comme les vols, peuvent être intra ou post-hypnotiques, suivant qu'on les fait exécuter pendant ou après le sommeil hypnotique.

a. Les faux intra-hypnotiques sont assez facilement réalisables : je ne connais aucun procès se rapportant à ce genre de délit, mais l'expérimentation en prouve la possibilité. Dans l'étude que j'ai faite des suggestions intra-hypnotiques, j'ai rapporté quelques expériences de faux : j'ai fait faire par Mme X... et Adrienne C., des bons de 500 et de 1000 francs parfaitement écrits et valables.

J'ai reproduit souvent cette expérience et j'ai réussi dans un certain nombre de cas à obtenir des bons pour des sommes importantes.

Dans les expériences précédentes, je n'ai parlé que des sujets automates ; mais lorsqu'il s'agit de faire faire des faux à d'autres somnambules, on rencontre quelquefois une résistance invincible.

Il m'a été absolument impossible de faire faire un bon de 500 francs par Joséphine :

« Écrivez. »

Elle prend la plume.

« Bon pour cinq cents francs. »

Elle ne bouge pas.

« Eh bien !

— Je n'écrirai pas cela, je ne vous dois rien.

— Écrivez, je vous l'ordonne, vous ne pourriez pas faire autrement.

— Non, jamais, je ne vous dois rien. »

Il m'a été absolument impossible de lui faire écrire le bon ; voyant cette résistance, j'écris sur un morceau de papier : « Bon pour cinq cents francs », et je lui dis :

« Signez. »

Elle obéit, parce que rien dans mon ordre n'a choqué son sens moral ; elle ne se rend pas compte que donner sa signature est un acte grave.

Mais voici Jeanne L., je l'endors et je lui dis :

« Écrivez. »

Elle prend la plume.

« Bon pour cinq cents francs.

— Jamais je n'écrirai cela, je ne dois rien à personne.

— Je veux que vous l'écriviez, vous n'avez pas de volonté, je vous ordonne d'écrire, il le faut.

— Je ne veux pas écrire que je dois de l'argent.

— Mais vous me devez cette somme ; vous vous rappelez bien qu'un jour, ayant à payer votre tapissier, vous m'avez emprunté de l'argent.

— Je ne dois jamais rien à personne ; je paie tout ce que j'achète.

— Rappelez-vous bien, c'était un jeudi, à 2 heures de l'après-midi, vous êtes accourue chez moi disant que vous deviez une forte somme sous peine d'être poursuivie.

— Non, non, cela n'est pas vrai et je ne veux pas m'entendre parler de la sorte. »

Usant alors du subterfuge qui avait réussi chez Joséphine D...., j'écris le bon et le lui présente :

« Signez ce papier.

— Qu'est-ce ?

— C'est un fait insignifiant.

— Oui, mais de quoi s'agit-il ?

— Signez, cela ne vous regarde pas.

— Comment ! cela ne me regarde pas, mais, Monsieur, je ne donne ma signature que quand je sais pourquoi.

— C'est un bon.

— Un bon ! Pourquoi ?

— Un bon de 500 francs.

— Je ne le signerai pas, il est inutile d'insister. »

Il n'y eut pas moyen de faire obéir la malade ; je voulus alors m'assurer si la résistance serait la même pour l'exécution d'un acte indifférent.

« Écrivez, lui dis-je. »

Elle prend la plume.

« Écrivez : Je m'appelle Jeanne L..., je demeure rue..., n°..., etc. »

Elle m'obéit à l'instant.

Ces expériences prouvent que la résistance des somnambules à exécuter des actes criminels se fait suivant les lois que j'ai indiquées déjà à propos des suggestions intra-hypnotiques : certains sujets sont des automates parfaits, ils exécutent tous les ordres, quels qu'ils soient, ils réalisent l'idéal de Liégeois : « Ils sont comme le bâton dans la main du voyageur ; » ou encore : « Ils vont à leur but comme la pierre qui roule; » d'autres résistent à toutes les suggestions qui leur sont désagréables, ils n'exécutent que les ordres conformes à leurs sentiments intimes, ils réalisent l'idéal de Brouardel; d'autres enfin sont intermédiaires entre les deux variétés précédentes, ils opposent une résistance apparente que l'on peut toujours vaincre en insistant.

b) Les faux post-hypnotiques sont beaucoup plus difficiles à réaliser, cependant chez certains sujets particuliers on peut arriver à faire écrire ou signer des bons après le réveil.

Comme je l'ai dit précédemment, à propos de l'étude de la résistance aux suggestions post-hypnotiques, il est possible de faire écrire à Eudoxie M..., après le réveil, un bon de 1 000 francs signé.

« Écoutez-moi bien, lui dis-je; après votre réveil je ferai entrer ici deux personnes, devant elles vous écrirez : Je reconnais devoir à M. X..., la somme de 1 000 francs.

Bon pour mille francs.

Bruxelles, le..... 1892.

Vous m'avez bien compris, il faut que vous écriviez sans hésitation. »

Je réveille Eudoxie, je fais entrer deux personnes, la jeune fille les regarde, puis elle se dirige vers une table, s'assied et écrit textuellement ce qui lui avait été suggéré; elle paraissait éveillée. Quelques instants après, elle ne se souvenait plus d'avoir écrit le bon:

« Regardez, vous avez écrit que vous me devez 1 000 francs.

— Moi! je n'ai rien écrit.

— C'est cependant bien votre écriture et votre signature.

— Oui, mais je ne me rappelle pas l'avoir écrit, vous me l'aurez sans doute fait faire pendant que je dormais! »

Cette phrase aurait suffi, prononcée devant deux témoins, pour faire découvrir la fraude, mais un habile escroc aurait procédé autrement. Après avoir de nouveau endormi Eudoxie, je lui dis :

« A votre réveil vous écrirez telle chose (je répète les termes du premier bon), vous saurez me devoir cette somme pour un prêt que je vous ai fait il y a un an, et vous reconnaîtrez parfaitement m'avoir fait un bon en échange de la somme que je vous ai remise. »

Je la réveille.

« Reconnaissez-vous ce bon de 1 000 francs?

— Oui, je vous l'ai donné il y a un an; j'avais besoin d'argent, vous m'avez prêté 1 000 francs. »

Eudoxie M... reconnaît, devant deux témoins, la dette que je lui ai suggérée; cette jeune fille obéit automatiquement aux ordres qu'on lui donne en somnambulisme. Mais en général, la résistance à faire faire un faux billet après le réveil est bien plus grande encore que celle que l'on rencontre pour les faux intra-hypnotiques. Les figures 80 (Pl. XXIX) et 82 (Pl. XXX) sont les reproductions de faux billets écrits par Eudoxie pendant le somnambulisme.

Mme X..., qui nous a fait un bon signé de 500 francs pendant le sommeil, ne réalise pas le faux après le réveil; Adrienne C... résiste aussi beaucoup plus pour réaliser le faux post-hypnotique que pour le faire pendant le sommeil.

Il ressort de ce que je viens de dire que l'on peut, dans certaines circonstances, faire signer à un sujet, soit pendant, soit après le sommeil, un billet quelconque; mais le faux exécuté dans de telles conditions peut exposer le suggestionneur à de grands dangers. Il peut, en effet, se faire que le sujet se demande comment et pourquoi il a emprunté une somme, il sait que M. X... hypnotise, ses parents, ses amis le savent, des soupçons naîtront dans leurs esprits, ils feront une enquête et l'escroc sera dévoilé. Malgré ces dangers que court l'hypnotiseur criminel, il peut arriver, dans bien des cas, que le vol réussisse, il faut que l'on soit averti de la chose afin de pouvoir, dans l'occurrence, dévoiler le faussaire.

On comprend que l'on peut tout aussi facilement faire faire, par un somnambule, un faux testament que l'on peut lui faire exécuter un bon à payer.

PLANCHE XXIX

Je reconnais devoir dix mille francs
à M le Docteur C.

Fait à Bruxelles le 10. Mai 1894

Eudoxie M.

Fig. 80.

Monsieur le Procureur du Roi,
Un vol a été commis chez moi cette
nuit, M. A., s'est introduit furtivement
dans ma chambre, dont j'avais oublié
de fermer la porte, il a pris une bague
que j'avais déposée sur ma table de nuit
J'ai vu le coupable, je puis donc le
dénoncer en toute sécurité

Eudoxie M.

Fig. 81.

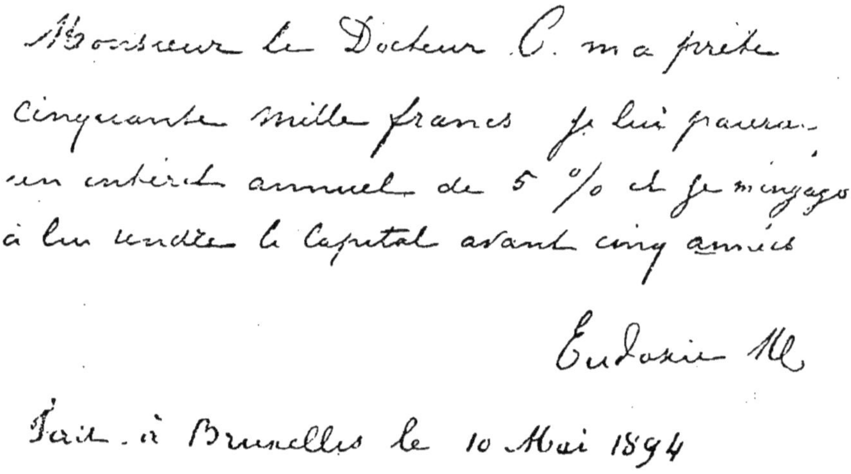

Monsieur le Docteur C. m'a prêté
cinquante mille francs je lui payerai
un intérêt annuel de 5 % et je m'engage
à lui rendre le capital avant cinq années

Eudoxie M.

Fait à Bruxelles le 10 Mai 1894

Fig. 82.

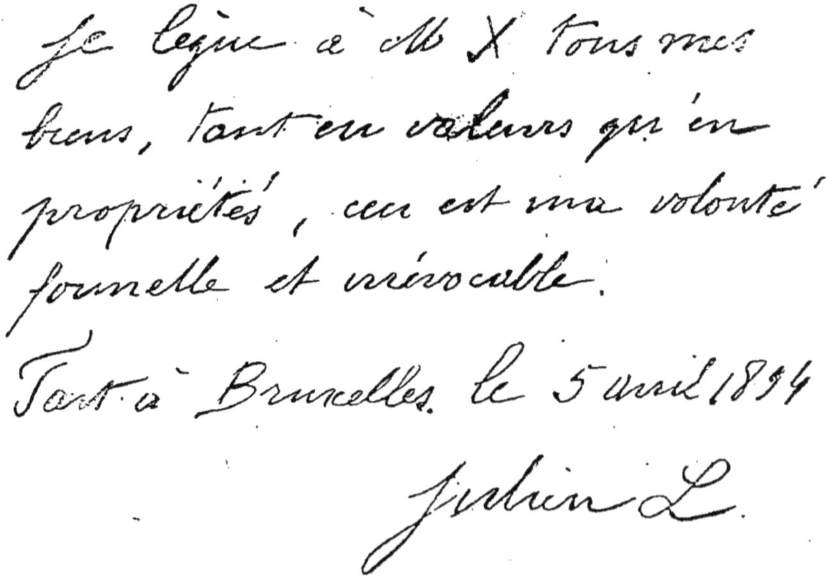

Je lègue à Mr X tous mes
biens, tant en valeurs qu'en
propriétés, ceci est ma volonté
formelle et irrévocable.

Fait à Bruxelles le 5 avril 1894

Justin L.

Fig. 83.

Les captations de testaments sont aussi faciles à réaliser que les fausses reconnaissances; la figure 83 (Pl. XXX) montre la possibilité de faire faire un faux testament par un somnambule.

Je conclus que la captation d'un testament est parfaitement possible par l'hypnotisme, mais les héritiers pourraient apprendre que M. X... hypnotisait leur parent défunt, un procès s'ensuivrait et l'on arriverait peut-être à découvrir la vérité. Il pourrait cependant arriver que le criminel ne soit pas découvert, surtout s'il est habile; les arguments de Bonjean me paraissent devoir être pris en considération, ils semblent bien prouver qu'en pratique la découverte du coupable peut être très difficile.

Afin de connaître l'opinion de quelques auteurs relativement aux vols et aux faux suggérés, voici la question que j'ai posée :

Le vol et le faux suggérés sont-ils réalisables pratiquement[1]?

DUMONTPALLIER (de Paris). « Oui, oui. »

SANCHEZ HERRERO (de Madrid). « Oui. »

MAROT (de Paris). « On a cité des cas où le vol avait été commis sous l'influence de la suggestion; mais il faut des sujets exceptionnels. »

A. VOISIN (de Paris). « Le vol et le faux suggérés sont réalisables pratiquement. »

BRÉMAUD (de Brest). « Je crois le vol possible, facilement réalisable même, cela dépend des circonstances. Un voleur peut profiter d'une somnambule habitant une maison pour se faire remettre des objets qu'elle aura pris pendant l'état de sommeil dans cette maison même. Mais peut-on faire accomplir, par suggestion post-hypnotique, un vol par une somnambule? Au laboratoire, oui, dans certaines circonstances de la vie, réalisables à la rigueur, oui.

« Dans la vie courante, de jour, devant des témoins, je ne crois pas; l'attitude de la somnambule, agissant automatiquement, la dénoncerait aussitôt. Mais je crois à la perversion déterminée, provoquée, activée par des suggestions malsaines et criminelles, je crois à la possibilité de transformer en voleur,

---

1. Réponses à mon questionnaire.

en voleuse, un pauvre être, détraqué, qui sans cette éducation perverse serait resté ce qu'il était auparavant, honnête.

« La réponse est à peu près la même pour le faux, si par faux vous entendez seulement un écrit quelconque ; si c'est l'imitation d'une écriture, je crois la chose impossible. Je n'ai jamais pu, dans aucun état d'hypnose, faire copier par mes sujets aucune écriture d'une façon acceptable, encore que, dans cette expérience, je n'aie fait appel qu'à la faculté d'imitation.

« Il est évidemment facile de faire exécuter ce que l'on veut à un sujet endormi, les choses les plus répugnantes même, il suffit pour cela de dicter mot à mot en espaçant, le somnambule comprend, ne sait que le mot qu'il écrit, il n'a pas le sens de la phrase, de l'idée ; l'expérience est facile à faire. »

Luys (de Paris). « Dans la phase de somnambulisme, probablement. »

Lajoie (de Nashua-New-Hamspire). « Dans certaines conditions, oui. »

Le Menant des Chesnais (de Ville-d'Avray). « Oui, chez certains sujets. »

David (de Narbonne). « Oui. »

Henrick Petersen (de Boston). « Dans les phases profondes, oui. »

De Jong (de la Haye). « Je suppose, chez quelques somnambules, les suggestions de vol et de faux réalisables. »

Déjerine (de Paris). « Je le crois possible, mais chez certains individus seulement. »

Pitres (de Bordeaux). « ? »

Burot (de Rochefort). « Pratiquement, presque irréalisable. »

G. Ballet (de Paris). « Non. »

Joire (de Lille). « Non. »

V. — Les faux témoignages.

Les faux témoignages suggérés peuvent être de deux espèces : ou bien ils sont dus à une suggestion directe, ou bien ils dépendent d'une hallucination rétroactive.

a. On peut suggérer à un somnambule un faux témoignage comme on peut lui faire faire un faux billet, par suggestion directe.

J'endors Eudoxie M. et je lui dis :

« M. A. vous a volé votre bague cette nuit, après votre réveil vous écrirez au Procureur du Roi, pour lui dénoncer le coupable. Avez-vous bien compris ?

— Oui. »

Je réveille la jeune fille.

« C'est une indignité, dit-elle, M. A. s'est introduit cette nuit chez moi, il m'a volé ma bague.

— Comment savez-vous que c'est lui ?

— Je l'ai vu ; mais je vais écrire au Procureur du Roi pour le dénoncer.

— Êtes-vous bien sûre que c'est lui ? il ne faut pas dénoncer sans preuves à l'appui.

— Mais je vous dis que je l'ai vu. »

Elle prend la plume et écrit :

« Bruxelles, le..... 1892.

« Monsieur le Procureur du Roi,

« Un vol a été commis chez moi cette nuit.

« M. A. s'est introduit furtivement dans ma chambre, dont j'avais oublié de fermer la porte, il a pris une bague que j'avais déposée sur ma table de nuit. J'ai vu le coupable, je puis donc le dénoncer en toute sécurité.

« Eudoxie M. » (Voir fig. 81, Pl. XXIX).

Cette expérience a parfaitement réussi avec Eudoxie M., qui est la plus automatique des quatre somnambules types que j'ai choisies ; avec Mme X., Adrienne C. et Joséphine D., je ne suis pas parvenu à provoquer un faux témoignage bien caractérisé.

b. Au lieu de suggérer directement un faux témoignage, on peut agir sur le sujet par une hallucination rétroactive ; comme je l'ai dit précédemment, l'hallucination rétroactive consiste en ce fait qu'on peut suggérer à un somnambule « qu'à un moment déterminé il a vu tel fait, commis tel acte, dont l'image créée dans son cerveau apparaît comme un souvenir vivant qui le domine, au point qu'il est pour lui une réalité incontestable ». Il est facile de réaliser ainsi des faux témoignages ayant toute l'apparence de la vérité.

Je suggère à Léonie que hier elle a demandé l'autorisation de sortir ; que, se promenant rue Royale, elle a entendu deux individus causer, que l'un d'eux avouait à l'autre, en lui recommandant le secret, qu'il était l'auteur du crime de la rue de Lacken ; qu'après avoir tué sa victime de telle et telle façon, il a pu emporter une somme de 1 500 fr. Je lui affirme qu'elle connaît ces deux individus, qu'ils habitent dans ses environs, qu'ils avaient tels ou tels vêtements. A son réveil, je fais interroger Léonie par un élève, qui se donne comme juge d'instruction ; elle fait sa déposition selon mon ordre, elle ajoute même des détails précisant ce qu'elle a vu, elle déclare pouvoir reconnaître le criminel. Rien ne la déroute, on a beau lui affirmer qu'elle n'a pu quitter l'hôpital, elle soutient avoir obtenu l'autorisation de sortir, etc.

Le faux témoignage par hallucination rétroactive met-il l'accusé en danger?

Dumontpallier (de Paris). « Oui, si le médecin expert ne sait pas pratiquer le contrôle hypnotique. »

Brémaud (de Brest). « Un hypnotisé peut croire à une chose suggérée avec la même ténacité que si elle était vraie. L'hypnotisé peut avoir vu son hallucination comme il verrait une réalité. Son témoignage peut être convaincu, sincère, par conséquent dangereux.

« Je crois cependant que si le magistrat instructeur, si un expert, sont prévenus de la possibilité d'une suggestion, il leur sera possible d'arriver à la connaissance de la vérité. Il faudrait une habileté vraiment surprenante de l'auteur réel de l'hallucination pour avoir prévu tous les incidents, tous les détails nécessaires.

« Si l'auteur réel s'est borné à donner une hallucination en gros et a laissé les détails à l'auto-hallucination du sujet, celui-ci donnera vraisemblablement des détails disparates et contradictoires.

« Il faudrait un grand nombre de pages pour développer cette idée.

« Je crois que la sagacité de l'instructeur peut et doit être plus habile que la prévoyance du criminel n'aura été complète, mais encore faut-il que l'instruction soit sagace, j'aimerais à croire qu'elle l'est toujours.

« En résumé il n'y a pas de réponse générale, il y a des cas particuliers. »

De Jong (de la Haye). « Je crois qu'il n'y a pas de danger pour l'accusé par le faux témoignage par hallucination rétroactive. »

Marot (de Paris). « (?) »

Pitres (de Bordeaux). « (?) »

G. Ballet (de Paris). « Peut-être. »

Sanchez Herrero (de Madrid). « Oui. »

Luys (de Paris). « Oui. »

Lajoie (de Nashua-New-Hamspire). « Oui. »

Le Menant des Chesnais (de Ville-d'Avray). « L'accusé peut être exposé aux plus grands dangers. »

David (de Narbonne). « Oui. »

Henrick Petersen (de Boston). « Oui. »

Burot (de Rochefort). « Oui. »

Joire (de Lille). « Oui. »

Beaunis (de Paris). « Oui. »

Sur quatorze auteurs, quatre seulement sont de l'avis de Gilles de la Tourette, trois doutent, et sept sont de l'avis de Liégeois.

Vais-je me rallier à la majorité ? Non, je crois, avec Gilles de la Tourette, Dumontpallier, Brémaud et de Jong, que l'accusé, victime d'un faux témoignage par hallucination rétroactive, ne court pas un danger bien grand.

L'accusateur pourra-t-il prouver matériellement comment il était tel jour à telle heure à l'endroit indiqué, n'y aura-t-il pas peut-être quelqu'un qui l'aura vu ailleurs à ce moment ? L'accusé ne pourra-t-il pas dans bien des cas prouver un alibi ?

Et puis, en interrogeant sur les détails, le magistrat ne pourra-t-il pas remarquer des hésitations, des contradictions même ?

Prenons l'exemple de Léonie, à laquelle j'ai fait la suggestion décrite précédemment, pourra-t-elle prouver qu'elle n'était pas à l'hôpital à l'heure indiquée? Supposons un autre sujet, un ouvrier, un rentier même, le premier n'aura-t-il pas été vu par ses camarades, par son patron, le second par ses domestiques, par ses amis.

D'ailleurs, lorsqu'on interroge un sujet auquel on a suggéré une hallucination rétroactive, on s'aperçoit bien vite qu'il poursuit une idée fixe; en insistant, on remarque qu'il crée tout un ensemble de faits, souvent contradictoires et ridicules, pour soutenir cette idée.

Les magistrats sont habitués à se défier des témoignages, je crois qu'ils s'apercevraient bien vite de l'étrangeté de celui qui serait fait sous l'influence d'une hallucination rétroactive.

VI. — LES SUGGESTIONS CRIMINELLES CONSENTIES.

Je crois qu'il y a lieu de s'intéresser à ce que Laurent appelle les suggestions criminelles consenties : le fait d'avortement par suggestion consentie, que cet auteur relate, mérite toute notre attention. Quant à moi, je crois à la possibilité de telles suggestions, il importe, me semble-t-il, qu'on en connaisse l'importance, surtout au point de vue de l'examen des miliciens qui pourraient se faire suggérer la surdité, la paralysie, la claudication, fraudes qu'aucun médecin n'arriverait à déjouer.

VII. — ASSASSINATS. — SUICIDES. — EMPOISONNEMENTS.

Le crime suggéré est-il possible pratiquement[1]?
DUMONTPALLIER (de Paris). « Oui, oui. »
SANCHEZ HERRERO (de Madrid). « Oui. »

1. Réponses à mon questionnaire.

Luys (de Paris). « Probablement. »

Lajoie (de Nashua-New-Hamspire). « Dans certaines conditions, oui. »

Le Menant des Chesnais (de Ville-d'Avray). « Il n'est pas douteux pour moi que certains sujets peuvent accepter et exécuter des crimes. Ces sujets, néanmoins, ne doivent se rencontrer que dans la classe des dégénérés, des malhonnêtes, que l'on aurait pu entraîner par la suggestion à l'état de veille et chez lesquels le sommeil hypnotique n'a été qu'un seul moyen secondaire pour les amener plus rapidement à obéir. Bien des faits relatés par Bernheim et d'autres paraissent le bien prouver. »

De Jong (de la Haye). « Le crime suggéré est possible, je crois, chez quelques sujets. »

David (de Narbonne). « Oui. »

Henrik Petersen (de Boston). « Oui. »

Déjerine (de Paris). « Je le crois possible, mais chez certains individus seulement. »

Burot (de Rochefort). « Un rien imprévu peut l'empêcher. »

Masoin (de Louvain). « Oui. »

Persac (de Paris). « Oui. »

Beaunis (de Paris). « Oui. »

Ochorowicz (de Varsovie). « Probablement, seulement chez des sujets dont la conscience n'est pas difficile. »

Pitres (de Bordeaux). « ? »

Marot (de Paris). « Je ne connais que l'expérience de Charcot avec un couteau à papier. Il faudrait, je crois, des sujets encore plus exceptionnels que pour le vol, c'est-à-dire que pratiquement il ne faut pas s'en inquiéter beaucoup. »

Brémaud (de Brest). « Le crime de laboratoire est facile. Je ne crois pas au crime réel accompli par un hypnotisé en état de sommeil, dans les occupations ordinaires de la vie de jour, devant témoins; l'attitude de l'auteur du crime indiquerait immédiatement son état.

« Dans certaines circonstances difficilement réalisables, le crime est possible, je crois à la possibilité d'un meurtre commis

26

de nuit, dans sa maison, sur un individu, sans défiance, endormi, par un hypnotisé.

« Je crois surtout à la dépravation facilitée par les pratiques hypnotiques; par les suggestions sur des êtres faibles, qu'on peut transformer en criminels. L'habileté de l'hypnotiseur dans les cas de ce genre est tout, le sujet rien ou peu de chose. »

G. BALLET (de Paris). « Rien ne le prouve jusqu'à présent. »

JOIRE (de Lille). « Non. »

BARON VON SCHRENCK NOTZING (de Munich). « Un crime peut sans doute être suggéré, et dans des circonstances particulièrement favorables, exécuté si l'hypnotisé s'y prête et s'il est devenu un automate somnambule. Mais il n'a pas une plus grande signification pratique que tentative et tout au plus peut-il être mis plus facilement en évidence. »

Aux expériences décrites plus haut, ajoutons celle que rapporta en 1888 M. le professeur Masoin à l'Académie de médecine : « A quelques jours de distance, le même impressario (on ne dit pas de qui il s'agit) hypnotisait le même sujet et lui disait : « Demain, à midi, vous irez rue Bosquet, 80, vous entrerez; vous pénétrerez dans une chambre, dans cette chambre il y a un lit, dans ce lit un homme, c'est le roi d'Angleterre; à côté de ce lit une table de nuit, sur celle-ci un revolver, vous vous en saisirez et vous tirerez trois coups sur l'homme du lit. » A l'heure dite, l'homme arriva; toute la scène se déroula ainsi qu'elle vient d'être indiquée; puis l'assassin figuré prit possession de ses esprits; vingt personnes assistèrent à ce réveil et à la stupéfaction du sujet, s'éveillant au milieu d'un cabinet de travail et d'une assemblée dont aucun visage ne lui était connu. »

Auguste Voisin, dans une leçon faite à la Salpêtrière, en 1891, a rapporté quelques exemples de suggestions criminelles. Une de ses expériences, faite devant trois magistrats, consistait à ordonner à un sujet, d'aller après son réveil, frapper d'un coup de couteau une malade dormant dans son lit. Les magistrats se cachèrent derrière un rideau et le sujet alla frapper un grand coup de couteau sur un mannequin représentant une femme couchée. Voisin avait suggéré l'amnésie et les magistrats ne purent obtenir de lui l'aveu de l'acte, ni le nom de l'hypnotiseur. Depuis, Voisin a ordonné à ce même sujet d'aller à Passy, dans un hôtel particulier, à une distance très éloignée de sa propre demeure, mettre le feu à un tas de copeaux placés contre la maison; la suggestion se réalisa au jour indiqué.

Le jour de la conférence, Voisin suggéra à ce sujet d'aller mettre le feu à l'une des petites cabanes qui avaient été construites à cette intention dans le jardin de la Salpêtrière; il obéit, immédiatement après son réveil, il se leva comme mû par un ressort, se rendit dans le jardin et mit le feu à des copeaux qui remplissaient l'intérieur de la cabane.

A la suite de ces expériences, Voisin conclut que ces faits méritent d'appeler l'attention des criminalogistes et des médecins légistes.

Gilles de la Tourette admet parfaitement les crimes expérimentaux réalisés par suggestion, mais il pense que, pratiquement, ces crimes sont difficilement réalisables.

Les divergences d'opinions ne sont donc pas aussi grandes que l'on veut bien le dire entre les partisans de l'École de Nancy et ceux de l'École de Paris; tous admettent la possibilité des crimes suggérés expérimentalement, mais tandis que les uns déduisent de ces expériences la possibilité de faire commettre un véritable crime par suggestion, les autres croient que, pratiquement, les crimes suggérés ne peuvent se réaliser, soit qu'ils admettent, avec Gilles de la Tourette, que le coupable serait immédiatement découvert, soit qu'ils se rangent à l'avis de Delbœuf et qu'ils croient que le somnambule auquel on suggère un crime sait parfaitement qu'on lui demande de jouer la comédie.

Je ne m'arrêterai pas à relater des expériences qui ne feraient que confirmer les vues des auteurs précédemment cités; qu'il me suffise de dire que la résistance aux suggestions d'assassinats, de suicides, d'empoisonnements, de coups et blessures, obéit aux mêmes lois que les autres suggestions : on peut rencontrer des somnambules comme Mme X., Léonie et Léon de T., qui obéissent aveuglément à tous les ordres, on

peut avoir affaire à des sujets, comme Adrienne C., qui
obéissent à toute suggestion dans l'exposition verbale de
laquelle rien ne révolte le sens moral; on peut encore observer
des personnes qui, comme Joséphine D., ne réalisent que les
suggestions agréables.

La figure 84 (pl. XXXI) est prise au moment où Léonie boit
un breuvage noirâtre qu'on lui présente comme étant du
poison; peu de temps après cette ingestion, elle ressent de
violentes coliques (fig. 85); on peut l'amener facilement à se
tirer, à la tempe, un coup de revolver; le bruit de la déflagra-
tion de l'amorce ne l'émeut pas (fig. 86, pl. XXXII); la figure 78
(pl. XXVIII) représente cette somnambule donnant un coup de
couteau à un interne; enfin, la figure 87 (pl. XXXII) indique
l'attitude de la malade au moment où elle brûle la cervelle à
un interne.

Il ne doit persister aucun doute sur la possibilité de réaliser
expérimentalement un crime par suggestion; mais ce qu'il est
plus important de discuter, c'est de savoir si, pratiquement,
ces crimes sont réalisables. Il est certain que l'on ne peut,
sous prétexte d'expérimenter, faire assassiner quelqu'un
pour savoir si l'on peut convertir un somnambule en assassin;
d'autre part, aucun crime suggéré n'est connu jusqu'à présent,
il faudra donc que nous nous basions sur les expériences pour
trancher la question.

a. Crimes intra-hypnotiques. — Il est aisé de comprendre
que l'on peut réaliser bien plus facilement une suggestion
criminelle pendant le sommeil hypnotique qu'après le réveil;
c'est là un fait sur lequel j'ai attiré déjà l'attention dans
l'étude des suggestions en général et qui dépend de l'état
d'automatisme inhérent à l'état hypnotique. Nous avons vu à
quel point certains somnambules sont automates, agissant
sans contrôle, sans se rendre compte de leurs actes; il me
paraît certain que ces sujets pourraient réaliser, pendant leur
sommeil, un crime véritable, tel qu'un assassinat, un empoisonnement, etc.

Mais un crime commis dans cet état ne pourrait être exécuté sans faire courir de grands risques à l'hypnotiseur cou-

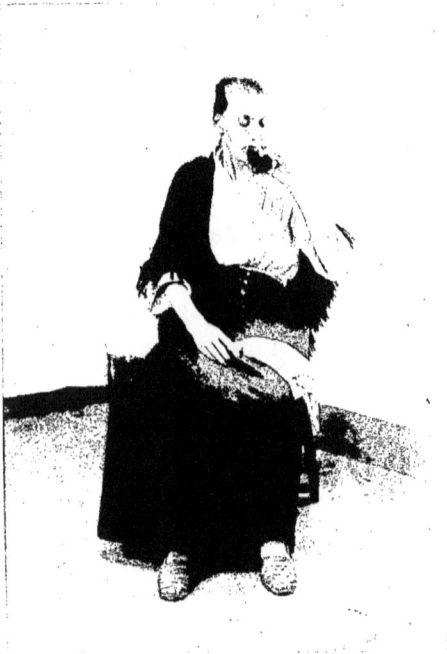

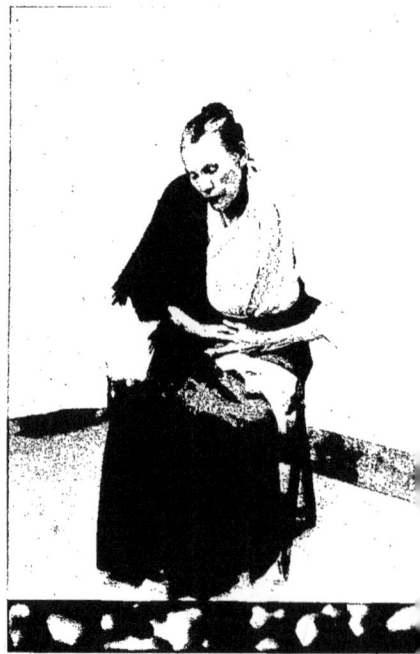

Fig. 84.

Fig. 85.

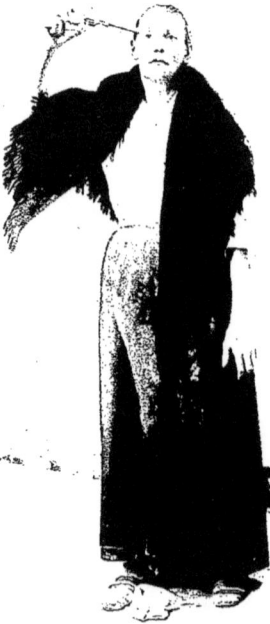

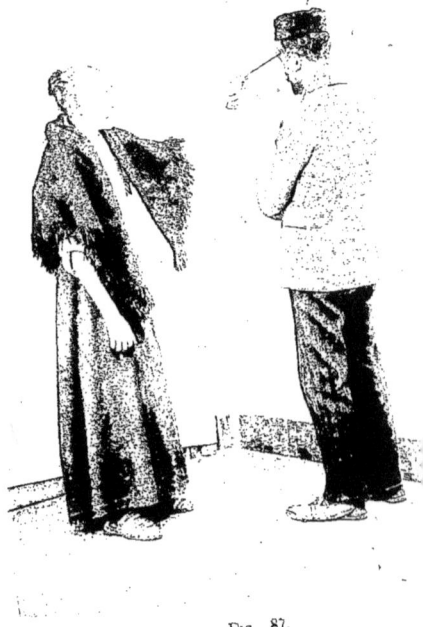

Fig. 86.

Fig. 87.

pable : le somnambule, en effet, n'a généralement pas l'allure d'une personne éveillée ; on remarquerait bien vite l'aspect étrange du criminel, on le verrait aller automatiquement à son but, comme la pierre qui roule.

L'hypnotiseur, pouvant choisir entre la suggestion criminelle intra-hypnotique et la suggestion criminelle post-hypnotique, n'aura garde d'utiliser la première, il sait trop bien que la seconde lui offre de plus grandes garanties.

Cependant, pour le suicide, il pourrait arriver que l'on se serve de la suggestion intra-hypnotique ; grâce aux expériences de Bottey, nous savons que l'on peut parfaitement amener les somnambules à se tirer des coups de revolver, à s'empoisonner. On pourrait ainsi se débarrasser facilement de quelqu'un, puisque l'on peut même faire écrire à la victime une lettre indiquant les motifs qui l'ont déterminée à se donner la mort.

Ici, l'expérimentation prouve la possibilité pratique du crime ; les sujets, ne sachant pas que le revolver qu'on leur donne n'est chargé qu'à poudre, n'hésitent pas à en diriger le canon vers leur tête et à tirer.

Le sujet sait qu'on lui demande de jouer la comédie, dirait Delbœuf ; mais si, à brûle-pourpoint, un monsieur vous tendait un revolver en vous disant : « Tirez-vous une balle dans la tête, » oseriez-vous faire feu sans hésitation ? Non, vous songeriez au danger possible d'une erreur ; vous vous diriez que l'arme peut être chargée. La somnambule n'hésite pas, elle tire ; on lui tend un verre contenant un breuvage verdâtre en lui disant : « C'est du poison, buvez-le. » Elle boit sans réfléchir ; en ferions-nous autant ? Non, je crois qu'il faut admettre la possibilité des crimes intra-hypnotiques. D'ailleurs, le vol commis par Pitt au détriment de Mme de Rothschild prouve jusqu'à quel point un sujet endormi peut être inconscient ; une personne qui donne par suggestion sa cassette de bijoux, à laquelle elle tient énormément, doit être apte à exécuter une suggestion criminelle intra-hypnotique, c'est qu'elle ne présente aucune résistance et qu'elle réalise le type Liégeois : qu'elle est comme le bâton dans la main du voyageur.

On comprend qu'il ne sera pas toujours facile de découvrir celui qui a suggéré le suicide à un somnambule ; si le sujet est mort, la justice trouvera, dans sa lettre, l'explication de son suicide, les médecins déclareront que le coup a pu être tiré par la victime et tous les indices confirmeront cette hypothèse. Mais si le sujet se manque, s'il est blessé, il peut se rappeler, malgré la défense que n'aura pas manqué de faire l'hypnotiseur. Si le criminel emploie le revolver, il arrivera souvent que le sujet ne sera pas mort ; mais s'il emploie le poison, s'il a bien calculé la dose, le résultat sera assuré.

Il peut arriver que certains faits mettent sur la voie du coupable, mais il peut se faire aussi que ce dernier échappe à la justice.

b. Crimes post-hypnotiques. — Le crime post-hypnotique est-il réalisable pratiquement, ou n'est-il qu'un crime de laboratoire ? Afin de répondre à cette question, il est nécessaire de rappeler les lois qui régissent la résistance des somnambules aux suggestions post-hypnotiques.

1° Le sujet est un automate parfait, il réalise toutes les suggestions.

2° Le sujet ne réalise que les suggestions conformes à son sens moral ou à ses instincts.

3° Le sujet ne réalise que les suggestions qui lui sont agréables.

4° Le sujet ne réalise aucune suggestion post-hypnotique.

Ces quatre types, qui représentent bien les différentes résistances des somnambules à réaliser les suggestions post-hypnotiques ordinaires, peuvent aussi servir à schématiser la résistance des sujets à l'égard des suggestions criminelles.

L'automate parfait, celui qui est comme le bâton dans la main du voyageur, celui qui va à son but comme la pierre qui roule, nous le croyons parfaitement capable de commettre un crime réel : les suicides dont parle Bottey sont concluants à cet égard ; il est évident que si ces sujets avaient pu résister, ils ne se seraient pas tiré des coups de revolver, ils n'auraient pas avalé les breuvages noirâtres ou verdâtres qu'on leur présentait comme étant du poison. L'expérience rapportée par notre compatriote Masoin n'est pas moins concluante ; celles de Voisin et des autres expérimentateurs sont également probantes.

Pour ma part, j'ai souvent obtenu des résultats analogues.

Il ressort d'ailleurs clairement de tout ce que j'ai dit jusqu'ici que l'automatisme de certains somnambules est complet; en étudiant le viol, le vol, les faux, les faux témoignages, les viols de la conscience, toujours les faits, tant expérimentaux que pratiques, m'ont autorisé à admettre l'obéissance absolue de certains sujets. Pourquoi n'en serait-il pas de même pour les crimes proprement dits? Une femme, ayant le sentiment de la pudeur, se donne malgré elle, par suggestion, à un homme qu'elle n'aime pas; une autre, dont le sens moral est normal, vole sans hésiter; une autre encore fait un faux billet ou un faux témoignage; et ces sujets ne seraient pas capables, sur l'ordre de leur hypnotiseur, de commettre un assassinat ou un crime?

Il faut se rendre à l'évidence des faits, il faut admettre la possibilité du crime suggéré et cela dans des circonstances bien définies : il peut se faire que le somnambule soit une machine inconsciente, ne se rendant pas compte de la gravité de l'acte qu'on lui fait commettre, il peut avoir un sens moral normal, il ne résiste pas, parce qu'il agit inconsciemment; il peut encore arriver que le sujet soit conscient, qu'il se rende compte des actes qu'il doit exécuter, mais qu'il soit incapable de résister à la suggestion; enfin il est possible que le somnambule, capable de résister à la suggestion criminelle, exécute l'acte, parce que ce dernier est en harmonie avec son sens moral dépravé. C'est ainsi que si l'on suggère à un voleur ou à un assassin de voler ou d'assassiner, cet ordre ne fera naître chez ces sujets aucune résistance, puisqu'il est conforme à leurs sentiments instinctifs.

Je viens de prouver que le crime, tant intra-hypnotique que post-hypnotique, est réalisable pratiquement, j'ai insisté sur ce fait que tous les auteurs, sauf Delbœuf, admettent la possibilité du crime suggéré; mais il ne suffit pas pour que la suggestion puisse devenir un moyen d'assassiner et d'empoisonner, que le criminel puisse se servir du somnambule pour perpétrer son forfait, il faut encore et surtout que ce criminel puisse se mettre à l'abri des poursuites judiciaires. Pourquoi l'assassin aurait-il recours à l'hypnotisme pour accomplir son forfait, s'il ne croit pas pouvoir par ce moyen échapper plus facilement à la justice?

Eh bien, je crois que le criminel a beaucoup plus de chances de ne pas être découvert en frappant lui-même sa victime; je crois que s'il voulait avoir recours à l'hypnotisme, il ne tarderait pas à tomber aux mains de la justice.

Cette opinion est celle de plusieurs auteurs : « Le magnétiseur, dit Gilles de la Tourette, serait sûr d'être arrêté.

« Que va faire l'hypnotisé? A l'heure fixe, tout à coup, une pensée jusqu'alors inconnue de lui, germe dans son cerveau : il doit tuer M. G... Il s'arme d'un poignard et, sans hésitation, l'assassine n'importe où il se trouve. Il ne connaît que l'ordre qui lui a été donné.

« Naturellement on l'arrête; car il ne faut pas parler ici de précautions suggérées ou prises par l'hypnotisé lui-même. Il en prendra peut-être, mais lesquelles! Avant tout, si la suggestion a été acceptée, il faut qu'il poignarde l'individu qu'on lui a désigné, fût-il en pleine rue, entouré de gendarmes ou de soldats. On ne lui sert plus son crime tout préparé, comme dans un laboratoire, où tout est convenu d'avance et où l'on cherche, pour l'étude psychologique, à développer toute la spontanéité dont les hypnotisés sont susceptibles.

« Une fois arrêté, on l'interroge et que répond-il? Rien, ou plutôt il cherche bien à se disculper; mais de quelle façon? Il faut qu'il invente une fable de toutes pièces, et sans exalter la perspicacité des magistrats, nous croyons qu'ils ne s'en laisseront pas longtemps imposer dans ces circonstances.

« Naturellement, on commence une enquête; on fouille dans le passé de l'assassin, on recherche ses relations, et, en vertu d'un vieil axiome, *is fecit cui prodest*, celui qui a armé la main du criminel ne tardera pas à être découvert. Et quel criminel? Un névropathe, un hystérique, dans l'immense majorité des cas, hypnotisé déjà un grand nombre de fois; car nous ne saurions trop le répéter, ce n'est pas, comme semble

le croire M. Liégeois, « en regardant fixement quelqu'un
à table, dans un salon, au théâtre, dans un compartiment de
chemin de fer, » qu'on lui suggèrera de se faire l'exécuteur
fidèle des rancunes d'autrui. Croit-on qu'il soit si facile de
faire commettre un assassinat? Tout cela paraît simple dans
un laboratoire, où les poignards sont en carton, et où les
pistolets ne partent que dans l'imagination du sujet.

Ce n'est donc pas de but en blanc que le magnétiseur ourdira son crime; il devra soigneusement prendre ses précautions et s'arranger de telle sorte qu'un fil de sa trame ne soit
pas rompu. »

« On a fait commettre à des somnambules, dit Émile Laurent,
une foule de crimes expérimentaux et personne ne doute qu'on
puisse les amener à commettre des crimes véritables, à tirer
ou à voler. Mais faut-il admettre aussi que l'auteur de la
suggestion, par conséquent l'auteur véritable et responsable du
crime, s'assurerait ainsi l'impunité? Oh! çà, c'est une tout autre
question. Je crois au contraire que, dans l'immense majorité
des cas, ce serait un excellent moyen pour se faire pincer. »

Je ne puis qu'approuver la manière de voir de Gilles de la
Tourette et de Laurent; je pense que l'hypnotiseur qui voudrait se servir d'un somnambule pour accomplir un assassinat
serait presque certain d'être découvert.

Le sujet, en effet, agissant automatiquement, ne prendra
jamais assez de précautions pour ne pas être arrêté; il tâchera
peut-être qu'on ne l'aperçoive pas; il choisira le moment propice, si on le lui a suggéré; mais, en concentrant son attention
sur la suggestion à accomplir, il commettra toujours quelque imprudence capitale. Les expériences des crimes suggérés
à échéance montrent bien l'imprudence et l'impulsivité des
sujets que l'on veut transformer en criminels. Lorsque Voisin
suggéra à un sujet de mettre le feu à la cabane construite à
cet effet à la Salpêtrière, le somnambule se leva comme mu
par un ressort et accomplit l'acte sans s'inquiéter de ceux qui
le regardaient.

Le sujet qui tua le roi d'Angleterre, rue Bosquet, agit de
même : à l'heure dite, il court accomplir l'acte suggéré sans

s'inquiéter de ceux qui l'observent ; il frappe le mannequin, puis il se réveille sans savoir ce qu'il a fait.

Le juge d'instruction ne manquerait pas d'être frappé d'un crime commis dans ces conditions, par une personne qui n'a jamais manifesté d'accès de folie. Pourquoi a-t-il commis ce crime ? Il n'en sait rien ; tout à coup l'idée de tuer M. X. s'est présentée à son esprit, il lui aurait été impossible de résister à cette idée insensée. On fouillera dans la pensée du criminel, on apprendra qu'il n'a jamais dévié de la ligne droite, on connaîtra ses relations et l'on finira bien par mettre la main sur celui qui avait intérêt à faire commettre le crime.

Voilà pourquoi l'assassinat, l'empoisonnement suggérés sont des crimes de laboratoires ; voilà pourquoi on a pu les taxer de théoriques, comme étant impossibles en pratique.

Ces crimes, quoique sans exemple jusqu'à ce jour dans les annales judiciaires, doivent être connus des avocats, parce qu'ils sont possibles, et que, par cela même, il est probable qu'ils trouveront un jour ou l'autre une application pratique ; ensuite, parce qu'il faut que tout avocat soit à même de discuter, en connaissance de cause, les nombreux articles dont nous assaillent depuis quelque temps les journaux politiques.

XIII

De l'expertise médico-légale dans les délits se rapportant à l'hypnotisme.

Je dois maintenant dire quelques mots sur la manière dont on doit mener une enquête médico-légale, dans le cas où l'hypnotisme semble être intervenu dans la perpétration d'un délit ou d'un crime ; sans vouloir atténuer plus qu'il ne convient les difficultés que présente une telle expertise, je ne puis, avec certains auteurs, en exagérer l'importance au point de considérer la recherche de la vérité comme impossible.

Tout d'abord, il faut que l'on cherche à écarter toute simulation ; il est arrivé plus d'une fois qu'une hystérique vienne se plaindre à la justice d'avoir été violée pendant son sommeil hypnotique, alors qu'il fut parfaitement démontré que la suggestion n'était pour rien dans le rapprochement sexuel ; c'est là une des conséquences du surchauffage produit chez ces esprits faibles par les publications, les conversations dont le thème habituel est l'hypnotisme.

Le mensonge et la simulation sont, en effet, des phénomènes caractéristiques de l'hystérie, non pas que les hystériques mentent et simulent pour le plaisir de le faire, mais parce que ces dégénérés croient avoir vu ou fait des choses imaginaires, ils sont le jouet d'illusions positives et rétroactives.

Je ne puis mieux dépeindre les illusions hystériques qu'en narrant un procès célèbre qui fit condamner un honnête homme ; je veux parler de l'affaire La Roncière, qui a eu non seulement en France, mais encore dans toute l'Europe un retentissement considérable. Ce drame se passa en 1834, dans la haute société de Saumur ; les avocats intervenant dans le débat portaient de grands noms, ce sont Odilon Barrot, Berryer et Chaix d'Est-Ange.

Le général de M. commandait à Saumur l'École de cavalerie ; Mme de M., qui habitait ordinairement Paris, vint rejoindre son mari avec son fils Robert, âgé de douze ans, sa fille Marie, âgée de seize ans, et une gouvernante anglaise, Miss Allen.

Dès son arrivée, Mlle de M. fut assaillie de lettres signées E. de R., ce qui fut interprété Émile de la Roncière ; ce nom était porté par un brillant officier de l'armée française, fils de général, et frère de l'amiral qui a laissé un nom glorieux dans l'histoire de la marine française.

Une nuit, la jeune fille s'éveille au bruit d'un bris de vitres ; écartant ses rideaux, elle voit, à la clarté de la lune, un bras passer par le carreau cassé et lever la poignée de l'espagnolette de la fenêtre ; un homme pénètre dans la chambre et se dirige rapidement vers la porte communiquant avec la chambre de sa gouvernante. La jeune fille saute à bas de son lit, saisit une chaise et cherche à s'en faire un rempart ; l'homme lui dit : « Je vais me venger ; » il se jette sur elle, lui arrache la chaise, la terrasse, lui arrache sa camisole de nuit, passe un mouchoir autour du cou de manière à empêcher sa victime de crier, il la garrotte et lui porte des coups violents sur la poitrine, il la mord au poignet droit ; il veut se venger, dit-il, de ce qui lui est arrivé deux jours auparavant chez M. de M. « Depuis que je vous connais, dit-il, il y a quelque chose en vous qui m'a donné le désir de vous faire du mal. » Il saisit un instrument que la jeune fille croit être un couteau et lui en porte deux coups entre les jambes. L'excès de la douleur rend des forces à Mlle de M., elle pousse des cris qui sont entendus de Miss Allen ; celle-ci se lève. L'homme, entendant du bruit, dépose une lettre sur la commode et se retire par la fenêtre. « Tiens ferme ! » dit-il, s'adressant peut-être à un complice. Et il disparaît.

Miss Allen arrive et trouve sa jeune maîtresse presque inanimée ; elle n'avait d'autre vêtement que sa chemise ; un mouchoir serré par un nœud coulant entourait son cou, une corde entourait sa taille. A côté d'elle, sur le carreau, se trouvaient deux ou trois taches de sang ; sa camisole de nuit avait disparu.

Mlle de M... raconte à Miss Allen la scène qui vient de se passer, elle lui dit avoir cru reconnaître le lieutenant de La Roncière. Personne n'avait rien entendu. A son père, la jeune fille dit qu'elle n'avait pu reconnaître le criminel à cause de l'obscurité ; à sa mère, elle affirme avoir reconnu La Roncière.

Le général et Mme de M..., avertis le lendemain, tiennent l'attentat secret, Mlle de M... va au bal deux jours plus tard, elle y danse.

Les lettres menaçantes continuent d'arriver ; la jeune fille sort un jour de son cabinet de toilette tenant à la main un billet qu'elle vient d'y trouver ; elle délire : « Homme rouge ! le papier !... On assassine mon père et ma mère, s'écrie-t-elle. »

La justice s'en émeut, La Roncière est emprisonné, et les lettres signées de lui continuent d'arriver chez le général. M. de M... chargea Odilon Barrot et Berryer de défendre sa cause, La Roncière choisit comme avocat Chaix d'Est-Ange.

Odilon Barrot et Berryer enfermèrent Chaix d'Est-Ange dans le dilemme suivant : Où La Roncière est coupable, puisque Mlle de M... affirme l'avoir reconnu, ou bien il faut admettre un complot, tout un ensemble de machinations, en vue de perdre l'accusé.

Entre ces deux alternatives, il y en avait une troisième, c'est que Mlle de M... était hystérique, mais en 1835, on ignorait les caractères de la grande névrose; et en effet, dans le compte rendu du procès, on signale que Mlle de M... est sujette à des attaques de nerfs qui se prolongent pendant dix-huit heures. La Roncière fut condamné à dix ans de réclusion, il subit sa peine en entier; Mlle de M... devint une des clientes les plus assidues de Charcot.

Je pense avec Liégeois, Legrand du Saulle, Brouardel et bien d'autres, que le capitaine La Roncière était innocent; tout dans le récit de Mlle de M... concorde à prouver l'innocence du prévenu; elle seule a vu et entendu quelque chose; la gouvernante qui dormait à côté, la porte de communication étant ouverte, ne s'est éveillée que par les gémissements de la victime; la porte de communication était restée ouverte, quoi qu'en ait dit la jeune fille; puis, après l'arrestation du lieutenant, les lettres continuent d'arriver. Mlle de M... est hystérique, somnambule, elle devient plus tard une des meilleures clientes de Charcot. Enfin dans quel but La Roncière aurait-il persécuté Mlle de M...?

Cette jeune fille a tout simplement été victime de ses hallucinations; les recherches récentes sur l'hystérie prouvent la possibilité de telles simulations : « Il faut les voir à l'œuvre (les hystériques), dit Richet, c'est-à-dire jetées au milieu du monde extérieur, fécond en excitations de toutes sortes, afin de comprendre à quelles extravagances, pour ne pas dire plus, elles peuvent se livrer. Le plus souvent, elles forment toute une série de fables pour tromper la justice. Celle-ci se

lacère avec des ciseaux et prétend qu'on lui a fait des blessures, etc. »

Une jeune lingère de vingt ans, enceinte de huit mois, prétendait avoir été victime d'un odieux attentat.

« Je fus, disait-elle, envoyée par ma mère malade, chez le
médecin qui d'habitude la soignait. J'étais moi-même atteinte
de chlorose, et, plusieurs fois, le médecin m'avait auscultée et
palpée; je suivais, d'après ses conseils, un traitement forti-
fiant. Cette fois, à peine me vit-il entrer dans son cabinet, qu'il
en ferma la porte au verrou; il me prit dans ses bras, me jeta
sur un divan, et je demeurai tout étourdie. Je ne sais ce qui
se passa, car j'étais troublée et presque évanouie, d'ailleurs
son action fut rapide. Je fus quelque temps à me remettre, et
sans m'être rendu un compte exact de cette scène, je demeurai
inquiète. Je revis le médecin plusieurs fois depuis; mais il ne
fut plus question de rien. »

« Ce récit, dit Gilles de la Tourette, est invraisemblable sur
tous les points. Une lingère de Paris, âgée de vingt ans, peut
être modeste et sage; mais que penser de cette excessive naïveté, de cette ignorance si complète du mal? Si l'on admet
d'ailleurs cette ignorance, on ne peut accepter ce demi-évanouissement qui permet une perception incomplète des faits. Il
faut ajouter que cette jeune fille n'avait jamais eu de syncope
devant témoin. Elle ne parla jamais à sa mère, ou à toute
autre personne de cet événement, et elle revint voir le médecin
plusieurs fois sans qu'il ait, dit-elle, renouvelé ses entreprises.
Ce récit, disons-nous, ne mérite aucune créance. »

La jeune lingère fut reconnue vierge, mais le fait d'une
vierge enceinte n'étant pas sans précédent, il n'excluait pas la
grossesse; en effet, la jeune femme accoucha à terme. Tardieu
fut chargé par la justice de cette délicate affaire et le juge
rendit une ordonnance de non-lieu.

« Je suis demeuré convaincu, dit Gilles de la Tourette, que
la jeune fille avait subi volontairement des caresses lascives
qui n'avaient pas été poussées assez loin pour qu'elle en fût
alarmée au point de vue des conséquences qui en pourraient
résulter : Que forte de ces précautions, sûre d'être vierge, elle

ne crut pas d'abord à sa grossesse; qu'enfin, désabusée, elle imagina une fable pour se disculper. »

Sans être aussi sceptique que cet auteur quant à la vertu possible d'une lingère, je crois avec lui que le demi-évanouissement décrit par la jeune fille ne doit nullement être rapporté à une influence hypnotique; à ce compte, toutes les femmes un peu lascives se trouveraient dans les bras d'un homme fascinées et irresponsables. La plupart des femmes pourraient se prétendre violées parce qu'au moment de l'accomplissement du coït, elles sont inconscientes.

Voici encore une affaire dans le même genre : une jeune fille mineure s'enfuit avec son amant, elle revient une quinzaine de jours plus tard et prétend que son amant l'a endormie et qu'elle ne s'est réveillée que quinze jours après, à Bologne, en Italie. Or, dans l'intervalle, elle avait écrit elle-même deux lettres à sa famille, disant que son départ était bien volontaire; le juge rendit une ordonnance de non-lieu.

En un an on vit au Palais, à Paris, quatre cas de telle simulation : « Il est à craindre, dit Gilles de la Tourette, en pareille matière, que bientôt la principale mission de la justice ne soit plus de rechercher les coupables, mais bien de protéger les innocents. »

On comprend l'importance d'une telle simulation, qui amènerait, si elle restait inconnue, la condamnation d'un innocent; mieux vaudrait mille fois que le juge ignore la possibilité du viol des somnambules, s'il ne connaît en même temps la possibilité et la fréquence des dépositions imaginaires dont sont capables les hystériques.

Supposons donc qu'une jeune fille vienne se plaindre d'avoir été violée pendant le sommeil hypnotique, comment pourrait-on déterminer si l'accusation est fondée?

Il faudra d'abord examiner la plaignante et déterminer si elle est ou non hystérique; après avoir constaté ce point, on doit s'assurer si la plaignante est hypnotisable; pour arriver à déterminer ceci, on ne devra négliger aucun des moyens hypnogènes connus, l'un d'entre eux réussissant quelquefois là où d'autres n'amènent aucun résultat. Il ne suffit pas de constater que le sujet est hypnotisable pour en déduire la possibilité du viol, il faut encore que ce sujet présente le somnambulisme véritable, avec perte de la conscience et de la sensibilité. Dans aucun cas, on ne peut violer une femme en état somnambuloïde.

Dans le cas où l'on aurait affaire à une hystérique bien caractérisée, non hypnotisable, il faudrait conclure immédiatement à la simulation; si d'autre part on se trouvait en présence d'une plaignante non hystérique, présentant facilement le somnambulisme véritable, il serait fort probable que l'accusation serait fondée; mais si la plaignante était à la fois hystérique et hypnotisable, le problème serait bien plus difficile à résoudre; on pourrait dans ce cas interroger la personne en somnambulisme, on obtiendrait peut-être de la sorte quelques renseignements, toutes restrictions faites, d'ailleurs, quant à la possibilité du mensonge. Dans ce dernier cas, on devra se tenir sur ses gardes, on ne parviendra à démêler la vérité qu'en examinant attentivement tous les détails de l'affaire sans jamais oublier que la plainte émane d'une hystérique, par conséquent d'une simulatrice possible.

Un des caractères les plus importants de la déposition des simulatrices, c'est qu'elles ont assisté à l'acte auquel le sommeil ne leur permettait pas de résister; la femme qui a vraiment été violée en somnambulisme, ne se rappelle généralement de rien de ce qui se rapporte au coït, elle s'aperçoit qu'elle est enceinte, elle a remarqué qu'après son sommeil elle était mouillée aux parties, que ces dernières étaient douloureuses, elle n'assiste pas à l'acte comme la simulatrice le prétend.

Je crois qu'en déterminant les différents points dont je viens de parler, et qu'en combinant les conclusions de cet examen médical avec celles de l'interrogatoire de la plaignante, on arrivera presque toujours à déterminer l'exactitude de l'accusation. Il faudra certainement beaucoup d'attention et beaucoup de bon sens pour arriver à des conclusions justes, mais le magistrat et le médecin au courant de la science sauront y arriver.

Tout ce que je viens de dire se rapporte au viol; supposons maintenant que l'on arrête un voleur, un criminel, et que celui-ci, pour se disculper, allègue qu'il a subi une suggestion; comment arrivera-t-on à savoir la vérité?

Ici encore il faudra déterminer si le sujet est hypnotisable, et, dans l'affirmative, s'il est susceptible de présenter un état hypnotique assez profond pour que sa résistance n'ait pas pu se manifester. Ces deux points étant établis, on ne pourra pas encore en conclure que le criminel a agi sous l'influence d'une suggestion; pour être absolument sûr de son innocence, il faudra trouver l'auteur de la suggestion. A cet effet, on ne manquera pas d'interroger le criminel en somnambulisme.

J'ai montré précédemment que *souvent*, dans les états somnambuliques véritables, ainsi que dans les états plus profonds, les sujets ne se rappellent pas des faits écoulés pendant un sommeil antérieur; ce n'est donc que dans certains cas que l'on pourra obtenir des éclaircissements du criminel.

Et encore, dira-t-on peut-être, l'hypnotiseur habile aura eu soin de suggérer l'amnésie au réveil, de telle sorte que, dans aucun cas, le sujet ne pourra le dénoncer.

Heureusement, il n'en est pas toujours ainsi, j'ai établi plus haut *qu'un somnambule peut, malgré la défense de son hypnotiseur, se rappeler pendant le sommeil ce qui s'est passé pendant un sommeil antérieur;* grâce à ce fait, il arrivera que le somnambule puisse dénoncer le véritable coupable.

Il faut avouer que si l'on ne devait compter que sur ces exceptions pour arriver à la découverte de la vérité, on n'aboutirait que relativement rarement à punir le coupable.

Aussi Liégeois a-t-il cherché le moyen de faire dénoncer le coupable par le somnambule, il a réussi si souvent dans ses expériences, qu'il croit tenir un moyen presque assuré de déjouer la suggestion de l'amnésie. Ce procédé consiste à faire dénoncer l'auteur de la suggestion, non pas directement, mais indirectement, par des actes dont il ne comprendra pas la signification, ou même par des démarches auxquelles on donne une apparence de protection et de défense pour le criminel lui-même.

On lui dira : quand vous verrez entrer « l'auteur quel qu'il soit de la suggestion, » vous ne pourrez vous empêcher de dormir pendant deux minutes.

On lui inspirera l'idée de se rendre chez l'auteur de la suggestion pour le protéger contre les agents de la force publique, de le prendre dans ses bras, de le couvrir de son corps, ou bien de le prévenir par lettre que des soupçons s'élèvent contre lui, qu'il doit prendre des précautions.

Par ces subterfuges, on arrivera quelquefois à connaître le nom de l'auteur de la suggestion criminelle, malgré l'amnésie suggérée. Je crois, cependant, avec Bonjean, que dans bien des cas, un hypnotiseur habile pourra prévoir ces suggestions indirectes et se mettre à l'abri des poursuites judiciaires.

Résumons ce qui vient d'être dit à propos d'un criminel pris en flagrant délit et qui alléguerait pour se disculper l'intervention d'une suggestion; il faut tout d'abord déterminer si le sujet est hypnotisable, il faut ensuite s'assurer qu'il peut manifester un sommeil assez profond pour ne pas avoir pu résister à la suggestion, il faut enfin trouver l'auteur de la suggestion criminelle; à cet effet, on interrogera le sujet en somnambulisme, il pourra se rappeler le nom du vrai coupable, malgré l'amnésie suggérée, dans le cas où il ne le pourrait spontanément, on parviendra souvent à faire dénoncer l'hypnotiseur par des questions et des suggestions indirectes.

Mais il est toute une catégorie d'individus qui ne pourront donner à la justice aucun éclaircissement, ce sont ceux qui ne se rappellent jamais, pendant leur sommeil, des faits écoulés pendant un sommeil antérieur. Ces sujets existent, et bien qu'aucun auteur n'en ait signalé l'existence, je puis affirmer, pour en avoir rencontré plusieurs, qu'ils ne sont pas d'une rareté exceptionnelle. On aura beau les interroger de toutes les manières possibles, ils ne pourront répondre, le souvenir n'existant plus dans leur cerveau; dans ces cas la justice devra chercher à connaître les relations de l'accusé; en se basant d'une part sur l'axiome : *is fecit qui prodest*, en s'enquérant des antécédents et de la moralité des personnes qui se trouvent en relation avec le sujet, je crois quelle ne tardera pas à mettre la main sur l'hypnotiseur malhonnête.

Les quelques mots que je viens de dire sur la manière dont la justice peut arriver à reconnaître si un délit a été commis sous l'influence de la suggestion, et quel est l'auteur de cette suggestion, paraîtront peut-être trop sommaires : c'est qu'il est bien difficile de décrire en une méthode générale la manière de conduire les recherches dans tous les cas particuliers qui pourraient se présenter. Chaque cas particulier nécessite une conduite spéciale, en jurisprudence comme en médecine; de même qu'il est impossible de décrire un traitement applicable à tous les individus atteints d'une maladie, de même, il est impossible de tracer une ligne de conduite unique applicable à tous les procès se rapportant à l'hypnotisme. On peut établir des points de repère qui serviront de guides, mais on ne peut schématiser et ériger en méthode la conduite du médecin ou du juge dans les procès dont nous parlons.

Les points de repère que j'indique suffiront, je pense, dans la plupart des cas, à la découverte de la vérité, si, bien entendu, le juge autant que le médecin expert possèdent ce que l'on peut appeler le *tact* professionnel et des connaissances scientifiques suffisantes.

Il est un dernier point qui, bien que ne se rapportant pas directement au sujet que je traite en ce moment, ne peut être passé sous silence depuis les événements de l'affaire de Jongh.

Peut-on obtenir d'un prévenu, plongé en somnambulisme, l'aveu de son crime, ou la dénonciation de ses complices ?

« Il y aurait là, dit Liégeois, une sorte de piège tendu au malheureux qui se débat sous le poids des charges accumulées contre lui ; sa situation est déjà assez terrible, elle doit trop affaiblir les moyens de défense auxquels il pourrait recourir, pour qu'on y ajoute cette sorte de torture morale. Je ne puis reconnaître à la justice le droit d'annihiler la volonté du prévenu en supprimant son libre arbitre. »

Cette solution donnée en 1885 a été acceptée par tous les auteurs ; je partage en tous points la manière de voir de Liégeois, il y aurait dans l'aveu arraché au coupable, quelque chose de semblable à la torture que pratiquaient nos ancêtres.

On ne doit cependant pas rejeter absolument le somnambulisme pour éclairer la justice ; si, par exemple, un prévenu réclame, pour prouver son innocence, l'interrogatoire en somnambulisme, on pourra et on devra même recourir à ce moyen.

Mais dans le cas où l'on pratiquerait cet interrogatoire, les réponses de l'accusé pourraient-elles être considérées comme infaillibles ?

Pour résoudre cette question, il me suffit de rappeler ce qui a été dit précédemment du mensonge possible des sujets hypnotisés : certains somnambules peuvent mentir si les questions qu'on leur pose se rapportent à des faits qu'ils sont habitués à nier.

Indépendamment du mensonge possible, il faut tenir compte de la manière d'interroger, des suggestions que l'on peut involontairement provoquer en parlant à l'accusé.

Je suppose un homme innocent, accusé de meurtre ; les preuves abondent, lui seul avait intérêt à la mort de la victime, il ne peut prouver un alibi ; pour prouver son innocence, cet homme propose de se laisser hypnotiser, ce qu'on ne peut lui refuser, puisque c'est un moyen d'éclairer la justice. On endort l'accusé, le juge le questionne avec l'idée préconçue qu'il est coupable, il l'interroge comme il le ferait dans son cabinet, en présence d'un individu éveillé.

« C'est bien vous, n'est-ce pas, qui avez assommé M. X...?

— Non.

— Si, si, c'est vous, tout le prouve, avouez votre crime.

— Eh bien, c'est moi. »

Le juge ne se rend pas compte qu'il vient de suggérer à l'inculpé de s'avouer coupable. Voici un fait intéressant, rapporté par Laurent, fait qui prouve quelles précautions il faut prendre pour interroger un somnambule sans rien lui suggérer.

Un hystérique hypnotisable était accusé de complicité de vol : sa maîtresse avait volé un cheval et une voiture, elle l'avait chargé de ramener l'attelage à la maison, lui disant qu'elle les avait achetés; telle était du moins la version de l'accusé.

Laurent le plonge en somnambulisme.

« On vous accuse de complicité de vol, dit-il.

— Je suis innocent.

— Vous saviez cependant que le cheval et la voiture avaient été volés.

— Non, non, je n'en savais rien.

— Vous le saviez.

— Je vous jure que non.

— Je vous dis que vous le saviez.

— Non, dit-il déjà plus mollement.

— Je vous assure que vous le saviez; vous le saviez.

— *Oui, je le savais.*

— C'est sûr, vous le saviez?

— *Je le savais.*

— Vous ne saviez pas que la voiture avait été volée.

— Si, je le savais.

— Non, je vous dis que vous n'en saviez rien.

— *Non, je n'en savais rien.* »

Laurent eut beau essayer, les réponses ne furent jamais que ce qu'il voulait qu'elles fussent. « J'ai beau lui ordonner de dire la vérité; la vérité pour lui, c'est ce que je lui dirai, ce que je lui ferai croire. »

Devons-nous pour cela dire, avec Arthur Desjardin et E. Laurent : « Le juge qui aurait recours à ce procédé d'inquisition devrait être flétri et dépouillé de sa robe? »

Non, l'innocent, accusé d'un délit ou d'un crime, a le droit de réclamer ce mode d'investigation, l'interrogatoire ne peut être dirigé que par un homme parfaitement au courant de la question; dans tous les cas, les résultats de cette enquête ne pourront jamais être considérés comme des preuves irrécusables, mais seulement comme des présomptions qui, jointes à d'autres faits, pourront mettre la justice sur le chemin de la vérité.

XIV

Des variations de la personnalité dans le somnambulisme provoqué.

Pour Dallemagne[1], la personnalité est le résultat d'un double travail d'adoption entre l'être humain et le monde extérieur. Cette définition est bien exacte au point de vue biologique, elle est, du reste, soutenue avec énormément de talent par l'auteur ; mais au point de vue hypnotique, nous devons plutôt envisager la personnalité au point de vue psychologique.

Pour Binet, la personnalité résulte de la mémoire et du caractère :

« Deux éléments fondamentaux, dit-il, constituent une personnalité, c'est la mémoire et le caractère. » Pour ce qui concerne les variations de personnalité pendant l'hypnose, le changement du caractère n'existe généralement pas, le somnambulisme ne durant pas assez longtemps. La mémoire, au contraire, subit, dans les états hypnotiques, des variations considérables. J'ai dit que, bien que rien ne soit absolument constant dans l'état de la mémoire des hypnotisés, il n'en est pas moins vrai que le plus souvent le sujet ne se rappelle à son réveil de rien de ce qui s'est passé pendant son sommeil ; j'ai dit que, pendant son sommeil, il se rappelle de tout ce qu'il s'est passé à l'état de veille et, généralement aussi, de tout ce qui s'est passé pendant ses sommeils antérieurs. C'est pendant le somnambulisme que la mémoire du sujet atteint son étendue maximum ; on peut donc admettre que le sujet a changé de personnalité en s'endormant.

Vous avez, je suppose, suggéré à un somnambule qu'il a vu deux individus rue Royale, que l'un d'eux a avoué avoir mis

1. DALLEMAGNE, *Dégénérés et déséquilibrés.* Bruxelles, 1894, p. 15.

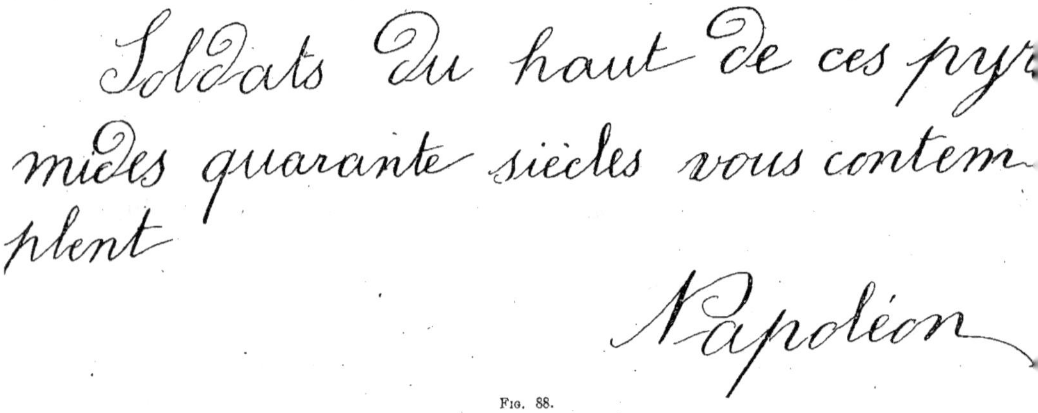

Soldats Du haut de ces pyra
mides quarante siècles vous contem
plent

Napoléon

Fig. 88.

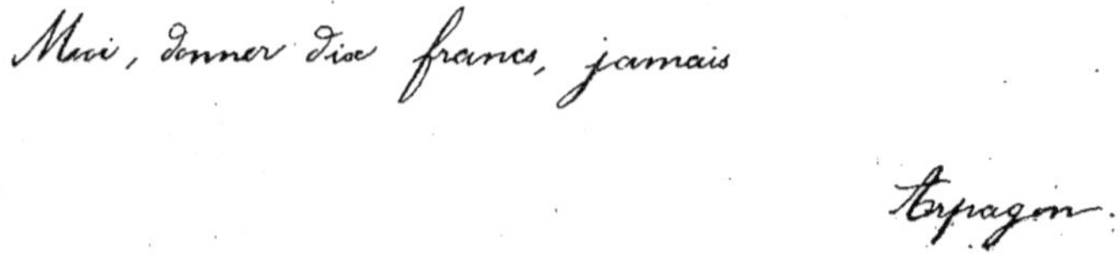

Mai, donner dix francs, jamais

Harpagon.

Fig. 89.

PLANCHE XXXIV

J'ai des idées larges et généreuses

Fig. 90.

Je suis le grand poète Victor Hugo
Victor Hugo

Fig. 91.

Prévenez de suite le Général
Comte Dumonceau de se porter
vers la gauche avec son corps
d'armée

Napoléon

Fig. 92.

Prévenez de suite le Général Comte Dumonceau de se porter vers la gauche avec son corps d'armée.

Napoléon

FIG. 93.

Ma seule jouissance est de contempler mon or.

Harpagon.

FIG. 94.

Je suis le grand poète Victor Hugo

FIG. 95.

Je suis une jeune fille bien sage

FIG. 96.

J'ai douze ans

FIG. 97.

Je suis un pauvre vieillard de quatre-vingts ans

FIG. 98.

le feu à une maison dans la rue de Laeken, vous réveillez le sujet, il ne sait rien ; vous le rendormez un autre jour et il se rappelle de nouveau de la conversation qu'il a entendue rue Royale ainsi que de tout ce qu'il vous aura plu de lui suggérer, ce sujet ne possède-t-il pas deux personnalités bien distinctes ?

Vous suggérez à une hystérique endormie que M. X., ici présent, est son amant : elle le serre dans ses bras ; vous la réveillez, elle ne se rappelle de rien ; vous la rendormez plusieurs jours après et elle considère de nouveau M. X. comme son amant, sans que vous lui ayez fait aucune nouvelle suggestion ; cette malade ne possède-t-elle pas deux personnalités bien distinctes, deux vies différentes ayant chacune leurs sentiments ?

Ce dédoublement de la personnalité est assez fréquent chez les somnambules, mais les sujets hypnotisés peuvent encore présenter d'autres variations de leur personnalité.

Pitres a attiré l'attention sur ce qu'il appelle les variations de la personnalité par *aliénation ;* certains sujets endormis parlent d'eux-mêmes à la troisième personne.

Au premier abord, cela paraît être une bizarrerie sans importance ; en réalité, c'est le résultat d'une perturbation profonde dans la conscience de la personnalité. Les personnes qui s'expriment ainsi ont perdu la notion exacte des rapports de leur moi du sommeil avec leur moi de la vie ordinaire. Endormies, elles se croient autres qu'éveillées. Une malade nommée Marguerite disait : « Marguerite est souffrante aujourd'hui ; elle n'est pas contente, elle a été contrariée, il faut la laisser tranquille. — Mais, qui êtes-vous donc, lui dit Pitres, pour parler ainsi au nom de Marguerite ? — Je suis son amie. — Et comment vous appelez-vous ? — Je ne sais pas, mais j'aime beaucoup Marguerite, et quand on lui fait de la peine, cela m'attriste. » Dans cet état, elle reconnaissait ses amis, mais elle ne tutoyait plus ses parents ; son mari était celui de son amie ; elle conservait ses penchants, son caractère : sa personnalité seule était changée.

Les variations de personnalité par alternance dont je viens de parler se développent spontanément chez certains sujets hypnotisés; mais, comme je l'ai dit précédemment, on peut, par suggestion, provoquer des phénomènes semblables; on peut suggérer à une femme qu'elle est tour à tour général, médecin, avocat, juge, etc., et l'ensemble de ses actes se conformera à l'idée qu'elle se fait de ces différentes positions.

On peut encore, par suggestion, provoquer des variations de la personnalité par *réversion*, des amnésies partielles rétrogrades avec réversion de la personnalité, variations que Pitres appelle *ecmnésies* : si l'on affirme à une malade endormie qu'elle a tel âge, elle se met à penser et à agir comme si réellement elle avait l'âge indiqué. On peut ainsi provoquer chez des adultes la réversion de la personnalité à un âge quelconque, on peut leur suggérer qu'ils ont dix ans, quinze ans ; aussitôt ils se mettent à agir, à penser, à parler comme ils le faisaient à cet âge : ils ne se souviennent absolument de rien de ce qu'ils ont appris depuis. Bien plus, si l'on fait cette suggestion à une hystérique ayant des zones anesthésiques, l'insensibilité disparaît lorsqu'on lui suggère qu'elle est enfant, parce qu'à cet âge elle n'avait aucun trouble de la sensibilité.

Comme le fait fort bien remarquer Pitres, ces transformations si étranges de la personnalité s'expliquent par deux phénomènes élémentaires :

1° L'amnésie, qui fait perdre la notion de la personnalité;

2° L'hallucination, qui s'objective fortement et substitue à la notion de personnalité ancienne une personnalité nouvelle.

A l'étude des changements de personnalité se rapporte encore ce que l'on peut appeler la *personnalité de l'écriture*.

Comme le disent fort bien Ferrari, Héricourt et Richet, la première conclusion à tirer de ces expériences, c'est qu'elles démontrent que les variations de l'écriture sont fonctions des variations de la personnalité ; les auteurs font encore remarquer que les variations de l'écriture des sujets reproduisent assez exactement, dans leurs traits généraux, les signes caractéristiques attribués par les graphologues aux diverses personnalités suggérées.

Les changements opérés dans l'écriture ont porté :

1° Sur la dimension des lettres ;

2° Sur leur contexture ;

3° Sur l'épaisseur des traits ;

4° Sur leur direction générale.

J'ai fait de nombreuses expériences sur cette question et je dois dire que souvent je n'ai pas réussi ; c'est, en effet, que pour réussir dans des expériences semblables, il faut avoir affaire à des sujets intelligents. Célestine ne sait pas écrire, d'autres ne savent ce que c'est qu'Harpagon, Napoléon, Victor Hugo, etc. Il faut avant tout que le sujet se représente le caractère de la personnalité qu'on lui suggère ; il écrira différemment suivant l'idée qu'il se fait d'une personne. Voici ce que j'ai obtenu avec deux jeunes filles fort intelligentes : je leur ai suggéré successivement une foule de personnalités et, comme on le voit, l'écriture a chaque fois différé.

La figure 88 (pl. XXXIII) représente l'écriture d'une jeune fille à laquelle j'ai suggéré la personnalité de Napoléon ; la figure 89 reproduit l'écriture de cette même personne, à laquelle j'ai suggéré la personnalité d'Harpagon ; les figures 90 et 91 (pl. XXXIV) représentent son écriture lorsque je lui ai suggéré les personnalités d'un homme à idées larges et généreuses et de Victor Hugo. La figure 92 est l'écriture ordinaire d'une autre jeune fille ; je lui suggère la personnalité de Napoléon, figure 93 (pl. XXXV) ; d'Harpagon, figure 94 ; de Victor Hugo, figure 95 ; d'une jeune fille bien sage, figure 96 ; d'un enfant de douze ans, figure 97 ; d'un vieillard, figure 98.

On peut voir que l'écriture de mon sujet, auquel j'ai suggéré la personnalité de Napoléon, diffère sensiblement de l'écriture du sujet de Ferrari, Héricourt et Richet ; c'est sans doute que mon sujet se fait une conception différente du caractère du grand empereur.

Les autographes de Napoléon ne ressemblent aucunement aux deux écritures précédentes. Cela prouve tout simplement que le caractère véritable de Napoléon différait du caractère que nos sujets lui attribuent.

D'après ces expériences, je crois pouvoir conclure que, bien qu'il faille pour ces recherches des sujets exceptionnels, les données de Ferrari, Héricourt et Richet sont fondées et que, dans certains cas, on peut, par la suggestion de personnalités différentes, obtenir des écritures en rapport avec la conception que le sujet se fait de ces personnalités.

XV

De l'influence des excitations sensitives et sensorielles dans les phases cataleptiques et somnambuliques du grand hypnotisme.

Je n'ai pas plus obtenu de suggestions par excitations sensorielles chez les cataleptiques que je n'ai pu reproduire chez eux les suggestions par expressions de physionomie communiquées : les verres bleus, jaunes, verts, n'ont produit aucune impression sur mes cataleptiques, qui semblaient sans communication avec le monde extérieur. Je n'ai pas mieux réussi pour les sensations objectives.

Dans le somnambulisme, j'ai obtenu tout ce que j'ai voulu, *pourvu que le sujet sache* ce que j'attendais de lui. Lorsque je présentais devant ses yeux des verres bleus, jaunes, rouges, verts, etc., sans manifester aucune attente, sans faire aucun geste, sans prononcer une parole, le sujet percevait la couleur comme il l'aurait perçue à l'état de veille, sans que cette sensation éveille en lui aucune suggestion. Je crois donc que les suggestions obtenues par Guinon et Woltke, à l'aide de sensations visuelles et olfactives, proviennent de la suggestion involontaire de l'expérimentateur ; je ne crois pas que ces sensations puissent éveiller aucune suggestion indépendante de la volonté de l'opérateur.

Évidemment, si le sujet s'imagine devoir réagir à l'égard de ses sensations, il présentera des phénomènes variables, c'est là de l'auto-suggestion ; mais on ne peut attribuer aux excitations sensorielles des suggestions qui ne se rapportent qu'à l'imagination du sujet.

XVI

Dangers de l'hypnotisme et des représentations publiques.

L'hypnotisme présente-t-il des dangers pour le sujet et pour la société[1] ?

MAROT (de Paris). « Je crois, ainsi que je l'ai dit plus haut, qu'il n'est pas indifférent pour le sujet. »

AZAM (de Bordeaux). « Je considère l'hypnotisme comme dangereux en ce qui touche les sujets, il exalte leur système nerveux ; c'est chez moi une conviction telle que, étant père de deux jeunes femmes, je n'ai jamais voulu faire d'expériences sur elles. »

BRÉMAUT (de Brest). « Dès 1884, je signalais le danger à cet état, où le sujet en expérience devient instantanément une semblable machine, obéissant inconsciemment aux ordres que lui dicte une volonté étrangère, où il est soumis à des hallucinations ou illusions de tous les sens provoquées et dirigées par un expérimentateur quelconque, pouvant laisser en quelques cas dans l'esprit, dans la mémoire des traces ineffaçables ; cet état n'intéresse pas seulement le physiologiste ou le médecin..., le magistrat lui-même est intéressé à la connaissance de faits qui, dans beaucoup de cas, peuvent être de nature à déplacer singulièrement certaines responsabilités..... Il est temps que de pareils phénomènes soient étudiés par des hommes compétents et arrachés aux charlatans qui les exploitent depuis si longtemps.

« L'hypnotisme, manié inconsidérément, présente des dangers nombreux pour le sujet ; il peut rompre à tout jamais l'équilibre nerveux et intellectuel déjà si instable chez les hys-

1. Réponses à mon questionnaire.

tériques ou candidates à l'hystérie. Il peut, employé par des hommes dénués de sens moral, causer de graves dangers pour la société. L'hypnotisme, développé en public, peut agir sur les simples spectateurs dans un sens fâcheux, c'est un spectacle dangereux et malsain.

« Ce point de vue me semble être trop développé. Il faut proscrire les hypnotiseurs publics, et j'approuve, quoiqu'en ayant été frappé, la mesure prise par les ministres de la guerre et de la marine d'interdire les manœuvres hypnotiques dans l'armée française. Quelques chercheurs ont pu être gênés dans leurs travaux, qu'ils ont dû abandonner, c'est regrettable évidemment. Mais on se ferait hypnotiser par plaisir ou curiosité par le premier venu.

« On eût détraqué nombre de braves gens. L'hypnotisme est une manœuvre médicale délicate qui doit être étudiée dans les hôpitaux, à l'amphithéâtre, par des savants compétents, et non un passe-temps. La mesure prise par nos ministres aurait pu être moins radicale et prévoir l'exception scientifique ; elle vaut mieux néanmoins que le laisser-faire de l'indifférence. Il serait à souhaiter qu'on interdît absolument toute représentation publique.

Pitres (de Bordeaux). « Oui. »

Luys (de Paris). « Oui. »

Masoin (de Louvain). « J'estime que l'hypnotisme présente des dangers pour le sujet et la société, et je crois l'avoir démontré dans mes rapports et discours académiques. »

G. Ballet (de Paris). « Pour l'individu, quelques-uns ; pour la société, nuls ou bien minimes. »

Le Menant des Chesnais (de Ville-d'Avray). « Ce que nous avons dit précédemment nous fait considérer l'hypnotisme comme un danger pour le sujet et pour la société. »

David (de Narbonne). « C'est un poison qu'il faut savoir manier. »

Henrik Petersen (de Boston). « Selon qu'on l'emploie. C'est comme les poisons, dangereux dans les mains inexpérimentées ou criminelles, mais utiles s'ils sont savamment manipulés. »

DE BAETS (abbé de Gand). « Que l'hypnotisme entre les mains du premier venu présente des dangers pour le sujet et pour la société, me semble chose incontestable. »

DUMONTPALLIER (de Paris). « Non, entre les mains des médecins instruits et honnêtes. »

SANCHEZ HERRERO (de Paris). « L'hypnotisme thérapeutique pratiqué par des opérateurs compétents, non ; l'expérimentale, *avec limitation,* non plus. »

A. VOISIN (de Paris). « L'hypnotisme ne présente aucun danger pour le sujet et la société, lorsqu'il reste employé par les médecins. »

De JONG (de la Haye). « L'hypnotisme, dans les mains d'un médecin qui est parfaitement au courant de l'hypnologie et de la thérapie suggestive, ne présente aucun danger pour le sujet et pour la société. »

LAJOIE (de Nashua-New-Hamspire). « Oui, quand ce n'est pas un homme de l'art qui hypnotise. »

BEAUNIS (de Paris). « Les mêmes dangers que peut présenter toute médication active mal ou criminellement employée. »

JOIRE (de Lille). « Non, à condition de n'être employée que par des mains expérimentées. »

OCHOROWICZ (de Varsovie). « Comme le gaz, l'électricité, les médicaments, pas davantage — plutôt beaucoup moins. En somme, rien de sérieux dans les mains honnêtes et expérimentées. »

Baron VON SCHRENCK NOTZING (de Munich). « Lorsque l'hypnotisme est appliqué dans un but thérapeutique conformément aux principes de l'École de Nancy, par des médecins compétents, c'est-à-dire bien familiarisés avec son application, il ne présente aucun danger ; les inconvénients qui pourraient en résulter sont en tout cas moindres que ceux de l'application de la plupart des autres remèdes. Au contraire, les expériences psychologiques accroissent l'automatisme et ne doivent être faites sans l'autorisation du sujet. On fait bien de ne pas en faire sur les malades. »

L'hypnotisme manié par des mains expérimentées est inoffensif et souvent très utile, il devient au contraire souvent dangereux lorsqu'il est appliqué à tort et à travers, à tout le monde.

L'hypnotisation peut amener le développement de la neurasthénie, Linden en cite un exemple, Guermonprez a vu des étudiants perdre leur aptitude au travail pendant plusieurs semaines sous l'influence des pratiques des magnétiseurs.

Masoin a vu un jeune ecclésiastique dont le cerveau était profondément troublé à la suite des pratiques d'un amateur ; Pitres a vu un jeune avocat qui, à la suite des manœuvres de Donato, fut obsédé pendant plusieurs semaines par la crainte d'avoir aliéné son libre arbitre.

L'hypnotisation intempestive peut encore provoquer l'apparition d'attaques d'hystérie : Ladame, Boddaert, Seglas, Rommelaere, Pitres en ont observé des exemples et moi-même j'ai vu deux fois survenir une attaque d'hystérie en voulant hypnotiser des sujets.

Enfin, certains sujets des magnétiseurs de tréteaux sont d'une telle sensibilité aux pratiques hypnotiques que la moindre chose provoque chez eux le sommeil ; si quelqu'un les regarde un peu fixement, ils s'endorment; s'ils voient une lumière vive, ils sont fascinés; si on leur met la main sur la tête, le sommeil arrive. Ces sujets peuvent se trouver à la merci du premier venu qui les rencontre.

Ces dangers disparaissent lorsqu'on emploie l'hypnotisme en connaissance de cause, il faut calmer le sujet avant de l'endormir; s'il est agité, craintif, il ne faut pas essayer de l'hypnotiser; quand il est endormi, il faut lui suggérer un état cérébral parfait pour le réveil. En pratiquant l'hypnotisme scientifiquement, je ne crois pas qu'il faille se préoccuper de ses dangers, Bernheim n'en a jamais provoqué et, quant à moi, hormis chez les deux sujets hystériques dont j'ai parlé, je n'ai jamais produit aucun accident, et dans ces deux cas, le mal n'était pas bien grand, ces personnes ayant spontanément plusieurs accès par jour.

Pour la société, les pratiques d'hypnotisme ne sont pas moins dangereuses que pour le sujet; non seulement les spectateurs des séances d'hypnotisme peuvent être troublés au point de manifester de l'hystérie, de l'épilepsie, de la neurasthénie, etc., mais l'hypnotisme présente encore pour la société un danger réel par la possibilité de provoquer des suggestions criminelles.

Je me suis assez longuement étendu sur les crimes hypnotiques pour qu'on comprenne les dangers de l'hypnotisme manié par des mains criminelles.

Faut-il interdire les séances publiques d'hypnotisme, selon l'opinion de Charcot, Lombroso, Gilles de la Tourette, Pitres, Masoin, Boddaert, Crocq, Héger, etc.? Ou bien faut-il les permettre, comme le prétendent Liébault, Bernheim, Delbœuf, Morselli?

Voici l'opinion de quelques auteurs[1] :

DUMONTPALLIER (de Paris). « Certes oui. »

SANCHEZ HERRERO (de Madrid). « Avec toute grandeur. »

MAROT (de Paris). « Je crois qu'il y aurait à cela tout avantage. Il est toujours au moins inutile d'augmenter le champ du merveilleux, ne fût-ce que pour ne pas augmenter la crédulité. De plus, ces séances publiques ne peuvent qu'être l'occasion — et elles l'ont été trop souvent — de l'éclosion de troubles nerveux plus ou moins graves, chez des prédisposés (qui peut-être n'auraient jamais, sans cela, trouvé l'occasion du développement de leur prédisposition.) »

A. VOISIN (de Paris). « Il faut interdire les séances publiques d'hypnotisme. »

AZAM (de Bordeaux). « Oui, je suis absolument partisan de cette interdiction et j'approuve le Gouvernement qui a donné l'exemple de cette sévérité. Le spectacle des troubles nerveux que provoque l'hypnotisme peut avoir des conséquences déplorables. Ce spectacle est plus ou moins sincère et n'a d'autre but que d'extraire quelque argent du public de badauds, en exploitant une des misères de notre nature : la croyance au merveilleux.

« S'il est sincère, l'autorité doit protéger la victime dont le système nerveux est exploité par un homme quelconque; s'il

1. Réponses à mon questionnaire.

est frauduleux, elle doit protéger le public, car ce public peut compter dans ses rangs nombre de gens dont le système nerveux sera facilement exalté ; laissons les imbéciles aller de parti pris consulter des somnambules dites extra-lucides. Et n'oublions pas le grand nombre d'aliénés que les tables tournantes et l'électricité ont envoyé dans les asiles ; inutile d'accroître ce nombre. »

BRÉMAUD (de Brest). « Interdiction absolue. »

PITRES (de Bordeaux). « Oui. »

LUYS (de Paris). « Oui. »

LAJOIE (de Nashua-New-Hamspire). « Oui. »

LE MENANT DES CHESNAIS (de Ville-d'Avray). « Oui. »

DE JONG (de la Haye). « Les séances publiques d'hypnotisme doivent être interdites comme dangereuses à divers points de vue. »

DAVID (de Narbonne). « Oui. »

BUROT (de Rochefort). « Les réglementer. »

HENRIK PETERSEN (de Boston). « Oui, mais le public devrait recevoir une instruction intelligente à ce sujet par des hommes accrédités par le Gouvernement comme des investigateurs sérieux et hors de reproche et ainsi dissiper les idées vulgaires et opposées des masses. »

G. BALLET (de Paris). « Oui, oui. »

MASOIN (de Louvain). « J'estime qu'il faut interdire les séances publiques d'hypnotisme. »

PERSAC (de Paris). « Je suis convaincu que les séances publiques d'hypnotisme sont fort dangereuses et que l'hypnotisme mis ailleurs qu'entre les mains des médecins est un danger public et social. »

DE BAETS (abbé de Gand). « Il me semble incontestable qu'il faut interdire les séances publiques d'hypnotisme : on a vu quelles épidémies de manie hypnotique ont envahi les villes et les pays qui avaient été le théâtre des exploits de quelque charlatan hypnotiseur. On a vu encore, en ces occasions se déclarer bien des troubles nerveux et psychiques, bien des folies causées par les séances d'hypnotiseur imprudemment conduites. »

Joire (de Lille). Je crois qu'il faut interdire toutes les séances dans lesquelles l'hypnotiseur prend des sujets parmi le public. Pour les autres, elles me paraissent indifférentes. »

Baron von Schrenk Notzing (de Munich). « Toute exhibition à des profanes, tout jeu de salon avec l'hypnose, toute exhibition publique de ces phénomènes, doivent être interdites par les lois. »

Ochorowicz (de Varsovie). « La liberté vaut mieux que toutes les lois de répression. »

Tous ces auteurs, sauf Ochorowicz, sont donc partisans de l'interdiction des séances publiques d'hypnotisme. Il y a d'ailleurs unanimité presque absolue à ce sujet : notre Académie de médecine vota la proposition de loi d'interdiction, à l'unanimité moins deux voix, et le Congrès d'hypnotisme, réuni à Paris en 1889, vota, à l'unanimité moins une voix, l'interdiction des séances publiques d'hypnotisme, il émit le vœu que l'hypnotisme ne soit pratiqué que par des médecins et qu'il soit enseigné dans les facultés de médecine.

Je ne puis que me rallier à ces conclusions, je crois aux accidents possibles à la suite de manœuvres hypnotiques mal ou inconsidérément faites, je crois au danger des représentations publiques, enfin je pense qu'un médecin seul, au courant de l'hypnologie, est capable de discerner les indications et les contre-indications de l'hypnose : lui seul peut connaître le tempérament des malades, lui seul peut hypnotiser avec la certitude de n'éveiller aucune prédisposition névropathique.

Je crois aussi que l'hypnologie devrait être enseignée dans toutes les Écoles de médecine, il faut que tout médecin connaisse au moins la question, qu'il soit à même de répondre aux nombreuses demandes de ses clients relativement aux faits merveilleux qui préoccupent tant les esprits, il faut enfin qu'il sache tout le bénéfice qu'il peut retirer de l'hypnothérapie : libre à lui de ne pas y recourir, s'il a un esprit fermé à tout progrès ; tôt ou tard il aura l'occasion de changer d'avis et de se convertir. L'hypnologie est une science dont les bases sont suffisamment solides pour qu'elle soit enseignée à tous les étudiants en médecine.

Il ne faudrait pas craindre d'opposition de la part de ces derniers, ils ne demandent pas mieux que de s'initier à ces phénomènes dont ils entendent parler partout excepté dans leurs cours.

J'ai pu constater tout récemment combien les étudiants comprennent bien l'utilité d'un cours d'hypnologie : j'ai donné, à l'hôpital de Molenbeck, quelques conférences cliniques d'hypnologie, et, malgré l'éloignement de cet établissement, les élèves étaient très nombreux.

C'était pure curiosité, dira-t-on peut-être; non, car je donnais une heure et demie de théorie et tous arrivaient au début de la conférence, pas un ne songeait à ne venir que pour la partie expérimentale.

XVII

L'hypnotisme en thérapeutique.

Faut-il réserver la suggestion comme moyen de traitement aux névropathes et aux hystériques, ou faut-il l'étendre au traitement de nombreuses affections?

Voici ce que m'ont répondu quelques auteurs[1].

PITRES (de Bordeaux). « Il faut la réserver aux névropathes et aux hystériques. »

MAROT (Paris). « Je crois que c'est un mode de traitement qu'il ne faut pas généraliser comme certains ont trop de tendance à le faire, car il n'est pas, me semble-t-il, indifférent à l'état intellectuel et surtout moral. Les hystériques sont certainement les sujets qui en sont le plus justiciables et toutes leurs affections (en particulier l'anorexie hystérique, où ce serait un traitement autrement plus rapide et moins coûteux

---

1. Réponses à mon questionnaire.

que l'isolement de Charcot). Ce mode de traitement pourra être souverain dans beaucoup de manies de toxicomanie, dans la morphinomanie, par exemple, où ce qu'il importe le plus, c'est, non pas supprimer le poison, l'état morphinique, ce à quoi on arrive relativement facilement par l'isolement, mais supprimer le désir du poison. J'ai rapporté (Société d'hypnologie et *Revue de l'hypn.* 1893) une observation particulièrement intéressante à ce point de vue : une morphinomane, hystérique, prenant de la morphine depuis six ans (un gramme avoué par jour) et guérie depuis cinq ans complètement par suppression brusque, avec cette suggestion dans l'hypnose, répétée seulement deux fois! Vous ne voudrez plus de morphine, vous n'en désirez plus.

« La suggestion doit encore être employée dans la plupart des phobies des neurasthéniques. C'est pourquoi il importe tant de signaler chacune de ces phobies, non pour multiplier les types, mais parce que la suggestion n'a chance de réussir que si elle est très précise.

« Enfin encore pour certaines mauvaises habitudes de quelques enfants; l'onanisme par exemple. »

Azam (de Bordeaux). « Oui, à mon sens, la suggestion n'a d'action que contre les affections d'origine nerveuse, particulièrement contre celles qui dérivent de l'hystérie. »

Burot (de Rochefort). « La réserver surtout aux névropathes. »

G. Ballet (de Paris). « Le rôle thérapeutique est des plus restreints. »

Dumontpallier (de Paris). « Applications multiples. »

Sanchez Herrero (de Madrid). « La suggestion hypnotique a guéri beaucoup de maladies non réputées nerveuses. »

A. Voisin (de Paris). « Il faut étendre la suggestion non seulement comme traitement des névropathes et des hystériques, mais aussi au traitement de nombreuses affections. »

Brémaud (de Brest). « La suggestion peut être utilisée dans tous les genres de maladie avec d'autant plus d'innocuité que la suggestion peut être utilisée sans sommeil préalable. C'est une arme délicate à manier. »

Luys (de Paris). « J'ai employé la suggestion dans des cas de maladies aiguës, chez une femme (hypnotique) atteinte de métro-péritonite, avec succès; dans l'hémoptysie avec succès. »

David (de Narbonne). « Il faut l'étendre au traitement de nombreuses affections, il ne faut pas croire qu'il agira toujours sur les névropathes et les hystériques. »

De Jong (de la Haye). « La suggestion est certainement un des meilleurs moyens thérapeutiques dans le traitement des névropathies et des hystéries, mais dans beaucoup d'autres affections, elle peut rendre de très grands services. »

Lajoie (de Nashua-New-Hamspire). « Il faut l'étendre à toutes les maladies susceptibles de soulagement ou d'amélioration par l'hypnotisme. »

Le Menant des Chesnais (de Ville-d'Avray). « La suggestion est un moyen de traitement qui réussit dans les affections les plus diverses en modifiant l'état nerveux, soit cérébral, soit spinal, soit sympathique, et qui m'a donné des échecs plus particulièrement chez les hystériques qui sont des auto-suggestionnés souvent très rebelles. »

Varinard (de Paris). « Il faut l'utiliser toutes les fois que l'on peut, voire même pour un simple mal de tête. »

Henrik Petersen (de Boston). « On ne doit point le limiter aux névropathes et aux hystériques, car une multitude d'affections ont été guéries chez des personnes n'accusant nullement un teint neuratique, soit héréditaire, soit acquis. »

Ochorowicz (de Varsovie). « Il faut l'étendre au traitement de nombreuses affections, car, d'abord les neuropathies sont loin d'être plus faciles à soigner hypnotiquement que les autres et 2° même dans des affections qui ne peuvent pas être guéries par l'hypnotisme (phtisie, cancer, syphilis, etc.) on peut toujours (*chez les hypnotisables*) obtenir une amélioration subjective, importante pour le malade. »

Beaunis (de Paris). « On peut et on doit l'étendre au traitement d'autres affections que les affections nerveuses et chez des sujets autres que les névropathes et les hystériques. »

Baron von Schrenck Notzing (de Munich). « Il n'est nullement douteux que l'hypnotisme peut être utile dans d'autres maladies que les seules névroses fonctionnelles, par exemple, dans le carcinome, en produisant l'apaisement des douleurs et en ramenant l'appétit, le sommeil, etc. Une indication positive ne pourra jamais établir la limite de l'utilité possible de la suggestion. Si sous cette forme, le traitement psychique doit revenir surtout aux spécialistes pour les maladies nerveuses et mentales, cependant la suggestion pourra parfois être couronnée de succès entre les mains de simples médecins praticiens. La détermination plus exacte des indications doit encore, dans l'avenir, faire l'objet de recherches. »

DÉJERINE (de Paris). « Je crois que l'on peut appliquer l'hypnose sans danger à toutes espèces d'hallucinations, il faut savoir la manier, voilà tout. »

JOIRE (de Lille). « Il faut l'étendre à beaucoup d'affections nerveuses. »

Pour faire l'étude des applications de l'hypnotisme à la thérapeutique, j'envisagerai successivement les applications chirurgicales et les applications médicales.

Comme nous l'avons vu précédemment, l'anesthésie peut, pendant l'hypnose, être telle que l'on peut traverser le bras du sujet de part en part sans qu'il s'en doute ; on peut encore appliquer sur son bras un cigare allumé sans qu'il manifeste la moindre réaction. Cette anesthésie peut être utilisée en chirurgie ; dès 1859, Broca, dans une communication à l'Académie des sciences, relatait un cas dans lequel l'hypnose lui permit d'inciser *sans douleur,* un abcès volumineux de la marge de l'anus.

Le docteur Esdaille, dont nous avons parlé déjà, chirurgien au Bengale, relate deux cent soixante-dix opérations pratiquées sans douleur, pendant le sommeil hypnotique. Le docteur Guérineau signala à l'Académie de médecine de Paris une amputation de cuisse sans la moindre douleur.

En 1829, le docteur Cloquet ampute un sein à une dame hypnotisée ; en 1845, le docteur Loysel, de Cherbourg, ampute une jambe à une demoiselle endormie par Durand (de Gros) ; en 1846, il enlève un paquet de ganglions dégénérés à un jeune homme de dix-huit ans ; en 1847, le docteur Ribaud, de

Poitiers, enlève une tumeur volumineuse de la mâchoire à une
jeune fille endormie; en 1847, le docteur Fanton fait une amputation de cuisse à un jeune homme hypnotisé; le docteur
Joly ampute le bras d'une dame, et le docteur Esdaille ampute
la cuisse d'une demoiselle anesthésiée par la même méthode.

Liébault a plusieurs fois pu arracher des dents à des sujets
endormis et j'ai moi-même souvent mis des pointes de feu à
des sujets en somnambulisme, sans qu'ils ressentent aucune
douleur. J'ai traité ainsi, il y a deux ans, une jeune fille atteinte
de cystise; les pointes de feu furent appliquées dans les reins
trois fois, à quinze jours d'intervalle, sans que la malade ressente
aucune douleur.

Il est évident qu'il faut, pour permettre ces opérations, que le
sujet soit en somnambulisme véritable, s'il est en état somnambuloïde, il sent tout ce qu'on lui fait.

Il serait désirable que l'anesthésie hypnotique soit employée
plus souvent qu'elle ne l'est, elle n'expose à aucun accident,
elle peut être prolongée aussi longtemps que l'on veut : la
seule difficulté c'est d'avoir affaire à une personne qui présente
le somnambulisme véritable, cas que l'on peut évaluer à
10 ou 20 %, mais il serait toujours désirable qu'avant de
chloroformer un malade pour l'opérer, on essaie de produire
l'anesthésie hypnotique.

L'hypnotisation doit être réservée pour certains cas particuliers, elle ne peut être érigée en méthode générale d'anesthésie
chirurgicale. Cette anesthésie peut encore être pratiquée pour
l'accouchement. Liébault déjà avait attiré l'attention sur cette
question, mais ses résultats furent incomplets. En 1886 le
Dr Fritze, de Vienne, publia dans la *Revue de l'hypnotisme* la
rélation d'un accouchement pendant le sommeil hypnotique.

Dumontpallier communiqua à la Société de Biologie (1887)
un cas analogue; il en déduit comme conséquence médico-
légale qu'une femme peut accoucher sans avoir conscience de
la naissance de son enfant. La même année Mesnet relata un
cas semblable.

Ces observations démontrent qu'on peut, pour l'accouchement, avoir recours à l'anesthésie hypnotique, qui n'empê-

che nullement les contractions utérines ; mais ici encore ce moyen ne peut être employé que chez des sujets spéciaux, très sensibles au sommeil provoqué et qui ont été déjà endormis précédemment ; il est, en effet, certain qu'au moment de l'accouchement on ne pourra endormir une femme que si on a déjà pratiqué cette manœuvre antérieurement chez elle.

Après avoir parlé des applications de l'hypnotisme à la chirurgie, je dois exposer un peu plus longuement les applications de cette science à la médecine.

Les anciens magnétiseurs se faisaient illusion sur la puissance curative de l'hypnotisme, ils croyaient ce moyen capable de guérir tous les maux : « La nature, disait Mesmer, offre dans le magnétisme un moyen de guérir et de préserver tous les hommes » ... « Il n'y a qu'une maladie et qu'un remède, » disait-il encore. Aussi Mesmer guérissait-il la cécité, la goutte, etc., par le magnétisme ; inutile de dire que ses succès étaient faux. Le baron du Potet guérissait la tuberculose par suggestion !

Durand (de Gros), Braid, émirent également des conclusions exagérées pour ce qui concerne la thérapeutique de l'hypnotisme. Braid rapporte le cas de semi-cécité, de surdité, de rhumatisme, d'épilepsie, de tétanos guéris par l'hypnotisme.

Je crois que Bernheim, Liébault, Luys, en France ; Van Renterghem et Van Eeden, à Amsterdam ; Otto et Weterstrand, à Stockolm ; Lloyd Tuckey, à Londres, ont un peu exagéré la valeur thérapeutique de l'hypnotisme.

Si l'on peut dans certains cas améliorer des douleurs, ou des symptômes fonctionnels quelconques dus à des maladies organiques, il faut reconnaître que le plus souvent, lorsqu'il y a lésion, les symptômes ne disparaissent pas sous l'influence de la suggestion. Ces auteurs parlent d'incoordination motrice améliorée par suggestion dans les maladies de la moelle épinière, j'ai essayé de soulager ainsi un myélitique et un malade atteint de maladie de Friedreich, je n'ai rien obtenu, même pas un résultat passager.

Ces auteurs parlent de l'amélioration que l'on peut obtenir par la psychothérapie dans les maladies des voies digestives et particulièrement de la disparition des crampes d'estomac par cette méthode; eh bien, Célestine, qui est un de mes meilleurs sujets, était précisément atteinte de gastrite, je lui ai suggéré d'avoir de l'appétit, de ne plus avoir de douleur, de se porter tout à fait bien. La malade alla mieux pendant quelques jours, mais bientôt (avait-elle trop mangé se croyant guérie?) survint une crise aiguë avec crampes, fièvre, etc., j'eus beau lui suggérer de ne plus avoir de crampe, rien n'y fit et il fallut recourir au traitement ordinaire des maladies de l'estomac pour obtenir un résultat.

J'ai essayé dans bon nombre de maladies organiques et j'ai bien rarement observé une influence salutaire; dans bien des cas j'ai cru remarquer que l'ébranlement nerveux produit par l'hypnotisation accélérait la marche des maladies organiques.

J'avoue que je n'oserais pas, à l'exemple de Bernheim, hypnotiser les malades atteints de fièvres aiguës, je craindrais de produire un ébranlement nerveux favorable à la généralisation de l'infection.

Est-ce à dire pour cela que l'hypnothérapie doit être rejetée dans tous les cas où une lésion organique existe? Non, on pourra l'employer dans les cas où un symptôme pénible serait difficilement supporté par le malade; mais on ne pourra jamais hypnotiser à tort et à travers pour combattre la moindre douleur qu'un peu d'antipyrine ou de morphine aurait pu faire disparaître.

On le voit, les applications de l'hypnotisme dans les maladies organiques doivent être très restreintes; au contraire, dans les maladies fonctionnelles, la psychothérapie peut rendre des services très grands, bien qu'il faille, à mon avis, faire quelques restrictions aux données de certains auteurs.

Occupons-nous tout d'abord de l'hystérie qui, de l'avis de tous les auteurs, peut être traitée par l'hypnotisme; toutes les manifestations de la névrose hystérique sont passibles du traitement psychothérapeutique, aussi bien les attaques convulsives que les paralysies, les contractures, les spasmes, les tics, l'aphonie, le mutisme, etc.

L'hypnotisation peut produire des miracles dans l'hystérie; aussi les observations de guérisons de ces phénomènes sont-elles innombrables : avez-vous affaire à une hystérie convulsive dont les accès se renouvellent journellement ou plusieurs fois par jour, essayez le traitement suggestif, endormez votre malade et suggérez-lui de ne plus avoir d'attaques, défendez-lui impérieusement d'en avoir; vous n'obtiendrez peut-être pas un résultat immédiat, mais continuez, et si *c'est de l'hystérie pure,* il sera bien rare que vous n'obteniez la guérison ou tout au moins une notable amélioration; les attaques étant disparues, ne cessez pas immédiatement le traitement, continuez à endormir votre malade en espaçant de plus en plus les séances et vous arriverez certainement à une guérison complète.

Mais, pourrait-on objecter, la maladie n'est nullement guérie puisqu'il suffit souvent d'une frayeur, d'une colère, etc., pour voir reparaître les accès. Ces accès peuvent en effet se reproduire sous l'influence d'une émotion; c'est que vous ne pourrez pas, par suggestion, modifier le terrain névropathique de votre malade, vous pourrez cependant la déclarer guérie si elle reste par exemple un an sans avoir une attaque. Dans ce cas, c'est une récidive et non pas une rechute; un exemple fera mieux comprendre ma pensée :

Supposez un individu prédisposé à la pneumonie, il est atteint un beau jour par cette maladie; il en guérit *complètement;* l'hiver suivant il prend froid, il est une seconde fois atteint de pneumonie, déclarerez-vous, comme conclusion de cette seconde atteinte, que la première n'a pas été complètement guérie? Certainement non. Eh bien, je crois que le malade atteint d'hystérie convulsive journalière qui reste un an ou deux sans avoir d'accès, et qui, à la suite d'une frayeur ou d'une émotion quelconque, manifeste de nouveau des attaques, je crois que ce malade doit être considéré comme ayant été guéri de sa maladie lors de sa première atteinte.

Mais certains médecins ne vont pas jusqu'à croire que la suggestion puisse arrêter les attaques d'hystérie, fût-ce pendant

un an. Ils se basent sur un cas, dix cas même, dans lesquels
l'amélioration n'a été que passagère, durant quelques jours ;
c'est que ces médecins ont opéré avec la conviction intime de
l'inutilité de l'hypnothérapie, ils ont suggéré mollement, d'une
voix peu convaincante, la guérison à leur malade, ils ont peut-
être fait la suggestion d'un ton narquois ; or le sujet se rend
parfaitement compte de l'état cérébral de son hypnotiseur, il
sent son hésitation, il ne peut dès lors plus être suggestionné
par lui. D'autres médecins, plus consciencieux, ont opéré avec
calme et conviction, ils ont observé deux ou trois échecs
successifs. Était-ce bien de l'hystérie pure ? Découragés par
ces résultats négatifs ils n'ont plus rien tenté, persuadés de
la nullité thérapeutique de l'hypnotisme.

C'est qu'ils ignorent ce que c'est que les séries en clinique,
ils ignorent que l'on peut, en huit jours, voir dix cas d'une
affection rare que l'on restera ensuite dix ans sans rencontrer
encore.

Quelles que soient les conditions dans lesquelles se sont
placés les incrédules, il est un fait certain, c'est que la suggestion hypnotique est capable, dans la plupart des cas, de
guérir ou d'améliorer l'hystérie convulsive *pure*. Je dis dans
la plupart des cas, car quelquefois on n'arrive à aucun résultat,
c'est le plus souvent que la foi manque au malade, il se fait
avant de s'endormir l'auto-suggestion qu'il ne guérira pas ;
d'autres fois, cependant, le malade est convaincu, il est certain du résultat et la guérison n'a pas lieu, ce sont là des cas
exceptionnels que l'on ne peut expliquer.

Tout ce que je viens de dire de l'hystérie convulsive est
applicable à tous les phénomènes hystériques : paralysies, contractures, tics, aphonie, mutisme, délire, etc., tous peuvent être
guéris par la suggestion hypnotique.

Quant à la neurasthénie, je ne crois pas que l'on puisse
admettre, avec Berhneim, que lorsqu'elle est localisée et non
héréditaire la suggestion peut produire la guérison et que lorsqu'elle est généralisée, même si elle est acquise, l'on n'obtiendra
aucun résultat. Beaucoup de neurasthéniques (non héréditaires),
ne sont pas hypnotisables, ils ne sont pas capables de fixer

leur attention sur un point quelconque. Mais, par contre, lorsqu'ils sont hypnotisables, on peut obtenir en très peu de temps des résultats éclatants, surtout dans la neurasthénie hystérique. J'ai, pour ma part, réussi plusieurs fois dans ce cas.

Pour ce qui concerne l'aliénation mentale, je crois qu'il n'y a pas beaucoup à espérer de la suggestion hypnotique, il est, d'ailleurs, le plus souvent impossible d'hypnotiser les aliénés à moins, cependant, d'avoir recours à la méthode indiquée par Voisin. Il y a quelques jours à peine, le Dr H... m'a appelé en consultation pour un mélancolique refusant toute nourriture, il m'a été absolument impossible de l'endormir.

Pour l'épilepsie, on ne peut pas espérer grand'chose non plus de la psychothérapie, c'est d'ailleurs quand l'hystérie prend le caractère épileptoïde qu'elle résiste à ce traitement.

Pour la chorée, je crois qu'il y a lieu de distinguer la nature même de la maladie : si l'on a affaire à une chorée hystérique, rythmique ou arythmique, il est certain que les résultats de la thérapeutique suggestive seront éclatants. Mais si l'on se trouve en face de la chorée véritable, la chorée de Sydenham, on pourra quelquefois obtenir encore la guérison, mais pas d'une manière aussi constante. C'est ainsi que j'ai guéri dernièrement, en huit jours, une jeune choréique de sept ans, dont la mère était hystérique, et qui présentait elle-même quelques stigmates de la grande névrose ; il m'est au contraire arrivé, une autre fois, de n'obtenir aucun résultat de l'hypnotisme, il s'agissait de la chorée de Sydenham, chez une jeune fille de dix ans. Malgré mon intervention la maladie dura six semaines. Il ne faut pas trop généraliser ces données, car on peut obtenir, dans certains cas, des résultats, même dans la chorée véritable, mais on devra s'attendre à la possibilité d'un échec.

Les mêmes observations s'appliquent aux tics qui peuvent aussi dépendre de l'hystérie et guérir rapidement par la suggestion ; ils sont, au contraire, très rebelles à ce traitement lorsqu'ils sont héréditaires.

Les névralgies guérissent assez facilement par suggestion, je pense cependant qu'on ne devra recourir à ce moyen

qu'après avoir essayé les autres méthodes qui suffisent dans
la plupart des cas.

La morphinomanie et l'alcoolisme devront dans certains cas,
être traités par l'hypnotisme, bien que les morphinomanes et
les alcooliques soient en général très difficilement hypnotisables. Les auteurs rapportent des exemples de guérisons semblables ; pour ma part, je ne suis jamais parvenu à endormir
ni un morphinomane, ni un alcoolique invétéré.

L'incontinence d'urine est une des affections dans lesquelles la
suggestion réussit le plus souvent ; pour n'en citer qu'un exemple
qui m'est personnel, je dirai que l'année dernière le Dr Gratia
m'adressa un jeune Allemand âgé de dix-neuf ans et atteint de cette
infirmité depuis plusieurs années. Ce jeune homme, qui habitait
Stuttgart, avait été traité par tous les moyens connus. Je l'endors
et ne parviens à obtenir que le premier degré des états somnambuloïdes, c'est-à-dire un sommeil cessant aussitôt que les
moyens hypnogènes étaient suspendus ; malgré cela, dès la
première séance, le malade n'urina plus au lit ; je recommençai
l'hypnotisation journellement, puis tous les deux jours, en lui
suggérant de se réveiller quand il devait uriner. J'aurais voulu
espacer de plus en plus les séances et arriver à ne l'endormir
que tous les mois ou tous les deux mois ; mais ce malade,
après la dixième séance, dut partir pour l'Angleterre ; je crai-
gnais que la cessation subite du traitement ne provoquât la
réapparition de l'infirmité. Eh bien, la guérison se maintint,
et actuellement encore, dix mois après ce court traitement, le
jeune homme n'urine plus au lit.

Je crois que pour l'incontinence d'urine, on peut d'emblée
avoir recours au traitement suggestif, et cela à cause des résultats étonnants que l'on peut en obtenir.

Pour ce qui concerne la pédagogie, je ne sais s'il faut conseiller d'employer trop vite l'hypnotisation, je craindrais que
ces pratiques n'agissent défavorablement sur des cerveaux si
sensibles ; il est certain que pour combattre des pratiques
onaniques exagérées, ou une paresse incorrigible, on peut
avoir recours à cette méthode, mais je n'oserais conseiller de
traiter ainsi une foule d'enfants dont les vices et les habitudes

peuvent être corrigés d'une autre façon ; réservons donc, autant que possible, la suggestion hypnotique pour les enfants incorrigibles dont on ne sait que faire.

Les applications de l'hypnothérapie comprennent des indications assez précises ; en général les troubles fonctionnels seuls peuvent être guéris par cette méthode et parmi ceux-ci les phénomènes hystériques et l'incontinence d'urine sont ceux qui seront le plus souvent efficacement combattus.

Ne recourons pas dans tous les cas à l'hypnothérapie, étudions notre malade et ne l'endormons que si nous espérons pouvoir le soulager ; si nous voulons hypnotiser à tort et à travers tous nos malades, nous nous rendrons ridicules et l'on nous considérera comme des charlatans.

Proposons le moins possible à nos malades de les endormir, car nous serons souvent mal reçus ; attendons qu'ils nous le demandent, ou bien proposons-le incidemment, sans avoir l'air d'y attacher trop d'importance ; soyons prudents et surtout n'hypnotisons jamais une femme sans témoins.

Je résumerai ma pensée en citant cette phrase de Pitres :

« Usez de la suggestion, n'en abusez pas ; restez médecins, ne devenez pas hypnotiseurs. »

XVIII

Des rapports de l'hystérie et de l'hypnotisme.

J'ai, à différentes reprises déjà, affirmé que l'hypnose est non pas un phénomène pathologique, mais bien un phénomène physiologique. Il est incontestable que des individus absolument sains peuvent être hypnotisés ; l'hypnotisme n'est donc pas, ainsi que l'enseigne l'École de la Salpétrière, une manifestation de l'hystérie.

Mais l'hypnotisme ne possède-t-il aucun rapport avec l'hystérie?

Il y a certes quelques rapprochements entre ces deux états,
mais je ne crois pas que ces ressemblances puissent être considérées comme les preuves d'un état nerveux identique. Il est
indéniable que la suggestibilité est un caractère mental de
l'hystérie aussi bien que de l'hypnose, que l'hystérie peut
donner lieu à un somnambulisme assez semblable au somnambulisme hystérique, mais, d'autre part, si l'hypnotisme et
l'hystérie étaient dus à une modification semblable des centres nerveux, il faudrait que les hystériques soient beaucoup
plus facilement hypnotisables que les sujets sains. Or, sans
même admettre la statistique de Liébault, Bernheim, etc.,
d'après laquelle 95 $\frac{o}{o}$ des individus seraient hypnotisables, en
prétendant seulement, comme nous l'avons indiqué plus haut,
que 50 $\frac{o}{o}$ d'entre eux, seulement, sont susceptibles d'être
endormis, il serait ridicule de prétendre que sur cent individus
pris au hasard, cinquante sont des hystériques.

D'ailleurs, les sujets nerveux ne sont souvent pas aussi sensibles à l'hypnose que les sujets calmes; pour ma part, j'aime
mieux endormir une personne lymphatique et calme qu'une
personne vive et nerveuse; la première concentre beaucoup
plus facilement son attention que la seconde.

Quant à prétendre que la catalepsie, la léthargie hypnotique,
sont identiques à la catalepsie et à la léthargie hystérique, ce
n'est pas une preuve des rapports existant entre l'hystérie et
l'hypnotisme. J'ai, en effet, indiqué, que ces phénomènes
n'étaient, à mon avis, nullement imputables à l'hypnotisme,
qu'ils se montraient uniquement sous l'influence d'un terrain
hystérique.

Je concluerai donc que, bien qu'il existe certaines ressemblances entre l'hypnotisme et l'hystérie, il ne faut admettre
aucun rapport entre ces deux états.

XIX

Variations de la force musculaire et de l'acuité auditive chez les hypnotisés.

Je n'ai fait aucune recherche tendant à constater les résultats de Beaunis sur les variations de la force musculaire chez les hypnotisés. Ces recherches semblent avoir été faites dans toutes les conditions de précision voulue, je n'en puis affirmer la réalité, mais je suis fort porté à croire que la force dynamométrique diminue pendant le sommeil provoqué, qu'elle augmente après le réveil.

Par la suggestion je crois que l'on peut augmenter cette force dynamométrique. Pour l'acuité auditive, rien ne paraît encore bien établi, les résultats de Beaunis ont été inconstants.

XX

Rougeur, congestion, vésication, hémorrhagie par suggestion et par auto-suggestion.

Peut-on produire la congestion, la vésication, l'hémorrhagie par suggestion[1]?

Marot (de Paris). « La congestion, oui; le reste, je ne sais. »

Brémaud (de Brest). « Mes expériences sur ce point sont restées infructueuses. »

1. Réponses à mon questionnaire.

Pitres (de Bordeaux). « ? »

Dumontpallier (de Paris). « Oui. »

Sanchez Herrero (de Madrid). Oui. »

A. Voisin (de Paris). « On peut produire par suggestion hypnotique la congestion, la vésication, l'écoulement menstruel. »

Beaunis (de Paris). « Oui, chez certains sujets. »

Luys (de Paris). « Oui. »

De Jong (de la Haye). « Congestion, vésication et je crois aussi qu'on peut provoquer l'hémorrhagie par suggestion. »

Lajoie (de Nashua-New-Hamspire). « Oui. »

Le Menant des Chesnais (de Ville-d'Avray). « Oui. »

David (de Narbonne). « Tous les hypnotiseurs sont de cet avis. »

Henrik Petersen (de Boston). « Oui. »

Burot (de Rochefort). « Oui, l'hémorrhagie a été produite dans un cas indiscutable. »

G. Ballet (de Paris). « Oui. »

Ochorowicz (de Varsovie). « Oui, l'action idéo-plastique ne finit que là où finit l'action du système nerveux, en général, qui est souverain. Mais là aussi c'est l'individualité qui décide et non la théorie. »

Baron von Schrenck Notzing (de Munich). « La congestion et la vésication, c'est-à-dire les modifications de la circulation, peuvent être obtenues à l'aide de la suggestion chez les individus prédisposés. »

Tous ces auteurs, sauf Marot, Brémaud et Pitres, admettent la congestion, la vésication et l'hémorrhagie par suggestion, mais tous l'ont-ils observé?

Je ne le pense pas, je crois qu'en dehors des cas publiés (Dumontpallier, Focachon, Bourru et Burot, Mabille), on n'a observé ni la congestion ni l'hémorrhagie par suggestion.

« Tous les hypnotiseurs sont de cet avis », dit David, mais bien peu l'ont observé. Pour ma part, j'ai essayé souvent ces expériences, je n'ai jamais pu obtenir qu'un peu de rougeur à l'endroit où je suggérais la modification.

Cependant, dira-t-on, il existe des expériences bien réelles de vésications par suggestion. Oui, mais ont-elles été faites dans les conditions nécessaires? Si l'on se contente d'appliquer une rondelle de sparadrap sur la peau, en suggérant au sujet que c'est un vésicatoire, et que l'on enferme ce sujet pendant plusieurs heures à l'abri de tout moyen de communication, que fera le sujet? Il se mettra *inconsciemment* à frotter l'endroit indiqué contre tous les meubles environnants et au bout de quelques heures il y aura vésication. J'ai vu des cas semblables, c'est ce qui me rend sceptique à l'égard des expériences de Focachon. Il faudrait, pour bien faire, que l'on maintienne le bras en vue pendant toute la durée de l'expérience, il suffit d'un moment d'inattention pour que le sujet frotte la partie indiquée.

J'ai eu l'occasion d'observer, dans le service de M. Rommelaere, un cas d'hystérie avec troubles trophiques vésiculaires, il suffisait de dire à cette malade sans l'endormir : « Demain vous aurez une ampoule ici, » pour que l'on constate le lendemain une grosse vésicule à l'endroit indiqué; mais rien ne prouvait que, pendant la nuit, la malade n'avait pas, *inconsciemment*, irrité d'une façon quelconque la peau à cet endroit. Si la vésication par suggestion est possible, ce que je ne nie pas absolument, il faut certes que ce soit dans des cas exceptionnels et chez des sujets spéciaux; je crois que cette expérience ne peut réussir, si elle est possible, que chez des hystériques sujets aux troubles trophiques cutanés et éminemment suggestibles.

J'en dirai autant des hémorrhagies cutanées par suggestion ; certes j'ai pu, à différentes reprises, ramener les règles par suggestion chez des hystériques, mais il y a loin de là à l'hémorrhagie cutanée telle que Bourru et Burot l'ont observée. Je ne nie pas le fait rapporté par ces auteurs, je crois que s'il est réel, c'est qu'ils ont eu affaire à une hystérique, dans le genre de Louise Lateau, qui présentait une disposition pathologique aux hémorrhagies cutanées. Nul doute que l'on aurait pu, par suggestion, amener, chez Louise Lateau, ces hémorrhagies cutanées qu'elle présentait d'elle-même par auto-suggestion.

Ces faits de vésication et d'hémorrhagie par suggestion ne seraient plus à proprement parler des faits hypnotiques,

29

physiologiques, ce serait des faits hystériques, pathologiques, dont la cause fondamentale résiderait dans un état morbide et dont la suggestion hypnotique ne serait que la cause occasionnelle, comme elle pourrait être la cause occasionnelle d'un accès d'hystérie.

XXI

La suggestion mentale.

Voici l'opinion de quelques auteurs à ce sujet ; la question posée est : *La suggestion mentale existe-t-elle ?* [1]

DUMONTPALLIER (de Paris). « Je n'ai jamais réussi. »

MAROT (de Paris). « ? »

A. VOISIN (de Paris). « La suggestion mentale n'existe pas. »

BRÉMAUD (de Brest). « J'ai cherché la suggestion mentale avec persistance, je n'ai rien su qui me permette de croire par moi-même à son existence. Je ne nie pas les expériences des autres à ce sujet, je n'y crois que comme à un point d'érudition ; je fais peut-être plus que douter. Si le sujet ne lit point dans la pensée, il peut saisir et comprendre les moindres différences d'attitude, intonation de paroles, et cette suggestion involontaire peut produire des résultats étonnants. »

PITRES (de Bordeaux). « ? »

LUYS (de Paris). « *Nescio.* »

LAJOIE (de Nashua-New-Hamspire). « That is an open question » (Je suis dans le doute, traduction littérale). »

LE MENANT DES CHESNAIS (de Ville-d'Avray). « J'ai vu des expériences publiques de suggestion mentale, je ne les ai pas comprises, et quant à moi, je n'ai jamais réussi dans mes essais. »

1. Réponses à mon questionnaire.

De Jong (de la Haye). « Je ne crois pas à la suggestion mentale. »

G. Ballet (de Paris). « Rien ne la prouve. »

Déjerine (de Paris). « Je ne crois pas à la suggestion mentale. »

Burot (de Rochefort). « Peut-être. »

Sanchez Herrero (de Madrid). « Oui, très exceptionnelle. »

David (de Narbonne). « Elle existe. »

Ochorowicz (de Varsovie). « Oui, quoique, sur cent sujets, on en trouve à peine un seul capable de la manifester. La suggestion mentale involontaire et retardée est beaucoup plus fréquente, mais alors peu démonstrative. »

Joire (de Lille). « Oui. »

Baron von Schrenck Notzing (de Munich). « Bien que j'aie pu observer à diverses reprises un certain nombre de phénomènes appartenant à cette catégorie, ces faits ne sont pas encore suffisants pour permettre de porter un jugement pour ou contre. »

La suggestion mentale mérite l'attention des savants, aussi ai-je cru devoir exposer, avec assez de détails, les expériences qui s'y rapportent. Les hommes qui s'en sont occupés et qui affirment son existence sont trop connus pour que l'on puisse la nier *à priori*.

Cependant j'avoue, quant à moi, n'être pas fixé sur ce point. Tous les essais que j'ai faits sont restés infructueux ; de plus, les expériences réussies que j'ai rapportées précédemment ne me paraissent pas assez concluantes. Je crois, à l'exemple de Brémaud et de Bernheim, que le sujet peut comprendre la pensée, la flairer, en se basant sur une foule d'indices, qui ne nous frapperaient pas, mais qui suffisent à ces sujets exceptionnellement hyperesthésiés pour deviner la pensée. J'ai vu, comme Le Menant des Chesnais, de nombreuses expériences publiques de suggestion mentale, mais, contrairement à cet auteur, j'ai toujours pu trouver le truc, souvent presque imperceptible, qui guidait le somnambule. Ces expériences publiques ne sont pas sérieuses, elles réussissent grâce à un véritable alphabet conventionnel.

Ce reproche ne peut être fait aux expériences de Richer, Ochorowicz, etc., mais si l'alphabet n'est pas conventionnel dans ce cas, ne peut-il exister quand même, malgré la bonne foi de l'expérimentateur?

C'est là une question que je ne puis résoudre, ainsi conclurai-je non pas que je nie la suggestion mentale, mais que j'en doute fortement et que rien de bien précis ne prouve son existence.

XXII

Les phénomènes psychiques occultes.

Les phénomènes psychiques occultes méritent également l'attention des hommes de science ; la télépathie surtout paraît reposer sur un nombre de faits assez grand, mais parmi ces faits, combien sont à l'abri de la critique? Pas un peut-être! La lucidité et le pressentiment me semblent moins bien établis encore ; les cas en sont rares et ne présentent pas de garanties absolument scientifiques. Quant aux mouvements d'objets matériels à distance, ayant été affirmés par un grand nombre d'auteurs, ils doivent nous arrêter un peu plus longtemps.

Les expériences rapportées par la commission réunie à Milan paraissent avoir été faites dans toutes les conditions de rigueur voulues ; cependant, je ne puis me décider à les admettre. Ce sont de ces choses qu'il faut voir par soi-même pour y croire ; n'ayant jamais vu de tels faits, je ne puis m'en déclarer partisan. Je n'y mets aucun parti pris, je ne nie rien, je voudrais voir et me rendre compte par moi-même de ces phénomènes. Si j'assistais à une séance semblable et que je n'aurais pu découvrir aucun truc de la part du médium, je ne conclurais pas encore à la réalité de ces expériences ; je voudrais revoir plusieurs fois avant d'être convaincu.

Il m'est arrivé d'assister à des séances de suggestion mentale sans parvenir, la première fois, à me rendre compte du truc du magnétiseur ; il m'a fallu revoir ces expériences plusieurs fois pour me rendre compte que j'avais tout simplement affaire à des farceurs. Personne, parmi les assistants, ne doutait de la transmission de la pensée ; j'étais le seul à être sceptique, et je m'en suis félicité lorsque, plus tard, j'ai découvert la fraude.

Le médium Eusapia a-t-il trompé ses spectateurs ? Peut-être. Je ne pourrais affirmer sa bonne foi qu'après avoir pu contrôler ses expériences.

Voyons maintenant quelle est l'opinion de quelques savants sur ces mouvements à distance ; voici la question posée :

La transformation de la force neurique en mouvement, lumière, etc., existe-t-elle ? Croyez-vous à ces expériences[1] ?

Sanchez Herrero (de Madrid). « Je ne crois pas du tout à ce que je n'ai pas vu, quand il est question de science expérimentale. »

Marot (de Paris). « ?? »

Brémaud (de Brest). « ???? Si je voyais, je demanderais longtemps à revoir. »

Luys (de Paris). « Je n'ai pas fait les expériences. »

Pitres (de Bordeaux). « ? »

De Jong (de la Haye). « Je n'ai pas fait d'expériences sur cette question, et avec tout le respect pour mon très cher et très honoré confrère et ami Lombroso, je n'y peux pas croire. »

Lajoie (de Nashua-New-Hamspire). « Je crois que Lombroso *s'est auto-suggestionné,* mais je ne nie rien. »

Le Menant des Chesnais (de Ville-d'Avray). « ? »

G. Ballet (de Paris). « ???? »

Baron von Schrenck Notzing (de Munich). « Les faits ne sont pas encore suffisants pour permettre de porter un jugement. »

Dumontpallier (de Paris). « Cela est vraisemblable, mais je ne connais pas les expériences. »

Boirac (de Paris). « Je publierai sans doute bientôt une communication sur un petit appareil très simple et très facile

---

1. Réponses à mon questionnaire.

à construire qui prouve, je crois, que la main humaine peut, sans contact et à distance, imprimer des mouvements d'attraction et de répulsion à des corps légers suspendus dans l'air ordinaire sous une cloche de verre. Peut-être cette expérience pourra-t-elle servir de première base pour la théorie de la transformation de la force neurique en mouvement. »

Burot (de Rochefort). « Oui, la transformation de la force neurique doit exister. »

David (de Narbonne). « Parfaitement. Ce sont des expériences que l'on peut faire soi-même, si l'on a la chance de posséder le sujet exceptionnel qu'elles nécessitent. »

Henrik Petersen (de Boston). « Je le crois, ayant vu les effluves lumineux du corps humain. »

Joire (de Lille). « Je crois à la transformation de la force neurique en mouvement ou en lumière, mais pas à toutes les expériences de Lombroso. »

Ochorowicz (de Varsovie). « J'y crois depuis deux ans, à la suite de nombreuses recherches. Mais la théorie de Lombroso me paraît insuffisante, quoique je sois bien loin de toute explication spirite. Ce qui est, pour moi, certain, c'est que l'action physique d'un organisme sur un autre existe et que l'on a tort de l'exclure des recherches scientifiques en l'omnipotence de la suggestion. »

Je conclus, comme Brémaud ; je voudrais voir, et si je voyais, je demanderais longtemps à revoir.

XXIII

Doctrines de J.-P. Durand (de Gros).

Les doctrines de Durand sont fort ingénieusement édifiées, elles expriment l'opinion d'un homme sincère qui a consacré sa vie à l'étude de l'hypnotisme : c'est à ce titre que je les ai exposées à part, à la suite de celles de l'École de Paris et de l'École de Nancy.

Je crois qu'il faut qu'on connaisse les idées de cet observateur, non pas qu'il faille nécessairement les admettre à l'heure actuelle, mais parce qu'elles pourraient peut-être être mieux fondées plus tard.

Pour ma part, je crois que la division des phénomènes merveilleux en trois catégories : mesmériques, braidiques et fario-grimiques, n'est nullement nécessaire à la compréhension des phénomènes hypnotiques.

Qu'est le mesmérisme pour Durand ? Le merveilleux, la télépathie, les phénomènes occultes qui sont possibles, pour l'auteur, grâce à un rayonnement spécial qui s'échappe de tous les corps, le biomagnétisme. Or, il n'est, pour moi, nullement démontré que ces phénomènes occultes existent ; il est moins démontré encore qu'il existe un rayonnement biomagnétique.

Le mesmérisme est donc douteux, actuellement. Quant au braidisme et au fario-grimisme, ils existent réellement, c'est l'hypnose développée soit par la fixation d'un objet, soit par la suggestion. Ici encore, l'état actuel de la science ne permet pas de différencier le sommeil obtenu par l'un ou l'autre de ces procédés. J'ai fréquemment eu recours à ces deux procédés, employés séparément, pour endormir mes sujets, et je n'ai pu observer aucune différence dans l'état d'hypnose obtenu : toujours le sommeil était calme, plus ou moins profond, développant la suggestibilité.

Je ne vois donc pas la nécessité d'admettre deux variétés d'hypnose : le braidisme et le fario-grimisme. Peut-être un jour prouvera-t-on que Durand avait raison de faire cette différenciation, mais je crois que dans l'état actuel de l'hypnologie elle n'est pas nécessaire. Quant à la théorie du polypsychisme, émise par Durand dès 1860, il faut reconnaître qu'elle présente de sérieuses analogies avec ces idées émises plus tard par MM. Bernard et Janet; il y a certes à rendre justice à ce travailleur indépendant, qui, il y a trente-cinq ans, avait émis une théorie dont on cherche à se rapprocher aujourd'hui. Sa manière de voir au sujet de l'existence d'une force unique dans la nature, la *volition,* est également fort intéressante et fort philosophique, mais elle me semble un peu trop théorique et imaginative.

L'œuvre de Durand mérite d'être étudiée, elle est peut-être un peu trop théorique, mais elle élève l'esprit au-dessus du terre-à-terre de l'expérimentalisme pur.

Comme je l'ai déjà dit, les doctrines de Durand ne semblent pas devoir être admises, peut-être seront-elles confirmées par les recherches ultérieures.

XXIV

Doctrines de Baraduc sur la force vitale.

Les expériences de Baraduc méritent l'attention des savants, elles paraissent avoir été faites avec soin et persévérance; je n'ai pas eu l'occasion de contrôler ces recherches, mais je crois qu'il y a lieu de s'en occuper.

Quelle révolution se produirait dans les idées actuelles si l'on pouvait confirmer la théorie du fluide vital universel pénétrant l'être humain d'un côté du corps, s'emmagasinant dans son corps matériel pour constituer le corps vital et s'exhalant ensuite par l'autre côté!

Quelle découverte que celle qui permettrait de mesurer la vitalité des êtres humains et de la représenter par une formule biométrique! Et quel progrès thérapeutique que celui qui permettrait de déterminer avec assurance quel moyen électro-thérapeutique pourra modifier une formule biométrique pathologique et la ramener à la formule normale!

Ces recherches demandent à être reprises, c'est à ce titre que je les ai signalées.

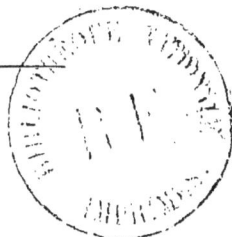

TABLEAU INDIQUANT L'OPINION DES ACTEURS

TABLE DES MATIÈRES

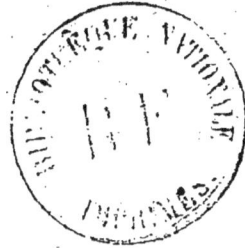

Achevé d'imprimer

le dix septembre mil huit cent quatre-vingt quinze

Par Fr. SIMON

Successeur de A. LE ROY, Imprimeur Breveté

A RENNES

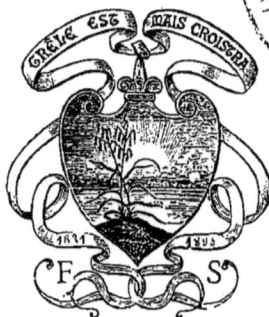

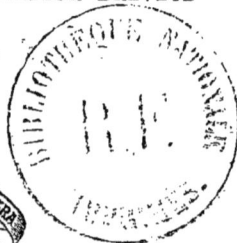

POUR LE COMPTE DE LA

SOCIÉTE D'ÉDITIONS SCIENTIFIQUES

LE Dr H. LABONNE ÉTANT DIRECTEUR.